In der biomedizinischen Forschung und Entwicklung gibt es die Bezeichnung „state of the art" für den neusten Stand der Technik.

Über 40 Jahre lang habe ich den neusten Stand der Technik bei der Konzipierung und Entwicklung mechanischer Herz-Lungen-Beatmungsgeräte für Intensivstationen und Respiratoren für die Behandlung von Lungenkrankheiten gewahrt. Das hat mir sehr viel Ansehen eingebracht.

Mein persönliches Interesse gilt der klinischen Versorgung der Bronchitis, bevor sie chronisch wird und ein Lungenemphysem entsteht. Rechtzeitiges „Selbstmanagement", das sowohl physische als auch seelische Bereiche betrifft, ist ein entscheidender Aspekt des Behandlungskonzeptes für diejenigen mit Bronchitis, bevor diese zu einer chronisch obstruktiven Lungenkrankheit (COPD) wird. Vermutlich nehmen derzeit mehr als 50 Millionen COPD-Patienten allein in den Vereinigten Staaten an verschiedenen therapeutischen Maßnahmen teil.

Aufgrund der fortschreitenden physischen und seelischen Auswirkungen von COPD muss jeder Patient lernen, die Bedeutung optimaler Gesundheit zu begreifen. Die Anwendung „präventiver Medizin", sowohl auf seelische als auch medizinische Aspekte des Patientenverständnisses, wird weiterhin eine entscheidende Rolle in unserer alternden Bevölkerung spielen.

Im Laufe der Zeit habe ich mich mit den „vorhandenen Lehrbüchern, die auf die Gesunderhaltung zielen" (sowohl die physiologische als auch die psychologische), vertraut gemacht und habe auch meine COPD-Patienten dazu ermutigt.

Meiner Meinung nach ist „*Die optimale Gesundheit – ein revolutionärer Ansatz*" brandaktuell in Zeiten der Selbsterhaltung der eigenen Gesundheit und der Präventivmedizin, die der Schlüssel zu einem langfristigen Gesundheitsmanagement bei jedem Einzelnen sein muss. Ihre Fähigkeit, das Interesse der Leser zu fesseln, indem Sie ihnen klarmachen, „wie sie ihre eigene Gesundheit beeinflussen können", ist um Klassen besser als alle bisherigen von Ärzten geschriebenen Publikationen im Gesundheitswesen, die auf Lebensqualität abzielen.

Ihre „schrittweise Darstellung in Bezug auf die persönliche Gesundheitsvorsorge" wird der Verbesserung der Lebensqualität Einzelner dienen und durch das vermittelte Wissen klinische Interventionen minimieren, deren Kosten die Weltwirtschaft ruinieren.

Dr. Johnson, ich möchte Ihnen für Ihr Engagement danken. Sie haben ein hochmodernes, umfangreiches und verständliches Buch verfasst, mit dessen Hilfe wir für uns selbst sorgen können, da wir verstehen, wer wir sind und was unsere spezifischen Bedürfnisse sind. Ihr Buch spiegelt wahrlich Ihre jahrelange persönliche Erfahrung als Arzt und Patient im Gesundheitssystem wider.

–FORREST BIRD, M.D.,PH.D., SC.D.
Mitglied der „Inventor Hall of Fame" (für den Respirator)

"Im Alter gesund zu leben, bedeutet hauptsächlich, frühe Erfahrungen mit einer kleinen Anzahl chronischer Erkrankungen des hohen Alters zu vermeiden, etwa Herz-Kreislauf-Erkrankungen, Demenz, Knochen- und Gelenkerkrankungen, verschiedene Krebsarten und Typ-2-Diabetes. Die Schwere und das Alter, in dem Alterskrankheiten einsetzen, werden von umweltbedingten und genetischen Wechselwirkungen bestimmt, die sich größtenteils beeinflussen lassen. Es gibt viele Bücher, die eine bestimmte Krankheit oder einen biologischen Effekt behandeln. Dr. Johnson hingegen präsentiert ein wissenschaftlich fundiertes Werk mit einem ganzheitlichen Ausblick darauf, wie wir länger und besser leben können. Sein Konzept der „optimalen Gesundheit" ist ansprechend. Es versucht einem nicht zu vermitteln, wie man für immer 30 bleibt, sondern erörtert, wie man zu jedem Zeitpunkt seines Lebens glücklich und aktiv ist.

Die Medizin entwickelt sich ständig weiter, aber aus diesem Buch geht klar hervor, dass heutzutage jeder von uns genug weiß, um sein Verhalten zu ändern und so die Wahrscheinlichkeit für seine optimale Gesundheit im Alter zu erhöhen."

–KENNETH KORNMAN, PH.D.,
Forschungsvorstand bei Interleukin Genetics

Die

OPTIMALE GESUNDHEIT

EIN REVOLUTIONÄRER ANSATZ

Wie die Entzündung zur Todesursache
Nummer Eins wird
&
Wie die innovative Wissenschaft
der Nutrigenomik Ihre Gesundheit
nachhaltig verändern kann

DUKE JOHNSON, MD

BENBELLA BOOKS, INC.
Dallas, Texas

BenBella Books, Inc.
6440 N. Central Expressway, Suite 503
Dallas, TX 75206
www.benbellabooks.com
Senden Sie ein Feedback an feedback@benbellabooks.com

Korrektur gelesen von Gisela Cartmill
Umschlaggestaltung von Laura Watkins
Textgestaltung von John Reinhardt Book Design
Aufbau von John Reinhardt Book Design
Übersetzung von All Global Solutions, Inc. und Dr. Margit Ritzka

Widmung

Dieses Buch ist meiner geschätzten, geliebten und mich stets unterstützenden Frau Tracey gewidmet. Unsere Ehe ist ein unbezahlbarer Schatz, und mein Herz gehört ihr gänzlich und für alle Zeiten. Für mich ist sie die schönste Frau der Welt, denn sie besitzt innere und äußere Schönheit. Obwohl wir bereits seit 20 Jahren verheiratet sind, habe ich das Gefühl, als ob es erst zwei Jahre wären. Die Früchte unserer Liebe sind drei wundervolle Töchter: Amber, Katie und Bethany. Diese wunderschönen Mädchen verfügen über viele gottgegebene Talente, aber ihre großartigste Eigenschaft ist ihr Herzenswunsch, stets das Richtige zu tun.

An zweiter Stelle widme ich dieses Buch meinen Eltern Wayne und Ruthie Johnson. Mein Vater ist mein Held, ein Genie, oftmals der Wind unter meinen Flügeln und die größte Personifizierung der Liebe, die mir auf Erden bekannt ist.

Zum Dritten möchte ich Dr. Sam Rehnborg, den Vorsitzenden des Nutrilite Health Instituts, würdigen. Die Unterstützung, die ich von diesem außergewöhnlich intelligenten und bescheidenen Mann erfahren habe, ist unvergleichlich und hat meine Arbeit entscheidend beeinflusst. Sein vorzügliches Engagement wird von den über einhundert erstklassigen Naturwissenschaftlern des Nutrilite Health Instituts unter Beweis gestellt, zu denen zu zählen auch ich das Privileg habe.

An vierter Stelle widme ich dieses Buch dem Nutrilite Health Institut, dem naturwissenschaftlichen Beirat des Nutrilite Health Instituts, der Amway Corporation, Bill Dombrowski und der kompletten Unternehmensbelegschaft sowie den vielen selbständigen Geschäftspartnern auf der ganzen Welt, die mir ihre Gesundheit anvertraut haben. Es ist mir eine große Ehre, dem Nutrilite Health Institut in den letzten 12 Jahren als medizinischer Berater/Direktor gedient zu haben.

An fünfter und wichtigster Stelle widme ich dieses Buch meinem geliebten Gott, der der Quell jeglicher meiner Talente und guten Eigenschaften ist. (Jeremiah 9: 23, 24). Trotz meiner Unzulänglichkeiten und Mängel stützt mich Seine Liebe und Güte.

Ich bin meinen Literaturagenten, Dr. Uwe Stender, dem Vorsitzenden der TriadaUS Literary Agency, und Lisa Berkowitz bei Berkowitz & Associates, außerordentlich dankbar für ihre herausragende Arbeit. Ihr Sachverstand war unmittelbar erhellend. Es war wundervoll, mit Glenn Yeffeth und seinen Mitarbeitern bei BenBella Books zu arbeiten, und ich bin wahrlich gesegnet, mit solch einem hilfsbereiten Verlag arbeiten zu dürfen. Sehr geschätzt habe ich David Bessmers exzellente Unterstützung bei der Herausgabe.

Für immer werde ich Reggie Edgerton, Ph.D., dankbar sein, meinem Hauptprofessor an der UCLA Graduate School of Kinesiology, die ich mit dem M. Sc. abgeschlossen habe. Dieses visionäre Genie war seiner Zeit scheinbar 20 Jahre voraus und hat nicht nur die Tür zu meiner Zukunft aufgestoßen, sondern mich auch gelehrt, wie man eine wissenschaftliche Studie hinterfragen muss, um die Wahrheit zu erkennen.

Zu guter Letzt widme ich dieses Buch Rich DeVos, dem erfolgreichen Mitbegründer der Amway Corporation und Empfänger eines Spenderherzens. Nachdem er um eine Beschreibung meiner vorbeugenden medizinischen Arbeit zusammen mit dem Nutrilite Health Institute gebeten hatte, warf er ein: „Mit anderen Worten, du möchtest vermeiden, dass anderen das Gleiche passiert wie mir." Als ich das bestätigte, verkündete er: „Dann mach weiter so, du leistest gute Arbeit." Danke Rich. Ich denke oft an Deine freundliche Aussage.

Inhaltsverzeichnis

TEIL I

Der Zeitpunkt für einen revolutionären Ansatz zur Erlangung optimaler Gesundheit ist genau jetzt!

TEIL II

Das Schema, das allen chronischen Erkrankungen zugrunde liegt

Teil III

Der Weg zur optimalen Gesundheit

Teil IV

Risikofaktoren häufiger chronischer Erkrankungen

Teil V

25 einfache Schritte und Schlussfolgerungen

VORWORT

Eine Erfahrung, die mein Leben verändert hat

EINIGE WESENTLICHE ENTSCHEIDUNGEN im Leben brauchen Jahre, um sich herauszukristallisieren. Mein Entschluss, von der Notfallmedizin zur Präventivmedizin umzuschwenken, hat sich an einem Tag ergeben – innerhalb eines einzigen Augenblicks.

Ich liebte die Notfallmedizin. Ich liebte sie für die Herausforderung, wichtige Entscheidungen treffen zu müssen. Ich liebte sie für das Gefühl der Erfüllung, das sich am Ende eines jeden Tages einstellte. Ich hatte das Glück, eine exzellente Ausbildung an der UCLA School of Medicine erhalten zu haben, und fühlte mich gut vorbereitet, um mich den täglichen Anforderungen meiner Arbeit zu stellen.

Der Tag, der mein Leben verändern sollte, begann wie jeder andere Tag auf der Unfallstation in Südkalifornien: Während meiner 12-Stunden-Schicht wurde ich mit Patienten konfrontiert, die bei Autounfällen verletzt worden waren, über Bauchschmerzen klagten, über Brustschmerzen klagten, Leuten mit Verletzungen, Leuten mit Krankheiten, akuten oder chronischen.

Chronische Krankheiten entwickeln sich über einen langen Zeitraum hinweg, Betroffene leben damit seit Monaten oder Jahren. Dieser Tag sollte der Höhepunkt in vielen Jahren der Behandlung junger Menschen mit verheerenden chronischen Krankheiten werden. Was ich beschreiben möchte, hatte sich zuvor schon viele Male in unserer Unfallstation zugetragen, und obwohl mir jeder Patient gleich wichtig ist, hat mich die Erfahrung mit einer Familie für immer verändert.

Sanitäter brachten einen 38-jährigen Mann mit vollständigem Herz-Kreislauf-Stillstand – das heißt, sein Herz hatte aufgehört zu schlagen. Nach 45 Minuten Behandlung nach den nationalen Richtlinien gab es nur sehr schwache Herzgeräusche, und ich wusste, dass der Mann kaum Chancen auf Heilung hatte.

Ich ging hinaus ins Wartezimmer, um der Familie des Mannes mitzuteilen, was wir getan hatten und dass es nicht gut um ihn stand. In Momenten wie diesen habe ich immer das Gefühl, es sei besser, die Familie schonend über die Situation des geliebten Familienmitglieds aufzuklären, anstatt ihnen zu einem späteren Zeitpunkt mit der plötzlichen Todesnachricht einen Schock zu versetzen. Das Leben hat für mich einen ungeheuren Wert, und ich bin der festen Überzeugung, dass wir alles in unserer Macht Stehende tun sollten, um es zu erhalten und zu schützen.

Nachdem ich der Familie des Mannes versichert hatte, dass wir weiterhin alles Menschenmögliche für ihn tun würden, ging ich zurück in die Unfallstation und erfüllte mein Versprechen. Aber trotz der intensiven Bemühungen eines großartigen Teams der Unfallstation verstarb der Patient. Normalerweise gewinnen wir diese Schlachten, aber diese eine haben wir verloren.

Ich blickte zur Tür zum Warteraum und hatte Angst, hindurchzugehen. Auf der anderen Seite warteten die junge Ehefrau des Mannes und seine reizende 10 Jahre alte Tochter.

Die große Liebe, die sie mit ihrem Ehemann und Vater verband, der nun bewegungslos auf der Notfalltrage lag, war mir bereits aufgefallen. Manchmal ist die Tür von der Unfallstation zum Wartezimmer die schwerste Tür der Welt.

Als ich die Tür öffnete, konnten die beiden mir ansehen, dass sie den Mann, den sie zutiefst lieben, nie wieder lebendig vor sich sehen würden. Sie klammerten sich aneinander, als ob sie plötzlich alleine in einer entsetzlichen Welt wären. Der Schmerz, der sich auf ihren Gesichtern abzeichnete, kam aus den tiefsten Tiefen ihrer Seelen. Er war für mich so elend und aufrichtig, dass es mir das Herz brach. Ich konnte nichts sagen. Alles was ich tun konnte, war, meine Hände auf ihre Schultern zu legen und mit ihnen zu weinen. Er muss ein großartiger Mann gewesen sein; seine Familie war etwas ganz Besonderes.

Was diese Geschichte noch tragischer macht, ist die Tatsache, dass sie nicht hätte passieren müssen. Der Mann besaß Risikofaktoren für eine Herzerkrankung, die weitgreifend zu vermeiden gewesen wäre, wenn er nur gewusst hätte, was diese Faktoren sind und was zu tun ist. In diesem Moment vor 22 Jahren entschied ich, mich der Präventivmedizin zu widmen. Obwohl ich großen Respekt vor der Unfallmedizin und den engagierten Ärzten und Schwestern habe, die jeden Tag Tausende von Menschenleben retten, fühlte ich eine neue moralische Verpflichtung. Ich konnte nicht länger in der Unfallstation sitzen und auf den nächsten Patienten warten, der sich aufgrund seines über die Jahre angewöhnten Lebensstils heimtückisch und andauernd von innen her zerstört hatte. Ich wollte das Auftreten chronischer Krankheiten verhindern, anstatt sie erst zu behandeln, wenn es schon zu spät ist.

Wenn ich an die Ereignisse an diesem schicksalhaften Tag denke, fühle ich immer noch den Schmerz, und er ist meine stetige Motivation. Bei meiner Arbeit in der Präventivmedizin hatte ich das Glück, Zeuge der Verbesserung der Gesundheit zahlreicher Menschen zu werden, die sich entschlossen hatten, ihre Gewohnheiten zugunsten eines längeren und gesünderen Lebens zu ändern.

Wenn dieses Buch nur eine einzige Person dazu veranlasst, ihre Lebensgewohnheiten zu ändern, um das Risiko chronischer Krankheiten zu minimieren, dann waren meine Bemühungen hinsichtlich von Forschung und Schreiben nicht umsonst. Mein ehrlicher Wunsch ist es, dass Sie diese eine Person sind.

TEIL I:

Der Zeitpunkt für einen revolutionären Ansatz zur Erlangung optimaler Gesundheit ist genau jetzt!

KAPITEL 1

Was ist „Die optimale Gesundheit – ein revolutionärer Ansatz" und warum ist er notwendig?

SIE MÜSSEN KEIN TYP-2-DIABETES BEKOMMEN.

Sie müssen nicht verfrüht an Krebs, Herzerkrankungen, Alzheimer oder anderen chronischen Krankheiten sterben.

Sie müssen nicht Unmengen von Geld in die Gesundheitsvorsorge investieren, damit Sie eine größere Chance auf ein besseres Leben haben.

Sie müssen sich mit 40, 50, 60 oder auch 70 Jahren noch nicht alt fühlen. Es ist nie zu spät, Energie zu tanken und Ihr Leben zu verlängern. Es ist egal, wie alt Sie heute sind. Ausschlaggebend ist, wie engagiert Sie an *den revolutionären Ansatz* herangehen. Sicherlich werden diejenigen, die schon als Kinder (oder auch schon im Mutterleib) Teil der Revolution wurden, die meisten Vorteile genießen, aber es ist nie zu spät, damit anzufangen.

„Die optimale Gesundheit – ein revolutionärer Ansatz" verändert Ihre Lebensgewohnheiten, damit Sie länger und gesünder leben – ein Leben voller Energie und Vitalität.

Ja, ich weiß.

Ich weiß, ich weiß, ich weiß. Viele Quacksalber, Scharlatane und Hausierer des Gesundheitswesens haben das Wort „Revolution" verwendet, um ihr Produkt zu beschreiben.

Ein Plastik- und Aluminiumplunder, entwickelt, damit Sie in nur 60 Sekunden am Tag Ihre Bauchmuskeln zum Sixpack trainieren? Eine Fitnessrevolution!

Eine winzige Tablette, die Pfunde wie Butter in der Sommersonne schmelzen lässt und nur bei ein paar Leuten dauerhafte Herzklappenschäden hervorgerufen hat? Eine Revolution beim Abnehmen!

Ein Ernährungsbuch, das Ihnen vorschreibt, nichts außer orangefarbenem Gemüse an jedem zweiten Donnerstag zu essen, aber die restliche Zeit über genau die gleiche Ernährung wie ein Puma zu pflegen? Eine Ernährungsrevolution!

Aber wir wissen alle, dass eine *wirkliche* Revolution kein Gag, keine schnelle Lösung oder ein Modetrend ist.

Eine Revolution beginnt mit der grundlegenden Änderung unseres Denkens. Der Anfang ist eine neue Art, die Welt zu sehen. Verständnis wird zum Glauben. Und der Glaube verändert unseren Lebensweg und unser Verhalten für den Rest unseres Lebens.

Der revolutionäre Ansatz zur Erlangung optimaler Gesundheit ist real. Er begann mit einem Durchbruch beim Verständnis der grundlegenden Ursache verschiedener chronischer Erkrankungen, die die größten Killer in den modernen Nationen sind. Dieser hilft uns, zu erkennen, wie jeder von uns die beste Chance auf ein langes und gesundes Leben bekommt.

Und die beste Neuigkeit: Ein Beitritt ist einfach und nicht teuer. Egal, wie beschäftigt Sie sind, für diese Revolution haben Sie Zeit. Egal, wie stressig Ihr Leben verläuft, Sie können es mit dieser Revolution bewältigen – sie hilft beim Stressabbau, anstatt ihn zu vermehren. Sie (und Ihre Familie) können diese Veränderungen Stück für Stück vollziehen, statt alles über Nacht zu ändern. Dies ist eine gewaltlose Revolution.

Sie dazu zu bringen, den ersten Schritt zu machen, ist für mich der schwierigste Teil. Wenn Sie sich einmal dazu entschlossen haben, sich von Ihrem bisherigen Lebensstil abzuwenden, wird der Weg zu Ihrer besten – optimalen – Gesundheit mit jedem Schritt einfacher. Es ist eine großartige Reise, schon allein wegen all der Dinge, die Sie auf dem Weg erwarten: Gesundheit, Energie, mehr Aktivität, keine Krankheiten mehr, die Freiheit, mehr mit Ihrer Familie und Ihren Freunden zu unternehmen, Hobbies und Sport und all die Dinge zu betreiben, die Sie am liebsten mögen – während Sie die Sorgen des Krankseins und den Schmerz des vorzeitigen Alterns hinter sich lassen.

Die Wahl ist einfach, oder nicht? Dennoch ist mir bewusst, dass viele den Mut verloren haben, nachdem Sie gescheiterten Modetrends gefolgt sind oder weil sie durch sogenannte „Experten", die ständig gegeneinander anreden, verwirrt wurden. Viele aber haben einfach nur die Hoffnung verloren.

Diese Revolution ermutigt Sie, sich aus dem Tal der Hoffnungslosigkeit zu erheben, die Verwirrung abzuschütteln und die trendorientierte Gesundheits- und Fitnesskultur zu zerschlagen, die Sie nur um Ihr Geld erleichtert und Ihnen im Austausch dafür nichts als Misserfolge beschert.

Revolution? Oder eine weitere Modeerscheinung?

An diesem Punkt werden Sie sich selbst die Frage stellen:

Wer ist dieser Typ, und woher weiß ich, dass er mir nicht den neuesten Trend andrehen will?

Wenigstens hoffe ich, dass Sie sich das fragen. Ein Gesundheitsrevolutionär zu sein, erfordert eine gesunde Skepsis.

Hier ist meine Antwort.

Ich bin Duke Johnson, M.D., und ich hasse Modeerscheinungen – vor allem, wenn sie Leuten schaden. Mehr noch, ich hatte das Glück, die Möglichkeit zu haben, eine einzigartige Sicht der Weltmedizin zu entwickeln. Ich habe als medizinischer Berater gearbeitet, und über 12 Jahre lang als medizinischer Direktor an einem bekannten medizinischen Institut in Südkalifornien. Unser Institut hat Kunden aus der ganzen Welt, die sich innerhalb einer ganzen Woche Ihre Gesundheit analysieren lassen und Anweisungen erhalten. (Besuchen Sie Ihren Hausarzt bei der jährlichen Vorsorgeuntersuchung, hat er vielleicht 15 Minuten für Sie, vorausgesetzt er hat einen ruhigen Tag.) In unserer Einrichtung erhalten die Patienten medizinische Beurteilungen inklusive hochmoderner vorbeugender Blutuntersuchungen. Sie bekommen Anweisungen zur Gesundheitsvorsorge, die sich in erster Linie auf die Vorbeugung vor chronischen Erkrankungen konzentrieren. Ich habe Tausende Einzelpersonen aus vielen verschiedenen Ländern untersucht, mit ihrer traditionellen Ernährung, ihren Ansichten und Lebensgewohnheiten. Weitere Prüfungen und Untersuchungen folgen, nachdem die Patienten nach Hause zurückgekehrt sind und unsere Anweisungen eine Zeitlang befolgt haben. Nur wenige Ärzte verfügen über diese Möglichkeit. Bei meiner täglichen Arbeit muss ich eine große Vielfalt kulturell beeinflusster Lebensgewohnheiten mit der optimalen Gesundheit in Einklang bringen. Durch diese Erfahrung haben wir einen besonderen Einblick in die Entwicklung chronischer Erkrankungen gewonnen, über den die Mehrheit der Anbieter im Gesundheitswesen nicht verfügt.

Außerdem bin ich ausgiebig durch die Welt gereist, nicht nur um Engagement zu wecken, sondern auch um meine Arbeit fortzuführen. Ich habe Gesundheitsanalysen in jedem bewohnten Erdteil ausgeführt und begutachtet. Ich habe verschiedene medizinische Lehren auf der ganzen Welt studiert und festgestellt, dass sie alle ihre Mängel haben. Es gibt kein perfektes System, nirgendwo. Allerdings hat mir diese Erfahrung zu einigen faszinierenden und einzigartigen Einblicken verholfen. Der Zweck dieses Buches ist es, diese Einblicke zu teilen und Ihnen zu helfen, sich selbst trotz Ihres ausgefüllten Lebensstils vor chronischen Erkrankungen zu schützen. Zudem habe ich das Glück, Absolvent einer der besten Medizinischen Schulen der Welt, der UCLA School of Medicine, zu sein. Und diese hier aufgeführten Punkte sind von den fast 900 naturwissenschaftlichen Referenzen im Buch bestens belegt.

Ich habe die historischen Schauplätze anderer Gesundheitslehren besucht und ihre Fachärzte befragt. Viele der besten Methoden zur Gesundheitsvorsorge auf der ganzen Welt habe ich mir zu Eigen gemacht – allerdings nur diejenigen, die einer wissenschaftlichen Untersuchung standgehalten haben. Einige dieser Untersuchungen waren nicht erwünscht, aber ich habe so viele Freunde und Patienten mit chronischen Erkrankungen, dass ich mir keine Sorgen darum gemacht habe, ob meine Schlussfolgerungen populär oder in jedem Land politisch korrekt sind. Wir sprechen hier von Leben und Tod. Die Wahrheit übertrumpft Popularität und Political Correctness.

Seit mehr als 20 Jahren bin ich nachhaltig in die einzigartige Methode der Präventivmedizin involviert, die sich von dem unterscheidet, was die meisten Ärzte praktizieren. Ich praktiziere in einer Umgebung, die mich aus der Falle befreit, in die die meisten Ärzte der westlichen Welt getappt sind. Ich nenne ihre Falle „die ICD-9-Code-Mentalität" (ICD-9 steht für International Classification of Diseases, 9th Revision; Anm. des Übersetzers: Internationale Klassifizierung von Krankheiten, 9. Überarbeitung). In den Vereinigten Staaten bezahlen Versicherer die Ärzte für die Behandlung von Krankheiten nach diesem Klassifizierungssystem. Ein ähnliches Codierungssystem wird von der Weltgesundheitsorganisation zur Klassifizierung und Tabellierung von Statistiken verwendet. ICD-9 ist ein weltweit anerkanntes und sehr nützliches Rückmeldungssystem. Allerdings hat die Methode, Ärzte ausschließlich für die gemeldete Behandlung der Diagnosecodes zu bezahlen, dazu geführt, dass der Berufsstand der Mediziner sich weit mehr auf die Behandlung als auf die Prävention konzentriert. Wenn Ärzte nicht ausreichend für die Vorbeugung von Krankheiten bezahlt werden, kann man ihnen das kaum vorwerfen.

Für mich ist das, als ob sich alle Bemühungen einer Gemeinschaft zur Brandsicherung auf den Bau von Feuerwehrhäusern konzentrieren und das Konzept feuersicherer Gebäude außer Acht lassen.

Ärzte haben nur begrenzt Zeit für Lektüre und Fortbildung. So widmen sie den größten Teil dieser Zeit der Kontrolle von Krankheiten, anstatt der umfangreichen Literatur zum Thema Prävention. Ich weiß. Ich war genauso. Während meiner Jahre in der Unfallstation und als Hausarzt beschränkte sich meine präventive medizinische Arbeit in der Regel darauf, meinen Patienten zu erzählen, dass sie abnehmen müssten, ihnen Lipitor®-Rezepte auszustellen und so weiter. Ich habe sie nicht mit den Mitteln unterstützt, die sie gebraucht hätten, um gar nicht erst krank zu werden. Dieses Buch ist meine Antwort auf all die Jahre der Frustration.

Heute umfasst meine Arbeit hauptsächlich die Vorsorgeuntersuchung und ist unabhängig von den Zahlungen der Versicherungen. Nicht nur mein Hauptaugenmerk hat sich drastisch verändert; ich habe Zeit, mich mit umfangreicher wissenschaftlicher Fachliteratur zum Thema Prävention auseinanderzusetzen.

Ärzten, die dieses Buch lesen, sei gesagt: Ich versuche keineswegs, Ihre Rechtschaffenheit oder ethischen Moralvorstellungen anzufechten. Ich habe selbst auch im Sumpf der ICD-9-Mentalität gesteckt. Ich kann Ihre Frustration verstehen. Eines meiner Ziele ist es, unserem Berufsstand aus dieser Falle zu helfen, damit er sich mehr auf die Vorbeugung konzentrieren kann.

Und natürlich sind Ärzte nicht die einzigen Personen, die aus den alten Gedankenmustern ausbrechen müssen. Diese Revolution fängt bei Ihnen an, indem Sie Verantwortung für Ihre eigene Gesundheit übernehmen. Nicht, dass Sie das bisher nicht gewollt hätten. Wenn Sie wie die meisten Menschen sind, dann haben Sie einfach noch nicht verstanden, was zu tun ist. Mit dem Ergebnis, dass Ihr Denken, Ihre Überzeugungen und Ihre Lebensgewohnheiten zu einem verfrühten Tod durch eine chronische Erkrankung führen werden.

Dieses Buch wird Sie in die andere Richtung führen. Ich werde Ihnen den Weg zu einer optimalen Gesundheit durch Vorbeugung zeigen – nicht der symbolischen Prävention, die heute von vielen praktiziert wird. Ich werde Ihnen eine der größten Entdeckungen Ihrer Zeit zeigen: Die grundlegende medizinische Ursache nahezu aller chronischen Erkrankungen. Und ich werde Ihnen zeigen, wie wir das Wissen aus verschiedenen Disziplinen einschließlich der neuen Wissenschaft der Nutrigenomik einsetzen können, um diesen Feind auszuschalten.

Die Definition der optimalen Gesundheit

Nachdem die optimale Gesundheit das Ziel unseres revolutionären Ansatzes ist, sollten wir sie als allererstes definieren.

Fangen wir mit *Ihrer* Definition an.

Was fällt Ihnen ein, wenn Sie an die optimale Gesundheit denken? Ist es das Bild eines mageren Filmsternchens oder Models? Sind es die definierten Muskeln eines Actionhelden oder Profisportlers? Wenn das so ist, dann hat sich das Ernährungs- und Gesundheitsmodell der trendgesteuerten Industrie in Ihrem Kopf festgesetzt und wird das Rennen machen, so wie bei Millionen anderer Leute auch.

Aber hier ist die revolutionäre Frage: Wollen Sie wirklich genau so aussehen? Warum? Vielleicht, weil der Filmstar sexy ist? Ist es ein Ideal, heiß auszusehen, oder ist ein langes und gesundes Leben ein lohnenderes Ziel?

Denken Sie darüber nach! Leben Profisportler und Filmstars am längsten? Nein. Ganz bestimmt nicht. Viele dieser Sportler sehen so massig und außerordentlich definiert aus, weil sie Steroide einnehmen. Und zu viele Schauspielerinnen und Models sterben buchstäblich an Unterernährung.

Ein großer Prozentsatz dieser Leute hat ihre Körperverfassung mit zerstörerischen Maßnahmen erreicht, durch Steroide, Schlankheitspillen, Appetitzügler, Amphetamine, Unterernährung, Magersucht, Bulimie oder eine ganze Reihe weiterer Methoden, die zwar legal, aber in der Regel nicht wissenschaftlich geprüft sind und zum vorzeitigen Tod führen können.

Industriegesellschaften, insbesondere die der Vereinigten Staaten, wissen nicht mehr, was Gesundheit und Fitness ausmacht. Jeder will so lange wie möglich leben – ohne chronische Erkrankungen. Aber das meiste, was wir für unsere 'Fitness' tun, wirkt sich gegenteilig aus. Es treibt uns in Richtung des unerreichbaren Ziels, perfekt *auszusehen*. Es raubt uns unsere Stärke und Energie und macht uns damit anfälliger für chronische Erkrankungen und verkürzt letztendlich sogar unser Leben.

Aber warum zeigen uns die Medien diese unmöglich dünnen oder muskulösen Menschen als unsere Ideale? Na, was glauben Sie? Für Geld. Die Fitness- und Schlankheitsindustrie verdient Milliarden, indem sie versucht, Ihnen zu einem Idealzustand zu verhelfen, der für fast jeden unmöglich zu erreichen und sowieso ungesund ist.

Wenn Sie jemanden sagen hören: „Ich versuche, wie sie auszusehen, oder ich sterbe beim Versuch", dann wetten Sie auf letzteres. Die Idee, dass man wie jemand anders aussehen *kann*, ist genauso verrückt wie der Gedanke, dass man es *sollte*.

Diese Revolution hat nichts damit zu tun, wie Sie aussehen. Sie handelt davon, wie Sie sich fühlen, wie Sie gesund bleiben und länger leben. Sie und ich werden nicht wie Filmstars um die Zwanzig aussehen, wenn wir 70 sind, ganz gleich, was wir tun. Aber wenn wir 70 sind, möchte ich, dass wir gesund und vital sind und unser Leben genießen können.

Trotzdem wird uns jeden Tag, jede Stunde eine Vorstellung verkauft, die uns umbringt. Es ist Zeit, sich gegen die Kultur aufzulehnen, die sie uns aufdrängt.

Hier ist also *meine* Definition der optimalen Gesundheit. Die optimale Gesundheit ist der beste Zustand, den Sie, unter Berücksichtigung Ihrer Vergangenheit und Ihrer genetischen Veranlagung, erreichen können. Sicherlich haben Sie in Ihrem Lebensstil bis heute Fehler gemacht. Vielleicht haben Sie nicht die besten Gene. Aber der Weg der optimalen Gesundheit leitet Sie, von Anfang an, zu dem längsten und gesündesten Leben, das Sie haben können. Wir werden nicht alle gleich alt werden. Aber je früher Sie anfangen, desto länger und besser können Sie leben.

Sie haben sicher gemerkt, dass ich ein ganzes Buch darüber geschrieben habe, wie man optimale Gesundheit erlangt. Das liegt daran, dass es ein breit gefächertes Thema ist und der Weg dorthin viele Seiten Ihres Lebens betrifft. Wäre es ein einfacher Plan mit einem einfachen Schwerpunkt, hätte ich einen kurzen Artikel in einem der Magazine veröffentlicht, die Sie an der Kasse im Supermarkt mitnehmen und zusammen mit Cornflakes und extra süßer Energy-Cola in den Einkaufswagen legen.

Das Thema Gesundheit ist in der heutigen Kultur weltweit so vereinfacht worden, dass es schon kriminell ist. Für die meisten Menschen heißt es nur noch: „Ich bin fett. Ich muss eine Diät machen". Für die wenigen von Natur aus Dünnen heißt es dagegen: „Ich bin dünn. Ich bin unmöglich gefährdet".

Diese vereinfachte Betrachtungsweise macht die Fitness- und Ernährungsindustrie reich und verursacht den verfrühten Tod von Millionen Menschen. Es wird Zeit, diese Art des Denkens zu bekämpfen. Der Weg zur optimalen Gesundheit und Langlebigkeit beinhaltet deutliche Änderungen der Lebensgewohnheiten. Es ist eine wirkliche Revolution, keine vorgetäuschte Schnelllösung. Wenn Sie ein Teil dieser Revolution werden möchten, *werden* Sie Gewicht verlieren – angenommen Sie haben zu Beginn übermäßig viel Körperfett gehabt. Aber Sie werden abnehmen, weil sie gesünder leben, nicht anders herum. Der Gewichtsverlust wird ein gesunder Nebeneffekt bei der Minimierung des Risikos chronischer Erkrankungen und eines frühzeitigen Todes sein.

Lassen Sie uns also anfangen. Nieder mit den Diäten! Nehmen auch Sie teil *am revolutionären Ansatz zur Erlangung optimaler Gesundheit!*

Eine weltweite Revolution gegen ein globales Problem

Es ist die Wahrheit, dass im Grunde die Gesundheit jeder Person in den Industrienationen negativ beeinflusst ist. Eigentlich sollten wir alle am *revolutionären Ansatz zur Erlangung optimaler Gesundheit teilnehmen.* Seit der Mensch diesen Planeten bewohnt, galt Gesundheit meistens als Frage des Schicksals: Entweder wurde man krank, oder auch nicht. Entweder lebte man lange, oder aber nicht. Allerdings leben wir jetzt in einer Zeit, in der es möglich ist, die Lebensspanne und den Grad der Gesundheit, den Sie während Ihres Lebens genießen können, mehr und mehr auszuweiten.

Mit dem heutigen Wissen wird das Erreichen einer optimalen Gesundheit zum Wettbewerb zwischen Ihnen und den Faktoren, die Ihr Leben verkürzen und Ihre Gesundheit schädigen. Was sind diese Faktoren? Ich werde sie in späteren Kapiteln ansprechen. Aber zunächst möchte ich folgendes klarstellen:

Die Spielregeln haben sich geändert.

Was Menschen vor 200, 100 oder auch 50 Jahren krank gemacht und ihr Leben verkürzt hat, sind nicht dieselben Gesundheitsrisiken, denen wir heute ausgesetzt sind. Der erste Schritt bei der Entwicklung eines erfolgreichen Planes die Revolution zu gewinnen, ist seinen Gegner zu kennen. Wie ist es zu dieser Gesundheitskrise gekommen? Werfen wir einen kurzen Blick auf die Geschichte.

Trotz jahrtausendelanger Erfahrung in östlichen und westlichen Gesundheitslehren und trotz atemberaubender wissenschaftlicher Fortschritte zu unseren Lebzeiten gibt es ein grundlegendes, weltweites Problem, das nicht angesprochen wird: Wir sterben alle an denselben chronischen Erkrankungen. Das trifft auf die ganze Welt zu, und die Verbreitung dieser Krankheiten nimmt zu, nicht ab.

Die Weltgesundheitsorganisation (WHO) erklärt, dass weltweit eine Adipositas-Epidemie grassiert[1], sodass es mittlerweile mehr fettleibige Menschen geben könnte als hungernde. Unterm Strich ist das positiv zu sehen. Es ist ein Zeichen für eine wirkliche soziale, politische und ökonomische Entwicklung, die mehr Menschen am exzessiven Konsum von Junkfood als an Hunger sterben lässt. Aber beide Extreme sind Formen einer Fehlernährung, und die Ernährungsfehler der Wohlhabenden setzen Millionen Leben ein vorzeitiges Ende, wenn auch nicht so schnell wie eine Hungersnot.

Die WHO vermeldet außerdem eine weltweite Epidemie der Typ-2-Diabetes (ehemals als Diabetes, die im Erwachsenenalter beginnt, bezeichnet)[2]. Die Ausgaben für die Behandlung dieser Erkrankung haben sich in Japan in den letzten 10 Jahren vervierfacht und in den meisten anderen Industrienationen verdoppelt.

Trotz aller Fortschritte hat die Medizin immer noch viel zu lernen – was bedeutet, dass auch ich noch zu lernen habe. Allerdings verlässt sich *„Die optimale Gesundheit – ein revolutionärer Ansatz"* nicht auf komplexe Pläne oder Formeln. Er basiert auf der besten naturwissenschaftlichen Literatur der letzten 20 Jahre, in Kombination mit unserer Erfahrung mit der Kundschaft unseres Instituts – über 15.000 Personen aus der ganzen Welt.

Die Regale der Buchläden sind voll mit Werken, deren Autoren Stückchen und Teile des Masterplans für die optimale Gesundheit anbieten. Aber ich habe noch niemanden gesehen, der so wie wir das Glück hatte, den einzigartigen Einblick in die weltweiten medizinischen Vorgehensweisen zu erhalten, den es braucht, um alle diese Informationen zusammenzutragen.

Meine erste kritische Einsichtnahme in die Weltgesundheit bekam ich vor 10 Jahren, in einem Kurs zur Anpassung unseres Programms an jedes Land, dessen Bewohner durch unsere Türen spazierten. Dafür mussten wir Informationen der WHO und der Gesundheitsministerien vieler Nationen sammeln. Dabei bemerkte ich eine beunruhigende Entwicklung. Ob die Teilnehmer unseres Programms aus China, Indien, Thailand, Japan, Russland, Korea, Hongkong, Brasilien, Argentinien, Venezuela, Großbritannien, Deutschland, Österreich, Italien, Polen oder den Vereinigten Staaten stammten, sie alle hatten dieselben Risikofaktoren für wesentliche chronische Erkrankungen und zeigten die ersten Anzeichen. Mit dem technologischen Fortschritt haben wir angefangen, uns weltweit einen ähnlichen Lebensstil anzueignen.

Moderne Zeiten, moderne Krankheiten

Zu Beginn des 20. Jahrhunderts standen Herzerkrankungen und Krebs noch nicht so weit oben auf der Liste der häufigsten Todesursachen wie heute. Allerdings erlebte die Bevölkerung der Industrienationen im letzten Jahrhundert die bisher größten Veränderungen in Ernährung und Lebensgewohnheiten in der Weltgeschichte.

Die Automatisierung – am Arbeitsplatz, zu Hause und im Transportwesen – hat bewirkt, dass wir uns jeden Tag weniger bewegen und weniger Kalorien verbrennen. Wir essen viel mehr Fleisch. Das meiste davon wurde industriell verarbeitet. Auch unsere anderen Lebensmittel werden in hohem Maße verarbeitet.

Hollywood liebt es, primitive Menschen wie Jäger abzubilden – Menschen, die jeden Tag Büffel, Antilope, ein wolliges Mammut und gelegentlich den unzeitgemäßen Dinosaurier verspeisen. In Wahrheit jedoch hat sich die menschliche Ernährung bis vor Kurzem zumeist aus Pflanzen zusammengesetzt, vor allem in den letzten paar tausend Jahren – seit der Einführung der Landwirtschaft. Seit Anbeginn der Geschichte war Fleisch sehr teuer. Das Vermögen historischer Könige wurde oftmals in der Anzahl der von ihnen besessenen Tiere angegeben. Wenn man zu den wenigen Reichen gehörte, konnte man sehr viel Fleisch essen. Jeder andere aß überwiegend pflanzliche Lebensmittel.

Und die Reichen waren oftmals nicht besser dran. Nehmen wir z. B. die „Beefeaters" von London. Diese Jungs waren – und sind – die königlichen Leibwächter im Tower of London und die zeremonielle Garde des Geländes. Vor einigen Jahrhunderten waren sie eine aktive Sicherheitstruppe. Der Legende nach erhielten sie ihren Spitznamen „Beefeaters" deshalb, weil die Könige der Ansicht waren, dass eine deftige Fleischration die stärksten und besten Wächter hervorbringe; ihre Bezahlung in Fleisch ist bestens überliefert. Die Legende besagt allerdings auch, dass diese Kerle nicht nur kräftig, sondern auch von Gicht geplagt waren. Gicht ist eine entzündliche Gelenkerkrankung, die durch die Bildung von Harnsäurekristallen innerhalb der Gelenke entsteht. Harnsäure ist ein Nebenprodukt des Purinstoffwechsels. Die „Beefeaters" und ihresgleichen haben das meiste Purin über das Fleisch aufgenommen. So ist es keine Überraschung, dass Gicht als eine „Krankheit der Reichen" bezeichnet wurde. Heutzutage ist sie eine Krankheit, die nahezu jeder Bewohner einer Industrienation ganz einfach bekommen kann.

Mit der Industrialisierung ergaben sich viele Fortschritte in den Bereichen Medizin, Volksgesundheit und Gemeinwohl, Landwirtschaft und Lebensmittelherstellung. Infektionskrankheiten (Pocken, Tuberkulose, Malaria und andere) und Mangelernährung sind als Haupttodesursachen, die sie noch zu Beginn des 20. Jahrhunderts darstellten, in den Hintergrund gerückt. Seit diesem Zeitpunkt sind Herzerkrankungen und Krebs zu den zwei häufigsten Todesursachen geworden. Dies war teilweise unvermeidlich; wir alle müssen an etwas sterben und im hohen Alter steigt das Risiko für Herzerkrankungen und einige Krebsarten. Allerdings gibt es andere Faktoren, die die Anzahl dieser Erkrankungen erhöht haben – Risikofaktoren, die sich von der Umweltverschmutzung über die Ernährung bis hin zu veränderten Lebensgewohnheiten erstrecken. Ich werde diese Faktoren später im Detail erörtern.

Über ein Drittel der Todesfälle in den Vereinigten Staaten wird durch eine kardiovaskuläre Erkrankung (Herzinfarkte und Schlaganfälle) ausgelöst. Über 22 Prozent der Amerikaner sterben an Krebs. Dieser Wachstumstrend bei chronischen Erkrankungen in den Vereinigten Staaten in den letzten 60 Jahren wird in Abbildung 1.1. veranschaulicht. Auch wenn unlängst ein Rückgang der Herzkrankheiten verzeichnet wurde, steigt die absolute Anzahl der Todesfälle durch die sechs häufigsten Todesarten in den Vereinigten Staaten (Herzerkrankungen, Schlaganfall, Krebs, chronisch obstruktive Lungenerkrankung, Diabetes und Unfälle) weiterhin an.[3]

Als die Industrialisierung die Welt eroberte, wurden die chronischen Erkrankungen, die mit unseren modernen Lebensgewohnheiten einhergehen, zu weltweiten Krankheiten.

Herzerkrankungen und Krebs sind die führenden Todesursachen in nahezu jeder Industrienation auf dieser Erde. Einige Gesundheitsministerien verschiedener Nationen listen Herzerkrankungen und zerebrovaskuläre Krankheiten (Schlaganfälle) getrennt voneinander auf, aber eigentlich haben sie den gleichen Krankheitsverlauf, und zusammengerechnet nehmen sie den ersten Platz in jeder Industrienation ein.

Japan und die Vereinigten Staaten liegen weit auseinander, geografisch wie kulturell, doch die Entwicklung der chronischen Erkrankungen im letzten Jahrhundert verläuft in beiden Ländern ähnlich. Abbildung 1.2 zeigt Statistiken des japanischen Gesundheitsministeriums. Wie Sie sehen, hat sich dort die Struktur der chronischen Krankheiten nach dem 2. Weltkrieg rapide verändert – zusammen mit den Lebensgewohnheiten. Die Zahl an Herzerkrankungen und Krebs ist nahezu unmittelbar

ABBILDUNG 1.1: HÄUFIGSTE TODESURSACHEN, PROZENTUAL, IN DEN USA 1900–2002

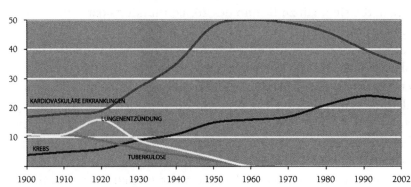

Quelle: cdc.gov/nchs/about/major/dvs/mortdata.htm

danach angestiegen, und diese Entwicklung dauert an. Wie in den Vereinigten Staaten ist die Anzahl der Herzerkrankungen abgeflaut, aber aktuelle Daten weisen infolge der dramatisch angestiegenen Zahl der Typ-2-Diabetes-Erkrankungen auf einen erneuten Anstieg in der Zukunft hin.

Auch die Anzahl der Krebserkrankungen in Japan ist explodiert, und diese Entwicklung dauert heute immer noch an.

Ich könnte Ihnen Statistiken zeigen, die ich bei Vorträgen auf der ganzen Welt gezeigt habe, und das Schema ist nahezu dasselbe wie in den Vereinigten Staaten und Japan. Der einzige Unterschied ist der Zeitpunkt des Anstiegs chronischer Erkrankungen. In Südkorea begann er um 1960 herum, in Brasilien und Indien um 1980 und in China zu Beginn der 90er Jahre des 20. Jahrhunderts. (Zum Zeitpunkt, da ich dieses schreibe, sterben 43,8 Prozent der erwachsenen Chinesen an Gefäßerkrankungen und 22,3 Prozent an Krebs.)[4]

Ohne jeden Zweifel ist das eine weltweite Gesundheitsentwicklung. Die medizinischen Lehren aller Regionen und Kulturen kämpfen darum, diese Epidemien einzugrenzen, und sie alle haben versagt.

ABBILDUNG 1.2: STERBLICHKEITSRATEN FÜR DIE HÄUFIGSTEN TODESURSACHEN IN JAPAN (1930–2000)

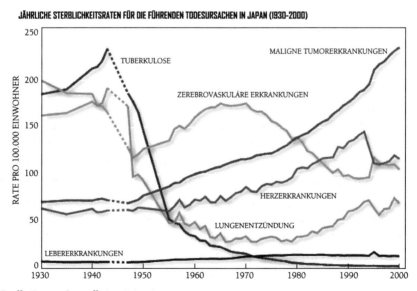

JÄHRLICHE STERBLICHKEITSRATEN FÜR DIE FÜHRENDEN TODESURSACHEN IN JAPAN (1930–2000)

Quelle: Japans Gesundheitsministerium

19

Überall haben sich Ärzte, Wissenschaftler und einfache Menschen sehr bemüht, diese Entwicklungen umzukehren. Aber wir versinken immer tiefer in Schwierigkeiten.

Pfeifen Sie auf Trends!

Die Vereinigten Staaten sind führend auf dem Gebiet der wechselhaften Bestrebungen zur Bekämpfung von Herzerkrankungen, Krebs und jeder anderen Störung des Allgemeinbefindens. Wenn irgendwo auf der Welt eine Modeerscheinung ihren Anfang nimmt, dann wird sie vermutlich als erstes in den Vereinigten Staaten ausprobiert. Endlos ist die Reihe amerikanischer Mediziner, Wissenschaftler und Direktvermarkter von Nahrungsergänzungsmitteln, die uns den neuesten „wissenschaftlichen Durchbruch" anbieten – z. B. in Form von Büchern, Videos oder Mittelchen, die Sie auf magische Weise über Nacht mit geringem Aufwand in einen griechischen Gott bzw. eine griechische Göttin verwandeln. (Es gibt natürlich auch einige Hersteller von Nahrungsergänzungsmitteln, die seriös auftreten und ihre Behauptungen wissenschaftlich korrekt belegen. In Kapitel 8 werde ich erörtern, wie man sie erkennt.)

Weltweit geben schlecht informierte, oftmals verzweifelte Menschen Milliarden Dollar (oder das Pendant in der jeweiligen Währung) für nutzlose Versuche aus, ihre Gesundheit zu verbessern.

Es schmerzt mich, mit ansehen zu müssen, wie diese Unwissenden ihre kostbaren Ersparnisse für unsinnige Produkte und Bücher ausgeben, von denen die meisten voll mit pseudowissenschaftlichem Geschwafel sind. Allerdings sind einige unserer gegenwärtigen Verkäufer von Quacksalberprodukten so gut, dass man einen soliden wissenschaftlichen Hintergrund und klinische Erfahrung benötigt, um ihren Schwindel zu durchschauen. Wer Modetrends verkauft, weiß das. Deshalb sind sie in der Lage, Millionen, insgesamt Milliarden, zu verdienen, bevor man ihnen auf die Schliche kommt. Als ich kürzlich in München vor einer Gruppe Ärzten aus neun osteuropäischen Ländern sprach, merkte ich überrascht, dass ihre Patienten besser mit den schlimmsten Trenderscheinungen der Vereinigten Staaten vertraut sind als wir selbst.

Kurz gesagt, chronische Erkrankungen sind nicht die einzigen Gegner, die Sie auf Ihrem Weg zur optimalen Gesundheit aus dem Feld schlagen müssen. Der Feind sind unter anderem Leute, die aus der

Gesundheit Profit schlagen wollen, und Sie müssen sich angewöhnen, diesen aus dem Weg zu gehen. Somit ist es eine meiner Aufgaben als einer der Anführer des *revolutionären Ansatzes zur Erlangung optimaler Gesundheit*, als Zerstörer kurzlebiger Trends zu fungieren. Im ganzen Buch werde ich durchgehend dieses Symbol verwenden

um unwissenschaftliche Behauptungen zu betiteln, die uns als Wunderwaffe zur Verbesserung der Gesundheit verkauft werden. Dieses Konzept ist bei den Lieferanten zweifelhafter kurzlebiger Trends nicht beliebt, aber ich fühle mich zu Ihrem Schutz dazu verpflichtet, diese falschen Richtungen aufzuzeigen.

Ich werde sicherlich nicht alle Trends ansprechen, die es gibt. Würde ich das tun, würden Sie sich beim Versuch, dieses Buch herumzutragen, Ihre Gesundheit ruinieren. Aber wir werden einige der beliebtesten und am meisten irreführenden Trends in Augenschein nehmen.

Verschaffen Sie sich einen Gesamtüberblick

Ein Hauptproblem der meisten Programme zur Gesundheitsvorsorge ist, dass sie verschiedene Gesundheitsprobleme getrennt voneinander behandeln, anstatt die Lebensgewohnheiten als Ganzes zu betrachten.

Einige Ansätze kommen der Sache ziemlich nahe, aber allen fehlen wichtige Informationen. Fachleute der östlichen Medizin, die hauptsächlich versuchen, alle Aspekte im Leben ihrer Patienten miteinander in Einklang zu bringen, haben den richtigen Denkansatz, sind aber oftmals nicht in der Lage, neueste wissenschaftliche Entwicklungen aus dem Westen zu integrieren. Oft werden sie von neuen Problemen infolge der weltweiten Industrialisierung überwältigt. Außerdem werden sie häufig von ihren Traditionen und spirituellen Einflüssen eingeschränkt.

Die Probleme sowohl der traditionellen östlichen Medizin als auch der kostspieligen westlichen Medizin werden detailliert in Kapitel 5 behandelt. Es genügt zu sagen, dass wir den Mut und die Ausdauer aufbringen müssen, um einen neuen Weg zur optimalen Gesundheit zu beschreiten. Unsere weltweiten Probleme mit chronischen Erkrankungen sind nicht über Nacht entstanden und werden auch nicht über Nacht verschwinden. Wir müssen der sich verschlechternden Gesundheitsentwicklung mit Geduld und Ausdauer begegnen.

Aber ich möchte keineswegs, dass Sie sich darüber Sorgen machen. Menschen wie ich müssen sich um die Probleme des weltweiten Gesundheitswesens Gedanken machen. Alles, worüber *Sie* sich Sorgen machen sollten, sind Sie selbst und Ihre Familie.

So läuft das Spiel, und der Preis dafür ist ein längeres und gesünderes Leben.

Einige der gegnerischen Mitspieler sind leicht zu sehen und zu umgehen. Andere aber agieren versteckt und attackieren heimtückisch aus der Deckung. Die gute Nachricht aber ist, dass wir jetzt eine Strategie zum Sieg haben, eine, die alle gesundheitlichen Aspekte Ihres Lebens umfasst. Das Wissen, das wir durch unsere weltweiten Erfahrungen gewonnen haben, kann Ihnen zum bestmöglichen Leben verhelfen.

Tausende von Menschen aus fast 30 Ländern haben mich bis heute als ihren Wegbereiter zur optimalen Gesundheit angenommen, und ich fühle mich geehrt, auch der Ihre zu sein.

Vorbeugen ist besser als Heilen

Die zwei Hauptprobleme der meisten Gesundheitsprogramme auf der Welt sind der Mangel an Wissen darüber, was echte Prävention ausmacht, und dass diese Programme sich fast ausschließlich auf die Krankheitsbehandlung konzentrieren. Sie erfassen die Risikofaktoren für Herzerkrankungen (Kapitel 9), Krebs (Kapitel 10), Typ-2-Diabetes (Kapitel 12) und die Ursachen für Adipositas (Kapitel 11) nur unvollständig, und dadurch entstehen Unzulänglichkeiten bei der Beratung der Patienten. Behandlungen, die auf unvollständigem Wissen beruhen, sind manchmal schlimmer als die ursprüngliche Erkrankung.

In meinem Institut lehren wir, dass es 15 Risikofaktoren für Herzkrankheiten und 16 Risikofaktoren für Krebs gibt. Ein *Risikofaktor* ist ein Bestandteil eines Lebensstils oder eine biologische Eigenschaft, die das Risiko einer chronischen Erkrankung erhöht. Die meisten Risikofaktoren sind vermeidbar, aber die wenigsten Menschen wissen, welche von ihnen die geläufigsten chronischen Krankheiten hervorrufen. Die Kenntnis der Risikofaktoren ist so entscheidend für die optimale Gesundheit, dass nahezu alle Schritte von *Die optimale Gesundheit – ein revolutionärer Ansatz"* die Minimierung der Risikofaktoren mit einschließen.

Zu unserer entscheidenden Strategie gehört es, Ihnen bei der Konfrontation mit den Risikofaktoren zu helfen, und zwar auf eine Art und Weise, die einfacher zu verstehen und umzusetzen ist, als Sie je gedacht hätten. Wie ein guter Fußballtrainer möchte ich nicht, dass Sie über alles, was Sie tagsüber tun, nachdenken. Ich will, dass Sie diesen Plan instinktiv und selbstverständlich ausführen.

Auch möchte ich nicht, dass Sie Angst haben, das Spiel aufgrund eines einzigen Fehlers zu verlieren. Ihre Umsetzung muss nicht perfekt sein. Beginnen Sie mit den Schritten, die Sie im Moment bewältigen können, und Sie werden Ihre Gesundheit verbessern. Sind diese Schritte einmal zur Gewohnheit geworden, können Sie weitere hinzufügen. Haben Sie einmal verstanden, wie entscheidend diese Schritte sind, und begonnen, Änderungen vorzunehmen, dann sind Sie auf dem besten Weg zur optimalen Gesundheit.

Wie finden Sie heraus, ob Sie das Spiel gewonnen haben? Diese Frage werde ich im letzten Kapitel beantworten.

Die meisten medizinischen Lehren kennen einige der Risikofaktoren für chronische Erkrankungen. Aber warum beginnt man ein Spiel, bei dem man nur einen Teil der gegnerischen Aufstellung kennt? Unsere Verteidigung gegen chronische Krankheiten wird schwächer, wenn wir nicht alle Risikofaktoren verstehen, denen wir uns stellen müssen. In der westlichen Medizin wird der Fortschritt oftmals vom Zulassungsverfahren, der Zustimmung der Regierung und der breiten Masse der Mediziner, aufgehalten. Die östliche Medizin zieht zu wenig Vorteile aus der neuesten und besten Forschung und einer angemessenen statistischen Auswertung. Auch wenn die Risikofaktoren verstanden werden, können viele medizinische Lehren mit ihnen nicht richtig umgehen. Es gibt für alle chronischen Erkrankungen Risikofaktoren, aber ich möchte mich aufgrund ihrer weltweiten Verbreitung und ihres sich verschlechternden Status' auf Herzerkrankungen, Krebs, Adipositas und Diabetes konzentrieren.

Für diejenigen, die gedacht haben, dass dies nur ein weiteres Ernährungsbuch ist...

Entschuldigung, aber Sie müssen Ihre Sichtweise verändern. Übergewicht ist zu einem riesigen, trendgesteuerten Gewerbe geworden, in dem jede neue Mode nur ein oder zwei Aspekte Ihrer Lebensgewohnheiten abdeckt. Die meisten Menschen, die solche Bücher, Produkte und Programme erwerben, verlieren wenig oder gar kein Gewicht, und noch weniger von Ihnen nehmen anschließend nicht wieder zu. Viele, vielleicht die meisten, ruinieren sich ihre Gesundheit, in dem sie immer wieder ab- und zunehmen.

DIE FETTREICHE ERNÄHRUNG

Eine bekannte Mode, die zuletzt allerdings einiges an Schwung verloren hat, lehrt, dass wir Gewicht verlieren, wenn wir uns fettreich ernähren. Diese Methode ist nicht nur auf lange Sicht weitestgehend erfolglos (siehe Kapitel 11), sondern eine fettreiche Ernährung bewirkt laut dem Nationalen Institut für Krebsforschung (siehe Kapitel 10) ein erhöhtes Risiko für fünf verschiedene Krebsarten. Es mag stimmen, dass wir eine Zeitlang zu großen Wert darauf gelegt haben, alles mögliche Fett aus unserer Ernährung zu verbannen. Aber die neuen fettfreundlichen Trends behandeln Kohlenhydrate – die wir mit der Nahrung aufnehmen, welche oft auch hunderte von hervorragenden natürlichen Antioxidantien, sekundären Pflanzenstoffen und Ballaststoffen enthält – oftmals als Geißel der Menschheit. Hoch oxidierte Fette, die stark Krebs erregend sind, werden dagegen bevorzugt. Diese beliebte Diät ist genauso sinnvoll, wie jemandem das Rauchen als Mittel zum Abnehmen zu empfehlen. Sicherlich gibt es ungesunde Kohlenhydrate, aber das sollte uns nicht zu dem Rückschluss verleiten, alle Kohlenhydrate seien schlecht. Tatsächlich können wir gar nicht ohne sie leben. Sie sind der Treibstoff für den Motor in unserem Körper. Dies ist ein Beispiel, warum solche auf wissenschaftlichem Halbwissen beruhende modische Programme nicht nur langfristig unwirksam, sondern bisweilen auch gefährlich sind.

Es wird Zeit, die „Trend-des-Jahres-Methode" zur Gewichtskontrolle zu stoppen.

„Die optimale Gesundheit – ein revolutionärer Ansatz" dreht sich nicht darum, wie man Gewicht verliert. Er dreht sich darum, wie man länger und viel gesünder lebt. Aber wenn Sie diesem Plan für eine optimale Gesundheit folgen, werden Sie tatsächlich abnehmen. Die Minimierung der Risikofaktoren für chronische Erkrankungen wird Ihnen dabei helfen. Sie werden nicht dauerhaft und gefahrlos an Gewicht verlieren, indem Sie alle Kohlehydrate oder Fette weglassen, eine Tablette schlucken oder ein Sprungfeder-getriebenes Dings zwischen Ihren Beinen zusammenpressen, zum Preis von drei günstigen Teilzahlungen zu je € 39,95. Aber wenn Sie der einfachen und gesunden Lebensart, die hier vermittelt wird, folgen, werden Sie abnehmen.

Und das Beste ist, dass Sie nicht Ihre Gesundheit opfern, um dünner zu werden, sondern es als Nebeneffekt bei der Risikominimierung chronischer Krankheiten tun.

Zum Einsatz dieses Buches

Die meisten Gesundheitslehren verstehen den Prozess nicht vollständig, der fast allen chronischen Krankheiten zugrunde liegt (Kapitel 2), einschließlich der weltweiten Epidemien von Typ-2-Diabetes und Adipositas. Ich bin unglaublich begeistert, wie die große Mehrheit der medizinischen und naturwissenschaftlichen Literatur mittlerweile konsequent auf das Thema der Risikominimierung aller chronischen Erkrankungen hindeutet. Wenn wir einmal dieses Konzept und einige neue wissenschaftliche Erkenntnisse (Kapitel 4) begriffen haben, wird uns die Einsicht, wie wir unser Leben führen müssen, um das Risiko einer chronischen Erkrankung zu minimieren, zunehmend leichter fallen.

Was ist diese große neue Erkenntnis? Ich kann es kaum abwarten, sie mit Ihnen zu teilen. Aber ich möchte, dass Sie sie wirklich verstehen. Das bedeutet, dass wir in diesem Buch ein wenig über Naturwissenschaft sprechen müssen. Bitte lassen Sie sich davon nicht abschrecken! Ich werde mein Bestes geben, um es denjenigen unter Ihnen, die keinen wissenschaftlichen Hintergrund haben, leicht zu machen. Bleiben Sie bei mir, und die Belohnung wird die umfassende Erkenntnis sein, wie man für eine optimale Gesundheit leben muss.

Sie könnten schummeln und zu den letzten Kapiteln blättern, aber ich möchte nicht, dass Sie nur wissen, wie man sein Leben verändern kann. Ich möchte, dass Sie es *glauben* – und das setzt voraus, dass Sie verstehen, *warum*.

Behandeln Sie dieses Buch also wie einen Kriminalroman. Das Ende wird Ihnen nicht viel bedeuten, wenn Sie nicht die ganze Geschichte kennen.

Für diejenigen Leser, die über einen wissenschaftlichen Hintergrund verfügen, habe ich fast 900 wissenschaftliche Literaturhinweise aufgeführt, um meine Aussagen zu untermauern. Aber Achtung: Ich vertrete Ansichten, die vielen in der Lebensmittelindustrie nicht schmecken. Ansichten, die enthüllen, dass die Industrie oft stark dazu tendiert, den Profit über die Gesundheit zu stellen. Ich empfehle jedem zweifelnden Leser, die bereitgestellten Literaturhinweise zu überprüfen. Sie werden feststellen, dass meine Schlussfolgerungen stimmig und wissenschaftlich stichhaltig sind.

Vor einigen Jahrhunderten wusste die Welt nichts über Gesundheit. Jetzt hingegen gibt es zahlreiche Informationen, von denen viele falsch und widersprüchlich sind, sodass auch gebildete Personen nicht wissen, was sie denken, glauben oder tun sollen. Informationen und Wissen sind nicht das Gleiche.

Meine Absicht – meine Leidenschaft – ist es, die Erkenntnis, die ich mit Hilfe meiner Kollegen in meinen 22 Jahren der Ausübung präventiver Medizin und der Untersuchung tausender Menschen auf der ganzen Welt erlangt habe, zu vereinheitlichen, zu vereinfachen und Ihnen zu präsentieren, damit Sie dieses Wissen auf Ihr Leben anwenden können.

Ich möchte Ihnen helfen, die wissenschaftliche Literatur zu sichten, was zeitweise widersprüchliche Ergebnisse zur Folge hat. Ich möchte Ihr Anwalt sein und Ihnen die Augen für die Trends und Täuschungen öffnen, die Ihnen jeden Tag verkauft werden. Ich möchte, dass Sie mit Ihren falschen, unerreichbaren Hollywoodvorstellungen der optimalen Gesundheit brechen, und werde Ihnen die gesündeste Alternative zeigen.

Falls Sie nach einer schnellen Lösung suchen, werden Sie hier nicht fündig.

Wenn Sie nach einem Weg zu einem gesünderen Leben suchen, dann lesen Sie weiter. Vorsicht. Lassen Sie sich Zeit. Machen Sie Ihre Sache gut.

Es ist an der Zeit, die beschränkten Schnelllösungen aufzugeben, die tatsächlich kaum etwas oder gar nichts bewirken.

Schließen wir uns gemeinsam dem revolutionären Ansatz zur Erlangung optimaler Gesundheit an. Der erste Schritt dieses revolutionären Ansatzes ist das Verständnis des allgemein bekannten Themas, das allen chronischen Erkrankungen zugrunde liegt. Das steht in Kapitel 2.

Es ist nicht zu spät, Ihre Gesundheitsrisiken zu reduzieren. Es ist egal, wie oft Sie in der Vergangenheit gescheitert sind. Dies ist eine völlig neue Herangehensweise an das Thema Gesundheit, und wenn Sie die richtigen Schritte einleiten, werden Sie den Unterschied bemerken.

Unser Institut hat Tausende erfolgreicher Kunden, die Ihnen vorangegangen sind. Jetzt ist es an Ihnen, die Wahrheit kennenzulernen.

TEIL II:

Das Schema, das allen chronischen Erkrankungen zugrunde liegt

KAPITEL 2

Die Gefahr aus der Tiefe

ES GAB EINE ZEIT, IN DER ICH FÜR MEINEN GRÜNEN DAUMEN BEKANNT WAR. DAS WAR ALLERDINGS ZU EINEM ZEITPUNKT, ALS ICH MALTE. EIN GÄRTNER BIN ICH SICHER NICHT.

Ich habe einmal Unkrautvernichtungsmittel gekauft; ich wollte meinen Rasen so perfekt wie möglich gestalten. Ich besprühte die wenigen Unkräuter mit äußerster Vorsicht, um keinen einzigen Tropfen des Giftes auf meinem Rasen zu verspritzen. Nichtsdestotrotz bekam mein Rasen braune Flecken, ähnlich wie ein 15-jähriger, der unter schlimmer Akne leidet. Was war passiert? Ich hatte das Etikett auf dem Unkrautvernichtungsmittel doch so aufmerksam gelesen! Nun ja, die Hersteller hatten einfach vergessen, zu erwähnen, dass dieses Produkt von Unkrautwurzeln aufgenommen wird und somit auch in die Wurzeln meines wunderschönen Rasens gelangen konnte.

Ein gut gepflegter Garten ist einer der schönsten Anblicke auf dieser Welt, aber das Wachstum von Pflanzen und Blumen benötigt eine umsichtige Planung, Strategie und ständige Pflege. Gartenanlagen haben viele Feinde: Frost, Insekten, Unkraut, Nachbarshunde, die Ihren Besitz als wunderschön gestaltete Toilette benutzen, allerlei Ungeziefer, das Ihren Garten als ein „All-You-Can-Eat" Buffet betrachtet, und hirnlose Nachbarn, die Unkrautvernichtungsmittel an windigen Tagen verwenden. Nicht zu vergessen die eigenen Fehler: Überwässerung, zu wenig Bewässerung, Überdüngung, Unterdüngung und all die anderen heimlichen Arten, Pflanzenmord zu begehen.

Der heikelste Feind ist für mich das umfangreiche Unkraut. Wenn Sie bei Ihren Bemühungen, dieses unter Kontrolle zu bekommen, zu aggressiv vorgehen, bringen Sie möglicherweise auch die Pflanzen um, die sie eigentlich schützen möchten. Wenn Sie aber nicht gewissenhaft vorgehen, dann wird das Unkraut Ihren Garten übernehmen und die von Ihnen gepflanzten Blumen oder Gemüse überwuchern. Die hartnäckigste Art von Unkraut, die ich je bekämpft habe, ist die, die Rhizome ausbildet, wie das Johnson-Gras. (Schöner Name, nicht wahr? Vielleicht war es ja einer meiner gärtnerisch veranlagten Vorfahren, der diese Art vor einigen Jahrhunderten in die westliche Hemisphäre eingeführt hat.) Rhizome sind Pflanzenstängel, die sich horizontal ausdehnen, meistens unterirdisch. Sie bringen neue, überirdisch wachsende Pflanzen mit einem neuen Wurzelsystem hervor, welches dann wiederum neue Rhizome bildet. Das Johnson-Gras kann bis zu 20 Tonnen Rhizome pro Hektar bilden. Um eines Hektars mit Johnson-Gras Herr zu werden, müssen Sie so ziemlich alle 20 Tonnen Rhizome ausreißen.

Aber nur die Wenigsten realisieren diese Tatsache. Ahnungslos, mit welch hinterhältigem Pflanzenmonster sie es hier zu tun haben, denken sie, dass jeder Emporkömmling ein einzelnes, kleines, leicht zu beseitigendes Unkraut sei. Sie verstehen nicht, dass ein teuflisches unterirdisches Netzwerk droht, jede Gartenpflanze zu ersticken, die seinen Weg kreuzt.

Der aufmerksame Leser wird hier vielleicht die schleichende Entstehung einer Metapher bemerken.

Es gibt einen einzigen, heimtückischen Faktor, der den meisten chronischen Erkrankungen zugrunde liegt.

Er attackiert Ihre Gesundheit, so wie das Netzwerk eines Johnson-Gras-Rhizoms Ihren Garten untergräbt und neue Triebe an den Enden ausbildet – in diesem Fall chronische Erkrankungen wie Herzerkrankungen und Krebs.

Für weite Teile des medizinischen Berufsstandes ist das noch völlig neu. Die meisten Ärzte konzentrieren sich bei ihrer Arbeit auf die außen liegenden Triebe des Unkrauts, in der Überzeugung, dass sie getrennt voneinander wachsende Einzelpflanzen sind. Sobald sie Fortschritte bei der Beseitigung von einigen wenigen erzielt haben, kommt große Freude auf, gefolgt von Veröffentlichungen in medizinischen Fachzeitschriften und Beifall in den Medien. Und wir ignorieren weiterhin die eigentliche Ursache. Und Menschen werden weiterhin krank.

Was ist die Grundursache chronischer Erkrankungen?

Vor einigen Jahren hatte ich eine Erleuchtung. Ich fühlte mich, als ob ich beim Herumwühlen in meinem Garten auf einen versteckten Schatz gestoßen wäre. Plötzlich kam Klarheit in das Durcheinander Tausender wissenschaftlicher Fakten, die ich während der letzten 17 Jahre meiner Forschung zur Präventivmedizin zusammen getragen hatte.

Mir fiel auf, dass sich innerhalb der Kakophonie widersprüchlicher Expertenmeinungen in der wissenschaftlichen Literatur **gemeinsame Elemente verbargen, die einen Weg beschrieben, wie man das Risiko einer chronischen Krankheit minimiert.** Und dieser Weg ist eine Lebensführung, die überraschend einfach und leicht nachzuleben ist.

Umfangreiche Abhandlungen komplizierter wissenschaftlicher Literatur benennen bestimmte Risikofaktoren für chronische Erkrankungen: Entzündungsmarker (wie Zytokine); Nutrigenetik, Nutrigenomik und andere komplexe Bereiche der wissenschaftlichen Erforschung wiesen alle in dieselbe Richtung. Rasch begann ich festzustellen, wie Tausende von Studien aus vielen verschiedenen Bereichen in diesem Punkt übereinstimmten.

Sie werden dieses Konzept auch bald zu sehen bekommen, und Sie müssen nicht studiert haben, um es zu begreifen. Alles, was Sie tun müssen, ist dieses und das nächste Kapitel zu lesen. Ich hoffe, diese neue Erkenntnis verändert Ihr Leben so wie meines – denn ich werde Sie davor bewahren, den verworrenen, oftmals gefährlichen Pfaden zu folgen, auf die Sie von populären Diäten und anderen Gesundheitstrends beim Streben nach der optimalen Gesundheit gelockt werden.

Ich bin nicht der einzige Rufer in der Wüste. Hunderte Wissenschaftler auf der ganzen Welt haben ihren Beitrag zu den Informationen geleistet, die ich mit Ihnen teilen möchte. Mit Sicherheit bin ich nicht die einzige Person, die die tatsächliche Bedeutung dieser wissenschaftlichen Veröffentlichungen versteht – im Vergleich mit einigen anderen Experten erscheint mein Wissen recht blass. Allerdings habe ich einen einzigartigen Blickwinkel auf die wissenschaftliche Literatur, durch den glücklichen Umstand meiner langjährigen Erfahrungen als medizinischer Vorstand eines Instituts mit internationaler Klientel. Dieser Blickwinkel beinhaltet eine seit 22 Jahren geführte Datenbank mit den persönlichen Beratungsgesprächen unserer 15.000 Patienten, die in den verschiedensten Weltkulturen leben, mit unterschiedlicher Ernährung, toxischen Belastungen, Glaubenssätzen, Gesundheitsvorsorgesystemen usw. Es gibt kaum (wenn überhaupt) Ärzte, die über einen ähnlich großen und mannigfaltigen Patientenstamm verfügen.

Wie ich bereits erwähnte, haben uns Forschung und Erfahrung veranlasst, am Institut eine längere Liste der Risikofaktoren für Herzerkrankungen zu berücksichtigen, als es in den meisten medizinischen Einrichtungen üblich ist. Wir betreiben dies nicht zuletzt deswegen, weil viele Herzattacken Personen betreffen, denen bis dato keine klinische Herzerkrankung attestiert wurde und die keine der von der etablierten Medizin anerkannten Risikofaktoren aufweisen[5].

Meine Eingebung traf mich 2004, während ich die 15 Risikofaktoren für Herzerkrankungen und die 16 Risikofaktoren für Krebs, über die ich unterrichte, überprüfte. Wir verzeichneten sehr interessante Entwicklungen in der wissenschaftlichen Literatur hinsichtlich des C-reaktiven Proteins (CRP). Dieses ist ein im Blut vorliegender Entzündungsmarker, so ähnlich wie die Anzahl der weißen Blutkörperchen ein Anzeichen für Infektionen ist, auch wenn Entzündung und Infektion nicht das Gleiche sind.

Vor allem fiel mir auf, dass ein hoher Spiegel an CRP nicht nur mit einem erhöhten Risiko für Herzerkrankungen, sondern auch mit Diabetes, Rauchen und vielen anderen Risikofaktoren, die das Herz betreffen, zusammenhängt. So entschloss ich mich, nachzusehen, ob es Forschungsunterlagen gab, die darauf verwiesen, dass das CRP bei allen 31 der mir bekannten Risikofaktoren für Herzerkrankungen und Krebs erhöht ist.

Zu meiner großen Überraschung zeigte die Durchsicht unserer wissenschaftlichen Literatur, dass ein **erhöhter CRP-Spiegel bei allen unsere Risikofaktoren für Herzerkrankungen und Krebs,** *aber auch* bei **vielen anderen chronischen Erkrankungen auftritt.**

Dieses Wissen stellte keinen Durchbruch der Grundlagenforschung dar – viele Wissenschaftler haben CRP und andere Entzündungsmarker mit einigen Risikofaktoren und Krankheiten in Verbindung gebracht. Unsere Untersuchung brachte allerdings Studien ans Tageslicht, die eine Entzündung mit so gut wie *allen* chronischen Erkrankungen und so gut wie *allen* Risikofaktoren für jede von ihnen in Verbindung setzte. Aber noch wichtiger war, **dass wir weit reichende Zusammenhänge er-**

kannten, die die Vorstellung stützten, dass die Entzündung die *Ursache* dieser Krankheiten ist. Das war der wirkliche Durchbruch, und er vertrieb, was für die meisten Forscher ein Quell finsterster Verwirrung gewesen war.

Wir hatten das teuflische Pflanzenmonster entdeckt, das sich rhizomartig unterirdisch ausbreitet, um alles im Garten der optimalen Gesundheit zu vernichten. Es ist eine chronische, übermäßige Entzündung. Und der Grund für den dramatischen Anstieg chronischer Entzündungen? Nahezu jeder Aspekt unseres „normalen" industrialisierten Lebensstils regt unser Immunsystem zu chronischer Hyperaktivität an. Diese verursacht eine andauernde Freisetzung der Moleküle, die eine Entzündung verursachen. Solange wir uns nicht dieser Grundursache annehmen, werden wir kaum Erfolge bei der Kontrolle der verschiedenen Krankheiten erzielen, die plötzlich, aus ihren unsichtbaren Wurzeln sprießend, aus dem Boden schießen.

So hatte etwa die Medizin in jüngster Zeit einige wirkliche Erfolge bei der Verminderung der Todesfälle durch Herzerkrankungen in einigen Industrienationen zu vermelden. Unglücklicherweise hat das viele Ärzte dazu veranlasst, sich in trügerischer Sicherheit zu wiegen; sie meinten, der Krieg gegen die Herzkrankheit sei ein für alle Mal gewonnen. Aber bald werden die weltweiten Epidemien von Adipositas und Typ-2-Diabetes die Sterberate aufgrund von Herzerkrankungen erneut in die Höhe treiben. Während die Ärzte den augenscheinlichen Rückgang der Herzerkrankungen in einigen industrialisierten Ländern feierten, ließen sie die Grundkrankheit unter der Oberfläche außer Acht. Bis die gesamte zugrunde liegende Ursache chronischer Erkrankungen ausgerottet ist, werden sich diese Krankheiten weiter verbreiten.

Die Adipositas- und Typ-2-Diabetes-Epidemien werden weiter zunehmen, weil wir nicht gegen die Grundursache vorgehen: die chronische, übermäßige Entzündung. Ja, genau: eine chronische Entzündung begünstigt auch die Entstehung von Übergewicht.

Warum ist die chronische, übermäßige Entzündung ein Monster?

Fangen wir mit der Definition von Entzündung an.

Eine Entzündung ist eine nicht spezifische, schützende Antwort des Immunsystems auf eine Zellschädigung oder -reizung, die durch Gefäßerweiterung, die Ansammlung weißer Blutkörperchen im betroffenen Bereich, Rötung, lokale Schwellung und teilweise die Einschränkung der normalen Zellfunktion charakterisiert ist. Diese Immunantwort läuft immer gleich ab, egal ob der Schaden von einer Infektion, einem Fremdkörper, Sauerstoffmangel, Strahlung, chemischen Stoffen, einem Trauma oder Extremtemperaturen hervorgerufen wird.

Ihr Ziel ist es, das beschädigte Gewebe zu reparieren, aber sie kann manchmal mehr schaden als nützen, vor allem, wenn der Entzündungsreiz chronisch geworden ist. Das CRP ist, einfach ausgedrückt, ein im ganzen Körper vorhandener Marker im Blut, der anzeigt, ob irgendwo im Organismus eine Entzündung vorliegt oder auch nicht. (Es gibt noch andere Entzündungsmarker als CRP.)

Sie wissen aus eigener Erfahrung, was eine Entzündung ist. Es ist die warme, gerötete, empfindliche Schwellung, die sich um einen Schnitt, einen Kratzer oder eine Verbrennung bildet – vor allem bei einer Wundinfektion. Sie gehört zu den Maßnahmen, die Ihr Körper einleitet, um die Verletzung zu heilen und die Infektion zu bekämpfen. Dauert dieser Prozess jedoch zu lange, arbeitet das Gewebe nicht normal.

Was hat das mit Herzerkrankungen, Diabetes, Krebs oder Adipositas zu tun? Bitte folgen Sie mir noch ein wenig länger.

Nachfolgend finden Sie eine Auflistung der Risikofaktoren für Herzerkrankungen, die ich ausführlich in Kapitel 9 besprechen werde. Jede der Fußnoten zitiert eine Studie, die diesen Risikofaktor mit einem erhöhten CRP-Spiegel in Zusammenhang bringt. Mit „Zusammenhang" meine ich die Menschen, die diese Risikofaktoren und auch einen erhöhten CRP-Wert haben, der eine chronische Entzündung anzeigt.

1. Genetische Faktoren[6]
2. Diabetes[7]
3. Rauchen[8]
4. Bluthochdruck[9] (Bluthochdruck verursacht Entzündungen, und Entzündungen verursachen Bluthochdruck)[10,11]
5. Bewegungsmangel[12]
6. Depression[13]
7. Schilddrüsenunterfunktion[14]
8. Adipositas[15]
9. Stress[16]

10. Erhöhte Lipide[17,18]
11. Erhöhtes Homocystein [19]
12. Fehlendes Urvertrauen[20,21]
13. Zu geringer Verzehr von Obst und Gemüse[22]
14. Zu geringer Omega-3-Spiegel[23]
15. Erhöhtes C-reaktives Protein[24]

Wie man sehen kann, sind hohe Entzündungswerte bei jedem Risikofaktor für Herzerkrankungen vorhanden. Wir konnten jetzt bei allen 15 Risikofaktoren ein zugrunde liegendes Schema feststellen.

Die nächste Frage beschäftigte sich mit Ursache und Wirkung. War das nur Zufall? Verursachen alle diese Risikofaktoren eine Entzündung? Oder ist die Entzündung der ursächliche Grund für alle Risikofaktoren – oder zumindest ein Faktor, der das Risiko noch erhöht?

Nachdem wir nun den Nachweis über diesen bemerkenswerten Zusammenhang zwischen erhöhtem CRP und den kardiovaskulären Risikofaktoren erbracht hatten, nahmen wir uns die Risikofaktoren für Krebs (Kapitel 10) vor, um festzustellen, ob sich das Muster wiederholte.

1. Genetische Faktoren[25]
2. Rauchen[26]
3. Bewegungsmangel[27]
4. Adipositas[28]
5. Stress[29]
6. Zu fettreiche Ernährung [30]
7. Zu geringer Verzehr von Obst und Gemüse[31]
8. Übermäßiger Alkoholkonsum [32]
9. Hohe Salzaufnahme[33,34,35]
10. Schadstoffbelastung[36]
11. Geräucherte oder angebrannte Nahrung (Diese Art des Kochens führt zu verstärkter Zunahme chemischer Stoffe wie heterozyklische Amine (HCA), die eine Entzündung begünstigen)[37,38,39]
12. Übermäßige Sonneneinstrahlung[40]
13. Bestimmte Infektionen[41]
14. Vitamin-D-Mangel[42]
15. Erhöhtes CRP[43]
16. Insulinresistenz und Typ-2-Diabetes[44]

Erneut gab es eine hundertprozentige Übereinstimmung bei den 16 Risikofaktoren für Krebs!

Somit wird eine Entzündung im Körper nicht nur im Zusammenhang mit Herzerkrankungen und Krebs beobachtet, sondern auch bei allen Risikofaktoren für diese Krankheiten. Weiterhin sind Risikofaktoren für andere Erkrankungen, wie Typ-2-Diabetes[45,46] und Adipositas[47] (wo eine permanente Entzündung den normalen Stoffwechsel stört) ebenfalls mit Entzündungen assoziiert. Neben den Risikofaktoren ist ein chronischer Entzündungsprozess mit dem Risiko für die oben genannten Krankheiten verbunden – Herzerkrankungen[48,49,50,51], Diabetes[52,53,54,55,56], Krebs[57,58] und Adipositas[59].

Und das ist längst nicht alles.

Weitere Untersuchungen offenbarten, dass erhöhtes CRP bei vielen anderen Krankheiten auftritt: altersbedingte Makula-Degeneration[60], Alzheimer[61], Morbus Crohn[62], Parkinson[63], Asthma[64], Osteoarthritis[65], Schlaganfall[66] usw. Entzündungsprozesse treten nicht nur bei bestimmten Verdauungsleiden auf, sondern bilden mitunter das Bindeglied, das bei Betroffenen Krebs auslösen kann.[67,68,69] In der Tat ist die Liste der chronischen Erkrankungen, die in Zusammenhang mit einem erhöhten CRP-Wert stehen, endlos, und die Verbreitung dieser Krankheiten hat in den letzten Jahrzehnten *zugenommen*. Im Wesentlichen liegt jeder chronischen Krankheit, die sich in den letzten Jahrzehnten schnell ausgebreitet hat, eine chronische Entzündung zugrunde.

Und falls das noch zu wenig Gründe für Sie waren, um die chronische Entzündung zu reduzieren: Sie tritt auch bei Muskelschwund[70], beschleunigter Alterung[71,72,73] und verminderter Langlebigkeit[74] auf!

Trotzdem stellt sich für viele Forscher weiterhin die Frage, ob die Entzündung eine *Folge* dieser Risikofaktoren und Krankheiten ist, oder eine *Ursache*.

Im nächsten Kapitel werde ich aufzeigen, warum **die Entzündung in erster Linie die Ursache einer chronischen Erkrankung**, aber in manchen Fällen auch eine Folge davon ist.

Aber zuerst ein wichtiger Hinweis. Eine chronische Entzündung zeigt sich nicht in jeder Sekunde im Blut eines jeden chronisch Erkrankten, und genauso wenig bedeutet ein negativer CRP-Test, dass Sie krankheitsfrei sind. Es gibt viele Entzündungsmarker im Blut. Es ist wie beim

Bluthochdruck. Nicht jede Person, die an Bluthochdruck leidet, hat diesen auch durchgehend 24 Stunden am Tag. Genauso ist auch eine chronische Entzündung, statistisch gesehen, ein vielen chronischen Krankheiten gemeinsamer Faktor, und verantwortlich für einen Großteil von ihnen, aber für eine Diagnose einer chronischen Erkrankung ist ihre Präsenz nicht erforderlich. Wir müssen auch noch die vielen sonstigen Risikofaktoren für chronische Erkrankungen berücksichtigen. Aber wenn Sie Risikofaktoren für eine chronische Erkrankung besitzen – haben Sie auch eine chronische Entzündung, oder Sie werden sie zumindest bald haben, glauben Sie mir. Und dennoch ist ein solides Verständnis der chronischen Entzündung entscheidend für Ihre Suche nach der optimalen Gesundheit.

Die Entzündung ist der Starspieler, der große Torjäger im Team unseres Gegenspielers. Unsere Strategie für die optimale Gesundheit muss voll darauf abgestimmt werden.

Letztendlich gibt es noch ein Phänomen im Zusammenhang mit der Entzündung, das nicht außer Acht gelassen werden darf. Unser Institut überprüft ständig die Statistiken der Seuchenschutzbehörden, der Weltgesundheitsorganisation und der Gesundheitsministerien vieler Länder zu diesem Thema. Vor langer Zeit wurde klar, dass die Rate chronischer Erkrankungen in vielen Ländern in den 50er und 60er Jahren des 20. Jahrhunderts stark angestiegen war. Wir wissen, dass dieser Anstieg mit einer entzündungsfördernden Lebensweise einhergeht, die unser Immunsystem dazu anregt, ständig aktiv zu sein.

ENTZÜNDUNG UND GEWICHTSVERLUST

Die Gewichtsbesessenheit der modernen Gesellschaft ist ein weiterer Bereich, der als Einzelproblem nicht vernünftig oder erfolgreich angegangen werden kann. Wird die Adipositas-Behandlung als weiteres vereinzeltes Unkraut in unserem Garten betrachtet, ist sie zum Scheitern verurteilt, da das Problem mit einer tiefer liegenden Grundursache verknüpft ist.

Deshalb versagen die meisten Programme zur Gewichtskontrolle. Sie versuchen, den sichtbaren Teil des Unkrauts herauszuzupfen, während das ausgedehnte, unsichtbare Wurzelsystem unbeschadet bleibt. Das heißt nicht, dass die Eindämmung der Entzündung zu einem Gewichtsverlust führt; das ist bisher noch nicht untersucht worden. Aber solange man eine hartnäckige Entzündung, die den normalen Stoffwechsel stört, nicht im Griff hat, wird es schwieriger, einen Erfolg beim Abnehmen zu erzielen. Einige Diätprogramme haben vielleicht sogar Erfolg, da sie eine Entzündung unwissentlich eindämmen, etwa durch körperliche Betätigung, erhöhtem Gemüseverzehr und so weiter. Andere Methoden dagegen funktionieren nicht so gut, da sie Entzündungen fördern, etwa durch den Verzicht auf natürliche entzündungshemmende Öle wie Omega-3. Einige erlauben Ihnen auch, industriell verarbeitete Lebensmittel zu essen, oder verlangen von Ihnen, beim Kochen Zutaten zu verwenden, die mit Omega-6 angereichert sind.

Zwischen den Risikofaktoren für Adipositas und denen für alle anderen chronischen Erkrankungen bestehen zahlreiche Wechselwirkungen. Deshalb ist es **zwingend erforderlich, dass wir Ihnen bei der Änderung Ihrer gesamten Lebensweise helfen.**

Es ist der einzige Weg, das zugrunde liegende Problem zu behandeln, der einzige Weg zu einer optimalen Gesundheit.

Was hat sich also in den 50er und 60er Jahren des letzten Jahrhunderts geändert? Welche Faktoren haben zu diesem weltweiten Gesundheitsproblem geführt? Um das wirklich zu verstehen, müssen wir als erstes begreifen, wie der Körper auf Stressoren reagiert. Dann können wir nach den weltweiten Entwicklungen suchen, die den Status einer chronischen Entzündung bei so vielen Menschen ausgelöst haben.

Der Schlüssel zu einem optimalen, gesunden Leben ist letztendlich die Eindämmung der Entzündung, die mit diesen chronischen Erkrankungen einhergeht. Wie macht man das? Sie können anfangen, indem Sie das nächste Kapitel lesen.

KAPITEL 3

Entzündungen –
Leben auf dem Vulkan

HATTEN SIE SCHON MAL SO EINEN TAG, AN DEM ALLE IHRE PLÄNE GESCHEITERT SIND, WEIL ALLES, WAS SCHIEFGEHEN KONNTE, AUCH SCHIEFGING?

Es fängt damit an, dass der Wecker nicht geklingelt hat. Sie sind bereits spät dran, stellen aber fest, dass ein Virus die Familie heimgesucht hat und sich die Kinder auf den Boden erbrechen. Die armen Kleinen sind so krank, dass sie nicht einmal in die Eimer spucken können, die Sie ihnen vors Bett gestellt haben, und sie spucken schneller, als Sie aufwischen können. Der Wasserboiler ist überlastet, Sie duschen unter Graupelschauern. Dann ruft auch noch Ihre Schwiegermutter an, um Ihnen mitzuteilen, dass sie einen Monat lang bei Ihnen wohnen muss, weil gerade ihr Haus abgebrannt ist. Sie ist so durcheinander, dass Sie die Frage verschieben, ob sie die Versicherungen weiterbezahlt hat – ein besonders wichtiger Punkt, schließlich haben Sie auf ihrer Hypothek mit unterschrieben.

Schließlich beschließen Sie, das Chaos auf die Art und Weise in den Griff zu bekommen, wie es alle verantwortungsbewussten Haushaltsvorstände auf der ganzen Welt tun – Sie gehen zur Arbeit – aber Sie können Ihre Autoschlüssel nicht finden. Ihre hektische Suche wird durch das einzige Kind, das in diesem Haus nicht krank geworden ist, abgelenkt, dem Dreijährigen, der ununterbrochen wie eine hängengebliebene Schallplatte nach dem Verbleib seines Lieblingsspielzeugs fragt.

Auf die schlussendliche Entdeckung Ihrer Wagenschlüssel folgt die nächste: Ihr Auto hat einen Platten. Sie wechseln den Reifen und verlassen die Örtlichkeit, als würden Sie vor einem größeren Vulkanausbruch fliehen, nur um zu bemerken, dass alle langsamen Fahrer in der ganzen Gegend genau die gleiche Strecke gewählt haben und sich die Verkehrstechniker verschworen haben, jede einzelne Ampel auf Rot zu stellen, sobald Ihr Wagen in Sicht kommt.

Am Ende des Tages stehen Sie selbst kurz vor dem Ausbruch. Den ganzen Tag haben Sie Gift und Galle gespuckt und kleinere Erdbeben ausgelöst. Sobald Sie durch Ihre Haustür treten, stoßen Sie sich den Zeh an dem vermissten Spielzeug. Das reicht aus, um den inneren Druck in kritische Höhen zu treiben. Sie explodieren. Sie versuchen, Ihre Wut nicht an Ihrer Familie auszulassen. Der Hund bietet sich als leichte Zielscheibe an, aber er macht sich aus dem Staub, als fliehe er vor dem pyroklastischen Strom in Pompeji. Ihre Frau und die Kinder lächeln nervös in geheuchelter Sympathie, während sie sich verstohlen nach Fluchtwegen umsehen. Im Nebenzimmer hebt Ihre Schwiegermutter den Hörer ab, um den Notruf anzurufen.

In der darauffolgenden Woche werden Sie sich, nachdem die Lava abgekühlt und ausgehärtet ist, in der Arbeit und zu Hause immer wieder für die Beleidigungen entschuldigen, die Sie an jenem Tag unschuldigen Menschen an den Kopf geworfen haben. Sie schämen sich dermaßen für Ihr Verhalten, dass Sie nach einigen Jahren über diesen Vorfall in der zweiten Person schreiben, als wäre er jemand anderem zugestoßen.

Aber mal ehrlich, jeder hatte doch schon mal so einen Tag, oder? Manchmal türmen sich die Probleme schneller auf, als wir sie in den Griff bekommen, sodass wir überfordert sind – mit dem Ergebnis, dass die Emotionen überkochen.

Haben Sie es gemerkt? In dieser langen Beschreibung verbirgt sich eine weitere Metapher. Es ist wahr: das Gleiche kann mit unserem Immunsystem geschehen, nur dass die Entzündung in diesem Fall nicht wörtlich gemeint ist. Wenn das Immunsystem dauerhaft auf Hochtouren läuft und stimuliert wird, reagiert es mit Schäden an gutartigem Gewebe, genau wie außer Kontrolle geratene Gefühle die Beziehungen zu Kollegen und Familienmitgliedern schädigen können.

Um unsere Gesundheit zu schützen, müssen wir die Ursachen übermäßiger Entzündung kontrollieren.

Das vorangegangene Kapitel hat erklärt, dass Entzündungen ein stetiges Leitmotiv bei praktisch allen Risikofaktoren für chronische Krankheiten sind. Wir haben gesehen, dass chronische, übermäßige Entzündungen, angezeigt durch erhöhtes C-reaktives Protein (CRP) und andere Faktoren im Blut, mit allen Risikofaktoren für Herzerkrankungen und Krebs gemeinsam auftreten. Ein erhöhter CRP-Spiegel ist außerdem mit vielen anderen chronischen Erkrankungen assoziiert, einschließlich Alzheimer und Parkinson. Es gibt viele andere Marker für Entzündungen im Blut, doch CRP wurde bislang am intensivsten erforscht.

Deshalb stellt sich die nächste Frage: Was ist die *Ursache* der chronischen Entzündung? Viele Wissenschaftler suchen nach der Antwort auf diese Frage. Fast jeden Tag gewinnen wir neue Einsichten. Die bisherige Forschung weist konsequent auf eine Schlussfolgerung hin: Dramatische Veränderungen in unserem Lebensstil in den letzten Jahrzehnten haben den steilen Anstieg chronischer Entzündungen verursacht. Diese Veränderungen haben aufgrund unserer genetischen Unterschiede unterschiedliche Auswirkungen auf die Körper unterschiedlicher Menschen, aber letztlich sind wir alle zu einem gewissen Grad betroffen.

Ich hoffe, dass alle entzauberten Gesundheitsmoden aus den FB-Beispielen in diesem Buch Sie letztendlich eines lehren: um Ihre Gesundheit zu erhalten, müssen Sie sich ein gesundes Misstrauen bewahren. Daher möchte ich nicht, dass Sie mir das, was ich über Entzündungen sage, einfach so glauben. Ich möchte, dass Sie die Wissenschaft verstehen. Unglücklicherweise wäre die wissenschaftliche Untermauerung meiner Schlussfolgerung über Entzündungen für Leute ohne wissenschaftliche Bildung ein harter Brocken, und für die meisten so aufregend, wie ihren Fingernägeln beim Wachsen zuzuschauen.

Deshalb befinde ich mich in einer Zwickmühle. Ich möchte Sie mit Fakten überzeugen, aber ich will Sie nicht langweilen oder einschüchtern, aus Angst, Sie legen das Buch beiseite und rühren es nie wieder an. Deshalb möchte ich Sie um Folgendes bitten (das heißt, diejenigen, die kaum wissenschaftlichen Hintergrund haben): bleiben Sie nur ein paar Minuten bei mir. Ich werde mein Bestes tun und Wissenschaft durch Beispiele erklären. Ich werde es kurz machen. Wenn es Ihnen immer noch schwer fällt, stellen Sie sich einfach vor, Sie versuchten zum ersten Mal Shakespeare zu lesen. Am Anfang erscheint die Sprache unverständlich, aber am Ende sind Sie erstaunt, wie gut Sie den Text verstanden haben. Aber anders als bei Shakespeare sind es hier nur drei oder vier Seiten, die Sie hinter sich bringen müssen.

Die Wahrheit wird für Sie eine Befreiung sein – in diesem Fall eine Befreiung von chronischen Krankheiten, die zwischen Ihnen und einem Leben in bester Gesundheit stehen.

Ich beginne mit einer sehr einfachen Erklärung über die Funktion Ihres Immunsystems und werde damit enden, dass ich Ihnen die Schritte erkläre, die zur Eindämmung chronischer Entzündungen führen, die wiederum chronische Krankheiten verursachen. Wenn neue Forschungsergebnisse publiziert werden, können Sie in diesem Kapitel nachschlagen, damit Sie verstehen, welche Auswirkungen bestimmte Lebensgewohnheiten auf Ihre Gesundheit haben.

Immunsystem 101 (ein sehr kurzer Lehrgang)

Das Immunsystem schützt uns vor Angriffen auf unsere Gesundheit und unser Wohlbefinden. Sie wissen wahrscheinlich, dass es uns vor Bakterien, Viren und Parasiten beschützt. Es beschützt uns aber auch vor vielen Substanzen, die es als fremd oder als schädlich für unseren Körper erkennt.

Es gibt zwei Kategorien unseres Immunsystems: *angeborene* und *erworbene* Immunität. Der Unterschied zwischen den beiden kann mit dem zwischen der Polizei und einer Bürgerwehr oder Armee verglichen werden.

Das *angeborene* Immunsystem funktioniert wie eine Polizeitruppe, die ständig im Einsatz ist und für Recht und Ordnung sorgt und Gesetzesbrecher dingfest macht, angefangen bei Verstößen, wie Bei-Rot-über-die-Straße-Gehen bis hin zu Kapitalverbrechen. Es reagiert als erstes auf jeden Ernstfall wie eine Infektion oder fremde Substanz, aber die Reaktion ist allgemein und immer die gleiche.

Erworbene Immunität ist mehr wie eine Bürgerwehr. Sie ist nicht ständig im Einsatz, sondern wird nur bei besonderen Ereignissen einberufen, wie bei Naturkatastrophen, Aufständen oder Angriffen von außen. Sie kann speziell dazu ausgebildet sein, auf bestimmte Bedrohungen zu reagieren.

Bei der erworbenen Immunität oder adaptiven Immunreaktion produzieren Zellen, sogenannte Lymphozyten, Antikörper, die an bestimm-

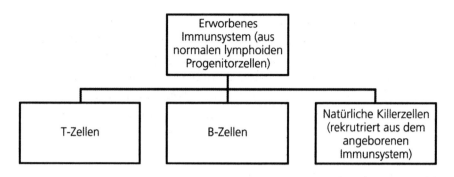

te Krankheiten angepasst sind. Adaptive Immunität hat ein Gedächtnis. Aus diesem Grund bekommen die meisten Leute bestimmte Krankheiten nur einmal im Leben, wie Masern, Mumps oder Windpocken. Sobald unser Immunsystem Antikörper gegen diese Krankheiten produziert hat, erkennt es beim nächsten Mal die Krankheitserreger sofort und tötet sie ab, bevor sie loslegen können.

Erworbene Immunität ist also wie eine Armee, die etwas länger braucht, bis sie zum Einsatz kommt, als die Polizei, die im Dauereinsatz ist. Dafür ist aber das Militär für besondere Ernstfälle besser ausgebildet. Sobald die erworbene Immunität sich einschaltet und die Organismen oder Substanzen identifiziert hat, die es zu bekämpfen gilt, übernimmt sie das Kommando über das angeborene Immunsystem, um bei der Bekämpfung der Bedrohung zu helfen.

Sowohl das angeborene als auch das erworbene Immunsystem setzen weiße Blutkörperchen als Truppen ein. Der Arzt kann zum Beispiel herausfinden, dass Sie eine Infektion haben, indem er die weißen Blutkörperchen zählt. Wenn Ihr Immunsystem sehr aktiv ist, produziert es mehr weiße Blutkörperchen, die in die Blutbahn gesandt werden, um dort ihre Pflicht zu erfüllen.

Das erworbene (adaptive) Immunsystem

Das erworbene oder adaptive Immunsystem hat nur wenig mit unserer Diskussion über Entzündungen zu tun. Alles, was Sie wissen müssen, ist, dass das Knochenmark der Ursprungsort der weißen Blutkörperchen ist. Das erworbene Immunsystem setzt drei Arten weißer Blutkörperchen ein: T-Zellen, B-Zellen und natürliche Killerzellen (NK-Zellen).

Den natürlichen Killerzellen fehlen spezifische Rezeptoren. Daher sind sie, obwohl sie mit dem erworbenen Immunsystem zusammenarbeiten, in Wirklichkeit Teil des angeborenen Immunsystems. Neben anderen Funktionen übernehmen Killerzellen die Aufgabe, abnorme Zellen anzugreifen, die sich zu Tumoren entwickeln könnten. Das bedeutet, dass sie Krebs und andere Tumore an der Entstehung und am Wachsen hindern.

Das angeborene Immunsystem

Das angeborene Immunsystem ist im Hinblick auf chronische Entzündungen von besonderem Interesse. Es bezieht, genau wie das erworbene Immunsystem, die Zellen aus dem Knochenmark. Dieses liefert verschiedene Zellen, z. B. Neutrophile, Eosinophile, Basophile, Mastzellen und Monozyten. Monozyten werden zu Makrophagen (Griechisch für „Vielfraß"). Neutrophile, Eosinophile, Basophile und Monozyten zirkulieren hauptsächlich im Blut. Mastzellen und Makrophagen sind im ganzen Körper zu finden.

DER ANTIOXIDANTIENWAHN

Neutrophile und Makrophagen sind in der Lage, Dinge zu verschlingen und zu zerstören. Dieser Vorgang wird *Phagozytose* genannt (Griechisch für „Zellfresser"), ein Vorgang, bei dem sehr wirkungsvolle Chemikalien wie Sauerstoffradikale und Peroxide eingesetzt werden, die zu den *Oxidantien* gehören.

Zweifellos haben Sie eine Menge darüber gehört, wie gut Antioxidantien für Sie sind. Sie sind es, aber in Maßen. Einige Bioläden, Hersteller von Nahrungsergänzungsmitteln und fadenscheinige Gesundheitsprogramme versuchen allerdings, Sie davon zu überzeugen, dass ein Produkt umso besser ist, je mehr Antioxidantien es enthält. **Tatsache ist, dass Sie die Fähigkeit Ihres Körpers neutralisieren, fremde Substanzen oder anomale Zellen zu beseitigen, wenn Sie *zu viele* Antioxidantien aufnehmen.**

Natürlich gibt es auf der anderen Seite Verrückte, die behaupten, dass man gar keine Nahrungsergänzung braucht. In Kapitel 8 werde ich das genauer ausführen.

> Für den Moment lassen Sie uns festhalten, dass es besser ist, sich bei der Einnahme von Antioxidantien an den Erkenntnissen solider Wissenschaft zu orientieren, als am „Ratschlag" von jemandem, der nichts anderes als Profit im Sinn hat.

Neutrophile sind die zahlreichsten und wichtigsten Zellen des angeborenen Immunsystems. Sie fressen fremde Partikel und ausgeschiedene Chemikalien, die unseren Körper beinträchtigen. Monozyten und andere Zellen scheiden bestimmte Chemikalien aus, die sogenannten Zytokine (Griechisch „Zellbeweger"), Proteine, die das Zellverhalten beeinflussen. Zytokine rufen ebenfalls Entzündungen hervor. (Mehr zu Zytokinen und ihrer Wirkung in Anhang A.9.)

Kurze Unterbrechung für einen schnellen Überblick: Entzündungen haben vier Hauptmerkmale – Rötung, Hitze, Schmerz und Schwellung – aber wenn sie lange genug bestehen, stellt das umgebende Gewebe die Arbeit ein (Dysfunktion). Man kann eine Entzündung einfach erkennen (ganz zu schweigen von spüren), wenn sie auf oder direkt unter der Haut auftritt – etwa, wenn man sich geschnitten oder einen Splitter eingezogen hat. Innerlich kann man sie manchmal auch spüren, zum Beispiel, wenn man eine Blinddarmentzündung hat. Aber die meisten inneren Entzündungen, etwa in den Blutgefäßen, können nur durch Bluttests wie den CRP-Test entdeckt werden.

Gut, aber zurück zu den Zytokinen.

Während einer Entzündung werden die Blutgefäße größer und zunehmend durchlässiger. Der Grund dafür ist, dass Zytokine die innere Auskleidung der Blutgefäße (das Endothel) leicht „klebrig" werden lassen, sodass weiße Blutkörperchen sich an diese Auskleidung anheften und dann durch die Wand des Blutgefäßes hindurch treten können. Diese weißen Blutkörperchen wandern dorthin, wo sie gebraucht werden, angetrieben von weiteren Zytokinen. Die Wanderung der weißen Blutkörperchen durch die Blutgefäßwände ist entscheidend für die Bekämpfung einer Infektion und eine der genialen und wunderbaren Erfindungen der Natur. Aber genau derselbe Vorgang kann in den Blutgefäßwänden Reaktionen auslösen, die zur Bildung von Ablagerungen („Plaques") auf den Gefäßwänden führen.

Es sind genau diese Plaques gemeint, wenn wir von Atherosklerose oder koronarer Herzerkrankung sprechen. Sie sind es, die koronare

Arterien verstopfen können, sodass die Herzmuskeln nach Sauerstoff hungern müssen.

Das nennen wir einen Herzinfarkt.

So weit habe ich nur das Nötigste über die Funktion des Immunsystems erzählt. Ganze Molekülklassen sind daran beteiligt, die ich hier gar nicht erwähnt habe. Aber ich hoffe, dass Sie allmählich begreifen, wie komplex und einflussreich das Immunsystem ist – wie verzwickt sein Kontrollsystem, wie vielfältig die Substanzen und Funktionen sind, die es antreiben.

Der Punkt, auf den ich hinaus will, ist folgender: Sobald das Immunsystem in Aktion tritt, werden bestimmte Funktionen aktiviert, die gesundheitsschädlich oder gefährlich sein können. Aus diesem Grund ist eine ständige Überreizung des Immunsystems nichts Gutes.

Das Immunsystem soll rasch und kraftvoll reagieren, um uns vor Infektionen zu schützen. Wenn es nach Plan funktioniert, ist das eine großartige und wunderbare Sache. Ja, manchmal funktioniert es nicht richtig oder ist zeitweise überlastet und wir werden krank, bevor das Immunsystem schließlich den Sieg davonträgt. Aber wir sind Milliarden Bakterien und Viren ausgesetzt, und das Immunsystem vernichtet nahezu alle, ohne dass wir krank werden.

Das Immunsystem ist für die Bekämpfung von Infektionen und fremden Eindringlingen konzipiert. Es soll rasch reagieren, unsere Körpertemperatur ansteigen lassen und viele Zellen aktivieren, um so sofort jeden Angriff abzuschmettern. Aber in Friedenszeiten erwartet man, dass das Immunsystem friedlich ist, und seine Funktionen minimal. Es soll nicht ständig auf Hochtouren laufen. Wenn das passiert, führt dies zu unerwünschten Schäden, gerade so, als ob Einheiten der Bürgerwehr unentwegt in der Gegend herumballern, obwohl es überhaupt keine feindlichen Invasoren gibt.

Dieses Phänomen ist wahrscheinlich am besten in den Auswirkungen von CRP zu erkennen.

CRP: Das Symptom oder die Ursache?

Wir haben dieses Thema schon angeschnitten. Wir wissen, dass erhöhte Spiegel des C-reaktiven Proteins immer Entzündungen anzeigen. Aber ist ein erhöhter CRP-Wert nun die bloße Folge einer Entzündung, oder ist er die Ursache?

Die Antwort lautet kurz und bündig: beides, aber das hilft uns nicht weiter. Wichtig ist, dass wir begreifen, dass eine ständige Überreizung unseres Immunsystems chronische Entzündungen hervorrufen kann und **wir unserem Körper Schaden zufügen**. Sie werden gleich sehen, dass unser Immunsystem durch viele normale Verhaltensweisen in Zusammenhang mit unserem modernen Lebensstil zu sehr stimuliert wird. Wir müssen aufhören, auf diese Art zu leben, wenn wir die Epidemie chronischer Erkrankungen eindämmen wollen.

Wie fangen wir das an? Lesen Sie einfach weiter, ich werde es Ihnen sagen.

Wenn das Immunsystem normal arbeitet, ist das CRP sehr nützlich. Unter anderem bindet es sich an die Zellwände von Bakterien und Pilzen und stimuliert das Komplementsystem. Dieses löst zahlreiche Reaktionen des Immunsystems aus, einschließlich der Phagozytenaktivität, durch die Eindringlinge abgetötet werden.

CRP schadet jedoch unserer Gesundheit, wenn seine Produktion sich verändert, das heißt, auf niedrigem Niveau, aber dafür ständig erfolgt. Hier sind einige Beispiele dafür.

- Es verringert die Freisetzung von Stickstoffmonoxid, welches bei der Entspannung der Innenauskleidung der Blutgefäße hilft[75].
- Es stimuliert die Freisetzung von Interleukin-6 und erhöht den Transfer von destruktiven weißen Blutzellen zu den Wänden der Blutgefäße[76].
- Es erhöht die Blutgerinnungs- und Schädigungsrate an Blutgefäßen[77].

All das trägt zur Entstehung der Blutgefäßkrankheit Atherosklerose bei, die Ursache für Herzattacken und Schlaganfälle ist. CRP ist also nicht nur ein Marker für Entzündungen, sondern auch die Ursache für chronische kardiovaskuläre Erkrankungen[78].

Darüber hinaus wird klar, dass CRP und andere entzündliche Substanzen zu einer abnormalen Zellentwicklung beitragen, wenn das Immunsystem anomal und chronisch stimuliert wird. Das ist wahrscheinlich der Grund dafür, dass CRP und andere Marker bei jedem Risikofaktor, den wir für Krebs erörtert haben, erhöht sind.

Mehr Beweise dafür, dass Entzündungen chronische Krankheiten verursachen

Viele führende Forscher glauben immer noch nicht, dass Insulinresistenz, das Metabolische Syndrom, die Volkskrankheiten Diabetes Typ 2 und Fettleibigkeit oder Adipositas, dramatisch ansteigende Krebsraten sowie die Zunahme anderer Krankheiten, wie Alzheimer, auf eine einzige Ursache zurückzuführen sind. Ihnen fehlen ein paar entscheidende Fakten, oder sie haben diese Fakten nicht zusammengefügt, um das Rätsel zu lösen. Viele wissen, dass Entzündung mit chronischen Erkrankungen gemeinsam auftritt, aber nur wenige sind davon überzeugt, dass sie eine Ursache und nicht bloß ein assoziierter Faktor ist.

Und doch ergibt die genaue Prüfung der Puzzleteile Faszinierendes: Hier ist eine Liste von Fakten, welche die Idee stützen, dass Entzündung eine Ursache chronischer Erkrankungen ist.

1. Entzündungsmarker wirken, wenn sie chronisch stimuliert werden, zerstörerisch auf normales Gewebe.
2. Einflüsse, die gar keine Krankheit sind, stimulieren sowohl die Produktion von Entzündungsmarkern als auch Krankheiten. Beispiele sind der Verzehr von Lebensmitteln, die ungesunde Fette enthalten, oder Umweltverschmutzung. Mit anderen Worten, das normale Verhalten von gesunden Menschen stimuliert das Immunsystem, auch wenn noch kein Krankheitsprozess eingesetzt hat.
3. Chronische Entzündungen, die nicht mit dem kardiovaskulären System in Verbindung stehen wie chronische Parodontalerkrankung (entzündetes Zahnfleisch), sind mit einem erhöhten Risiko für kardiovaskuläre Erkrankungen assoziiert[79].
4. Genetische Abweichungen, die eine Überexpression von Interleukin-1 hervorrufen, sind mit einem mehr als dreifach erhöhten Risiko für Herzerkrankungen assoziiert**.

---

*Sir Gordon Duff, M.D., Ph.D. an der Universität von Sheffield in Großbritannien, führte zusammen mit einer Arbeitsgruppe bei Interleukin Genetics in den USA extensive Studien auf dem Gebiet der Genetik von Interleukin-1 durch.

Es konnte festgestellt werden, dass manche Menschen die genetische Veranlagung für eine erhöhte Interleukin-1 Entzündungsreaktion haben, die zu einem erhöhtem CRP-Spiegel und damit zu einem drei- bis vierfach erhöhten Risiko für Herzerkrankungen führt. Die Lokalisation dieser

5. Viele Menschen leiden bereits an fortgeschrittener Atherosklerose, wenn Insulinresistenz, das Metabolische Syndrom oder ein erhöhter Cholesterinspiegel erstmals diagnostiziert werden. Mit anderen Worten, die chronische Krankheit ist schon lange vorangeschritten, bevor die akutere Krankheit überhaupt bemerkt wurde.

6. Einige Forscher sind davon überzeugt, dass die rasche Freisetzung von Fettsäuren aus den viszeralen Fettzellen fettleibiger Menschen zu Insulinresistenz führt. Allerdings wissen sie nicht, dass das Immunsystem, wenn es chronisch aktiviert wird, eine derartige Energiefreisetzung selbst bei Patienten veranlassen kann, die nicht fettleibig oder übergewichtig sind.

7. Statin-Medikamente, die den Cholesterinspiegel senken, hemmen auch Entzündungen und scheinen außerdem das Risiko für andere Erkrankungen, wie Dickdarmkrebs, ebenfalls zu reduzieren[80]. In einer umfangreichen Studie, der Jupiter-Studie[81], die 17.802 Personen in 25 Ländern umfasste, wurde ein Statin-Medikament mit der Bezeichnung Crestor® an Personen mit niedrigem LDL-Cholesterin, aber erhöhtem CRP verabreicht. So konnten in gerade mal zwei Jahren die Zahl der Herzattakken, Schlaganfälle und Todesfälle durch Krebs reduziert werden. Eine andere Studie, bei der die gleiche Art von Medikamenten an Personen mit niedrigem LDL-Cholesterin und niedrigem CRP verabreicht wurde, hatte keinen Erfolg zu verzeichnen[82]. Dieser Unterschied zeigt, dass die Senkung eines erhöhten CRP-Spiegels sich offensichtlich positiv sowohl auf das Risiko von Herzerkrankungen als auch für den Krebstod auswirkt!

Variante in der DNA wurde identifiziert und kann nun gezielt untersucht werden. Ich teste an dem Institut, an dem ich behandle, regelmäßig auf diese genetische Veranlagung.

Die Forscher fanden auch heraus, dass sich im Interleukin-1-Gen an bestimmten Stellen Anomalien befinden, die das Risiko von Herzerkrankungen, nicht aber den CRP-Spiegel weiter erhöhen. Deshalb ist es umso wichtiger, das „Gesamtbild" von Entzündungen zu begreifen – und Tests dazu durchzuführen –, um das genetische Risiko für die Entwicklung von Herzerkrankungen und anderen chronischen Krankheiten einschätzen zu können. Jetzt, da dieser Test verfügbar ist, ist es wichtig für Sie, ihn zu machen.

Zum Glück haben klinische Studien, bei denen spezifische Präparate eingesetzt wurden, bereits gezeigt, was wir tun können, um die Expression dieser Gene zu reduzieren. Es gibt jetzt Naturprodukte, bei denen klinisch erwiesen ist, dass sie nicht nur die Produktion von Interleukin-1 reduzieren, sondern auch die Expression des Interleukin-1-Gens an sich.

8. Der Entzündungshemmer Aspirin reduziert nicht nur das Risiko von Herzinfarkten[83], sondern unter anderem auch das von Prostata-[84] und Dickdarmkrebs[85].

9. Die Rate der meisten chronischen Krankheiten ist in denjenigen Ländern deutlich angestiegen, die wirtschaftlich entwickelt sind oder westlich beeinflusst wurden – wie Japan nach dem Zweiten Weltkrieg. Diese Tendenz hält an, da immer mehr Länder industrialisiert werden.

10. Es gibt eine sehr überzeugende Fallstudie, nach der die mediterrane Ernährung eine gute Gesundheit fördert, da sie reich an Omega-3 Fetten[86], gesunden Ölen und Gemüse ist, die alle entzündungshemmend wirken.

11. Rheumatische und andere entzündliche Erkrankungen wie Lupus erhöhen das Risiko von anscheinend davon unabhängigen Erkrankungen wie Diabetes[87].

12. Es wurde festgestellt, dass Osteoporose durch chronische Entzündungen hervorgerufen wird. Osteoporose oder Knochenschwund ist ein normaler Befund bei zunehmendem Alter, besonders aber bei Frauen in der Postmenopause. Anfangs wurde vermutet, dass Osteoporose durch die Verminderung des Östrogens bei Frauen hervorgerufen wird. Dann stellte man fest, dass bei prämenopausalen Frauen, bei denen durch eine operative Entfernung der Eierstöcke chirurgisch eine Menopause ausgelöst wurde, die entzündlichen Zellen sofort anstiegen und mit dem Knochenschwund assoziiert waren[88]. In der gleichen Studie trat kaum Knochenschwund auf, wenn nach der Operation entzündungsvermittelnde Substanzen blockiert wurden. Das heißt, der Entzug von Östrogen während der Menopause ist mit einer zunehmenden Entzündung assoziiert. Diese These wird von vielen Untersuchungen gestützt, die gezeigt haben, dass Entzündungsvermittler die Knochenabsorption stimulieren[89,90,91]. Vielleicht gelingt es uns in Zukunft, mehr Frauen vor den Risiken der postmenopausalen Östrogeneinwirkung zu schützen.

Die Liste wächst fast täglich mit jeder neuen Enthüllung aus der Forschung.

Immer mehr Wissenschaftler stimmen darin überein, dass Entzündungen die Wurzel vieler chronischer Krankheiten sind[92]. Unter ihnen befindet sich Dr. Peter Libby, M.D., Professor für Medizin an der Harvard Medical School und Leiter der Kardiologie im Brigham and Women's Hospital in Boston, der in einem Übersichtsartikel konstatiert, dass „Erkrankungen, wie Atherosklerose, rheumatische Arthritis, Zirrhose oder interstitielle Lungenkrankheiten, sich auf verschiedene Weise manifestieren können, dass aber der gleiche grundlegende Mechanismus und die gleichen Mediatoren denselben Prozess vorantreiben."[93]

EIN STREICHHOLZ IM ORKAN

Das Immunsystem ist unglaublich komplex, mit vielen gegenseitigen Kontrollen und Tausenden von Bestandteilen. Dieses Buch erwähnt nur ein paar davon.

Das Immunsystem kann sehr schnell Tausende bis Millionen spezialisierter weißer Blutkörperchen erzeugen – Zellen, die mit toxischen Chemikalien bewaffnet sind, um eindringende Viren, Bakterien, Parasiten und entartete Zellen zu töten, Zellen, die klug genug sind, nicht die eigenen, normalen Zellen des Körpers anzugreifen.

Und doch...möchten Sie windige Vertreter der allerneusten Ernährungsmodemaschen glauben machen, dass die Tür zur optimalen Gesundheit durch einen einzigen, einfachen Schlüssel geöffnet werden kann – wie zum Beispiel durch die Reduzierung von Kohlenhydraten oder Fetten in Ihrer Ernährung oder durch die Einnahme von geheimnisvollen Nahrungsergänzungsmitteln oder durch Bauchmuskelübungen.

Doch sogar Mode-Torheiten wie der Joggingwahn oder Antioxidantien, die bis zu einem gewissen Grad tatsächlich gut für uns sind, wirken meist viel zu begrenzt. Die meisten Modeprodukte allerdings tun nicht mal das. Man kann sie mit einem Streichholz vergleichen, mit dem Sie versuchen, sich in einem tosenden Schneesturm warm zu halten.

Wir brauchen einen umfassenden Ansatz – eine weitreichende Änderung unseres Lebensstils – um optimale Gesundheit zu erhalten. Denn unser Gegner ist nicht ein einzelner Spieler, sondern ein Team mit Tausenden von Spielern, die aus verschiedenen Richtungen und mit unterschiedlichen Fertigkeiten und Taktiken auf uns zu kommen.

Die gute Nachricht: Die Taktiken, die wir zur Bekämpfung von chronischen Krankheiten brauchen, sind in Wirklichkeit simpel und einfach – auch wenn es viele sind. Jede positive Änderung im Lebensstil ist eine Chance, unser Leben zu verbessern. Aber um eine *optimale* Gesundheit zu erlangen, müssen wir immer wieder positive Veränderungen in unserem Leben vornehmen. Und zwar so lange, bis wir es geschafft haben, den vielen, verschiedenen Arten zu begegnen, auf die unsere Ernährung, unsere industrielle Umgebung und unser moderner Lebensstil unser Immunsystem schädigen, indem sie es ständig auf Trab halten. Nur ein Plan, der auf einem vollständigen Verständnis des Gesamtbildes beruht und die besten Ressourcen einsetzt, einschließlich der Nutrigenomik, kann für den Rest unseres Lebens funktionieren. Und genau das bieten wir Ihnen hier in diesem Handbuch für optimale Gesundheit an.

Was hält unser Immunsystem dauerhaft auf Trab?

Jetzt können wir diese Frage bereits besser formulieren: Welche Verhaltensweisen der Industriegesellschaft lassen unser Immunsystem Überstunden machen und führen so zu chronischen Entzündungen und daraus resultierenden Erkrankungen?

Und wir wissen jetzt, dass das Hauptproblem verhaltensabhängig ist – dass es mit unseren eigenen persönlichen Vorlieben und mit Veränderungen der Umwelt zu tun hat, die sich auf die menschliche Aktivität auswirken. Es kann nicht allein an den Genen liegen. Die menschlichen Gene ändern sich nicht so schnell oder einfach grundlos.

Welche entscheidenden Änderungen des Lebensstils haben sich in den letzten 50 Jahren ereignet – Änderungen, die einen seuchenartigen Anstieg von chronischen Erkrankungen herbeigeführt haben? Hier sind einige Beispiele der neuen Faktoren in unserem Leben, die chronische Entzündungen fördern:

- **Hoher Konsum von einfachen Zuckern**, wie Fruktose (die wir durch Maissirup, eine häufige Zutat in verarbeiteten Lebensmitteln, aufnehmen)[94], lässt den CRP- Spiegel ansteigen. (Siehe Anhang B.1 für weitere Informationen über hohe Fruktoseaufnahme)

- **Trans-Fettsäuren**, eine weitere allzu verbreitete Komponente der modernen Ernährung[95], werden mit einem erhöhten CRP-Spiegel in Verbindung gebracht.
- **Hohe Cholesterinaufnahme.** Wenn gesunde, schlanke, auf Insulin reagierende Menschen große Mengen an Cholesterin in Form von Eiern aus der Massenproduktion zu sich nehmen, verursacht dies einen Anstieg ihres CRP-Spiegels, aber auch des schlechten Cholesterins in ihrem Blut[96].
- **Schadstoffbelastung** ist, wie im letzten Kapitel erwähnt, ebenfalls mit erhöhtem CRP assoziiert. Wir können manche Schadstoffbelastungen nicht selbst unter Kontrolle bringen, insbesondere nicht mit Stoffen, die durch die Luft übertragen werden. Aber ein großer Teil der chemischen Schadstoffbelastung ist in unserem Essen und Trinken enthalten. Beispielsweise ist eine an tierischen Fetten reiche Ernährung nicht nur wegen der Fette schädlich, sondern das Fleisch aus der Massenproduktion enthält schädliche Chemikalien wie Herbizide, Pestizide[97], Hormone und Antibiotika**.

Solide Forschung hat gezeigt, dass eine Reduzierung der besagten Risikofaktoren auch den CRP-Spiegel im Blut senkt. *Deshalb ist eine Änderung unseres Lebensstils unbedingt notwendig, damit die Produktion von CRP reduziert wird.*

Kurzum, unser industrialisierter Lebensstil ist chronisch entzündlich. Um das Risiko von chronischen Erkrankungen wie Herzerkrankungen, Krebs, Typ-2-Diabetes und anderen zu reduzieren, müssen wir die entzündlichen Stimulantien reduzieren, denen wir permanent ausgesetzt sind.

Dazu möchte ich Ihnen Folgendes vorstellen...

---

* Zu Hormonen und Antibiotika s.u. (Anm. d. Übers.)

DR. DUKE'S STRATEGIE

Siebzehn Schritte zur Reduzierung chronischer Entzündungen

Sie können chronische Entzündungen in Ihrem Körper eindämmen, indem Sie diese einfachen Schritte befolgen. Warum diese Schritte funktionieren, wird in diesem Buch erläutert.

1. **Reduzierung der Risikofaktoren für chronische Erkrankungen.** Dies ist der wichtigste und wirkungsvollste Schritt. Diese Risikofaktoren werden in Kapitel 9 - 12 aufgeführt und erklärt. Da praktisch alle Risikofaktoren mit Entzündungen in Verbindung stehen, folgt daraus, dass Sie Entzündungen eindämmen können, indem Sie diese Risiken aus Ihrem Leben verbannen. Tatsächlich ist wissenschaftlich belegt, dass dem auch so ist. Darüber hinaus müssen Sie keine Perfektion bei den Risikofaktoren erreichen, um Ihre Gesundheit zu verbessern. Bereits die Reduzierung eines einzigen Risikofaktors kann einen sehr großen Unterschied für Sie bedeuten.

2. **Nehmen Sie natürliche Entzündungshemmer wie Omega-3 zu sich.** Die moderne Ernährungsweise hat sich von gesunden Ölen wie Omega-3 abgewandt, die ein natürlicher Entzündungshemmer sind, und zwar zugunsten von billigen entzündlichen Ölen wie Maisöl. Es ist belegt, dass die erhöhte Aufnahme von gesunden mehrfach ungesättigten Fettsäuren (Verzehr von Kaltwasserfischen und die Verwendung von Oliven- und Rapsöl) Entzündungen vermindern kann.

3. **Bewegung.** Forschungen haben gezeigt, dass Bewegung ebenfalls mit der Reduzierung von Entzündungen in Zusammenhang steht. Ich weiß, dass Bewegungsmangel einer der Risikofaktoren ist, die unter Punkt 1 dieser Liste erwähnt werden, aber ich kann es nicht genug betonen: Die moderne Technik hat uns, in der irrigen Annahme, dass körperliche Arbeit schlecht sei, zunehmend bewegungslos gemacht. Die Technik hat die Bewegung aus fast allen Bereichen unseres Lebens verbannt, angefangen vom Automobil bis hin zum Fahrstuhl, der Fernbedienung und dem Computer. Dieser „Fortschritt" raubt uns Jahre unseres Lebens. Menschliche Wesen müssen sich bewegen, um gesund zu blei-

ben. (Achtung: Bevor Sie ein neues Übungsprogramm beginnen, lassen Sie sich von Ihrem Arzt das Okay geben). Sogar einfache Spaziergänge in der Nähe Ihres Hauses, das Spielen mit Ihren Kindern im Park usw. ist Bewegung und wird Ihnen gut tun. Sie müssen keinem Club beitreten, um soviel Bewegung zu haben, dass sich Ihr Risiko für chronische Krankheiten reduziert. Selbst ein Freizeitspaziergang kann zur Reduzierung von Entzündungen beitragen[98,99], und zusätzliche Nahrungsergänzungsmittel verbessern die antientzündliche Wirkung noch[100].

4. **Nehmen Sie ein gutes Multivitamin/Multimineralpräparat ein,** wie in Kapitel 8[101] beschrieben.

5. **Vermeiden Sie gesättigte Trans- und Omega-6-Fettsäuren.** Diese Fette fördern Entzündungen. Um sie zu vermeiden, müssen Sie normalerweise vorbehandelte Lebensmittel (wie Fertiggerichte) meiden. Es sei denn, diese sind speziell gekennzeichnet, dass sie keine Trans- oder gesättigten Fette enthalten. Dunkles Fleisch und teilweise gehärtete Öle enthalten Omega-6. Öle mit viel Omega-6 sind Mais-, Färberdistel-, Baumwollsamen-, Sonnenblumen-, Erdnuss-, Sesam-, Nachtkerzen-, Traubenkern- und Sojaöl (obgleich Sojaöl auch etwas Omega-3 enthält). Die *einzigen* Öle, die wir empfehlen können, sind Rapsöl und natives Olivenöl.

6. **Nehmen Sie eine vernünftige Menge an Nahrungsergänzungsmitteln** mit Antioxidantien/Entzündungshemmern ein, vor allem solche, die reich an Sekundären Pflanzenstoffen (wie Resveratrol) sind und aus konzentrierten Nahrungsquellen stammen. Antioxidantien reduzieren nachweislich Entzündungen (siehe Kap. 8, wo ich auf die Behauptung eingehen werde, Nahrungsergänzung sei schädlich oder gefährlich). Nährstoffe oder Komponenten, die nachweislich Entzündungen eindämmen, sind z. B. Coenzym Q10[102], Lykopen[103], Magnesium[104], Glukosamine[105] und Querzetin[106].

7. **Essen Sie 7–9 Mal pro Tag Obst und Gemüse.** Für den Verzehr von Gemüse und Obst gibt es keinen Ersatz. Sie stecken voller natürlicher Antioxidantien und entzündungshemmender pflanzlicher Nährstoffe[107]. So hat z. B. eine Gruppe pflanzlicher Chemikalien oder pflanzlicher Nährstoffe sowohl antioxidative

als auch entzündungshemmende Eigenschaften[108]. Dazu gehören z. B. Querzetin (Zwiebeln, Kohl, Blaubeeren, Brokkoli und Tee), Flavanole (grüner Tee und Kakao), Hesperetin (Tomaten und Orangen), Flavone (Petersilie, Sellerie), Isoflavone (Soja) und Anthocyane (Trauben, Bohnen, Zwiebeln, Beeren).

8. **Vermeiden Sie vorbehandelte Lebensmittel.** Damit meine ich Lebensmittel, die mit stark fruktosehaltigem Maissirup, teilweise gehärteten Ölen und anderen Chemikalien belastet sind. Je mehr Substanzen Ihrer Nahrung bei der Vorbehandlung hinzugefügt werden, desto größer ist die Wahrscheinlichkeit für Sie, an einer chronischen Entzündung zu erkranken. Ja, ich weiß: Lebensmittel, die man nur aufwärmt und dann serviert, machen das Leben leichter. Aber auch kürzer. Also versuchen Sie es doch einfach mal. Kaufen Sie sich hilfreiche Kochbücher, durchsuchen Sie das Internet. Es gibt unzählige Möglichkeiten, gesunde und unbehandelte Speisen schnell und einfach zuzubereiten. In Anhang B.1 finden Sie die Liste zu den Nahrungszusätzen, die Sie unbedingt vermeiden sollten. Einige Zusätze wie etwa Maissirup mit hohem Fruktoseanteil fördern Entzündungen[109].

9. **Vermeiden Sie Fastfood.** Studien haben gezeigt, dass der Verzehr von Fastfood entzündliche Reaktionen im Körper hervorrufen kann[110]. Dies hängt wahrscheinlich mit der Qualität des Fastfoods zusammen. In der Regel werden billige Zutaten verwendet, die entzündlich wirken und oben bereits erwähnt wurden.

10. **Essen Sie biologisch angebaute Früchte, Gemüse, Biofleisch und -milchprodukte.** Die Herbizide, Pestizide, Hormone und Antibiotika, die in der industriellen Landwirtschaft und Lebensmittelproduktion eingesetzt werden, sind immer noch vorhanden, wenn Fleisch, Früchte, Körner, Gemüse und Milchprodukte auf Ihren Tisch kommen. Für gewöhnlich werden diese Chemikalien im Fett der Pflanzen oder Tiere abgelagert. Mittel, die auf Pflanzen gesprüht wurden, sind immer noch vorhanden, wenn die Pflanzen an Tiere verfüttert werden, die letzten Endes Sie verspeisen werden – und auf den Pflanzen, die Sie selbst essen. Antibiotika und Hormone werden Tieren verabreicht, damit sie in den Wochen vor der Schlachtung schneller

wachsen.* Wenn *Sie* diese Produkte verzehren, gelangen diese Stoffe in die Fettablagerungen *Ihres* Körpers und werden *dort* gespeichert. Sie können sich dort ansammeln und chronische Entzündungen verursachen. Die verschiedenen Klassifikationen biologischer Lebensmittel sind in Anhang A.10 erklärt. Einige Hersteller versuchen, einem weis zu machen, dass ihre Produkte „biologischer" sind, als es in Wirklichkeit der Fall ist. Je strenger kontrolliert biologisch ein Produkt ist, desto besser für Sie. Vergessen Sie aber nicht, auch Bioprodukte immer zu waschen, denn es können trotz allem Bakterien auf der Oberfläche vorhanden sein.

11. **Essen Sie Kohlenhydrate mit geringer glykämischer Last.** Das bedeutet, wenig einfache Zucker. Je höher die Zuckerlast in Ihrer Ernährung ist, desto größer ist das Risiko eines erhöhten CRP-Spiegels[111, 112]. Eine Studie vermeldet eine 28-prozentige Reduktion des CRP-Spiegels, wenn Patienten eine komplette vegane Diät reich an wasserlöslichen Ballaststoffen verabreicht wurde[113]. Bitte beachten Sie aber, dass ich nur die Verwendung von gering glykämischen Kohlenhydraten empfehle, nicht aber gering glykämische Speisezettel oder Diäten. Die Gründe dafür sind in Anhang C dargelegt.

12. **Folgen Sie den nutrigenomischen Richtlinien in Kapitel 4.** Alle Empfehlungen in diesem Buch – einschließlich Anhang B, der einen 2000-Kalorien-Speiseplan für eine Woche sowie einen Abschnitt über zu vermeidende Speisezutaten enthält – basieren auf den besten nutrigenomischen wissenschaftlichen Informationen. Das Menü I in Anhang B.4 wird mit der Ernährungspyramide des amerikanischen Landwirtschaftsministeriums verglichen, um Ihnen zu zeigen, wie ich Letztere durch die Verwendung nutrigenomischer Informationen deutlich verbessern würde. Die Ernährungspyramide wird in der wissenschaftlichen Gemeinde als ein ziemlich vernünftiges Programm angesehen, aber ich denke, wir können es besser machen.

---

* Anm. d. Übers.: Dieser Satz bezieht sich auf die Verhältnisse in den USA. In der EU ist die Verwendung von Hormonen in der Viehmast seit 1988 untersagt, die von Antibiotika (mit Ausnahme von zwei Präparaten in der Geflügelmast) seit 2006. In Deutschland werden beide Verbote streng kontrolliert. Illegaler Einsatz von Fütterungsmedikamenten stellt hierzulande die (seltene!) Ausnahme und nicht die Regel dar. (Quelle: http://www.was-wir-essen.de/erzeugung/verbraucherschutz_futter_hormone_antibiotika.php)

13. **Nehmen Sie niedrige Dosen von Aspirin oder anderen entzündungshemmenden Mitteln ein** (nach vorheriger Absprache mit Ihrem Arzt, versteht sich). Die etablierte Medizin empfiehlt seit Jahren die Einnahme von Aspirin, um das Risiko eines Herzinfarktes zu verringern, weil es die Blutverklumpung in den Arterien vermindert. Allerdings fanden wir zu unserer Überraschung heraus, dass Menschen, die über viele Jahre Aspirin eingenommen hatten, auch seltener an Darmkrebs erkranken. Aspirin trägt zur Reduzierung von Entzündungen bei, die neben Herzerkrankungen zu weiteren chronischen Erkrankungen führen können.

Ich selbst schlage das nur ungern vor, denn eine Entzündung mit Medikamenten zu blockieren bringt oft Komplikationen mit sich, wie zunehmende Infektionen[114], ein schwaches Herz oder Kreislaufprobleme[115,116], Lungenkomplikationen[117], Magengeschwüre[118] und andere[119]. Trotz dieser signifikanten Nebenwirkungen werden jedes Jahr allein in den USA mehr als 80 Millionen Rezepte für die Behandlung von entzündlichen Erkrankungen ausgestellt. Diese Zahl umfasst nicht einmal die Mittel, die rezeptfrei über den Ladentisch gehen. Nichtsdestotrotz spielen entzündungshemmende Arzneien eine entscheidende Rolle und sind außerordentlich nützlich. Sie sollten also mit Ihrem Arzt darüber sprechen, damit Sie diese Mittel so wenig wie möglich benutzen und es Ihnen bewusst ist, dass Nebenwirkungen und Probleme auftreten können. Der Idealfall wäre, dass alle entzündlichen Quellen in Ihrem Leben durch die Veränderung Ihres Lebensstils und natürliche entzündungshemmende Nahrungsbestandteile so weit wie möglich reduziert werden. Dieses Buch ist dazu gedacht, Ihnen den besten Weg zu diesem Ziel aufzuzeigen.

14. **Nehmen Sie ausreichend Vitamin D ein.** Es ist erwiesen, dass eine Nahrungsergänzung mit Vitamin D mit einer Verminderung von Entzündungen assoziiert ist[120,121]. Vitamin D und Kalzium reduzieren gemeinsam nachweislich Entzündungen[122]. Zusätzliche Informationen zu Vitamin D finden Sie in Kapitel 8.

15. **Schlafen Sie ausreichend.** Zu wenig Schlaf erhöht das Risiko von Entzündungen[123, 124, 125, 126] (siehe Kapitel 6).

16. **Reduzieren Sie die Salzzufuhr.** Zuviel Salz erhöht das Entzündungsrisiko[127].

17. **Sprechen Sie mit Ihrem Arzt.** Wenn Sie rigoros die ersten 16 Schritte befolgen, brauchen Sie oftmals keine Medikamente. Sollte es Ihnen jedoch nicht gelingen, die chronische Entzündung auf ein gesundes Niveau zu senken, sprechen Sie mit Ihrem Arzt. Er wird Ihnen möglicherweise verschreibungspflichtige Medikamente wie Statine empfehlen, die nachweislich CRP reduzieren. Laut der Ergebnisse der oben erwähnten Jupiter-Studie scheint der größte Pluspunkt von Statinen ihre Fähigkeit zu sein, Entzündungen zu hemmen.

Diese Liste deckt das Wichtigste ab, die Änderungen Ihres Lebensstils, die eine hohe Belohnung versprechen. Damit können Sie ganz sicher die Entzündungen in Ihrem Körper dramatisch reduzieren. Ich weiß, es ist eine ziemlich lange Liste, und einige der Änderungen kommen Ihnen momentan vermutlich schwierig vor. Aber bitte, bitte, lassen Sie sich nicht einschüchtern. Sie müssen nicht jeden einzelnen Punkt auf dieser Liste auf einmal in Angriff nehmen, um Ihre Gesundheit zu deutlich zu verbessern. Schon ein oder zwei aufrichtig und konsequent durchgeführte Änderungen können einen dramatischen Unterschied bei Ihrem Krankheitsrisiko bewirken.

Tun Sie jetzt, was Sie jetzt tun können. Versuchen Sie, später mehr zu tun.

Kapitel 12 wird 25 einfache Schritte zur optimalen Gesundheit auflisten. Wenn Sie diese Schritte befolgen, tragen Sie dazu bei, Entzündungen zu vermindern und damit das Risiko, chronisch zu erkranken. Ich habe eine ganze Menge Wissenschaft genommen und für Sie in kleine einfache Portionen aufgeteilt. Seien Sie bitte geduldig und lassen Sie keine Seite aus. Es gibt noch einiges, was sie unbedingt wissen sollten.

Ein wichtiger Hinweis zu CRP und der Beurteilung des Entzündungsstatus

Es gibt in unserem Körper viele entzündliche Moleküle, und nur weil der CRP-Wert nicht erhöht ist, bedeutet das noch lange nicht, dass es die anderen auch nicht sind. Im Allgemeinen empfehle ich nicht, dass wir unsere Diagnose, ob eine chronische Entzündung vorliegt, allein auf Blutwerte wie CRP stützen. (Manchmal ist das ganz nützlich, aber ich empfehle es auf keinen Fall als den Gold-Standard). Bitte bedenken Sie, dass CRP auch aufgrund kürzlich erfolgter Erkältungen, Infektionen, Hautverletzungen, Arthritis, chronischer Zahnfleischentzündung und dergleichen erhöht sein kann. In diesen Fällen funktioniert Ihr Immunsystem, wie es soll, um Sie zu schützen. Wenn ich auf chronisch erhöhte CRP-Werte verweise, meine ich damit Situationen, in denen bei Ihnen keiner dieser Umstände vorliegt, Sie aber dennoch erhöhte CRP-Werte haben. (Die wiederholte Messung Ihres CRP-Wertes würde Ihnen helfen, Ihr Ausgangsniveau zu ermitteln.) Dieses Konzept hat viele Forscher in Bezug auf CRP und seine Aussagekraft für einen chronisch entzündeten Zustand durcheinandergebracht. Die große Mehrheit der vorliegenden Studien hat diese zeitweiligen oder verfälschenden Umstände/Situationen nicht berücksichtigt. Wir haben CRP ausführlich diskutiert, weil ein Großteil der Forschung sich mit diesem Molekül beschäftigt. Es gibt außerdem zunehmend Beweise, dass CRP ein guter Indikator zur Bestimmung der Risiken von Herzerkrankungen ist[128,129]. Den CRP-Wert als Ausgangsbasis und allgemeinen Hinweis auf einen entzündlichen Status zu erheben ist sicher vernünftig. Dennoch bleiben viele Fragen offen.

Daher empfehle ich an diesem Punkt nicht, dass jeder gleich losrennt, um Laborwerte von allen Entzündungsmarkern machen zu lassen, oder dass Sie alles, was Sie über Ihre Gesundheit glauben, allein auf CRP begründen. Wir arbeiten bereits mit solchen Laborwerten, aber es ist noch zu früh, irgendwelche Empfehlungen auszusprechen. Ich kann Ihnen nur, gestützt auf Unmengen wissenschaftlicher Forschung, versichern, dass eines sicher ist: Wenn Sie Risikofaktoren für eine chronische Erkrankung (wie in den Kapiteln 9–12 erklärt) in sich tragen, dann haben Sie auch eine chronische Entzündung. Wenn Sie nicht alle oben genannten 17 Schritte zur Reduzierung von Entzündungen befolgen, haben Sie bis zu einem gewissen Grad eine chronische Entzündung. Wahrscheinlich können wir unseren entzündlichen Status am besten bestimmen, indem wir die Anzahl unserer Risikofaktoren für chronische Krankheiten ermitteln. Deshalb brauchen wir eine Revolution im Denken über unseren Lebensstil und unsere Gesundheit.

Hoffentlich ist Ihnen jetzt klar geworden, dass eine modische Diät, bei der Sie einige Pfunde verlieren, letztlich zum Scheitern verurteilt ist, weil der wahre Erfolg für eine optimale Gesundheit durch Langlebigkeit und die Eindämmung chronischer Erkrankungen definiert werden sollte, und nicht dadurch, dass Sie aussehen wie ihr Lieblingsfilmstar. Was nützt es Ihnen, dünner zu werden, wenn Sie dafür früher sterben?

Nachdem wir Ihnen geholfen haben, zu verstehen, welche Rolle Entzündungen bei chronischen Erkrankungen spielen, wollen wir zwei neue spannende Wissenschaftsfelder diskutieren – Nutrigenetik und Nutrigenomik.

Lassen Sie sich von dem wissenschaftlichen Jargon nicht ins Bockshorn jagen. Sie lernen gerade eine Menge über richtiges Essen und Leben, damit Sie die optimale Gesundheit erlangen können.

Die Ratschläge in diesem Buch basieren weitestgehend auf diesen Studiengebieten. Es handelt sich um neue Wissenschaftsbereiche, von denen die meisten „Experten" (das betrifft auch Ärzte) keine Ahnung haben. Sobald Sie die Konzepte begriffen haben – und sie sind nicht schwierig – gehören Sie zu Avantgarde der Präventivmedizin.

KAPITEL 4

Nutrigenetik und Nutrigenomik: Die neuen Gesundheitswissenschaften

ICH HOFFE, SIE VERSTEHEN MITTLERWEILE, dass eine optimale Gesundheit sehr viel mit den komplexen Beziehungen zwischen dem, was wir essen, der Art, wie wir leben und unseren Erbanlagen zu tun hat. Außerdem haben Sie gelernt, dass Entzündungen ein häufige Ursache chronischer Erkrankungen sind.

Jetzt ist es an der Zeit, mehr über zwei verhältnismäßig neue Forschungsgebiete zu erfahren, die die grundlegenden Wechselwirkungen zwischen Nährstoffen und Genen behandeln. Sie haben bereits eine gewisse Vorstellung davon, was Nutrigenetik ist (selbst wenn Sie dieses Wort vorher noch nie gehört haben), aber das Konzept der Nutrigenomik ist wahrscheinlich für die meisten Leser neu.

Umfangreiche wissenschaftliche Abhandlungen wurden bereits über diese beiden neuen Forschungsgebiete verfasst. Sie werden erleichtert feststellen, dass ich ihnen nur ein paar Seiten widme und sie noch dazu in einfachen Begriffen erkläre. Aber Sie brauchen diese Informationen, um zu begreifen, was Ernährung mit optimaler Gesundheit zu tun hat. Dann werden Sie auch verstehen, warum einseitige Modetrends in diesem Bereich unsinnig und im Allgemeinen auch ungesund sind.

Außerdem werden die nächsten paar Seiten noch einmal untermauern, warum die Empfehlungen in diesem Buch, obwohl sie auf der neuesten Forschung basieren, die Zeiten überdauern werden – und zwar, weil sie von der menschlichen Genetik bestätigt werden.

Tatsächlich werden *alle* Aspekte dieses Buches von der besten und fortschrittlichsten Wissenschaft gestützt.

Nutrigenetik

Dieser Begriff tauchte zum ersten Mal in einem Buch von Dr. R. O. Brennan im Jahre 1975 auf. Es handelt sich um die Lehre davon, wie genetische Unterschiede bei Menschen zu unterschiedlichen Reaktionen auf Nährstoffe führen. Diese Reaktionen treten sowohl bei Makronährstoffen (Proteine, Kohlenhydrate und Fette) als auch bei Mikronährstoffen (Vitamine, Mineralien, Sekundäre Pflanzenstoffe) auf. Hier ein paar Beispiele:

Die DNA-Moleküle in unseren Zellkernen sind wie Speicherbanken. Sie enthalten alle genetischen Informationen, die wir benötigen, um uns aus einer einzelnen Zelle zu entwickeln und zu leben. Jede Zelle im Körper enthält die gleiche DNA. Die DNA ist wie ein raffiniertes Computerprogramm, das alle spezialisierten Zellen unseres Körpers auf verschiedene Weisen dirigiert, um alle benötigten biochemischen Substanzen zu produzieren.

Jede Person wird mit einem genetischen Programm geboren, das absolut einmalig ist, mit Ausnahme von eineiigen Zwillingen. Diese besitzen eine identische Programmierung. Abweichungen in bestimmten DNA-Abschnitten sind der Grund dafür, dass zwei Personen niemals genau gleich aussehen, außer eben eineiige Zwillinge. (Deren Umgebung ist allerdings auch nicht exakt gleich; deshalb sehen auch eineiige Zwillinge mit der Zeit verschieden aus.) Solche Unterschiede finden sich auch in den Bereichen unserer genetischen Programmierung, die sich auf unsere Gesundheit auswirken. Der Fachbegriff für eine derartige Abweichung ist *Polymorphismus*. Wenn Sie die Straße entlanggehen und Menschen mit schwarzen, braunen, roten und blonden Haaren sehen, haben Sie das beste Beispiel eines Polymorphismus vor sich.

Forscher haben DNA-Polymorphismen entdeckt, die bei Betroffenen, denen eine Diät mit mittlerem Fettgehalt verabreicht wurde, einen hohen Triglycerid- und einen niedrigen LDL-Spiegel im Blut verursachen.[130] Wenn Ihre Gene diese Abweichungen aufweisen, können Sie mit Ihrem Ehepartner am Tisch sitzen und ein identisches Abendessen genießen, aber Ihre Körper reagieren unterschiedlich auf diese Mahlzeit.

Ihr Hausarzt wird Ihnen wahrscheinlich predigen, Ihre Essgewohnheiten zu ändern, sich mehr zu bewegen und ein Medikament einzunehmen, während er Ihrem Partner sagen wird, dass alles in Ordnung ist, obwohl Sie beide das Gleiche essen.

Aus diesem Grund *gibt es keinen einzigen Diätplan, der für jeden auf der Welt ideal ist.*

Ein weiteres Beispiel für Polymorphismen im Ernährungsbereich sind die unterschiedlichen Reaktionen auf Salz. Salz verursacht bei einigen Menschen einen Anstieg des Blutdrucks, bei anderen jedoch nicht[131,132].

Aus diesem Grund herrschte jahrelang Unklarheit in Bezug auf Salzkonsum und Bluthochdruck. Bei den meisten Leuten verursacht Salz keinen Anstieg des Blutdrucks, aber für manche stellt es ein Problem dar. Die Medien stiften Verwirrung, indem sie widersprüchliche Berichte über Salz senden, während die Marketingabteilungen der Lebensmittelbranche uns verkünden, dass wir Natrium vermeiden und Produkte mit wenig Natrium kaufen sollten (weniger Salz, höherer Preis), auch wenn eine gemäßigte Salzzufuhr nur für ein paar von uns wirklich ein Problem darstellt.

Die Verwirrung, die durch das tägliche Bombardement mit Gesundheitsberichten in den Medien entsteht, kann schon sehr entmutigend sein. Denn an einem Tag ist ein bestimmtes Nahrungsmittel ein Allheilmittel für unsere Gesundheitsprobleme, und am nächsten Tag wird uns mitgeteilt, dass dasselbe Essen einen frühzeitigen Tod nach sich ziehen wird. Diese widersprüchlichen Informationen entspringen mangelhafter Recherche oder Interpretation, inklusive einer lausigen Verwendung von Statistiken. Manchmal rühren sie auch daher, dass verschiedene Studien bei Personengruppen mit verschiedenen Eigenschaften durchgeführt wurden, oder aber bei Leuten aus verschiedenen Kulturen mit unterschiedlichem genetischen Hintergrund. Die verlässlichsten Forschungen sind normalerweise in hoch angesehenen Journalen zu finden, bei denen gleichrangige Wissenschaftler die Untersuchungen des Verfassers überprüft haben.

Da sich die Wissenschaft der Nutrigenetik erweitert und entwickelt, werden wir bald so gut über unsere Genetik informiert sein, dass jeder weiß, welche Nahrung oder Substanzen er vermeiden und welche er bevorzugen sollte. Sie werden dann Ihre Entscheidungen nicht mehr von der gerade populären Meinung abhängig machen, sondern davon, was für *Sie* am besten ist, und zwar im Hinblick auf Ihre Gene. Es ist schwer zu sagen, wie schnell maßgeschneiderte Ernährungstipps, die auf der Nutrigenetik eines jeden aufbauen, Allgemeingut werden, aber dieses Forschungsfeld hat bereits an Einfluss gewonnen.

Nutrigenomik

Die Nutrigenomik ist für Sie wahrscheinlich ein völlig neues Konzept, aber sie hat auf Ihre Gesundheit einen größeren Einfluss als die Nutrigenetik. Nutrigenomik ist die Lehre davon, wie Nährstoffe, die wir zu uns nehmen, mit unserer DNA interagieren. Sowohl Makronährstoffe als auch Mikronährstoffe haben Einfluss darauf, wie unsere DNA in Biomoleküle umgesetzt oder exprimiert wird. Sie sind nicht bloß Kalorienquellen oder isolierte Moleküle, die ihre jeweiligen Aufgaben erfüllen. Die Qualität unserer Ernährung ist für unsere Gesundheit so entscheidend, weil sie im wahrsten Sinn des Wortes unsere Gene beeinflusst.

Ich werde mehrere dramatische Beispiele von Entdeckungen auf dem Gebiet der Nutrigenomik anführen. Sie werden merken, dass zwischen den Risikofaktoren, die wir in diesem Buch diskutieren, und der neuen Forschung über Nutrigenomik ein direkter Zusammenhang besteht.

Omega-3-Fettsäuren in der Nahrung hemmen die Fähigkeit der DNA, Enzyme zu erzeugen, die für die Produktion des entzündlichen Moleküls Interleukin-1 benötigt werden[133,134]. Jetzt wissen Sie wenigstens, warum ich Ihnen dauernd in den Ohren liege, dass Sie Omega-3 einnehmen sollen. Omega-3 unterdrückt buchstäblich die Fähigkeit des Körpers, dieses entzündliche Molekül zu erzeugen. Es ist ein natürliches Mittel gegen Entzündungen in Form von Lachsfett und Olivenöl. Es ist im Allgemeinen sehr sicher, Omega-3 aus natürlichen Quellen aufzunehmen. Für den einen oder anderen könnte es allerdings angenehmer sein, es als Nahrungsergänzung einzunehmen. (Warnung: Wenn Sie ein Omega-3-Ergänzungsmittel einnehmen wollen, sollten Sie vorher Ihren Arzt um Rat fragen, vor allem, wenn Sie blutverdünnende Mittel wie Warfarin einnehmen.)

Die Nutrigenomik-Forschung hat den unglaublichen Einfluss von Omega-3 auf unser Leben von einer neuen Seite beleuchtet. Im Licht unseres neuen Verständnisses der Rolle von Entzündungen bei chronischen Erkrankungen wird nun deutlich, warum in Ländern wie

Griechenland und Italien, deren traditionelle Ernährung sehr Omega-3-reich ist, chronische Krankheiten seltener auftreten. Wir wissen bereits seit einiger Zeit, dass die sogenannte mediterrane Ernährung sehr gesundheitsfördernd ist. Nun wissen wir, dank der Nutrigenomik, auch warum. Sie können versichert sein, dass es heute wenig Panikmache in den Medien bezüglich widersprüchlicher Ergebnisse bei Omega-3 gibt, denn seine Wirkung auf die DNA-Funktion wurde beobachtet und bewiesen.

Sie haben sicher etwas über die wissenschaftlichen Untersuchungen gehört, die gezeigt haben, dass eine strikte Kalorienbeschränkung zu Langlebigkeit führt. Wenn Sie wie ich sind, werden Sie diesen Lebensstil schwer zu befolgen finden. Aber Sie können aufatmen. Es wurde entdeckt – von der nutrigenomischen Forschung übrigens –, dass der Hauptfaktor, der höchstwahrscheinlich in diesem Fall[135] die positive Wirkung erzeugt, von Omega-3 kontrolliert wird! In anderen Worten, statt sich mit strengster Kalorienbeschränkung einem langen Leben entgegenzuhungern, können Sie höchstwahrscheinlich das Gleiche durch Omega-3[136,137] erreichen.

Ein weiteres Beispiel: Vitamin D beeinflusst das Immunsystem auf vielerlei Arten. Es scheint Entzündungen zu hemmen und die Produktion von Antikörpern anzuregen, und möglicherweise fördert es auch die T-Zell-Aktivität[138]. Es wirkt wie ein Hormon und hat noch viele andere Auswirkungen auf unseren Körper. Vitamin D wird durch Sonnenlicht in unserer Haut erzeugt; Sie können mehr davon durch Nahrungsergänzungsmittel und mit Vitamin D angereicherte Milchprodukte aufnehmen. Aktuelle Untersuchungen haben ergeben, dass in den extrem nördlichen und südlichen Breitengraden viele hellhäutige Menschen gegen Ende des Winters einen niedrigen Vitamin-D-Spiegel aufweisen. Dieses Problem wird dadurch verschlimmert, dass an Stelle des Milchkonsums gesüßte Getränke getreten sind. Angesichts der Auswirkungen auf unser Immunsystem ist leicht zu erkennen, dass ein niedriger Vitamin-D-Spiegel mit einem erhöhten Krebsrisiko in Verbindung steht. Ein Forscher kam, ausgehend von der Wirkung von Vitaminen auf DNA-Ebene[139], zu dem Schluss, dass ungefähr *fünfzig genetisch bedingte Krankheiten* beim Menschen mit Multivitaminen behandelt oder gemildert werden können. Angesichts der Bedeutung, die verarbeitete Lebensmittel und Fastfood in der typischen Ernährung der Industrienationen haben, hielt man Multivitaminpräparate lange Zeit für eine gute Idee. Unsere moderne Ernährung hinterlässt riesige Nährstofflücken, die gefüllt werden müssen. Auch die Nutrigenomik stützt diese Empfehlung. Bedauerlicherweise gibt es Tausende von Ärzten rund um den Globus – normalerweise solche, die zuletzt vor 30 Jahren eine Ausbildung in Ernährungslehre an den medizinischen Fakultäten genossen haben – die ihre Patienten davon abhalten, Nahrungsergänzungsmittel einzunehmen, weil sie die aktuellen Forschungsergebnisse nicht kennen.

Noch ein Beispiel: Zink reduziert nachweislich Entzündungen, indem es die Erzeugung von Interleukin-6 auf DNA-Ebene unterdrückt[140]. Das erklärt, warum Zink mit der Eindämmung bestimmter chronischer Erkrankungen assoziiert ist. Auch Vitamin E hat entzündungshemmende Wirkungen; es ist in der Lage, die Produktion von Interleukin-1 und des Tumor-Nekrosefaktors zu unterdrücken[141].

Zusätzlich zu unserer Ernährung kann unser Verhalten die Genexpression beeinflussen. Für Bewegung ist dies bereits bewiesen[142]. Tatsache ist, dass Bewegung die Expression vieler Gene in einer Reaktionskaskade bewirkt, die von der Dauer und Intensität des Trainings abhängt[143].

Diese Ergebnisse zeigen, dass viele Aktivitäten und Risikofaktoren, an denen wir teilhaben, unseren Körper auf der elementarsten Ebene beeinflussen. Deshalb sind alle Risikofaktoren, die ich Ihnen in Kapitel 9–12 vorstellen werde, für Ihre Gesundheit wichtig.

Ernährungswissenschaftler haben herausgefunden, dass Gemüse aus der Gattung der Kreuzblütler (z. B. Brokkoli, Rosenkohl, Blumenkohl, Grünkohl, Sareptasenf, Kohlrüben und Steckrüben) die Gene von Enzymen beeinflusst, die das Krebsrisiko reduzieren[144]. Ein Bestandteil in grünem Tee trägt dazu bei, dass Zellen nicht krebsartig entarten[145]. Resveratrol, eine Chemikalie, die in Trauben und anderen Lebensmitteln entdeckt wurde, zeigt entzündungshemmende und Antikrebswirkungen, indem es die Produktion von Interleukin-8 hemmt[146]. (Viele der kardiovaskulären Vorteile, die Rotwein zugeschrieben werden, werden wahrscheinlich von diesen Sekundären Pflanzenstoffen hervorgerufen, die auch in Traubensaft vorkommen.) Inhaltsstoffe von Knoblauch können die Produktion von Enzymen stimulieren, die dazu beitragen, dass gefährliche Chemikalien zerstört werden[147]. Ein Bestandteil von schwarzem Tee hemmt durch ihre Wirkung auf die DNA ebenfalls Entzündungen[148].

Lebensmittel können die DNA aber auch in schädlicher Weise aktivieren. Beispielsweise fördert eine Diät mit hohem Fruktosegehalt Entzündungen[149]. Der Konsum von entzündlichen Omega-6-Fettsäuren (die in billigen Ölen, dunklem Fleisch und Fastfood enthalten sind), beeinflusst nachweislich unsere DNA, die schlimmsten Formen von Cholesterin zu produzieren oder freizusetzen[150].

Dies sind nur ein paar Beispiele aus dem ständig wachsenden Wissensschatz der nutrigenomischen Forschung. Prospektive Studien zur Nahrungsaufnahme, die derzeit laufen, werden bald mehr Informationen über den Einfluss der Nahrung auf unsere DNA liefern[151,152]. Ich hoffe, dass diese Informationen Ihnen helfen konnten, zu verstehen, wie wichtig das, was wir essen und trinken, für unsere Gesundheit ist. Viel zu häufig betrachten wir Essen nur als reines Füllmittel, um unseren knurrenden Magen zu beruhigen. Wir denken, wir haben zu wenig Zeit, um die Etiketten auf den Verpackungen zu lesen – auch wenn die uns manchmal mitteilen, dass das, was wir gerade essen sehr schädlich für unsere Gesundheit sein kann. Wenn Sie ein frisches Produkt oder Fleisch auswählen, überprüfen Sie es zumindest auf Schimmel oder Frische. Das müssen Sie auch mit abgepackter Ware tun, indem Sie die Etiketten lesen. Diese Vorsichtsmaßnahme ist jetzt besonders wichtig, da viele Folgen schlechter Ernährung und schädlicher Inhaltsstoffe erst nach Monaten oder Jahren in Erscheinung treten.

Das gilt auch für Fastfood, nicht nur für verpackte Lebensmittel. Wenn Sie sich auf Fastfood verlassen, um Ihr geschäftiges Leben zu erleichtern, wird Ihnen Kapitel 11 die Augen öffnen. Sie werden erfahren, wie dies Ihre Risiken für Krankheiten erhöht. Die Fastfood-Industrie hat Ihre optimale Gesundheit definitiv *nicht* ganz oben auf der Prioritätenliste.

Eines Tages wird vielleicht jeder seine oder ihre DNA schon gleich nach der Geburt sequenzieren und analysieren lassen, sodass wir einen optimalen Ernährungsplan für jeden einzelnen erstellen können. Ich sage nicht, dass das noch heute passieren muss – die Kosten dafür wären wahrscheinlich so hoch, dass Sie einen Herzinfarkt bekämen, was jeden Vorteil mehr oder weniger obsolet machen würde. Es werden jedoch bereits gezielte genetische Tests durchgeführt, die schon bald für Patienten mit einer Familiengeschichte bestimmter Erkrankungen oder mit signifikanten Gesundheitsproblemen Standard sein werden. Einige genetische Tests, die heute zur Verfügung stehen, werden sich höchstwahrscheinlich als herausragende Diagnosehilfsmittel erweisen, vor allem auf dem Gebiet der Entzündungsneigung, wie Interleukin-1.

Das Hauptanliegen dieses Kapitels war, Ihnen zu vermitteln, dass **alles, was wir essen und trinken unsere Gesundheit beeinflusst,** jetzt und für den Rest unseres Lebens. Unsere Ernährung beeinflusst jede Ebene unserer Organe und Zellfunktionen. Ich möchte auch, dass Sie verstehen, dass die Risikofaktoren, die ich aufgeführt habe, sowie die Ratschläge, die ich erteilt habe, sowohl durch solide, herkömmlichen Forschung begründet werden, als auch durch die sich erst seit kurzem entwickelnden Forschungsgebiete, die sich mit Genexpression befassen. Wenn Sie dieses einfache Konzept verstanden haben, brauchen Sie nicht mehr jeder Mode hinterher laufen, die Ihnen eine bessere Gesundheit verspricht. Sie werden verstehen, dass die optimale Gesundheit allein von der Lebensführung abhängt.

Und das Beste kommt zum Schluss: So komplex die Wissenschaft auch sein mag – Tausende von Chemikalien, Milliarden von Zellen und schrecklich komplexe Codes, die mikroskopisch klein in den DNA-Strängen verzeichnet sind – die Strategie für eine optimale Gesundheit ist ziemlich einfach und sehr leicht zu befolgen. Da diese Strategie eine allgemeine und allmähliche Änderung unseres Lebensstils beinhaltet, ist sie einfacher zu verfolgen als die meisten anderen Modeerscheinungen. (Deshalb sind es auch Modeerscheinungen: Die Leute geben dafür Geld aus, folgen der Mode eine Zeitlang, und geben sie dann wieder auf, weil sie sich als Mühsal mit wenig oder gar keinem Gewinn herausstellt).

Sie *müssen* Ihren Lebenswandel ändern, damit Sie das beste Leben für sich gewinnen. Und Sie können dies in dem Bewusstsein tun, dass die Ratschläge, die dieses Buch erteilt, auf überzeugender wissenschaftlicher Forschung beruhen.

Die Wissenschaft der Nutrigenetik und Nutrigenomik wird in unserem Leben schon bald einen großen und aufregenden Wandel herbeiführen. Wenn breit angelegte genetische Tests erst einmal etwas Alltägliches geworden sind, wird es möglich sein, die Speisen und Getränke, die für Sie am besten sind, und solche, die Sie meiden sollten, genau zu bestimmen. Ernährung und Nahrungsergänzung werden persönlich auf ihre Gene abgestimmt. Dank dieser Wissenschaft braucht niemand mehr zu raten, wenn neue Forschungen interpretiert und auf Ihre persönliche Gesundheit angewandt werden. Viele Widersprüche in den wissenschaftlichen Informationen werden aufgelöst. Diese neuen Grenzgebiete halten für die Verbesserung unserer Gesundheit große Hoffnungen bereit.

Wenn Sie mehr über Nutrigenetik und Nutrigenomik erfahren wollen, schlage ich Ihnen ein herausragendes Buch von Artemis Simopoulos, M.D., vom Zentrum für Genetik, Ernährung und Gesundheit in Washington D.C vor, das den Titel *Nutrigenetik und Nutrigenomik* trägt[153]. Allerdings ist dieses Buch für Personen mit wissenschaftlichem Hintergrund verfasst.

Über Nutrigenomik könnte ich ein ganzes Buch schreiben, aber ich will mich an diesem Punkt auf das eigentliche Thema konzentrieren. Also entspannen Sie sich! Aber Sie sollten wissen, dass alle Ratschläge in diesem Buch auf den neuesten Erkenntnissen der Nutrigenomik beruhen und sehr schlüssig sind. Meine Unterweisungen beinhalten keine widersprüchlichen Anweisungen, nach denen Entzündungen manchmal ansteigen und ein anderes Mal abnehmen, wie bei den meisten Verfassern, die keine Ahnung von Nutrigenomik haben. Wir arbeiten an dem Institut, an dem ich tätig bin, mit vielen auf diesem Gebiet führenden Forschern zusammen.

Im nächsten Kapitel werden wir ein Thema anpacken, das für Millionen Menschen auf der ganzen Welt seit Jahrzehnten ein Quell der Frustration und Fehlinformation ist – der Unterschied zwischen der östlichen und westlichen Medizin.

Viele Vertreter von Modetrends und populären Gesundheitsprogrammen haben Ihnen gesagt, dass die östliche Medizin alle Antworten auf die Frage, wie man eine optimale Gesundheit erreichen kann, bereithält, da ihr Schwerpunkt auf dem Gleichgewicht liegt. Wieder andere predigen, dass die westliche Medizin, die auf Wissenschaft und Technologie basiert, die einzig „wahre" Medizin ist. Tatsache ist, dass beide Traditionen Schwachpunkte aufweisen. *Auf der ganzen Welt sterben Menschen an den gleichen Krankheiten,* ungeachtet der medizinischen Lehren, die in ihrem Land vertreten sind.

Da ich Tausende von Menschen aus der ganzen Welt behandle – Menschen aus verschiedenen medizinischen Traditionen – habe ich meine eigene Meinung dazu. Wie diese Traditionen die Gesundheit unserer

Patienten beeinflusst, habe ich dokumentiert. An unserem Institut ist das nicht nur Theorie.

Ganz gleich ob Sie mehr zu einem mystischen oder einem wissenschaftlichen Weg in ein gesundes Leben tendieren, das nächste Kapitel wird die Wahrheit ans Licht bringen.

TEIL III:

Der Weg zur optimalen Gesundheit

KAPITEL 5

Östliche versus Westliche Medizin: Wo beide zusammenkommen

ICH HATTE GERADE MEINEN VORTRAG auf einer Tagung vor 5.000 Personen in Utah beendet, als ein gut gekleideter, weißhaariger Geschäftsmann an mich herantrat. Sein Gesichtsausdruck verriet Angst, ja sogar Furcht. Bei solchen Vorträgen gebe ich eigentlich mein Bestes, um den Leuten Hoffnung und Ermutigung zu vermitteln, und deshalb fragte ich mich, was ich wohl Falsches gesagt haben könnte.

Ich wünschte, das Problem wäre mir anzulasten gewesen. Stattdessen erkannte ich rasch, dass der Mann sich über ein ernsthaftes Herzleiden Sorgen machte. Er litt seit einiger Zeit unter Herzklopfen, weil er einen anomalen Herzrhythmus hatte. Für diesen hatte ihm sein Arzt ein starkes Medikament gegen Herzrhythmusstörungen verschrieben. Ich wusste, dass dieses Medikament normalerweise nur dann verschrieben wird, wenn der anomale Herzschlag einigermaßen gefährlich ist, und deshalb fragte ich den Mann, ob er die Arznei vorschriftsmäßig einnehme. Er verneinte in einem Ton, der beinahe trotzig war.

Der Mann wollte mit mir nicht über seine Verordnung sprechen, sondern herausfinden, welche Kräutermedizin er stattdessen nehmen könnte. Im ersten Moment war ich sprachlos, und seine Frau hatte wohl den schockierten Ausdruck auf meinem Gesicht bemerkt. Sie erklärte widerwillig und mit einer Spur Verzweiflung in der Stimme, dass ihr Mann sich weigere, seine Arznei zu nehmen, weil er der westlichen Medizin misstraue. Die Frau war ausgebildete Krankenschwester, doch weder ihre Berufsausbildung, noch die Liebe zu ihrem Mann konnten die Mauer einreißen, die er um die Idee gezogen hatte, dass westliche Ansätze in der Medizin irgendwie verlogen seien. Die Gefühle, die ich auf seinem Gesicht ablesen konnte, entsprangen der Angst, seine Entscheidung könnte tödlich sein.

Ich antwortete also, dass Kräuter tatsächlich die Grundlage für einige heute verwendete Herzmittel bildeten, aber dass es unklug wäre, sich bei der Behandlung dieser Herzrhythmusstörung auf Heilkräuter zu verlassen. Wir sprachen ein paar Minuten lang. Ich ermunterte ihn, die Behandlung wieder aufzunehmen. Er ging ungerührt und schweigend davon.

Ich wünsche, ich hätte Zeit gehabt, den Grund für sein stures Verhalten zu ergründen. Vielleicht hatte er oder jemand, der ihm nahestand, schreckliche Erfahrungen mit einem Arzt oder Krankenhaus gemacht. Leider ist dieser Mann nicht der einzige, der Zweifel hat. Viele Menschen lehnen westliche Medizin rundweg ab. Wenn Sie zu dieser Kategorie gehören, sollten Sie dieses Kapitel unbedingt lesen, und Ihre Vorbehalte einfach für den Moment nur ein winziges Stückchen beiseite schieben. Es gibt eine Lösung, und ich möchte Ihnen helfen, Sie zu erkennen.

Paranoide oder enttäuschte Personen sind nicht die einzigen, die unbegründete Vorurteile gegen die westliche Medizin pflegen. Bedauerlicherweise wimmelt es in der Post, in Zeitungen und Zeitschriften sowie Funk und Fernsehen von Kaufempfehlungen für Produkte, Dienstleistungen und Literatur, die als „alternative Medizin" firmieren. Und noch trauriger ist, dass viele dieser Verkaufsargumente von Ärzten, Wissenschaftlern und anderen Leuten stammen, die behaupten, Ahnung zu haben, und die gesamte westliche Medizin und alle praktizierenden Ärzte in Bausch und Bogen verdammen.

Einige dieser Leute behaupten, dass Ärzte von Pharmaunternehmen oder Krankenhäusern Schmiergeldzahlungen bekommen und Sie deswegen nicht optimal behandeln. Oder sie verwenden Phrasen wie „Wir werden Ihnen sagen, was Ihr Arzt vor Ihnen verheimlicht…" oder „Unsere revolutionären Produkte heilen…". Natürlich stellen sie sich selbst als makellos und integer dar, aber in Wahrheit wollen sie nur ein Produkt verkaufen – normalerweise ein Produkt, dessen Wert nicht erwiesen ist.

Natürlich ist jeder, wenn es um Heilversprechen und Vermarktung geht, an einen Berufskodex und das Gesetz gebunden, zumindest in den meisten Ländern. In den USA kann ein Arzt, der Schmiergelder kassiert und überführt wird, seine Approbation verlieren und ins Gefängnis wandern. Und so ein Arzt wird höchstwahrscheinlich überführt. Sowohl die Regierung als auch die Versicherungsgesellschaften überwachen nicht nur die Überweisungen und Verordnungen der Ärzte, um sicherzustellen, dass sie auch angebracht sind, sondern auch die Investitionen.

Pharmaunternehmen müssen, bevor sie neue Medikamente auf den Markt bringen, einen langen und teuren Forschungs- und Testprozess durchführen, so will es das Gesetz. Andererseits unterliegen Nahrungsergänzungspräparate einschließlich pflanzlicher Mittel keinen Pflichttests, um etwaige Behauptungen über ihre Wirkung zu beweisen, bevor sie auf den Markt kommen. Zum Ausgleich dürfen die Hersteller ohne wissenschaftlichen Nachweis keinen gesundheitlichen Vorteil und keine Heilung versprechen, aber es gibt viele Wege, um Leute glauben zu machen, dass ein bestimmtes Kraut zur „Unterstützung der normalen Funktion" von Herz, Prostata oder was auch immer beiträgt.

Bedauerlicherweise sprengen viele Werbekampagnen die Grenzen der geltenden Gesetze in diesem Bereich, und so wird eine Unmenge zweifelhafter Produkte verkauft, bevor die Arzneimittelzulassungsbehörde die Firmen an die Kandare nehmen kann.

Und doch möchten diese wahnwitzigen, lauten, übereifrigen Marktschreier Sie glauben machen, dass es eine Verschwörung zwischen Ärzten und den Pharmaunternehmen gibt, bei der die Ärzte von ausgestellten Rezepten profitieren. Diese Behauptung haut mich um. Ich bekomme für meine Rezepte kein Geld, und ich kenne auch sonst niemanden, der dafür bezahlt wird.

Das ist sowohl unmoralisch als auch, soweit ich weiß, illegal. Ich habe gehört, dass es Doktoren an sehr einflussreichen Universitäten oder in Regierungspositionen geben soll, die beträchtliche Geldsummen von den Pharmaunternehmen erhalten, um ihre Meinung oder Gepflogenheiten zu beeinflussen, aber ob diese Beziehungen wirklich existieren, entzieht sich meiner Kenntnis.

Nichtsdestotrotz habe ich eine Menge Forschungsberichte gelesen, die voller Vorurteile waren, und ich vermute, dass es wahrscheinlich tatsächlich Ärzte gibt, die ihre „Seele der Pharmaindustrie verkauft haben". (Ich werde diese irregeleiteten Menschen in Kapitel 8 behandeln.) Die meisten Ärzte, die ich kenne, sind in dieser Sache jedoch hoch integer. Kein guter Arzt würde ein Medikament verordnen, nur weil er oder sie zu einer Weiterbildung mit Abendbuffet eingeladen wurde.

Und dann gibt es noch die verrückte Behauptung, dass die Mediziner Therapien für Krebs zurückhalten würden – so in der Art, wie die alten Geschichten über Erdölunternehmen, die das Patent für mythische Vergaser aufkaufen, die 1.000 Kilometer mit 4 Litern schaffen. Abgesehen von dem Offensichtlichen – dass Ärzte ihr Leben einschließlich einer jahrelangen, anstrengenden, teuren Ausbildung der Heilung von Menschen widmen – gibt es praktisch in jeder ähnlich gelagerten medizinischen Verschwörungstheorie einen fundamentalen Fehler. Damit eine Verschwörung zum Erfolg führt, müssen jede Menge Gleichgesinnter dabei sein. Das heißt, Abertausende von Medizinern, Wissenschaftlern und Mitarbeiter von Arzneimittelherstellern müssten darin verwickelt sein. Glauben Sie wirklich, dass die alle, ohne Ausnahme, dichthalten? Der erste Nestbeschmutzer würde zum berühmtesten Arzt der Welt.

Und wer auch immer diese Arznei auf den Markt brächte, würde zum reichsten Arzt der Welt. Der Aufwand würde sich lohnen, allein schon, um die ganzen Rechnungs- und Verwaltungsprobleme loszuwerden!

Die garstige Behauptung, dass Ärzte jung sterben, weil sie selbst nicht wissen, wovon sie reden, gehört zu meinen weiteren Favoriten. Auch wenn die Informationsblätter und Anzeigen, die solch erschreckende Entdeckungen enthalten, seriös wirken, entbehren sie jeglicher Grundlage.

Laut einer Untersuchung aus dem Jahr 2003 beträgt die durchschnittliche Lebenserwartung eines Arztes 62 Jahre, was sich nicht deutlich vom allgemeinen Durchschnitt unterscheidet[154]. Mein Hausarzt, der mit 94 verstarb, würde wohl kaum der albernen Behauptung zustimmen, dass Ärzte jung sterben. Von 34 Wissenschaftlern, die über 100 Jahre alt sind, waren 6 Ärzte[155].

Die moderne Mär, nach der Ärzte nur 52 Jahr alt werden, die von selbst ernannten wissenschaftlichen „Experten" propagiert wird, scheint auf einer wissenschaftlichen Untersuchung zu beruhen, die sich mit der Lebenserwartung von Ärzten auseinandersetzte, die an einer medizinischen Fakultät in Japan in den Jahren 1926–1974 ihren Abschluss gemacht hatten. Diese Zeitspanne umfasst schlichtweg auch den Zweiten Weltkrieg. Die Verfasser dieser Studie konstatieren: „Diese [durchschnittliche Lebenserwartung von Ärzten] unterschied sich nicht von der zukünftigen Lebenserwartung…der normalen Bevölkerung."[156] Es ist wirklich traurig, dass so viele Leute während dieser Zeit in Japan und auch anderswo zu früh gestorben sind.

Die japanischen Ärzte hatten also nicht nur die gleiche Lebensdauer wie die Allgemeinheit zu ihrer Zeit, sondern sie war offensichtlich auch nicht repräsentativ für die heutige Lebensdauer aller Ärzte auf der ganzen Welt, wie die „Experten" nahelegen. Jeder, der diese Information weiter verbreitet hat, ist entweder nicht auf dem Laufenden oder hat die Herkunft dieser Fakten nicht geprüft oder aber eine irreführende Information absichtlich weitergegeben. Wenn ein Unternehmen in der Vergangenheit versucht hat, Sie in die Irre zu führen, wird es das in Zukunft wieder tun.

Über die eigene Integrität zu sprechen, ist leicht, wenn man sie nicht nachweisen muss. Käufer sollten auf der Hut sein!

Ich kenne wahrscheinlich über tausend Ärzte, und die große Mehrheit von ihnen führt ein sehr gesundes Leben. Als sachkundige Ärzte haben sich die meisten für einen Lebenswandel entschieden, der den reduzierten Risikofaktoren Rechnung trägt, die ich in Kapitel 9–12 beschreibe. Der häufigste Risikofaktor bei Ärzten ist, soweit ich das beurteilen kann, Stress. Was für eine Überraschung! Medizin ist ein stark stressbelasteter Beruf. Ärzte müssen häufig über Leben und Tod entscheiden. Sie machen regelmäßig Überstunden. Aber sie wissen, worauf sie sich einlassen. Es sind Probleme, die nichts mit der eigentlichen Arbeit zu tun haben, wie Haftpflichtversicherungen, der Papierkrieg mit den Versicherungsabrechnungen, die Änderungen bei den staatlichen Versicherungen und Vorschriften, und natürlich die Fixkosten, welche die Ärzte aus der medizinischen Praxis vergraulen. Diejenigen Ärzte, die ihren Beruf aufgeben, lieben die Heilkunst und den Umgang mit Patienten immer noch, sind aber nicht mehr bereit, den Rest zu tolerieren.

Die Probleme mit der westlichen Medizin

Danke, dass Sie mein Lästern ertragen haben. Es musste einfach mal gesagt werden. Jetzt geht's mir besser.

Andererseits *gibt* es tatsächlich beträchtliche Probleme mit der westlichen Medizin. Medizin ist ein Geschäft, der Lebensunterhalt für Millionen von Menschen. Im Westen wird die Gesundheitsfürsorge von einer privaten, Betriebs- oder gesetzlichen Krankenkasse bezahlt. Mit rapide steigenden Kosten in der Gesundheitsfürsorge wurde Medizin zu einem brisanten politischen Thema. Nur wenige Menschen begreifen, dass im Falle eines Kunstfehlers die gewährte Entschädigung in Millionenhöhe von einem Versicherungsunternehmen bezahlt werden muss und nicht etwa von dem Arzt, der angeklagt wurde. Das bedeutet, dass die Gerichtskosten von allen Ärzten getragen werden, die wiederum ihre gestiegenen Kosten auf alle Patienten übertragen – oder vielmehr auf die Versicherungen, an die die Patienten ihre Mitgliedsbeiträge entrichten. Sogar wirklich unbegründete Gerichtsverfahren sind teuer, sie kosten Tausende an Gerichts- und Anwaltskosten, nur um ihre Einstellung zu erreichen.

Ein weiteres fundamentales Problem hat mit der Art und Weise zu tun, wie westliche Unternehmen Gesundheitsfürsorge einkaufen. Dabei ist unwichtig, ob es sich um ein privates oder staatliches Krankenkassensystem eines x-beliebigen Landes oder einer Mischung aus beiden wie in den USA handelt; das Problem bleibt das gleiche:

Ärzte werden für die Diagnose und Behandlung von Krankheiten bezahlt, aber im Allgemeinen nicht dafür, dass sie Krankheiten verhindern. Das soll nicht heißen, dass Ärzte der Vorbeugung misstrauisch gegenüberstehen – der Berufstand als Ganzes bemüht sich gewissenhaft, Menschen zu einem gesünderen Leben anzuleiten. Aber die Wirtschaftstruktur der westlichen Medizin macht es einem Arzt unmöglich, viel Zeit für die Präventivmedizin aufzuwenden.

Da Ärzte dafür bezahlt werden, Krankheiten oder Verletzungen zu behandeln, tun sie in erster Linie genau das. Die Diagnose von Krankheiten ist deshalb standardmäßig der Schwerpunkt. Natürlich ist in die Arbeit eines Arztes auch sehr viel Prävention eingeschlossen; als Beispiel sei hier die Behandlung von erhöhtem Cholesterin mit Medikamenten genannt, um das Risiko einer Herzerkrankung zu verringern. Doch die Vorbeugung beruht hier auf einer Diagnose (Hypercholesterinämie), und die Therapie erfordert vom Arzt nichts weiter als die Ausstellung eines Rezepts.

Idealerweise würde der Arzt mit dem Patienten Jahre vorher bereits Stunden verbracht und ihn zuerst beraten haben, wie er am besten einen hohen Cholesterinspiegel vermeidet. Und nachdem dieses Problem einmal aufgetaucht wäre, hätte er seinen Patienten ausgiebig über Ernährung, Bewegung, Lebensstil und die Verwendung natürlicher Produkte informieren müssen, um sein Cholesterin beträchtlich zu senken. Bedauerlicherweise würde jedoch keine Krankenversicherung einen Arzt bezahlen, der sich am Tag mit zwei, höchstens vier Patienten abgibt. Zeit ist Geld. Tatsache ist, dass viele medizinische Unternehmen die bei ihnen angestellten Ärzte sorgfältig überwachen, um festzustellen, wie viel Zeit der Arzt mit einem einzelnen Patienten verbringt. Wenn der Doktor zu langsam ist oder wenn er am Tag nicht genügend Patienten behandelt, wird er aufgefordert, sich mehr zu beeilen oder sich anderweitig eine Anstellung zu suchen. In mancher Hinsicht hinkt die westliche Medizin um Längen hinter der östlichen Medizin hinterher, vor allem in Punkto Vorbeugung und der ganzheitlichen Betrachtung des Patienten.

Nichtsdestotrotz hat die westliche Medizin, basierend auf Wissenschaft und entstanden im wohlhabendsten Teil der Welt, die größten Fortschritte in der Gesundheitsfürsorge in der Weltgeschichte erzielt. Antibiotika und Impfstoffe retten Millionen Menschen vor tödlichen Krankheiten, die noch vor ein paar Jahrzehnten Angst und Schrecken in der ganzen Welt verbreiteten. Technologische und chirurgische Fortschritte können heute Leben mit Verfahren verlängern und retten, die noch vor Kurzem als utopisch galten.

Aber Ärzte sind auch nur Menschen. Manchmal machen auch sie Fehler, die dann zu Schäden an ihren Patienten oder zu deren Tod führen. Niemand von uns ist perfekt, aber in den modernen Gesellschaften tendieren wir dazu, an Ärzte eine hohe Messlatte zu legen. Es ist verständlich, dass ein Mann wie der, den ich in Utah auf der Tagung traf – oder wie jemand, der einen Liebsten verloren hat – der westlichen Medizin misstraut.

Aber wenn das der Fall ist, was dann?

Die Probleme mit der östlichen Medizin

Vor einigen Jahren rief eine junge Frau in der Praxis an, weil sie wegen ihrer Schlaflosigkeit Hilfe suchte. Der Grund dafür war herzzerreißend: Ihr 30 Jahre alter Mann war vor Kurzem verstorben. Er kam eines Tages von seinem Morgenlauf zurück, öffnete die Küchentür und fiel vor den Augen seiner Frau und der kleinen Kinder tot um.

Wir waren fassungslos, denn er war einer unserer Patienten gewesen und wir wussten, dass er mit seinem Herzen keine Probleme hatte. Seine einzigen Risikofaktoren waren ein etwas zu hoher Blutdruck und ein wenig Übergewicht. Auf unsere vorsichtigen Fragen teilte uns seine Frau mit, dass er vor Kurzem damit begonnen hatte, ein pflanzliches Produkt einzunehmen, um sein Gewicht zu reduzieren. Es enthielt Ma Huang, auch bekannt als Ephedra, eine Substanz, die Herzrhythmusstörungen auslösen kann. Eine Autopsie ergab, dass der junge Mann nicht an einem Herzinfarkt, sondern an Herzrhythmusstörungen gestorben war.

Seine Frau verklagte erfolgreich den Hersteller des Nahrungsergänzungsmittels, aber ganz gleich, wie das Urteil ausgefallen ist, für den Verlust ihres Ehemannes konnte sie keiner entschädigen.

SICHER, ABSOLUT NATÜRLICH, IN CHINA SEIT 5.000 JAHREN VERWENDET!

„Natürlich" ist ein weiteres Modewort in Werbeanzeigen, das wir irrtümlich mit „gut, gefahrlos und rein" gleichsetzen.

Wollen Sie ein paar aufschlussreiche Beispiele für „absolut natürlich"? Giftpilze. Giftige Beeren. Kokain. Heroin. Schlangengift. Und dieses Ma-Huang-Zeug, über das Sie gerade etwas gelesen haben.

Bioläden oder Reformhäuser bieten oftmals rein natürliche Produkte an, die nicht ungefährlich sind. Ma Huang wurde noch ungefähr *acht* Jahre *nach* dem Tod unseres Patienten weiterverkauft, bis es schließlich in den USA verboten wurde. Ma Huang war ein Milliardengeschäft, bevor es verboten wurde, und das, obwohl die Gesundheitsrisiken bekannt waren.

Eine weitere Behauptung der Werbung ist, dass ein Produkt gefahrlos ist, weil es seit Jahrhunderten oder Jahrtausenden eingenommen wird. Ma Huang wird in China seit 5.000 Jahren eingenommen und ist nicht harmlos. Viele der traditionellen Kräuter enthalten Schwermetalle (die in der Ayurveda-Medizin Indiens weit verbreitet sind), die für die Leber giftig sind. Nur weil seit

Anbruch der Zivilisation Menschen irgendetwas eingenommen haben, heißt das noch lange nicht, dass es nicht schädlich ist. (Sie werden bemerkt haben, dass die meisten Leute, die seit dem Anbeginn der Zivilisation geboren wurden, bereits tot sind. Und die meisten von ihnen führten im Vergleich zu uns heute nur ein kurzes, siechendes Dasein.)

Viele der östlichen Heilverfahren durchlaufen nicht wie im Westen eine rigorose, doppelblinde, randomisierte Untersuchung. Ohne die wissenschaftliche Kontrolle ist es fast unmöglich, festzustellen, ob eine Besserung dem Plazeboeffekt oder reinem Zufall zu verdanken ist.

Letztes Jahr erregte ein Mann in den Zwanzigern medizinische Aufmerksamkeit, weil er plötzlich die Sprache verloren hatte. Er nahm seit sechs Monaten ein Kräuterprodukt zur Gewichtsreduzierung ein und hatte seitdem schon mehrmals solche Vorkommnisse gehabt, aber dieses Mal war es am schlimmsten.

Eine Computertomografie enthüllte, dass der Mann im Schädel Blutungen hatte. Wieder Ephedra? Nix da. Das Etikett auf seinem Schlankheitsmittel verkündete stolz, dass es Ephedra-frei sei. Aber es enthielt Bitterorange, welche vermutlich genauso gefährlich ist. Der Mann hatte zwar schon vorher Gesundheitsprobleme, aber schon deshalb hätte er ein solches Präparat nicht einnehmen sollen. Bitterorange und ähnliche Naturprodukte sind heute in Reformhäusern erhältlich, aber das bedeutet nicht, dass sie ungefährlich sind.

Oft wird eingewendet, dass wir dazu neigen, die Kräuter heute anders anzuwenden, als in der traditionellen Kräuterkunde. Das stimmt. Aber Menschen sind auch schon an giftigem Zeug gestorben, das sie von traditionellen Kräuterkundlern bekommen haben[157,158,159]. Sorgfältig kontrollierte Hightech-Analysen gab es bis vor Kurzem bei traditionellen Kräutern nicht, und die Forschung ist einfach unvollständig. Was wir wissen, ist, dass Menschen seit Jahrtausenden an giftigen Kräutern gestorben sind und dass ihre Kräuterärzte nicht wussten warum. Ich habe im Fernen Osten die Praxen von Kräuterärzten aufgesucht. Und ich habe festgestellt, dass diese Ärzte samt und sonders nicht in der Lage sind, die aktiven biochemischen Inhaltsstoffe der Fledermausflügel und Schildkrötenasche in ihrem Angebot aufzulisten.

Ich will hier nicht respektlos sein, aber genau wie die westliche Medizin hat die östliche ihre Schwächen.

Hinzu kommt, dass neben den technologischen Unzulänglichkeiten viele Aspekte der traditionellen Medizinausübung sehr stark von religiösen Vorstellungen beeinflusst werden.

Viele alte Zivilisationen sahen Krankheit und deren Behandlung im Lichte ihrer jeweiligen Religionen. Ich möchte niemandes Religion zu nahe treten, aber eine religiöse Überlieferung garantiert noch keinen medizinischen Erfolg. Viele heute erfolgreiche Verfahren sind durch Jahrhunderte von Versuch und Irrtum entstanden.

Östliche Medizin wird von östlichen Wertvorstellungssystemen beeinflusst. Die Prinzipien von Yin und Yang, Chi, Meridianen, Yoga, Meditation und Akupunktur sind an Wertvorstellungssysteme geknüpft. Viele dieser Behandlungen wurden wissenschaftlich untersucht, um ihre Heilungseffekte zu belegen, und es kam heraus, dass sie nicht wirksamer als ein Plazebo waren[160]. Studien mit positiven Ergebnissen waren nicht doppelblind (d.h., weder der Forscher noch der Proband wissen, wer das Medikament bekommt und wer nicht), oder es fehlte an adäquaten Kontrollen.

Einige östliche Behandlungen, insbesondere mit Kräuterheilmitteln, sind seit Jahrtausenden segensreich für Millionen. Aber das bedeutet nicht, dass ein Abendländer unbedingt in den Osten gehen muss, um gesund zu werden. Einige bekannte Leib-und-Seele-Autoren schreiben, als ob man eine gute Gesundheit nur über ihre speziellen religiösen Übungen erreichen könne. Das ist Unsinn. Ich habe die Gesundheit von Tausenden studiert, die derzeit in den östlichen Ländern leben und den dortigen Wertvorstellungssystemen folgen. Im Ganzen gesehen sind sie genauso krank wie die Abendländer, haben dieselben chronischen Erkrankungen und die gleiche Sterblichkeitsrate. Nahezu einer von fünf an Typ-2-Diabetes leidenden Menschen lebt in Indien. Es wird geschätzt, dass es 2030 einer von vier sein wird[161]. Die Weltgesundheitsorganisation geht davon aus, dass in den nächsten 10 Jahren über 60 Millionen Menschen in Indien an chronischen Erkrankungen sterben werden[162]. In China hat ein führender Forscher für Kindergesundheit das zunehmende Übergewicht unter chinesischen Kindern in den letzten 10 Jahren mit dem Satz kommentiert, dass die Geschwindigkeit der Zunahme erschreckend sei[163]. Die Krise der Zunahme chronischer Erkrankungen ist kein Phänomen der westlichen Welt, es ist ein globales.

Ich möchte keine der östlichen Wertvorstellungssysteme verunglimpfen. Im Gegenteil. Einige Abendländer haben wichtige Praktiken der östlichen Wertvorstellungssysteme aus Profitgier in Freizeitaktivitäten umgewandelt, was ich für ziemlich erniedrigend halte. Ich respektiere die wichtigsten weltweiten Wertvorstellungssysteme zu sehr, um mit den Kurhotels, Gesundheitsclubs und Fitness-Studios konform zu gehen, die wichtige Praktiken verschiedener Wertvorstellungssysteme verwässert und entwürdigt haben, nur um damit Geld zu verdienen.

Was ich klarstellen möchte ist, dass bestimmte „Fachleute" extrem mit Vorurteilen beladen sind und Menschen in die Irre führen. Ich habe viele Klienten und Freunde, die in ihrem östlichen Wertvorstellungssystem fest verwurzelt sind, und ich respektiere das. Aus Gründen, die ich noch in Kapitel 9 erörtern werde, ermutige ich sogar alle Menschen, ihre persönlichen Wertvorstellungen ernsthaft zu befolgen.

Wenn Sie aufgepasst haben, sind Sie mir jetzt wahrscheinlich schon einen Schritt voraus. Sie werden vermutlich zu sich selbst sagen: „Sowohl die östlichen als auch die westlichen Traditionen haben Stärken und Schwächen. Gibt es eine Möglichkeit das Beste aus beiden Welten miteinander zu kombinieren?"

Voilà!

Präventive Medizin: Das Beste aus beiden Welten

> *Oh, Osten ist Osten und Westen bleibt Westen,*
> *und niemals werden die beiden zusammenkommen...*

So schrieb Rudyard Kipling. Aber was wusste er?

Präventivmedizin, so wie sie an unserem Institut praktiziert wird, stellt eine Vereinigung der beiden medizinischen Traditionen dar, aus denen wir das Beste ausgewählt haben. Wir haben versucht, den Graben zwischen beiden zu überbrücken, und dabei einen beachtlichen Fortschritt erzielt.

Wir wenden vor allem die besten östlichen Präventivmaßnahmen an, einschließlich der wissenschaftlich gerechtfertigten Kräuterpräparate, während die strengen wissenschaftlichen Standards der westlichen Diagnostik, Medikation, Behandlung und Verfahren nur dann eingesetzt werden, wenn sie wirklich nötig sind.

Es handelt sich hier nicht um „alternative" Medizin. Es ist eine Synthese des Besten, was Osten und Westen zu bieten haben, unterstützt von solider wissenschaftlicher Forschung.

Folgendes passiert, wenn ein Klient zu uns kommt, um seine Gesundheit überprüfen zu lassen:

Wir beobachten die Ernährungs- und Lebensgewohnheiten unseres Patienten und können so seinen Grundumsatz bestimmen. Anhand dieser Informationen unterrichten wir den Patienten über eine ausgewogene Ernährung und geben ihm Richtlinien für die Kalorienzufuhr an die Hand. All das basiert auf der besten Forschung, einschließlich der Nutrigenomik. Nachdem wir die Gewohnheiten des Patienten hinsichtlich seiner Bewegung, seiner Krankengeschichte und seines Gesundheitszustandes überprüft haben, bekommt er ein auf sich zugeschnittenes Programm für Lebensführung und Bewegung, das sich gut in seinen Alltag einfügt.

Unsere innovative Beurteilung des Gesundheitszustandes umfasst Blutuntersuchungen, bei denen unter anderem der Spiegel von Antioxidantien, Fettsäuren einschließlich Omega-3 sowie des hs-C-reaktiven Proteins bestimmt werden. Wir führen Herzbelastungstests in der Ruhe und bei Höchstbelastung durch und untersuchen auf Atherosklerose mit einem Test, der die Intima-Media-Dicke der Karotis (CIMT) misst. Wir durchleuchten auf Osteoporose, und für Leute mit Risikofaktoren oder Hinweisen auf Knochenschwund bieten wir DEXA-Scans für eine exakte Bewertung an.

Wir erhalten so die Historie der Risikofaktoren und führen genetische Tests und andere Untersuchungen durch, um Neigungen oder Risiken einer chronischen Erkrankung zu erkennen und Entzündungen festzustellen. Alle diese Tests sind nötig, um die Ratschläge für die beste Lebensführung genau und detailliert zu gestalten. Alles passt wunderbar zusammen.

Wir schließen das Ganze mit einer auf den betreuenden Arzt zugeschnittenen Behandlung ab, damit wir dem Hausarzt des Patienten die besten Informationen an die Hand geben können. Der Schwerpunkt liegt auf der Reduzierung der Risikofaktoren und der chronischen Entzündung.

Idealerweise sollte wirkliche Präventivmedizin auf höchstem Niveau noch vor der Empfängnis beginnen. Die zukünftige Gesundheit eines

Babys hängt vom entzündlichen Status und der Gesundheit der Mutter während der Schwangerschaft ab[164,165]. Unsere industrialisierte Ernährungsweise hat die Zusammensetzung der Muttermilch beeinflusst. Da unsere Ernährung eine erhöhte Zufuhr von Omega-6-Fetten aufweist, die in billigen Ölen (wie Maiskeimöl) und dunklem Fleisch vorkommen, sind diese Bestandteile unserer Nahrung auch in der Muttermilch in erhöhtem Maße zu finden. Dies verstärkt die chronische Entzündung des Kindes bereits bei der Geburt. Die Muttermilch in den USA weist heute einen doppelt so hohen Omega-6-Gehalt im Vergleich zu den 50er Jahren auf[166,167]. Dies dürfte im Grunde genommen auf jede entwickelte oder industrialisierte Nation zutreffen. Bedauerlicherweise vervielfachen die modernen Hersteller für Säuglingsanfangsnahrung das Doppelte an Kalorien aus Omega-6, damit die aktuellen Zusammensetzungen unseren derzeitigen Lebensstil widerspiegeln und nicht den der 50er Jahre[168]. Hoffentlich wird es bald Studien geben, die belegen, dass eine Absenkung des Omega-6-Gehalts in Babynahrung der richtige Weg ist. Es liegt mit Sicherheit noch eine Menge Arbeit vor uns, um den wissenschaftlichsten und besten Weg zu optimaler Gesundheit durch echte Präventivmedizin weiter aufklären können. Das Aufregende daran ist, dass wir bereits einen langen Weg zurückgelegt haben und zuversichtlich sind, dass unsere derzeitige Richtung die richtige ist. Das lässt uns auf die Zukunft hoffen.

Wir sind zu einer neuen Reise in der Präventivmedizin aufgebrochen, und es ist mir eine Ehre, dass ich in den letzten 22 Jahren dazu beitragen durfte. Wir haben Tausenden geholfen, sich vom metabolischen Syndrom zu befreien, die Fettleibigkeit zu besiegen und ihr sonstiges Risiko für chronische Erkrankungen zu reduzieren. Wir bieten nicht nur Theorie an. Wir haben zahlreiche Fälle dokumentiert, in denen Menschen Fortschritte gemacht und eine optimale Gesundheit erreicht haben. Im Hinblick auf unsere Möglichkeiten, die Entwicklung einer chronischen Erkrankung zu verhindern oder zu verlangsamen, sieht die Zukunft rosig aus. Die Krankheitstrends, die ich in der Einführung dieses Buches diskutiert habe, haben sich aufgrund der Änderungen unseres Lebensstils verschlechtert. Sie können geändert werden, indem wir uns einem gesunden Lebensstil zuwenden.

Der Schlüsselfaktor unseres Plans mit dem Ziel der optimalen Gesundheit liegt in der Reduzierung von Entzündungen. Sie werden in den folgenden Kapiteln noch mehr darüber lesen, wie chronische Entzündungen reduziert werden können, aber wir mussten hier erst einmal die Widersprüche abhandeln, die viele andere Autoren Ihnen bisher als „Wahrheit" angeboten haben. Viele Bücher und Lehrer haben eine Menge Leute davon überzeugt, dass ihre unwissenschaftlichen Wege als einzigste zu einer besseren Gesundheit führen. Diese Voreingenommenheit wurde so zu Ihrem unglücklichen, unsicheren Fundament, das Ihnen keinen Halt bietet. Sie müssen einen Großteil der unwissenschaftlichen Informationen, die Ihnen Personen mit Hintergedanken beigebracht haben, über Bord werfen. Werden Sie zu einem starken Anhänger des revolutionären Ansatzes zur Erlangung optimaler Gesundheit, indem Sie sich von Gesundheitslehren distanzieren, die nicht wissenschaftlich bewiesen sind. Ich habe meine Wissenschaft offen dargelegt und sie mit Hunderten von Referenzen dokumentiert, die Sie nachprüfen können. Ich werde Ihnen dabei helfen, sich auf ein wissenschaftliches Fundament zu begeben, das nicht so leicht zu erschüttern ist.

Bis jetzt haben wir diskutiert, was die Grundursache aller chronischen Erkrankungen ist und wie man sie reduzieren kann. Jetzt wird es ernst mit den speziellen Änderungen unseres Lebensstils, die Ihre Risiken für eine chronische Erkrankung dramatisch verringern und global gesehen zu riesigen Einsparungen in der Gesundheitsfürsorge führen können.

Im nächsten Schritt geht es darum, zu verstehen, was das höchste Ziel für eine optimale Gesundheit ist, aber auch um die grundlegenden Prinzipien, an die Sie sich halten sollten, um dorthin zu kommen. Das ist Kapitel 6.

KAPITEL 6

Die acht Säulen
optimaler Gesundheit

JEDE ERFOLGREICHE REVOLUTION muss auf den richtigen grundlegenden Prinzipien beruhen. Die Grundlage für „Die optimale Gesundheit – ein revolutionärer Ansatz" besteht aus acht Säulen.

Es ist wirklich wichtig, dass Sie das verstehen. Eines der Probleme bei
einem gesunden Leben in der heutigen Zeit ist nämlich die Tatsache,
dass es so viele schlechte Ratschläge gibt und dass viele Menschen diese
vorschnell beherzigen, weil sie von Leuten stammen, die so klingen, als
wüssten sie Bescheid.

Hier ein Beispiel aus meinem eigenen Leben, das zeigt, welchen Är-
ger Leichtgläubigkeit verursachen kann.

Meine Familie und ich zogen quer durchs Land in ein neues Heim.
Die Sammlung an unnützem Krempel, ohne den wir nicht leben können, füllte drei Mietlaster, und wir fuhren im Konvoi wie Kolumbus mit
seinen drei Schiffen, als er in die Neue Welt kam. Bloß war unsere Reise
erheblich teurer und ein wenig schneller.

Unsere Fahrt führte uns in eine der größeren Städte im Nordwesten der
USA, wo wir über Nacht vor Anker gehen wollten. Eine Straßenkarte der
besagten Stadt sah aus wie ein Teller voller Spaghetti. Bei dem Gedanken,
durch dieses Gewirr fahren zu müssen, begann ich nervös zu werden,
genau wie die neue Mannschaft von Kolumbus, als sie ins sturmgebeu-
telte Ungewisse aufbrach. Ich rief deshalb vorher bei unserem Hotel an,
um die exakte Wegbeschreibung eines einheimischen Experten zu be-

kommen. Ich hatte die Hoffnung, so alle Möglichkeiten, sich irgendwo zu verirren, auszuschalten. Die neckische junge Frau am Telefon klang so überzeugend, dass ich, als ich ihre Anweisungen aufschrieb, das Gefühl hatte, unsere sichere Ankunft damit gerettet zu haben.

Unglücklicherweise vergaß die junge Steuerfrau, mich zu fragen, ob ich vom Norden oder vom Süden anreiste, eine wichtige Unterlassung, da es die Ausfahrt, die sie mir angab, nur in Richtung Süden gab. Wir wollten nach Norden. Mehrere Meilen nach unserer vorgesehenen Abzweigung leitete ich die Flotte von der Schnellstraße, um die Richtungen zu rekonstruieren, die ich vom zuständigen Abteilungsleiter für Gästeverwirrung erhalten hatte.

Ein weiteres Problem mit den Straßen von Spaghettistadt ist, dass die meisten Einbahnstraßen sind. Nachdem ich einen riesigen Supermarkt umschifft hatte, kochte ich bereits wie ein Pastakochtopf, und meine Kinder fragten auch noch: „Haben wir uns verirrt, Papa?" Meine Frau, die fühlte, dass ihre Sicherheit akut gefährdet war, versicherte ihnen hastig, dass ich wüsste, was ich tue, und wir bald im Hotel sein würden.

Nach etlichen Runden bog ich in eine einspurige Straße ein, die sich schnell als zu eng für Lastwagen herausstellte. Wir waren in einer engen Bucht ohne Wendemöglichkeit gestrandet. Ich stieg aus dem Laster aus, um mich nach einem Baum umzusehen, den ich fällen könnte, und fand stattdessen den Gnadenstoß: ein Schild mit KEINE LASTWAGEN. Das Schild hätte man auch an der Ecke anbringen können, aber dann wäre mir das Vergnügen versagt geblieben, unsere drei Lastwagen rückwärts aus dieser engen Straße hinauszumanövrieren.

Aus diesem Schlamassel heraus und zum Hotel zu kommen war ein Albtraum. Und ich machte den größten Fehler: ich erzählte allen meinen Freunden davon, was bedeutet, dass man mich immer wieder daran erinnern wird.

Was ich damit sagen will ist: egal, wen sie nach einer Richtung fragen, der- oder diejenige wird dadurch automatisch zum Fachmann, egal ob qualifiziert oder nicht. Das gilt sowohl für die Navigation als auch für Gesundheitstipps. Wir leben in einem Zeitalter erstaunlicher wissenschaftlicher Fortschritte, aber die Ratschläge, die wir mitunter bekommen, liegen oftmals auf dem Niveau von Aberglauben und Volkstum. Tatsächlich kann Volkstum durchaus etwas Wertvolles sein, da Wissenschaft und Jahrhunderte von Erfahrung gezeigt haben, dass

Volksmedizin durchaus ihren Wert hat. Das ist schon mehr, als man über die Modetrends sagen kann, die Ihnen, wenn Sie im Supermarkt an der Kasse Schlange stehen, von den Titelseiten der Magazine entgegen leuchten. Jeder hat seine Meinung und jede ist anders. Ihr Schwager hat neulich um drei Uhr nachts eine Dauerwerbesendung gesehen und kennt nun das Geheimnis, wie Sie Ihr Leben um 10 Jahre verlängern können. Die Medien bombardieren Sie mit einer doppelten Ladung unbegründeter Angst und magischen Pillen. Zuerst ist Fett schlecht, dann ist es gut. Letztes Jahr verursachten Kohlenhydrate alle Ihre Krankheiten, dieses Jahr sind sie nicht so übel. Essen Sie viel Fett, wenig Fett, viel Protein, wenig Protein, hungern Sie, essen Sie, was Sie wollen. Jedes Mal, wenn ich die neueste Werbung für brandheiße Gesundheitsprodukte sehe, muss ich an meine Episode in dem Spaghettigewirr der Straßen denken. Es gibt eine Milliarden-Dollar-Industrie, die Straßenkarten für optimale Gesundheit verkauft, doch alles, was sie damit erreicht, ist, dass sich Menschen verirren, und schließlich verwirrt und frustriert sind. Am besten, wir gehen dorthin zurück, wo wir angefangen haben. Schlimmstenfalls führen uns diese betrügerischen Karten geradewegs an den Abgrund.

Das Institut, an dem ich praktiziere, hat etwas Besseres entwickelt. Über viele Jahre habe ich Tausende Menschen zu einer optimalen Gesundheit geführt. Ich möchte jedoch das, was wir unseren Patienten in unserem Institut mit auf den Weg geben, nicht als eine Karte, sondern lieber als einen Plan bezeichnen, mit dem man das beste Leben gewinnen kann. Wenn Sie die optimale Gesundheit in Ihrem Leben erreichen wollen, müssen Sie dafür einen Plan haben. Und zuallererst müssen Sie wissen, was optimale Gesundheit bedeutet, damit Sie wirklich begreifen, was Sie eigentlich erreichen wollen.

Optimale Gesundheit bedeutet, die nach Ihrer genetischen Veranlagung, ihrer Lebensgeschichte und Umgebung bestmögliche Gesundheit zu haben.

Idealerweise sollte der Grundstein für eine optimale Gesundheit bereits vor unserer Empfängnis gelegt werden. Viele Studien haben gezeigt, dass die Gesundheit der Mutter bei der Empfängnis die Gesundheit ihres Kindes sowohl in jungen Jahren als auch im Erwachsenenalter beeinflusst. Aber selbst wenn Ihr Grundstein nicht perfekt gelegt wurde, ist es doch nicht zu spät, einen entscheidenden Wechsel zu einem besseren Leben herbeizuführen. Wir können unsere Vergangenheit nicht verändern, aber wir können oftmals einigen physischen Schaden, den wir erlitten haben, rückgängig machen. Wir können unsere DNA nicht ändern (noch nicht), aber wir können die Expression unserer DNA beeinflussen. Wir sind wahrscheinlich machtlos, wenn es darum geht, die Umgebung unserer Stadt oder unseres Staates zu verändern, aber wir haben auf jeden Fall die Möglichkeit, die Mikroumgebung, in der wir leben, zu verbessern.

Unser genetisches Erbe ist ein Hauptfaktor unserer Gesundheit, aber es ist kein Schicksal, dem wir bedingungslos ausgeliefert sind. Die Schlüsselworte hier sind *Genotyp* und *Phänotyp*. Der Genotyp ist Ihr Erbgut, das Sie von Ihren Eltern geerbt haben. Der Phänotyp entsteht durch die Expression Ihrer Gene, und wird durch viele Umweltfaktoren und ihre Lebenserfahrung beeinflusst. Ihre Großmutter ist vielleicht 100 Jahre alt geworden, aber es kann sein, dass Sie weniger Glück haben, weil Sie in einer anderen Welt als sie leben und ein anderes Leben führen. Andererseits bedeuten chronische Erkrankungen in Ihrer Familie nicht zwangsläufig, dass auch Sie sie bekommen. Es gibt viele Möglichkeiten, das durch die Familiengeschichte erhöhte Risiko auszuschalten.

Wir haben unsere jahrzehntelange Erfahrung in der Anleitung zu einer optimalen Gesundheit Tausender Menschen aus der ganzen Welt zu ein paar einfachen Prinzipien zusammengefasst. Es gibt keine Wunderwaffen, keine Abkürzung zum Gelobten Land. Vielmehr biete ich Ihnen einen realistischen Plan für einen optimalen gesunden Lebensstil an, und dieser Plan ruht auf acht Säulen.

Säule Nr. 1: Reduzieren Sie Ihre Risikofaktoren für chronische Erkrankungen

Ein Risikofaktor ist jede Lebensweise oder biologische und sonstige Eigenschaft, welche die Wahrscheinlichkeit einer Krankheitsentwicklung begünstigt. So ist z. B. Rauchen ein Risikofaktor für Lungenkrebs. Die Risikofaktoren für Herzerkrankungen, Krebs, Adipositas und Diabetes werden in Kapitel 9–12 erläutert.

Es gibt viele Risikofaktoren für chronische Krankheiten, aber Sie werden oft hören, dass Gesundheitsprobleme durch die Änderung von ein oder zwei Aspekten Ihres Lebens korrigiert werden können. Beispielsweise heißt es oft, dass die Schlüssel zu einer guten Gesundheit eine richtige Ernährung und regelmäßige Bewegung sind. Ernährung und Bewegung *sind* entscheidend für eine optimale Gesundheit, aber sie sind oftmals nur zwei der Risikofaktoren für chronische Krankheiten. Wir müssen sie alle kennen und angehen.

Die Universität von Pittsburgh verfügt über eine Datenbank von Tausenden Personen, die es geschafft haben, stark abzunehmen und dann das reduzierte Gewicht über 5 Jahre zu halten – im Gegensatz zu der populären Auffassung, dass solche Menschen noch seltener als Einhörner sind. Laut einem ehemaligen amtierenden Staatssekretär des US-amerikanischen Landwirtschaftsministeriums[169], waren 90 Prozent dieser Personen in der Lage, ihr reduziertes Gewicht durch Kalorienkontrolle und Bewegung beizubehalten. Nur 9 Prozent konnten ihr Gewicht allein durch die Ernährung kontrollieren, und nur 1 Prozent schaffte dies allein durch Bewegung.

Jim Fixx, der Marathonläufer, dessen Bücher und Artikel in Nordamerika in den 70er Jahren einen Laufwahn auslösten, starb an einem plötzlichen Herzinfarkt im Alter von 52 Jahren. Fixx war jemand, der in einem Monat mehr Aerobic-Übungen machte als die meisten fleißigen, gesunden Menschen in einem Jahr, aber er hatte andere Herzrisikofaktoren. Herzerkrankungen lagen bei ihm in der Familie; sein Vater starb mit über 40 daran. Zudem war Fixx, bevor er im Alter von 35 Jahren anfing zu laufen, ein starker Raucher gewesen. Fixx konnte durch die Veränderung seiner Lebensgewohnheiten seine Lebensdauer sicherlich verlängern, aber er hatte noch gegen andere Risikofaktoren anzukämpfen, die bedauerlicherweise sein Leben frühzeitig beendeten.

Säule Nr. 2: Bewegung

Bei den eingefleischten Stubenhockern löst dieses Wort Angst und Widerwillen aus, aber das sollte es nicht. Selbst echte Experten wie Jim Fixx neigen leider dazu, Körperübungen in Begriffen ihrer bevorzugten Sportart, Aktivität oder Philosophie zu definieren. Profitgeier und Propagandisten von Modetrends definieren Bewegung so, wie sie sie am besten verkaufen können, angefangen von Übungsvideos bis hin zu Trainingsgeräten, die jeder teuren Mitgliedschaft in Fitnessclubs spotten – die wiederum laut Werbung nur von Leuten mit perfekt gebautem Körper in Designer-Trainingskleidung aufgesucht werden.

Uns wird vorgegaukelt, dass wir unser Bauchfett verlieren können, indem wir unsere Bauchmuskeln trainieren, und dass unsere Oberschenkel schlank werden, indem wir deren Muskeln stählen – und das alles mit irgendwelchen Schrottmaschinen, die uns dabei helfen.

Stepp-Aerobic, sanftes Aerobic, Tanz-Aerobic, Kickboxen, Ballübungen. Was kommt als nächstes? Etwa Hüpfstelzenparties? Diese ganzen Gymnastikmodewellen frustrieren mich, weil sie die Leute glauben machen, dass sie jedem Zeit verschwendenden, für gewöhnlich teuren Trend hinterher rennen müssen, um fit zu werden, und am Ende tun sie gar nichts. Das sitzende Volk argumentiert, es hätte zu wenig Zeit für irgendwelche Gymnastikübungen. Dies liegt zum Teil daran, dass „Experten" häufig Bewegung zu eng und in Begriffen organisierter, kostspieliger Aktivitäten definieren. So kann niemand erkennen, welche Übung möglicherweise für sein Leben oder seinen Geldbeutel geeignet ist.

„YOGAISIEREN" SIE SICH!

Yoga ist sowohl eine alte religiöse Übung als auch eine moderne Modeerscheinung. In der ursprünglichen Form werden verschiedene Positionen eingenommen, um die Meditation zu unterstützen. Dieses Yoga wird sowohl im Hinduismus als auch anderen östlichen Religionen praktiziert. In Amerika und den meisten westlichen Kulturen wird Yoga nur als eine Form einer Körperertüchtigung angeboten, etwas für Fitnessclubs, die damit ihr Angebot um extra teure Extraaktivitäten erweitern wollen. Meine Hindufreunde finden Yoga ohne sein religiöses Erbe reichlich belustigend. Für sie ist das quasi wie Rosenkranzaerobic. (Tut mir leid, dass ich das jetzt schreibe. Es ist jetzt wohl nur noch eine Frage der Zeit, bis die Fitnesscenter die Leute singen lassen: „Heil Maria, voller Gnade; segne mich bei dem Spagate.") Ist diese Vermischung von religiösen Praktiken und Fitnesstraining nicht ein bisschen abwertend und falsch? Wie ich oben bereits geschrieben habe, respektiere ich die Weltreligionen zu sehr, um damit einverstanden zu sein, dass wichtige religiöse Bräuche von

Wellness-Hotels, Fitnessclubs und Trainingscentern in eine entwürdigende Form umgewandelt werden, nur um daraus Kapital zu schlagen.

Darüber hinaus entwickeln die Leute, die sich auf Yogalehrgänge verlassen, keineswegs eine adäquate Herz-Kreislauf-Kondition. Dies sollte einem sofort ins Auge fallen, denn die Yogakurse der Fitnesscenter bestehen hauptsächlich aus Stehen, Sitzen, Liegen und Strecken. Und das sind die drei Hauptaktivitäten eingeschworener Couch-Potatoes.

Yoga kann für eine zunehmende Gelenkigkeit und die Verbesserung der Kraft durchaus von Vorteil sein. Es bringt jedoch keine kardiovaskulären Vorteile, da es das Risiko von Herzinfarkten oder Schlaganfällen nicht wirklich reduziert.

Die frohe Botschaft ist: Übungen müssen nicht zeitaufwendig sein.

Es gibt wesentliche Beweise dafür, dass „Alltagsübungen" für die Reduzierung von chronischen Krankheiten außerordentlich vorteilhaft sind[170].

Hier einige Beispiele für „Alltagsübungen":

- Steigen Sie Treppen, statt die Rolltreppe oder den Aufzug zu nehmen. Wenn Sie im 50. Stockwerk arbeiten, fahren Sie mit dem Aufzug bis zum 48. Stock.
- Parken Sie am äußersten Rand von Parkplätzen und gehen Sie den restlichen Weg zu Fuß. (Sie werden dann auch weniger Dellen an Ihren Autotüren haben.)
- Tragen Sie Ihr Gepäck, anstatt einen Trolley zu nehmen.
- Kaufen Sie sich einen Rasenmäher, hinter dem Sie hergehen, anstatt auf ihm zu sitzen – und bezahlen Sie kein Kind dafür, dass es ihn schiebt.
- Wenn Sie mit dem Zug oder dem Bus zur Arbeit fahren, steigen Sie ein paar Blocks vorher aus und gehen den Rest zu Fuß.
- Machen Sie einen Spaziergang mit Ihrem Ehepartner oder spielen Sie mit Ihren Kindern im Freien.
- Nehmen Sie Tanzstunden. Ich kenne Leute, die 10 kg Gewicht verloren haben, indem sie an einem Tanzkurs teilnahmen – und sie haben noch dazu eine Menge Spaß dabei, das Gewicht zu halten.

Aktivitäten wie diese sind ein Segen für Ihre kardiovaskuläre Gesundheit und verbrennen den ganzen Tag Kalorien. Das hilft Ihnen, das Gewicht zu halten oder Pfunde zu verlieren. Natürlich ist ein organisiertes reguläres Trainingsprogramm ohne Schnickschnack am besten – ganz gleich, ob in einem Fitnessclub oder zu Hause – aber auch wenn Sie sonst nichts tun, bleiben Ihnen immer noch die „Alltagsübungen". Die nehmen nicht viel Zeit in Anspruch und können Ihr Risiko für chronische Krankheiten dramatisch verringern.

Die Wissenschaft hat gezeigt, dass kardiovaskuläre Übungen das Risiko für viele Krankheiten und nachteilige Gesundheitszustände verringern, unter anderem für Diabetes[171], Darmkrebs[172], Demenz[173], Herzerkrankungen[174] (auch durch Gehen), Schlaganfall[175,176], und Osteoporose[177]. Auch die Sterblichkeitsrate[178] für ältere Menschen kann reduziert und selbst der gesamte Alterungsprozess (laut einigen Forschern vielleicht um 12 Jahre) erwiesenermaßen verlangsamt werden[179].

Die Reduzierung von Entzündungen ist vielleicht der bedeutendste Beitrag, den Bewegung zu unserer Gesundheit leistet. Physische Freizeitaktivitäten reduzieren chronische Erkrankungen[180], und man hat entdeckt, dass gerade mal 6 Minuten flotter Fußmarsch die Entzündungen auch bei älteren Menschen verringern können[181]. Eine noch größere Wirkung wird durch die zusätzliche Einnahme von Antioxidantien in Verbindung mit Körperübungen erreicht[182].

Kurzum, der Nutzen von Bewegung zum Erreichen einer optimalen Gesundheit ist erwiesen und immens. Diese zweite Säule der optimalen Gesundheit umfasst zwei Arten von Übungen: Kraftübungen, wie Gewichtheben oder Liegestützen, sowie kardiovaskuläre Übungen, die den Puls beschleunigen, wie Gehen, Laufen, Schwimmen und Fahrradfahren. Wenn Sie sich dafür interessieren, können Sie unter www.health.gov/PAguidelines die neuesten Übungen nachsehen, die von der US-Regierung aktualisiert und ins Netz gestellt wurden. Die Übungsanweisungen der Weltgesundheitsorganisation finden Sie im Internet unter www.who.int/dietphysicalactivity/factsheet_recommendations/en.

Säule Nr. 3: Gute Makroernährung

Makroernährung beschreibt die Nährstoffe, die den Großteil unserer Nahrungsaufnahme nach Gewicht ausmachen – Kohlenhydrate, Fette und Proteine.

Gute Makroernährung bedeutet, die richtigen Arten und Anteile dieser Nährstoffe zu sich zu nehmen.

Speisen mit viel Kohlenhydraten, Fetten oder Proteinen wurden je nach Modeautor verteufelt. Das ging so weit, dass wir uns nur noch von Wasser und Sägemehl ernähren würden, wenn wir alle Ratschläge befolgt hätten. In Wahrheit ist keiner der drei großen Makronährstoffe von Haus aus schlecht für Sie, solange Sie sie ausgewogen und in Maßen zu sich nehmen und sie aus gesunden Quellen stammen.

Es gibt gute und schlechte Quellen für Proteine und Kohlenhydrate. Es gibt gute und schlechte Fette. Ich werde Ihnen später den Unterschied zeigen. Im Augenblick genügt es, wenn wir sagen, dass wir eine geeignete Menge Makronährstoffe aus guten Quellen brauchen, um eine optimale Gesundheit zu erreichen. Das *Institute of Medicine* empfiehlt für Makronährstoffe in der täglichen Nahrung eines Erwachsenen folgende Mengen:

- 45–65 Prozent Kohlenhydrate
- 20–35 Prozent Fette
- 10–35 Prozent Proteine

Eine ausgewogene Ernährung muss aber auch einen gewissen Anteil an Ballaststoffen enthalten. Diese Empfehlung unterscheidet sich weitgehend von denen der populären Modediäten, weil diese Diäten auf schlechter oder veralteter Wissenschaft basieren oder nichts weiter als gebildete Vermutungen der Autoren darstellen.

GUT ESSEN IST GAR NICHT SO KOMPLIZIERT

Viele Modediäten machen Essen so kompliziert, dass man einen Ernährungsspezialisten einstellen muss, der die Mahlzeiten plant und kocht, und dazu einen Sicherheitsbeamten, der Ehepartner und Kinder davon abhält, aus dem Haus zu schleichen, um hinter Ihrem Rücken der Diät Ade zu sagen und etwas anderes zu essen. Die meisten von uns haben nicht das Geld, eigens jemanden einzustellen.

Und das ruft wieder uns zu Ihrer Rettung auf den Plan. Eine optimale gesunde Ernährung ist weder komplex, noch eine Strafe für Ihre Lieben. Denken Sie nur an die traditionelle asiatische Küche, die in erster Linie aus Reis voller Kohlenhydrate mit vielen verschiedenen Früchten und Gemüse besteht. Übergewicht war in China, Japan, Korea und den übrigen Ländern Ostasiens nie in wirkliches Problem, bis vor 30 bis 50 Jahren die weltweite Industrialisierung und Lebensmittelverarbeitung auch dieses Gebiet erreichten. Über Jahrhunderte waren chronische Krankheiten und Übergewicht in diesen Ländern nie weit verbreitet, und das, obwohl die Leute keine Ahnung von Kohlenhydraten, Proteinen und Fetten hatten. Sie hatten keine Erfinder von Modediäten, die ihnen sagten, dass sie sich mit Fetten vollstopfen oder Kohlenhydrate wie die Pest meiden sollten.

Warum sollen wir also jetzt glauben, dass die richtige Ernährung so komplex und unergründlich wie Quantenphysik sei? Keine Ahnung.

Wenn Sie dieses Buch lesen, werden Sie allmählich verstehen, wie man essen muss, um optimale Gesundheit zu erlangen. Geschmack und Kochkünste variieren zwischen den Kulturen, genauso, wie finanzielle Ressourcen, lokale Verfügbarkeit von Lebensmitteln, Zeit für die Zubereitung, Ausbildung und persönliches Engagement. Man kann keine Ernährungsweise empfehlen, die für alle Menschen aller Kulturen und Lebensarten gleichermaßen funktioniert.

In Anhang B.4 habe ich ein Beispiel für die gesunde Ernährung einer Woche zusammengestellt und dazu ein paar Quellen genannt, denen ich für weitere Informationen und Ratschläge traue.

Wenn meine Beispielernährung für Ihre Kultur etwas ungewöhnlich ist, passen Sie sie an, so gut es geht, und folgen Sie den restlichen Anleitungen in diesem Buch.

Um optimal gesund zu sein, verzehren Sie so viel wie möglich Lebensmittel aus biologisch-kontrolliertem Anbau (die auch nahrhafter ist[183]), insbesondere Protein aus entsprechenden Freilandquellen. Die Normen der EU für die Verwendung des Wortes „biologisch" auf dem Etikett eines Lebensmittels sind in Anhang A.10 definiert. Kommerziell angebaute und verarbeitete Lebensmittel enthalten normalerweise viele Chemikalien, die für unsere Gesundheit schädlich sind. Rind- und Hühnerfleisch aus Massentierhaltung enthält Herbizide, Pestizide und (im Fall von Geflügel) Antibiotika. Nicht biologische Milchprodukte können ähnliche Chemikalien enthalten. Gewiss wird die kommerzielle Lebensmittelindustrie aufschreien, dass es keinen soliden Beweis dafür gebe, dass diese Inhaltsstoffe gefährlich seien, aber bisherige Studien zum Vergleich der Risiken waren von kurzer Dauer, und viele besorgniserregende Auswirkungen zeigen sich erst nach Jahren oder Jahrzehnten. Es steht außer Frage, dass Chemikalien Entzündungen begünstigen und deshalb zur Entwicklung von chronischen Krankheiten beitragen können[184].

Angesichts dieser Warnung werde ich sehr oft gefragt, ob die Gefahren durch Reste von Pestiziden auf Früchten und Gemüse die Vorteile überwiegen, falls biologisch angebaute Lebensmittel nicht erhältlich sind. Meine Antwort ist: „Nein, nicht in diesem Moment." Mit anderen Worten, essen Sie weiterhin 7 bis 9 Mal (oder noch öfter) täglich Obst und Gemüse, da dessen hoher Gehalt an sekundären Pflanzenstoffen von größerem Nutzen ist als das Risiko der Chemikalien, die sie vielleicht enthalten. Obst und Gemüse selbst wirken entzündungshemmend[185].

Abgepackte und verarbeitete Lebensmittel sollten Sie so wenig wie möglich verwenden. Sie werden meistens mit den billigsten Ölen hergestellt, die entzündlich wirken. Außerdem enthalten sie große Mengen an Chemikalien und industriell hergestellten Inhaltsstoffen, die Ihr Körper normalerweise als fremde Substanzen ansieht. Am besten kaufen Sie das meiste, was Sie brauchen, in den am Rand liegenden Seitengängen des Supermarkts ein, und ganz wenig in der Mitte, weil dort meist die stark verarbeiteten Artikel liegen.

Weitere Informationen über Makroernährung sind in Anhang A.8 aufgeführt, aber hier ist noch ein letzter Punkt: Größe ist ausschlaggebend. Ich möchte, dass Sie eine große Auswahl bei dem haben, *was* Sie essen, denn Stress und Zeitmangel des modernen Lebens erschweren es, sich an strikte Diäten zu halten. Ich möchte jedoch, dass Sie die *Menge* an Lebensmitteln, die Sie verzehren, kontrollieren können, ohne das

Gefühl von Verzicht oder ständigem Hunger zu haben. Richtlinien für eine moderate Nahrungsaufnahme finden Sie in Kapitel 11 und 13 und in Anhang A.7.

Säule Nr. 4: Gute Mikroernährung

Wenn sich Makroernährung auf die Menge Ihrer Ernährung bezieht, so steht Mikroernährung in Zusammenhang mit den Stoffen, die in winzigen, aber entscheidenden Mengen in Ihren Lebensmitteln vorkommen. Das beinhaltet nicht nur Vitamine und Mineralien, sondern auch sekundären Pflanzenstoffe (Phytonährstoffe). Die Vorsilbe „Phyto" stammt aus dem griechischen Wort für Pflanze. Sekundären Pflanzenstoffe wie beispielsweise Lycopin werden nicht als Vitamine oder Mineralien bezeichnet. So wie mit Vitaminen und Mineralien können wir auch sekundären Pflanzenstoffe durch Nahrungsergänzungsmittel zu uns nehmen. Allerdings ist es am besten, so viele dieser Mikronährstoffe wie möglich aus der Nahrung aufzunehmen; sie machen einen Großteil dessen aus, was wir als gesunde Ernährung bezeichnen. Eine Menge an wissenschaftlicher Literatur macht jedoch deutlich, dass praktisch jeder, der in der entwickelten Welt lebt, Nahrungsergänzung braucht.

Kurz gefasst, ja, die meisten von uns benötigen Zusatzpräparate, um eine optimale Gesundheit zu erreichen. Eine Menge Ärzte werden Ihnen etwas anderes erzählen. Sie sind ungenügend informiert.

Hier ein Test. Wenn Ihnen das nächste Mal Ihr Arzt sagt, dass Sie alle Vitamine und Mineralien aus der Nahrung beziehen können, fragen Sie ihn: „Wie viele Mikrogramm Folsäure haben Sie gestern gegessen?"

Wenn der Arzt eine Antwort gibt, nur um intelligent zu wirken, fragen Sie nach den internationalen Einheiten von Vitamin A. Und dann stellen Sie die gleiche Frage zu C, D, E und dem ganzen Vitamin B-Komplex. Ganz zu schweigen von den wichtigen Mineralien und den sekundären Pflanzenstoffen. Aber keine Angst, Sie brauchen sie gar nicht alle zu wissen, Ihr Arzt wird schon beim Vitamin-Alphabet aufgegeben.

Was ich damit sagen will, ist, dass auch die medizinischen Fachleute sich nicht immer um die Zufuhr von Mikronährstoffen kümmern. Zu anstrengend und zu zeitaufwendig. „Entschuldigen Sie, Fräulein, aber bevor ich die Rechnung zahle, brauche ich ungefähr eine Stunde, um die Menge der 28 wichtigen Vitamine und Mineralien in dieser Mahlzeit auszurechnen. Können Sie den Koch nach den Rezepten fragen? Sekundäre Pflanzenstoffe? Keine Sorge. Lycopin und Lutein werde ich nur schätzen."

Sie werden es nicht glauben! Sogar Ärzte haben Ernährungsdefizite, weil auch sie nicht verfolgen können, was sie in ihrem Essen bekommen.

Ein weiteres Problem ist die Verwirrung, die durch die Ernährungsrichtlinien für Vitamine und Mineralien der Regierung gestiftet wird. Diese Richtlinien werden als Hinweise zur Ernährungsaufnahme (DRI, „Dietary Reference Intake") bezeichnet, und man findet sie auf den Etiketten der Lebensmittel und Nahrungsergänzungsmittel. Sie sind nützlich, aber man muss wissen, dass sie auf einer Nährstoffmenge beruhen, die dazu dienen soll, Mangelerkrankungen wie Rachitis, Skorbut und Beriberi vorzubeugen. Wie viele Leute in Ihrer Straße leiden an diesen Krankheiten? Keiner? Der Grund dafür ist, dass in der modernen Gesellschaft die meisten Menschen genügend Kalzium, Vitamin C und B1 bekommen, um diese Mangelkrankheiten zu vermeiden. Aber das bedeutet nur, dass wir genügend Mikronährstoffe für eine *minimale* Gesundheit bekommen. Eine *optimale* Gesundheit ist etwas anderes. Ich spreche hier nicht von der Vorbeugung gegen Mangelkrankheiten, sondern von den chronischen Krankheiten, an denen die meisten Leute heute sterben.

Beispielsweise genügen allein 30 mg Vitamin C täglich, um das Risiko für Skorbut zu verringern, aber eine höhere Dosis trägt dazu bei, das Risiko von Schlaganfällen und Herzinfarkten zu reduzieren[186]. Ich weiß nicht, wie es Ihnen ergeht, aber die meisten Leute denken nicht einmal im Traum daran, dass sie Skorbut bekommen könnten. Diese Krankheit existiert in modernen Gesellschaften vor allem bei älteren Heiminsassen, aber Skorbut ist im Vergleich zu Herzerkrankungen wie ein Pferdewagen im Vergleich zu einem Auto. Letzteres ist heutzutage wesentlich normaler und ein Ergebnis der Industrialisierung.

Und aus diesem Grund sind Nahrungsergänzungsmittel ein entscheidender Teil unserer Strategie, um die optimale Gesundheit zu gewinnen. In vielen Fällen können die Mikronährstoffmengen zur Reduzierung chronischer Krankheiten nur durch die Einnahme von Ergänzungspräparaten erreicht werden. Es gibt keine Möglichkeit, einen optimalen Wert dieser Nährstoffe allein über die Nahrung zu erhalten.

Dies trifft insbesondere auf die fettlöslichen Antioxidantien wie das

Coenzym Q10 zu. Wenn Sie die optimale Menge allein durch Ernährung erreichen wollen, müsste Ihre Nahrung so viel Fett enthalten, das es zum Risikofaktor würde.

Kapitel 8 wird bezüglich der Nahrungsergänzung mehr ins Detail gehen.

Säule Nr. 5: Positive mentale Einstellung und persönliche Wertvorstellungssysteme

Wir wissen seit Jahren, dass glückliche und hoffnungsvolle Menschen im Allgemeinen gesünder sind und länger leben als jahrein, jahraus deprimierte, ärgerliche, ängstliche und pessimistische Menschen. Ebenezer Scrooges nächtliche Verwandlung machte nicht nur einen besseren Menschen aus ihm, sondern verlängerte wahrscheinlich auch sein Leben. Dickens sagt das nicht, aber ich denke, es war so.

Dieses Phänomen hat nichts Übernatürliches. Jüngste Forschungen haben endlich die physiologische Ursache und deren Wirkung aufzeigen können: Depression löst zwei hormonelle Reaktionskaskaden aus, die unsere gesamte Gesundheit verschlechtern. In Kapitel 9 werde ich im Hinblick auf die Risikofaktoren für das Herz näher darauf eingehen.

Es besteht heute kaum ein Zweifel, dass unsere mentale Gesundheit unser physiologisches Wohlbefinden beeinflusst.

Lassen Sie es darauf ankommen. Üben Sie Ihr persönliches Wertvorstellungssystem so aus, wie Sie Ihren Körper trainieren. Wenn Sie mit Wertvorstellungssystemen nichts am Hut haben, betonen Sie das Positive in Ihrem Leben auf jede erdenkliche Weise. Ganz gleich, ob Sie ein persönliches Wertvorstellungssystem praktizieren oder nicht, sollten Sie auf jeden Fall einsehen, dass Ihre geistige Verfassung Ihre physische Gesundheit schädigen und wahrscheinlich Ihr Leben verkürzen wird, wenn Sie permanent depressiv, furchtsam, ängstlich, ärgerlich oder pessimistisch sind. Es gibt für diese mentalen und emotionalen Krankheiten Behandlungen. Suchen Sie sich die richtige. Wenn Sie das tun, können Sie vielleicht Ihr Leben retten und gleichzeitig ein besseres Leben beginnen.

Säule Nr. 6: Ausreichende Erholung

Von den acht Säulen braucht diese am meisten Unterstützung. Menschen in der modernen Welt bekommen nicht genügend Schlaf.

Es wird angenommen, dass Mitte des 19. Jahrhunderts die Menschen pro Nacht ca. neuneinhalb Stunden schliefen. Ja, ich weiß. Kaum zu glauben. Aber Sie sollten bedenken, wie vollkommen unterschiedlich das Leben im Vergleich zu heute war, selbst in den technologisch fortschrittlichsten Gesellschaften. Die meisten Leute leisteten den ganzen Tag über harte körperliche Arbeit, sodass sie am Abend hundemüde waren. Zu einer bestimmten Zeit wurde es dunkel. Es gab kein Fernsehen, kein Radio. Lampenöl war teuer. Genauso Brennmaterial. Die Menschen löschten das Licht, häuften noch etwas Kohle aufs Feuer und gingen ins Bett.

Heute schlafen die meisten Menschen in den industrialisierten Gesellschaften im Durchschnitt sechs oder weniger Stunden pro Nacht. In den 50er Jahren dachte man, dass es im 21. Jahrhundert für den Durchschnittsmenschen kaum noch etwas zu tun gäbe, weil die Technik das Leben so einfach machen würde. Wir würden in einer Freizeitgesellschaft leben. Junge, Junge, da haben die sich aber geirrt! Die moderne Technik ermöglicht uns Arbeiten, die noch vor ein oder zwei Jahrzehnten von drei Personen ausgeführt werden mussten. Aber wir lassen unsere Arbeit nicht in der Fabrik oder auf den Feldern zurück. Unsere Arbeit – und der damit verbundene Stress – verfolgt uns, über Handys und das Internet, ganz gleich wo wir uns in der zivilisierten Welt und darüber hinaus befinden, sogar bis nach Hause.

Wir arbeiten durch, fahren die Kinder zu deren Aktivitäten, bleiben in Kontakt mit der Familie und Freunden – die Anforderungen unserer heutigen Zeit sind enorm. Und das Konto, aus dem wir immer ein bisschen Zeit stehlen können, ist unser Schlaf.

Wir müssen nicht mehr neuneinhalb Stunden schlafen, wie dies unsere Vorfahren taten, aber wir brauchen mindestens sechs Stunden. Während wir ruhen, spielen sich viele biochemische Reaktionen in unserem Körper ab, die sowohl für eine physische als auch mentale Gesundheit nötig sind. Die Hormone Leptin und Ghrelin beispielsweise werden durch unsere Schlafmenge beeinflusst: Schlafentzug steht in Verbindung mit gesenktem Leptinspiegel und erhöhtem Ghrelinspiegel, was in erhöhtem Appetit mündet[187]. Ein wenig mehr Schlaf kann deshalb in weniger zwanghaftem Essen resultieren.

In der letzten Zeit gibt es eine große Menge exzellenter Forschung über die Bedeutung eines ausreichenden Schlafs. Ein paar davon will ich Ihnen vorstellen (und offen gesagt, wenn diese Informationen Ihnen zum Einschlafen verhelfen, werden Sie das gut finden). Es ist erwiesen, dass chronischer Schlafmangel zu einer kürzeren Lebensspanne führen kann[188]. Schlaf beeinflusst viele Aspekte unseres Lebens, einschließlich unseres Denkvermögens[189,190], des Zuckerstoffwechsels[191], und unter anderem des Immunsytems[192]. Darüber hinaus hat Schlafentzug einen kumulativen Effekt, sodass leichter, chronischer täglicher Schlafentzug zu wichtigen Gesundheitsproblemen führen kann. Chronischer Schlafentzug steht nachweislich mit vermehrter chronischer Entzündung in Zusammenhang[193,194,195,196]. Schlafapnoe ist dafür bekannt, das Risiko für Herzerkrankungen zu erhöhen, teilweise durch eine zunehmende Entzündung[197]. Ungenügender Schlaf erhöht auch das Risiko für Adipositas[198].

Was gilt als optimale Schlafmenge? Zwischen 7 und 8 Stunden pro Nacht scheinen für die breite Mehrheit der Erwachsenen am besten zu sein[199].

In der biblischen Empfehlung einen Tag in der Woche zu ruhen, ist mehr dran als wir glauben. Und ein bisschen mehr Nachtruhe ist ebenfalls hilfreich.

Säule Nr. 7: Gute medizinische Versorgung

"Ich laufe jede Woche rund 40 km und esse eine Handvoll Vitamine, ich bin so gesund, dass ich seit 20 Jahren bei keinem Arzt mehr war."

Wenn ich so etwas höre, zucke ich zusammen.

Ich meine…wenn Sie seit 20 Jahren nicht mehr beim Arzt waren, wie können Sie dann wissen, dass Sie gesund sind?

Hier haben wir ein weiteres Beispiel dafür, dass manche Leute glauben, dass nur ein paar Risikofaktoren ihrer optimalen Gesundheit im Weg stehen.

Tatsache ist, dass es mehrere Risikofaktoren für Herzerkrankungen und Krebs gibt, die nur von einem Arzt mittels Blutuntersuchungen festgestellt werden können, ganz zu schweigen vom Wert einer rechtzeitigen Entdeckung dieser Krankheiten.

Ich bin Arzt, aber das letzte, was ich als Verfasser will, ist, dass Ihre Beziehung zu einem gut ausgebildeten Arzt, der Präventivmedizin zu schätzen weiß, durch dieses Buch ersetzt wird. Vielmehr möchte ich, dass Ihre Beziehung zu Ihrem Arzt verbessert wird, indem Sie entschlossen und aufgeklärt an der eigenen Gesundheitsfürsorge teilnehmen. Und ich möchte, dass Sie regelmäßig zu Vorsorgeuntersuchungen gehen (siehe Anhang A.1).

ÄRZTEPHOBIE

Ich habe zahlreiche Informationsblätter und Anzeigen von Leuten erhalten, die einen vom Arztbesuch abhalten wollen.

Einige von ihnen erheben wilde paranoide Anschuldigungen gegen die Pharmaunternehmen. Sie bezichtigten sie, Ärzte zu bestechen, um ihnen die medizinische Fürsorge diktieren zu können. Ich habe Tonbandaufnahmen von Leuten gehört, die von sich behaupteten, für den Nobelpreis nominiert zu sein, und lächerliche Behauptungen über das Leben von Ärzten und deren Lebenserwartung aufstellten. Würde ich ausreichend dafür bezahlt werden, könnte die Reaktion auf derlei Unwahrheiten zur Vollzeitarbeit für mich werden.

Und natürlich bin ich jedes Mal *geschockt*, geschockt weil sich die Verfasser dieser Blättchen und Bücher, nachdem sie mir ihre Integrität und reine Motive versichert haben, glücklich preisen, mir das eine, wahre Produkt anbieten zu können, das mir ein langes, gesundes Leben für nur ein paar Cent pro Tag (meistens aber für ein paar Euro) garantiert.

Die große Mehrheit dieser Verkäufer, auch die professionell ausgebildeten, sind schlecht informiert, engstirnig, gierig, oder alles zusammen. Unglücklicherweise haben sie viele Leute von der richtigen medizinischen Fürsorge, die sie brauchen, abgebracht. Das lässt jeden, der an diese Verschwörungstheorien glaubt, hilflos in der Ungewissheit zurück. Das Misstrauen gegenüber der professionellen Medizin treibt Menschen in der Regel in die Hand von ungelernten Quacksalbern mit nicht erwiesenen Heilmethoden und Vorbeugemaßnahmen.

Die Beziehung zwischen der Regierung, Pharmaunternehmen, dem Ärztestand und Patienten mag nicht perfekt sein. Aber in den entwickelten Nationen verlangen die Regierungen vom Ärztestand und den Arzneimittelherstellern Nachweise durch ausgiebige Tests darüber, dass Produkte und Therapien wirksam und nicht gefährlich sind.

Der Kerl im Fernsehen, der Ihnen eine Wunderkur verkauft, pfeift auf alle Normen.

Ich wünschte, die medizinische Gemeinde würde mehr gegen derartige Verkäufer von Quacksalberprodukten unternehmen, die Sie davon abhalten, zu einem Arzt zu gehen, aber viele von uns nehmen diese Typen leider nicht allzu ernst.

Falls die kommerzielle Werbung dazu geführt hat, dass Sie eine unbegründete Angst vor Ärzten entwickelt haben, lesen Sie bitte Kapitel 5 noch einmal aufmerksam durch. Ärzte können Ihr Leben auf Tausende Arten retten und verlängern, was diese Scharlatane nicht können.

NOCH MEHR SELTSAME WISSENSCHAFT

Hier noch ein weiteres Beispiel einer fragwürdigen Wissenschaft, die auf einer zweifelhaften Analyse von Ursache und Wirkung basiert.

Viele Anti-Aging-Mediziner sind der Meinung, dass Hormonpillen oder Spritzen eine gute Therapie zur Bekämpfung der Alterserscheinungen sind, da der Hormonspiegel mit zunehmendem Alter absinkt.

Dieser Logik zufolge hätte es die Wirkung eines Jungbrunnens, wenn bei älteren Menschen Teenagerprobleme wie Akne und Schweißfüße erzeugt werden! Und trotzdem haben Ärzte bereits Hormone wie Melatonin und Wachstumshormone verabreicht, in der Meinung, dass diese eine verlängerte Jugend erzeugen. Das Problem ist nur, dass diese Hormone sehr komplexe Wechselwirkungen aufweisen und gefährlich sein können. Wachstumshormone erhöhen nachweislich die Insulinresistenz (siehe Kapitel 12), senken das gute Cholesterin und erhöhen das Todesfallrisiko, was ich alles nicht als Anti-Aging Ergebnisse klassifizieren würde.

Säule Nr. 8: Gesunde Umgebung und Hygiene

Luftverschmutzung wird mit vielen Erkrankungen der oberen Atemwege und Krebs in Verbindung gebracht, und wurde sogar in Bezug zu einem erhöhten Risiko für Herzerkrankungen gesetzt[200]. Eine Lösung dieses Problems wäre der Umzug in die Antarktis oder auf eine Insel im Südpazifik. Aber leider können sich das nur wenige von uns leisten. Der Grund, warum diese Orte kaum verschmutzt sind: nur wenige Menschen und noch weniger Industrie.

Also denken wir global und handeln lokal, wie man so schön sagt.

Tatsächlich kann Verschmutzung sehr lokal sein, sie kann Ihrem eigenen Heim oder Arbeitsplatz entspringen, und dafür gibt es lokale Lösungen.

Neue Häuser können beispielsweise mit chemischen Ausdünstungen belastet sein. Radon, das sich in der Erde befindet und in Ihren Keller eindringen kann, ist eine der häufigen Ursachen für Lungenkrebs, besonders bei Rauchern, und muss deshalb aufgespürt und kontrolliert werden.

Wenn Sie an Ihrem Wohnort oder Arbeitsplatz Verschmutzung nicht vermeiden können, sollten Sie über ein gutes Luftaufbereitungssystem für Ihr Zuhause nachdenken. Sie können sich auch für eines am Arbeitsplatz einsetzen.

Es gibt unzählige Horrorgeschichten über Kontaminierung von Trinkwasser, die erst lange, nachdem Menschen dieser erheblichen Belastung ausgesetzt waren, entdeckt wurden. Einer der dramatischsten Fälle ereignete sich in China[201]. In den letzten 20 Jahren boomte Chinas Wirtschaft, doch parallel zu den wirtschaftlichen Segnungen nahmen Wasser- und Luftverschmutzung zu. Aufgrund von Versäumnissen bei Regierungsvorschriften und Umweltschutz, gelangten Industriegifte in das Grundwasser und verseuchten in einigen Regionen die Trinkwasserreservoirs, was einen drastischen Anstieg an Krebserkrankungen unter den Einwohnern hervorrief. *USA Today* berichtet, dass bei Anwohnern in der Nähe des Fengchan-Flusses die Krebsrate 18 Mal höher ist als im nationalen Durchschnitt, während die Stadt Liukaizhuang 30 Mal über dem Durchschnitt liegt.

Das sind tragische Statistiken. China strengt sich sehr an, diese Probleme zu beheben, aber das braucht Zeit. In den meisten industrialisierten Staaten liegen die Zahlen niedriger, aber das Vorhandensein von Karzinogenen im Wasser, in der Luft und in Lebensmitteln ist in den entwickelten Ländern immer noch höher als vor einem Jahrhundert, und die Menschen bezahlen dafür mit erhöhten Krebsraten.

China steht mit seinen Wasserproblemen nicht allein da. Giftmüll gelangt überall auf der Welt in das Trinkwasser. Nach einem Artikel sind es geschätzte 250 Millionen Pfund Medikamente, die jährlich in das Wasserleitungssystem der USA gelangen, und 46 Millionen Amerikaner sind diesen Giften ausgesetzt, weil die Wasseraufbereitungssysteme sie nicht entfernen können. 31 bis 38 Proben von Abwässern in Frankreich enthielten Rückstände von Medikamenten, die genetische Veränderungen erzeugen können. Schadstoffe wurden in Asien, Australien, Europa und in den Ozeanen überall auf der Welt gefunden[202].

Auch wenn die städtische Wasserversorgung einige gute Quellen aufzuweisen hat, vertraue ich im Allgemeinen nur dem Wasser, das zu Hause gefiltert wurde. Sie müssen auch bei Wasser vorsichtig sein, das in Flaschen abgefüllt ist, denn es ist oftmals genauso wenig sicher wie Ihr Leitungswasser. Es gibt ein paar gute Wasserhersteller für abgefülltes Wasser, aber das meiste ist nur Leitungswasser, das von den städtischen Wasserwerken gekauft, aber 10000-prozentig teurer verkauft und mit einem Bild von einer unberührten, sprudelnden Quelle etikettiert wird. Ein weiteres Problem des abgefüllten Wassers sind die Plastikbehälter, in denen es geliefert wird. Manche dieser Behälter enthalten die Chemikalie BPA (Bisphenol A), das nachweislich bei Ratten zu einem erhöhten Risiko für Brustkrebs und Prostatakrebs führt[203] (siehe Anhang B.2 für weitere Informationen).

Sie können sich das Geld für abgefülltes Wasser sparen, außer wenn Sie wissen, dass es gefiltert wurde. Am besten kaufen Sie sich Ihren eigenen Wasserfilter. Die besten sind normalerweise etwas teurer, oder Sie tauschen möglichst oft die Filterkartuschen aus.

Eine weitere wichtige Komponente dieser Säule ist die Hygiene. In einigen Ländern gibt es weder Richtlinien für grundlegende sanitäre Einrichtungen noch eine moderne Frisch- und Abwasserinfrastruktur. Auch Monogamie schützt übrigens vor einer Vielzahl von Krankheiten. Auch wenn das wie ein Allgemeinplatz klingt: eine optimale Gesundheit beizubehalten ist schwierig, wenn man sich häufig den möglicherweise infizierten Körperflüssigkeiten anderer Menschen aussetzt.

Stehen Sie sicher auf allen acht Säulen?

Diese acht Säulen sind die Fundamente, auf denen „Die optimale Gesundheit – ein revolutionärer Ansatz" aufgebaut ist. Sie sind absolut entscheidend, um eine optimale Gesundheit zu erlangen. Ich hoffe, Sie sind jetzt nicht eingeschüchtert oder sogar überwältigt. Wenn ja, dann lehnen Sie sich zurück und atmen Sie tief durch. Perfektionismus ist unser Feind. Unsere populäre Gesundheitskultur hat viele Menschen mit der Vorstellung infiziert, dass die Pläne exakt befolgt werden müssen, weil sie sonst nicht funktionieren. Das ist falsch. Dadurch wurden Millionen davon abgehalten, überhaupt etwas zu tun, sie blieben stattdessen in Bezug auf ihre Gesundheit apathisch. Tappen Sie nicht in diese Falle! Jeder Schritt in Richtung optimaler Gesundheit wird Ihnen bis zu einem bestimmten Grad zugute kommen.

Nur wenige werden in der Lage sein, alles, was ich Ihnen ans Herz gelegt habe, perfekt zu befolgen, aber wenn Sie das Vernünftigste tun, werden Sie die Chancen auf ein längeres und gesünderes Leben deutlich erhöhen.

Ab Kapitel 9 werde ich alle Risikofaktoren für chronische Krankheiten sorgfältig besprechen, aber eine Ursache für Entzündung und chronische Krankheiten muss ich zuallererst im Detail erörtern. Der Grund dafür ist, dass es bislang in den Medien jede Menge Falschinformationen hinsichtlich des Umgangs mit Entzündungen gegeben hat, sodass ich deshalb besonderes Augenmerk darauf lege. Diese Ursache für Entzündungen verdient eigentlich ein eigenes Kapitel.

Kapitel 7 ist meine Strategie für den Umgang mit Stress.

KAPITEL 7

Leben Sie Ihr Leben bestmöglich in einer stressigen Welt

TRESS IST GENAU WIE DAS, was wir Ärzte hochwissenschaftlich als Darmgas bezeichnen. Jeder hat es, keiner möchte es zugeben und wir versuchen, es in vornehmer Gesellschaft zu verbergen. Aber früher oder später baut sich der Druck bis zu dem Punkt auf, an dem wir das dringende Bedürfnis verspüren, „Luft abzulassen". Anschließend geht es uns besser, aber das erhöht nicht unbedingt die Lebensqualität derer, die sich in unserer Nähe aufhalten.

Nahezu jeder von uns lebt mit Stress, unabhängig von Nationalität, ethnischer Zugehörigkeit, Lebensstandard, Spiritualität, Beruf, Lebensgewohnheiten, Alter oder Geschlecht. Jeder, der behauptet, dass er niemals Stress hat, lebt entweder nicht in der realen Welt, leidet an einer wahnhaften Geistesstörung oder lügt. Kombinationen aus diesen drei Möglichkeiten kommen auch vor.

Ich schätze mich glücklich, dass ich die Welt bereist und Kunden aus der ganzen Welt getroffen habe. Hier folgt nun, was mich meine weltweite Erfahrung zum Thema Stress gelehrt hat: Stress gibt es überall. Es macht keinen Unterschied, ob Sie aus Frankreich, China, Deutschland, Argentinien, Indien, Südkorea, Amerika, Ukraine, Japan, Venezuela, Italien, Australien oder einem anderen Teil der uns bekannten Welt stammen. Normale Menschen in all diesen verschiedenen Gesellschaften und Kulturen erfahren so viel Stress, dass ich vor Jahren schon zu dem Schluss gekommen bin, dass wir unseren Kunden dabei helfen müssen, damit umzugehen und ihn zu verringern, wenn sie eine optimale Gesundheit erreichen sollten.

Ich habe tatsächlich Menschen getroffen, die behaupten, einen stressfreien Lebensweg gefunden zu haben: ja richtig! Wenn ich in völliger Abgeschiedenheit lebte, keine außer Haus liegenden Ziele hätte, nur Essen und Schlaf brauchte, oder meine Zeit in religiöser Andacht verbrächte, ein bisschen Hausarbeit für Kost und Logis verrichten würde und nur mit ein paar wenigen Gleichgesinnten Kontakt hielte, dann würde ich auch so herrlich in mir ruhen. (Na gut, ich vermutlich nicht, aber viele andere Leute schon.)

Dennoch würde es mir gefallen, einige dieser Einsiedler ein halbes Jahr nach ihrer Vertreibung in die große, weite Welt wiederzusehen, wenn sie mitten drin in genau dem Durcheinander stecken, das für die meisten von uns alltäglich ist. Wie ruhig und gefasst würden solche Menschen sein, wenn ihr Leben eine schreiende und kämpfende Horde Kinder, Schwiegereltern, Berufsverkehr, einen schlecht gelaunten, machthungrigen Alkoholiker als Chef, Nachbarskinder, deren Musik das Porzellan im Schrank noch drei Häuser weiter klirren lässt, auf die letzte Minute fertig gestellte Hausaufgaben, alles andere, was im letzen Moment zu Ende gebracht wird, andauernd nur vier Stunden Schlaf in der Nacht, wiederholten Durchfall, eine übergroße Hypothek und eine Tasche voll mit überzogenen Kreditkarten beinhalten würde? Na, kommen Sie. Lassen Sie uns ehrlich über das moderne Leben sprechen. Es ist geschäftig, und Stress ist ein Teil davon.

Als ehemaliger Notarzt habe ich mehr als nur ein wenig Erfahrung mit berufsbedingtem Stress. Bevor ich zur Präventivmedizin umschwenkte, war ich jahrelang in einer überlaufenen Unfallklinik in Südkalifornien tätig. Dort war ich der einzige Bereitschaftsarzt während meiner Schichten. Nicht selten musste ich zwei Herzinfarkte zur gleichen Zeit behandeln. Ein normaler Tag im Dienstzentrum: die Unfallstation ist überlaufen mit Bauchschmerzen, Brustschmerzen, Nierensteinen, Verstauchungen, Schnitten und so weiter, während die Sanitäter anrufen, um mitzuteilen, dass sie gleich mehrere Opfer eines Autounfalls oder einer Schießerei abliefern.

Menschen reagieren unterschiedlich auf Stress. Ich gehöre zu denjenigen, die dabei aufblühen. Das mag für Sie seltsam klingen, aber es stimmt, dass ich meine Arbeit in der Unfallstation genossen habe. Je mehr Arbeit, desto mehr genoss ich die Herausforderung. Ich habe die Notfallmedizin nicht aufgrund der Stressbelastung aufgegeben.

Die stressigste Zeit meines Lebens war während der Jahre in meiner Hausarztpraxis. Ich war einer von zwei Ärzten in einer Praxis, die über 8000 Patienten behandelte. Das sollte für einen geistig gesunden Arzt genug sein, nicht aber für mich. Ich war außerdem an drei anderen Unternehmen beteiligt. Ich war Mitbegründer eines Wellness-Unternehmens, hatte ein sehr erfolgreiches landwirtschaftliches Unternehmen und war Teilhaber bei einem dritten Unternehmen. Für Sie ist es wahrscheinlich offensichtlich, dass das der Lebensstil eines Verrückten ist, aber die Wahnsinnigen sind oftmals die Letzten, die ihre eigene Verrücktheit erkennen.

Unsere älteste Tochter war immer lieb und folgsam gewesen (außer, wie jedes andere Kind, im Alter von zwei Jahren). Aber als sie fünf wurde, entwickelte sie einen trotzigen Charakterzug. Als meine Frau und ich eines Tages darüber am Telefon diskutierten, erwähnte ich, dass unsere mittlere Tochter (zu dem Zeitpunkt 18 Monate alt) anfing, den Trotz ihrer älteren Schwester nachzuahmen. Meine Frau war darüber völlig erstaunt. Sie meinte, ich würde mich in unserem zweitältesten Kind völlig täuschen. Ich blieb dabei. Sie beendete unser Gespräch mit den Worten: „Liebling, ich habe sie den ganzen Tag bei mir, jeden Tag, und sie ist nicht so."

Es war, als ob mir ein dickes Kantholz vor die Stirn geschlagen wurde. Ich hatte ein Kind, das ich nicht kannte. Ich musste etwas ändern, aber ich hatte keine Ahnung, was. Sollte ich einige oder alle Jobs kündigen? Wie viel mehr Zeit sollte ich mit meiner Familie verbringen? Wie sollte ich sie verbringen? Ist das „Verbringen von schönen Momenten" mit den eigenen Kindern ein rechtmäßiges Konzept, oder eine billige Rationalisierungsmaßnahme? Wie treffe ich diese Entscheidung, und an wen kann ich mich wenden, wenn ich Hilfe brauche? Macht nicht jeder das, was ich mache?

Da ich keine Idee hatte, was als Nächstes zu tun sei, und ich nicht aus meiner Haut konnte, entschied ich mich zu einer ausführlichen Überprüfung der Literatur, sowohl der medizinischen als auch der allgemeinen, um Antworten zu finden. Ich sammelte und las über 400 Artikel. Zu meinem Erstaunen vertraten nahezu alle von ihnen den Standpunkt, dass man sich zur Stressbewältigung auf die eine oder andere Art von eben diesem lösen müsse. Das erschien mir nicht richtig. Ich verfolgte den Sachverhalt, bis ich zu den Lösungsansätzen kam, die ich mit Ihnen teilen möchte. Wir lehren diese Grundsätze an unserem Institut. Tausende unserer Klienten haben uns von wundervollen Ergebnissen berichtet. Ich hoffe, wir können auch Ihnen helfen.

Die daraus gezogenen Rückschlüsse brachten einige ziemlich große Veränderungen in mein Leben. Ich verkaufte meine Arztpraxis und zog mit meiner Familie aufs Land. Ich hatte eingesehen, dass ich nur eine Chance habe, meine Kinder aufwachsen zu sehen, und ich wollte sie nicht vertun. Das ist die größte Verantwortung, die die meisten Menschen haben, und man bekommt keine zweite Chance. Ich legte sofort zwei meiner „Neben"-Unternehmen still, obwohl das eine gerade anfing Gewinn abzuwerfen, und kürzte die Teilhaberschaft am dritten radikal. Ich fing an, mir jeden Mittwoch freizunehmen und den ganzen Tag mit unserer 18 Monate alten Tochter zu verbringen. Ich glaube, wir haben jeden Spielplatz und jeden Rutschpark in Südkalifornien besucht. Dies schaffte meiner Frau etwas Freiraum, sodass sie mittwochs ehrenamtlich in der Schule unserer Ältesten tätig wurde. Was wir feststellten, war, dass unsere älteste Tochter einen Vater brauchte, und sobald ich anfing, mehr Zeit mit ihr zu verbringen, verwandelte sie sich wieder in das liebe junge Mädchen, das sie heute ist.

Jetzt haben wir einen unglaublichen Familienzusammenhalt. Wir machen fast alles gemeinsam, da wir es ernsthaft genießen, die anderen um uns herum zu haben. Haben mich diese Veränderungen finanziell beeinflusst? Darauf können sie wetten. Zeit mit meiner Familie zu verbringen, war die beste Entscheidung, die ich je getroffen habe. Keine Chance, dass ich die Beziehung, die ich heute zu meiner Familie habe, gegen das über die Jahre hinweg eingebüßte Einkommen tauschen würde. Auf gar keinen Fall.

Unsere Leben auf diese Art und Weise zu ändern, war keine Spontanentscheidung. Es brauchte Zeit und Behutsamkeit. Aber wir entwickelten eine Methode, die uns aus diesem verrückten Leben heraushalf, um den tatsächlichen Stress zu bewältigen.

Diese Methode möchte ich Ihnen für Ihre Überlegungen anbieten. Sie beginnt mit einer einfachen, aber unerlässlichen Schreibübung.

Was ist Stress?

Stress ist jeder Faktor (emotional, physisch, sozial, ökonomisch usw.), der eine mentale oder physische Anpassungsreaktion erfordert. Diese Faktoren können tatsächlich oder eingebildet sein. Sie können aus allen Richtungen auf uns einwirken oder aus uns selbst entspringen. Stress ist jeder auf uns ausgeübte Druck, der eine Antwort erfordert.

Als ob wir nicht genug Probleme mit der wirklichen Welt hätten, entsteht viel Stress durch unsere Angst vor Dingen, die vielleicht schiefgehen könnten, es aber selten tun. Was wir fürchten, mag eingebildet sein, der Stress aber ist real.

Ursachen von Stress können Arbeit, Familie, Finanzen, Zeit (oder der Mangel daran), Freunde, Kollegen, Bekannte, nationale und weltweite Angelegenheiten, Technik und alles weitere sein, was uns dazu bringt, uns mit dem Unerwarteten und Ungewissen auseinanderzusetzen. Ich könnte jeder dieser Ursachen ein langes Kapitel widmen, aber ich möchte mich auf die eine konzentrieren, die unser Leben in den letzten Jahrzehnten am stärksten verändert hat – diese eine, die sich mit dem Anstieg chronischer Erkrankungen überschneidet. Ich meine die Technik.

Wie ich im letzten Kapitel vermerkte, fragten sich die Menschen in den 50er Jahren, wie die Menschen in der Zukunft all die freie Zeit, die ihnen zur Verfügung stünde, verbringen würden. Sie waren der Meinung, dass die Technik bald den größten Teil unserer Arbeit übernehmen würde, sodass wir im Jahr 2000 eine Freizeitgesellschaft hätten, in der Müßiggang und Langeweile ernsthafte Probleme darstellten.

Leser unter 50 können jetzt eine Pause einlegen, um sich unter hysterischem Gelächter auf dem Boden zu kugeln.

In der Zukunft, in der wir uns derzeit befinden, hat uns die Technik nicht fauler werden lassen; sie hat es uns ermöglicht, die Arbeit von drei oder mehr Menschen auszuführen, die vor 20 Jahren dafür noch nötig gewesen wären. Informations- und Kommunikationstechnologie haben es möglich gemacht, Vorbereitungszeiten und Fristen radikal zu kürzen, um die für die Fertigstellung der Arbeit benötigte Kalenderzeit zu komprimieren. Und weil wir es können, tun wir es auch. Am Schlimmsten ist aber, dass wir die Arbeit nicht loslassen können. Wir bekommen Textnachrichten im Badezimmer, nehmen im Urlaub Handyanrufe an und beantworten E-Mails. Wir können überall arbeiten, zu jeder Tages- oder Nachtzeit. Und weil wir es können, tun wir es auch.

Unsere Zeit ist daran gewöhnt, verplant zu werden, gemäß den Stunden, die wir am Arbeitsplatz, in der Schule, beim Einkaufen, beim Arzt und so weiter verbringen. Heute wird unsere Zeit nicht für uns gelenkt, aber sie ist auch nicht unser Eigentum. Wir benötigen Selbstdisziplin. Aber Disziplin ist eine Taktik. Als erstes müssen wir unsere Ziele, unsere Prioritäten, kennen. Das sind die Dinge, die uns inmitten des Durcheinanders verlorengegangen sind.

Ich habe hier eine Schreibübung für Sie, deren Wert unschätzbar ist. Bitte schreiben Sie die sieben schlimmsten Stressursachen in Ihrem Leben auf. Lesen Sie kein weiteres Wort, bis Sie nicht diese Lücken gefüllt haben. Wenn Sie so vorgehen, werden Sie einen viel größeren Nutzen aus diesem Kapitel ziehen.

1. _____

2. _____

3. _____

4. _____

5. _____

6. _____

7. _____

Mit Stress sind sehr hohe Kosten verbunden. Einige Studien berichten, dass in vielen industrialisierten Gebieten 75 Prozent der Arbeiter als überbelastet gelten. Einige Menschen glauben, dass Stress die Ursache für die meisten Arztbesuche ist, entweder direkt oder indirekt. Ein Artikel in einer überregionalen Zeitung der Vereinigten Staaten schätzte, dass mindestens 400 Millionen Arbeitstage in den Vereinigten Staaten aufgrund von Stress verloren gehen.

Ich werde in den Kapiteln 9 und 10 veranschaulichen, dass Stress ein

Risikofaktor für Herzerkrankungen und Krebs ist. Sie haben bereits in Kapitel 2 gesehen, dass Stress eine Entzündung begünstigt. Er hat einen erodierenden Effekt auf drei unserer Säulen der optimalen Gesundheit – Reduzierung der Risikofaktoren, Erholung sowie mentale und seelische Gesundheit. Viele Studien belegen, dass Stress die Funktion des Immunsystems beeinträchtigt, den Blutdruck ansteigen lässt, Depressionen begünstigt und zu Stimmungsschwankungen führt. Stress mag normal sein, aber er ist nicht unser Freund.

Nicht nur Stress schadet unserer Gesundheit, sondern auch viele der Methoden, mit denen Menschen dagegen vorgehen, sind schädlich. Einige von uns beantworten Stress mit Vereinsamung oder Zorn oder impulsivem Verhalten. Appetitveränderungen sind normal: manche Menschen verlieren aufgrund von Stress ihren Appetit, während andere ihn durch zwanghaftes Vollstopfen oder Hungern bekämpfen: „Ich habe vielleicht keine Kontrolle über mein Leben, aber ich habe die Kontrolle über meine Ernährung." Wieder andere verändern ihre Stimmungslage – durch bewusstseinserweiternde Drogen (sowohl legal, als auch illegal), Rauchen, übermäßigen Alkoholkonsum – ein schnelles Entkommen, das unsere Gesundheit mehr ruiniert als der Stress, dem wir entfliehen möchten, während wir oftmals den Stress im Leben anderer Menschen vervielfachen.

Die sieben wichtigsten Dinge in Ihrem Leben

Jetzt zur Schreibübung Nr. 2. Bitte listen Sie die sieben wichtigsten Dinge in Ihrem Leben **der Reihe nach** auf. (Sie aufzulisten trägt mehr zur Überlegung bei, als sie einfach nur zu benennen.) Und wieder, nehmen Sie sich ein paar Minuten Zeit, um tatsächlich Ihre sieben Begriffe niederzuschreiben.

1. _____

2. _____

3. _____

4. _____

5. _____

6. _____

7. _____

Und jetzt vergleichen Sie bitte die beiden erstellten Listen. Bemerken Sie irgendetwas Interessantes?

Bei den meisten Menschen ähneln sich die Listen sehr. (Falls sich Ihre nicht ähneln, ist Ihr Weg einfach. Es bedeutet, dass Sie von einer Menge unwichtiger Dinge geplagt werden. Sie müssen sich bloß von ihnen befreien.) Wenn sich die zwei Listen ähneln, bedeutet es, dass die wichtigsten Dinge in Ihrem Leben Ihnen auch den meisten Stress verursachen. Wenn also Menschen Ihnen erzählen, dass der beste Weg, mit Stress umzugehen ist, vor ihm davonzulaufen, dann sagen sie in Wirklichkeit, dass Sie vor den wichtigsten Dingen in Ihrem Leben davonlaufen sollten. Wenn man seinen Job, seine Familie und seine finanzielle Situation ignoriert, befreit man sich wirklich von einer Menge Stress.

Ich spreche hier nicht von einem Wochenendausflug mit dem Ehepartner oder einer Partie Golf mit Ihren Freunden. Daran ist nichts Falsches. Aber Ihre Probleme sind immer noch da, sobald Sie nach Hause kommen, und sie sind normalerweise mit den wichtigsten Aspekten Ihres Lebens verbunden.

Und da liegt der Hund begraben. Läuft da nicht etwas verkehrt, wenn die wichtigsten Aspekte Ihres Lebens auch zugleich die mühseligsten sind?

Eine wichtige Frage

Auch wenn Sie vorher noch nie so eine schriftliche Auflistung wie oben gemacht haben, haben Sie eine in Ihrem Inneren mit sich herumgetragen. Alles, was ich getan habe, ist, Sie dazu aufzufordern, sie zu Papier zu bringen. Und das ist wichtig. Ein Blick auf diese Liste gibt Ihnen einen Überblick und Objektivität.

Jetzt zur wichtigsten Frage. Gehen wir davon aus, Sie haben einen Freund, der keine Ahnung hat, was auf Ihrer Liste steht. Sagen wir mal, ich wäre dieser Freund. Wenn ich Ihr Leben für eine Woche beobachten könnte – wie in einer dieser Reality-Shows, in denen die ganze Zeit eine Kamera auf Sie gerichtet ist – würde ich dann herausfinden, was auf Ihrer Liste steht? Würde mir die Überwachung Ihres Verhaltens für sieben Tage Aufschluss darüber geben, was die sieben wichtigsten Dinge in Ihrem Leben wären? In Ihrer Reihenfolge?

Falls nicht, dann leben Sie im Widerstreit mit Ihren eigenen Zielen und Wertvorstellungen. Wenn Sie nicht gemäß Ihrer inneren Prioritätenliste leben, dann werden Sie in einen internen Konflikt und in Stress geraten. Und Stress ist schlecht für Ihre Gesundheit.

Das ist das, was meiner Familie und mir passiert ist. Wir dachten von uns selbst, dass wir unsere Prioritäten gut gewählt hätten, aber Sie hätten niemals erraten, was für uns wichtig war, wenn Sie uns beobachtet hätten. Wir hatten gute Vorsätze, aber das Leben hat uns von diesem Pfad abgebracht. Wir hatten keinen Plan zur Stressbewältigung.

Eine Auflistung der Prioritäten in Ihrem Leben, die gut durchdacht, präzisiert und getestet wurde, ist **die Grundlage für Ihren revolutionären Plan zur Stressbewältigung.** Ich glaube nicht, dass man Stress eliminieren kann, aber wir können ihn bezwingen. Wir können ihn daran hindern, unser Leben zu ruinieren. Und wir können ihn als Risikofaktor für chronische Erkrankungen ausschalten.

Es gibt andere Methoden, die Ihnen bei der Stressreduzierung helfen können, aber wenn Sie diese grundlegende Strategie für Ihr Leben haben, dann können Sie darüber nur lachen.

Was lernen wir also aus unserer eigenen Prioritätenliste der für uns wichtigsten sieben Dinge? Sagen wir beispielsweise einmal, Ihre Liste schaut so aus wie diese:

1. Ich
2. Meine Arbeit
3. Mein Wertpapierbestand
4. Meine Familie
5. Meine Freunde
6. Freizeit
7. Hausarbeit

Gehen wir einmal davon aus, Sie haben einen bestimmten Tag für Ihre Familie (Nr. 4) reserviert, und ein Freund (Nr. 5) ruft Sie an, ob

Sie Golfspielen gehen möchten. Sie würden verneinen, denn Sie haben schon etwas Wichtigeres für diesen Tag geplant. Dann, einige Minuten später, ruft Ihr Chef (Nr. 2) an, und fordert Sie auf, Ihren Hintern umgehend ins Büro zu schwingen, weil dort eine Sonderaufgabe wartet. Sie sagen „Jawoll" und fahren zur Arbeit. Ihre Arbeit übertrumpft einen Familientag. Nicht, dass sie das immer *sollte*. Aber in Ihrem Leben tut sie das üblicherweise. Sie ist die Nummer 2 auf Ihrer Liste.

Dieses System macht Ihr Leben wirklich einfacher, da es den Stress Ihrer Entscheidungen und täglichen Interessenskonflikte beseitigt. Alle Fragen wurden *vor* den eingehenden Anrufen geklärt. Das funktioniert einwandfrei, wenn sich Ihre Familie Ihrer Prioritätenliste bewusst ist, die Möglichkeit hat, darauf zu reagieren, und Ausnahmen von der Regel mit Ihnen ausarbeiten kann.

Hier folgt ein weiteres Beispiel einer Prioritätenliste. Zufällig ist es meine. Das bedeutet nicht, dass es *Ihre* Liste sein sollte. Aber ich möchte, dass Sie wissen, wie ich zu dieser Aufstellung kam. Es hat mich einige Jahre gekostet, bis ich die endgültige Version hatte und ihr gerecht wurde. Aber sie ist für unsere Familie unbezahlbar geworden und hat meinen Stress drastisch reduziert. Ich folge dieser Methode nun seit 12 Jahren.

Dr. Dukes persönliche Prioritätenliste:

1. Mein persönliches Wertvorstellungssystem
2. Meine Ehefrau
3. Meine Kinder
4. Meine Gesundheit
5. Mein Beruf
6. Im erweiterten Sinne Familie und Freunde
7. Hobbies und Hausarbeit

Jeder, der mein Leben vor 12 Jahren betrachtete, würde feststellen, dass mein Beruf, die Medizin, Nummer 1 auf meiner Liste war. Ich war jeden Tag ganztags in der Praxis. Ich habe mich abgemüht, wie ich mein Leben mit meinen Prioritäten in Einklang bringen könnte. Letztendlich sah ich ein, dass ich meine Arbeitshaltung ändern musste.

Ich musste auch vieles andere verändern. Ich zog in eine ländliche

Gegend, um meinen Lebensuntershalt zu reduzieren, sodass ich mein Arbeitspensum herunterschrauben konnte. (Dieser Umzug hatte einige nette Vorteile für meine Frau und die Kinder zur Folge, abgesehen davon, dass ich mehr zu Hause herumlungerte.) Ich verkaufte meinen Anteil an der Arztpraxis an eine größere Firma, was mir mehr Zeit für meine Familie und Freunde einbrachte. Es war meine Angewohnheit, sofort, wenn ich von der Arbeit heimkam, mit meinen Kindern zu spielen; ich änderte dies und konzentrierte mich als allererstes auf meine Frau. Dies vermittelte den Kindern, wie wichtig sie für die Familie war. Anfänglich platzierte ich meine Gesundheit an letzter Stelle auf der Liste. Dann wurde mir klar, dass ich sie höher einstufen musste, wenn ich genügend Stärke und Energie haben wollte, um mich um alles kümmern zu können. Mein Leben in Einklang mit allen sieben Prioritäten zu bringen, hat in der Umsetzung Jahre gedauert, aber der Prozess hat erstaunlich gut funktioniert.

Meine Frau hat ihre eigene Liste gemacht. Die Zeit, die wir dafür aufwendeten, um unsere Listen zu vergleichen, war uns eine große Hilfe bei der Reduzierung von Konflikten und Stress in unserem Leben. Obwohl unsere ersten drei Einträge übereinstimmten, weichen die weiter unten stehenden voneinander ab, da wir im Leben unterschiedliche Verantwortungsbereiche ausfüllen. Wenn sie jetzt bestimmte Dinge anders regelt als ich, erscheinen mir Ihre Aktionen sinnvoll, da ich ihre Prioritätenliste kenne.

Ich glaube nicht wirklich daran, dass Männer und Frauen von unterschiedlichen Planeten stammen. Mangelnde Kommunikation ist schuld daran, dass es so wirkt. Und eine mangelhafte Kommunikation kann verbessert werden.

Vielleicht mögen Sie meine Prioritätenliste nicht. Kein Problem! Sie sollen eigentlich eine eigene erstellen. Manchmal sind Leute bestürzt darüber, wie meine Familie und ich unsere Prioritäten gesetzt haben. Aber viel zu viele Menschen sind stressüberladen, weil sie zuviel Zeit und Energie investieren, um es jedem recht zu machen. Ich weiß, dass ich nicht jeden zufriedenstellen kann, also muss ich eben so leben, wie es mir richtig erscheint.

Seine Zeit und Energie dafür aufzuwenden, anderen Menschen wirklich zu helfen, ist nobel. Sie dafür aufzuwenden, um anderen Menschen zu *gefallen*, kann eigentlich nur schief gehen. Es geht einfach nicht.

Es macht Mühe, Ihre Liste zu erstellen und umzusetzen. Andere in Ihrem Leben können sich gestört fühlen, bis sie sich an die von Ihnen gemachten Änderungen gewöhnt haben. Lassen Sie sich davon nicht aufhalten.

Dieser Prozess ist ähnlich, wie wenn man ein Auto über eine Anhöhe schieben möchte. Am Anfang ist es sehr mühselig, aber wenn man den obersten Punkt erklommen hat, läuft es wie von selbst.

DR. DUKES STRATEGIE

Der Kern meines Plans zur Reduzierung von Stress als einem Risikofaktor für Ihre Gesundheit ist, die gerade eben beschriebene Methode zu verfolgen. Schreiben Sie diese Liste mit den sieben wichtigsten Dingen in Ihrem Leben auf, und bringen Sie Ihr tägliches Leben mit diesen Prioritäten in Einklang.

Es gibt viele andere Wege, um Stress zu reduzieren, aber meiner Meinung nach verblassen sie im Vergleich mit einem ehrlichen Leben nach Ihren Werten und Vorstellungen. Die Methoden, die ich auflisten möchte, sind die, die von den meisten Leuten zuerst gewählt werden. Einige von ihnen sind realitätsfern und bieten deshalb nur eine zeitweilige Lösung für andauernde Probleme. Aber alle diese Dinge haben Vorteile, solange Sie sich Ihre obersten Prioritäten gesetzt haben.

1. **Angemessene Ernährung.** Gestresste Menschen neigen dazu, zu wenig zu essen. Zu oft vertrauen wir auf Koffein als Energiespender und auf Alkohol zur Entspannung. Diese Substanzen rauben uns unseren Schlaf, und wir fühlen uns müder und gestresster als zuvor. Sobald man an ungewohntem Stress leidet, ist es umso wichtiger, sich ausreichend zu ernähren, weil der Körper in diesen Phasen üblicherweise mehr auf Vitamine, Mineralien und aktive Pflanzennährstoffe angewiesen ist. Wenn Sie sich in Stressphasen gut ernähren, können Sie besser arbeiten und denken, was eine Lösung Ihrer Probleme vereinfacht.

2. **Tagesplaner und Zeiteinteilungssysteme.** Sie können sehr hilfreich bei der Organisation Ihrer täglichen Besorgungen und Auf-

gaben sein. Und Ihnen genau vor Augen halten, wie viel Sie am heutigen Tag zu bewältigen haben, statt dass Sie sich über den riesigen Haufen Arbeit ärgern, an dem viele von uns scheitern, bevor sie überhaupt damit angefangen haben. Diese Organizer sind eine gute Investition.

3. **Ausreichender Schlaf.** Schlaf kann den Serotoninwert anheben, der uns zu einem klareren Denken verhilft. Schlaf ist oftmals das erste, was auf der Strecke bleibt, wenn wir zu viel zu tun haben, aber ausreichender Schlaf kann Ihnen sogar in Ihrem Leben helfen, da er Sie zu klarem Denken und effizientem Handeln befähigt. (Mehr über die Bedeutung ausreichenden Schlafs steht in Kapitel 6.)

4. **Bewegung.** Es ist erwiesen, dass maßvolle Bewegung sowohl Stress reduziert als auch die Funktion des Immunsystems verbessert.

5. **Musik.** Unter den am häufigsten falsch zitierten Zeilen der englischen Literatur findet sich dieser Satz, geschrieben von William Congreve und an dieser Stelle korrekt wiedergegeben:

Musik besitzt die Macht, eine wilde Bestie zu besänftigen,
Felsen zu erweichen oder eine knotige Eiche zu verbiegen.

Dies trifft insbesondere – und im klinischen Sinne – auf bestimmte Musikarten zu. Musik kann das Gehirn so anregen, dass es Hormone freisetzt, die uns entspannen und uns ein Wohlgefühl vermitteln. Allerdings haben Untersuchungen gezeigt, dass das Gehirn gewissermaßen verschiedene Geschmäcker hat, und also diese Hormone nur als eine Reaktion auf bestimmte *Musikarten* freisetzt. Allgemein bevorzugt das Gehirn zur Stressreduzierung ein stark melodisches Thema; auf sehr viel Schlagzeug und übermäßige Wiederholungen reagiert es nicht so gut. Die Untersuchung hat gezeigt, dass klassische Musik beispielsweise Stresshormone reguliert, das Immunsystem ankurbelt und den Endorphinwert, die Glückshormone im Gehirn, erhöht. Im Institut konnten wir feststellen, dass Johann Sebastian Bach zur Stressreduzierung gut geeignet ist.

6. Meditation. Diese Methode wird am meisten missverstanden. Menschen neigen dazu, nur an eine einzelne Form der Meditation zu denken, aber es gibt viele verschiedene Formen, genauso wie es viele verschiedene Sportarten gibt. Nicht jede Art von Bewegung ist gut für Sie (beispielsweise die Auswirkungen von Aerobic auf die Gelenke), genauso wie nicht jede Art der Meditation vorteilhaft ist.

Das Lexikon definiert Meditation als einen Akt spiritueller Besinnung. Im Laufe der Geschichte wurde sie stets in einem religiösen Kontext angewendet. Haben Sie sich einmal gründlich mit dem Thema befasst, werden Sie die Meinung naiv finden, dass man eine religiöse Übung von der Religion trennen kann. Ich bin der Auffassung, wenn Sie meditieren möchten, dann sollten Sie es lieber gemäß Ihren spirituellen Vorstellungen tun, als jemanden zu bezahlen, der Sie in einer „nicht religiösen" Methode unterrichtet. Nicht alle Formen der Meditation sind gleich.

Drei Hauptformen der Meditation werden auf der ganzen Welt ausgeübt. Sicherlich gibt es Varianten, aber im Allgemeinen leiten sie sich von einer dieser drei Methoden ab:

- Die Konzentration auf ein Objekt oder einen Vorgang, statt die Gedanken frei wandern zu lassen
- Die Wiederholung verstärkender Suggestionen, um sich selbst oder seine Umgebung im Hinblick auf ein erwünschtes Ergebnis zu beeinflussen
- Das Reflektieren guter Gedanken, Lehren oder Dinge, die sich in Ihrem Leben ereignet haben. Diese Form ermöglicht eine freie Entwicklung von Gedanken und Ideen.

Wenn Sie nach einer Methode meditieren, die nicht zu Ihrem persönlichen Wertvorstellungssystem passt, kann das Angst und Stress erhöhen. Ich habe in meiner Praxis Patienten gehabt, die nach dem Besuch von Meditationszentren, die nicht ihren persönlichen Wertvorstellungen entsprachen, an extremem Stress und Angst litten. Studien belegen, dass nicht weniger als 63 Prozent der Menschen unter solchen negativen Nebenwirkungen leiden[204].

MANTRAS ZU VERKAUFEN! GREIFEN SIE ZU, SOLANGE SIE NOCH HEISS SIND!

Ich bin stets für Meditation als Prozess zum Stressabbau, unter den oben genannten Voraussetzungen.

Allerdings sind bestimmte Meditationsmethoden vor einigen Jahrzehnten als stark vermarkteter Modetrend in den Westen eingeführt worden. Und wie so oft entsprechen nicht alle Behauptungen der Wahrheit. Der Großteil der Forschung bezüglich der gesundheitlichen Vorteile der Meditation war, gemäß einem 450-seitigen wissenschaftlichen Bericht, erstellt für das *US-Department of Health Services*[205] und wiedergegeben vom Nationalen Institut für ergänzende und alternative Medizin der *National Institutes of Health,* von schlechter Qualität. Der Bericht konstatiert: „Verbindliche Schlussfolgerungen über die Effekte der Meditationsübungen im Gesundheitswesen können aufgrund der vorliegenden Beweise nicht gezogen werden." Die Meditation als Gesundheitstrend verfolgt uns immer noch, aber ich würde lieber auf der besten Wissenschaft bestehen, sobald es um den Schutz Ihrer Gesundheit geht.

7. **Ausgleich.** Meine Frau und ich versuchen, mehrmals im Jahr auswärts zu übernachten oder einen Wochenendausflug zu machen. Wochenendausflüge, Ferien, Rückzüge und lange Strandspaziergänge haben ihre Berechtigung – solange sie Ihre Lebensprioritäten unterstützen und nicht die Hauptstütze Ihrer Anti-Stress-Strategie sind.

Diese Methode der Lebensprioritäten hat Tausenden von Menschen geholfen. Sie wird auch Ihnen helfen. Sie bedeutet etwas Arbeit im Voraus, aber die Ergebnisse sind es in hohem Maße wert. Stress ruft Entzündungen hervor, und die müssen Sie eindämmen. Diese Methode funktioniert wundervoll, wenn sie behutsam umgesetzt wird, und Sie Ihre ganze Familie im Gedächtnis behalten.

Ein letzter Ratschlag: Messen Sie Ihren Stresslevel nicht, indem Sie ihn mit dem Ihrer Mitarbeiter, Freunde und Verwandten vergleichen. Das wird häufig getan, um abzuwiegeln oder zu verharmlosen. „Ich habe keine Probleme…jeder, mit dem ich zusammenarbeite, hat genauso viel Stress wie ich." Ja, da haben Sie recht. Alle diese anderen Personen haben genauso viel Stress wie Sie, und es ruiniert auch *ihre* Gesundheit.

Falls Stress Ihre Gesundheit, Arbeit, Familie oder Freundschaften in irgendeiner Weise negativ beeinflusst, müssen Sie ernsthaft dagegen vorgehen.

Im letzten Kapitel versprach ich, zwei Themen detailliert zu erörtern, bevor ich die „25 einfachen und überschaubaren Stufen zur optimalen Gesundheit" zusammenfasse. Bevor ich die Risikofaktoren für die wesentlichen chronischen Erkrankungen in den Kapiteln 9–12 (diese sind elementar zum Verständnis der optimalen Gesundheit) gründlich erkläre, will ich das andere Thema erörtern – die Rolle, die Nahrungsergänzungsmittel bei der optimalen Gesundheit spielen.

Es gibt einige hervorragende Wissenschaftler, denen es am grundlegenden Verständnis für die Rolle der Nahrungsergänzungsmittel mangelt und die ihre Verwendung herabwürdigen. Ich kann solche falschen Vorstellungen nachvollziehen – früher ging es mir genauso.

Das nächste Kapitel ist dem „warum und wieso" der Nahrungsergänzung gewidmet. Sie werden bald besser verstehen, warum Nahrungsergänzungsmittel ein wichtiger Bestandteil Ihrer Strategie zur Reduzierung von Entzündungen und dem Risiko chronischer Erkrankungen sind. Die Nahrungsergänzung ist wahrlich eine Säule der optimalen Gesundheit.

KAPITEL 8

Die Rolle von Nahrungsergänzungsmitteln im Kampf gegen die Entzündung

DIE MEISTEN SPORTMANNSCHAFTEN können auf die Dauer nicht erfolgreich sein, wenn sie sich nur auf die Stamm- und Spitzenspieler verlassen. Sie brauchen auf der Ersatzbank geschickte Spieler, die bereit sind, eine Lücke zu füllen, wenn ein Stammspieler vom Platz geht. Spitzenspieler werden verletzt, sind müde oder haben einfach mal einen schlechten Tag. Um zu gewinnen und auch weiterhin siegreich zu sein, braucht man Ersatzspieler, und in den meisten Sportarten braucht man die Ersatzspieler ziemlich oft.

Bei der Ernährung ist es so ähnlich. Bis jetzt haben Sie gesehen, dass ich für Sie nur die beste Ernährung will, weil gute Ernährung mit gesunden Lebensmitteln unerlässlich für die optimale Gesundheit ist. Ohne sie kommen Sie nirgendwohin.

Aber wir befinden uns im 21. Jahrhundert, und die meisten von uns haben Probleme, so gut zu essen, wie man sollte. Tatsächlich ist diese Aussage eine stark vereinfachte Erklärung dafür, warum wir unsere Nahrung durch die Einnahme von Ergänzungsmitteln anreichern sollten. Ich werde jetzt ganz genau erklären, warum Nahrungsergänzungsmittel für unsere Strategie zum Gewinn der optimalen Gesundheit so wichtig sind.

Sagen wir, unser Gegner gibt nie auf. Die Risikofaktoren für chronische Krankheiten liegen stets auf der Lauer, um das Spiel an sich zu reißen. Sie werden nie müde oder brauchen einen Tag Pause. Nahrungsergänzungsmittel halten unsere Nährstoffversorgung auf dem optimalen Niveau, selbst wenn wir nicht immer optimal essen können.

Mangelernährung: Nicht nur ein Problem der Dritten Welt

Als mein Freund Bill Kochi Indien besuchte, traf er eine Familie, die eine wunderhübsche, 10 Jahre alte Tochter hatte. Als er mit den Eltern sprach, bemerkte er eine ungewöhnliche Zurückhaltung im Verhalten des Mädchens, das über die normale Schüchternheit von Kindern hinausging. Die Eltern erzählten Bill, dass die Kleine blind sei. Und als jemand, der in einem wohlhabenden westlichen Land lebt, war er baff, als er erfuhr, dass die Blindheit des Kindes auf einen Mangel an Vitamin A zurückzuführen war[206].

Vitamin A ist ein essenzieller Nährstoff, der nicht teuer und leicht erhältlich ist, entweder durch Nahrung oder ein Ergänzungspräparat. Wenn dieses Kind Zugang dazu gehabt hätte, wäre es nicht blind geworden. Dieses Zusammentreffen beschäftigt Bill heute noch. Und besonders traurig ist, dass der Fall dieses kleinen Mädchens kein Einzelfall ist. Es gibt über 2,8 Millionen Kinder unter 5 Jahren in mehr als 60 Ländern, die aufgrund von Vitamin-A-Mangel an Blindheit leiden. Grundlegende Nährstoffe beeinflussen unsere Gesundheit wesentlich.

Das Schlimme daran ist, dass dieses Problem nicht nur arme Leute in armen Ländern betrifft. Mangelerscheinungen kommen auf der ganzen Welt vor, in entwickelten und sich gerade entwickelnden Ländern. Die Weltgesundheitsorganisation berichtete, dass im Jahr 2000 ein Drittel der Weltbevölkerung von Vitamin- und Mineralstoffmangel betroffen war[207]. Einem weiteren Bericht der WHO zufolge liegt ein Mangel an Mikronährstoffen vielen Sterbefällen und Krankheiten weltweit zugrunde[208]. Wie in Kapitel 10 erörtert, steht Vitamin-D-Mangel in Zusammenhang mit vielen Krebsarten und kommt weit häufiger vor, als dies die meisten Beschäftigten im Gesundheitswesen vermuten. Eine Studie an normalen und offensichtlich gesunden Freiwilligen in einem europäischen Ballungsraum ergab, dass 34 Prozent davon an Vitamin-D-Mangel litten. Der Mangel ist also wesentlich häufiger, als man zuvor gedacht hatte, und beschränkt sich nicht auf stark gefährdete Gruppen wie alte Leute oder Kranke[209].

Eine weitere Studie aus Peking zeigte, dass Vitamin-D-Mangel im Winter bei über 40 Prozent der halbwüchsigen Mädchen vorkommt[210]. Eine US-amerikanische Studie des *Center for Disease Control* ermittelte, dass 42 Prozent der afroamerikanischen Frauen und 4 Prozent der weißen Frauen im gebärfähigen Alter einen Vitamin-D-Mangel aufweisen[211]. Diese Frauen stehen in der Blüte ihres Lebens und leben in einer der reichsten Nationen der Welt. Und es dürfte noch schlimmer sein. Diese Studien wurden alle noch *vor* der Empfehlung zur Anhebung des Mindestwerts von Vitamin D durchgeführt.

Es gibt viele häufige Ernährungsdefizite. Ungefähr 2 Milliarden Menschen leiden unter Eisenmangelanämie[212], und über 2 Milliarden Menschen sind von Störungen aufgrund von Jodmangel bedroht[213]. Das war zum Zeitpunkt beider Studien ungefähr ein Drittel der Weltbevölkerung. Menschen in China kämpfen unter anderem gegen Zink-, Selen-, Thiamin-, Kalzium-, Retinol- und Riboflavinmangel[214]. Weltweit sind über 2 Milliarden Menschen bedroht von Mangelerscheinungen von Vitamin A, Jod, Eisen, Zink, Folsäure und Vitaminen aus dem Vitamin B-Komplex - wieder einer von drei[215].

Es gibt noch wesentlich mehr Forschungen, die zeigen, dass Nährstoffmangel sowohl in Industriestaaten als auch in Entwicklungsländern vorkommt. Eine Studie belegte, dass US-amerikanische Frauen deutlich zu wenig Vitamin E, Carotin sowie Alpha-Carotin zu sich nahmen. Mehr als 60 Prozent der Frauen in dieser Studie nahmen auch Kupfer, Zink und Selen in weit weniger als der empfohlenen Dosierung ein[216]. Etwa 75 Prozent der älteren Männer und 87 Prozent der älteren Frauen in den USA nehmen über die Nahrung zu wenig Kalzium auf, was für diese Altersgruppe ein besonders ernstes Problem darstellt[217].

Eine national durchgeführte Ernährungsbefragung in Japan deckte einen zunehmenden Trend auf, übermäßig viele Kalorien zu verzehren. Gleichzeitig herrschte jedoch ein Defizit an Mikronährstoffen[218]. Eine unter älteren Menschen durchgeführte Studie in Großbritannien enthüllte, dass Defizite an Vitamin D, Magnesium, Kupfer, Vitamin C, Eisen und Folsäure häufig sind[219]. Da Vitamin- und Mineralstoffmangel in den USA weit verbreitet sind und zu Schäden an der DNA führen können, schloss daraus ein Forscher, dass dieses Defizit höchstwahrscheinlich eine wesentliche Ursache für Krebs ist[220].

Ich könnte Hunderte von gelehrten Artikeln zu diesem Thema aufzählen, aber stattdessen möchte ich einen überraschenden und ermuti-
genden Trend vermerken. Ganz normale Menschen überall auf der Welt
nehmen Nahrungsergänzungsmittel zu sich. Und sie tun das, ohne dass
die Medizin sie dazu auf breiter Basis aufgefordert hätte.

Hunderte von gelehrten Autoren haben daraus geschlossen, dass
Ergänzungsmittel dazu beitragen, Defizite auszugleichen[221]. Aber die
Mehrheit der Schulmediziner auf der ganzen Welt verhält sich, als wür-
de sie diese Statistiken nicht kennen. Sie kleben immer noch an dem
Paradigma überholter Forschungen, demzufolge genügend Nährstoffe
allein durch die Ernährung aufgenommen werden können.

Eine wissenschaftliche Rezension, die 2002 im Journal of the American Medical Association (JAMA)[222] veröffentlicht wurde, konstatiert,
dass es für alle Erwachsenen ratsam sei, Vitaminpräparate einzunehmen. Doch viele Ärzte, Ernährungswissenschaftler und Diätspezialisten
schalten auf stur, wenn es darum geht, Nahrungsergänzungspräparate
zu empfehlen. Irgendwie kommt die Idee der Nahrungsergänzung der
medizinischen Gemeinde nicht richtig vor. Das erstaunt mich, denn obwohl jeder weiß, dass der industrialisierte Lebensstil dazu geführt hat,
dass die Menschen vitaminarme und behandelte Lebensmittel in sich
hineinstopfen, verhalten sich die Mediziner so, als würden sie die Leute
lieber vitaminarm belassen, als ihnen Ergänzungspräparate zu empfehlen.

Vielleicht sind einige Ärzte besorgt, ihre Patienten würden es dann
übertreiben. Manche tun das natürlich auch, und jedes Übermaß birgt
Gefahren in sich. Aber es muss ein gutes Mittelmaß gefunden werden
können, da Millionen Menschen auf dem gesamten Globus diese Präparate trotz der Ablehnung der Ärzteschaft fleißig zu sich nehmen. Die
meisten Ärzte fühlen sich bei diesem Thema unwohl, oder sie wissen
zu wenig, und deshalb ist einfacher für sie, Ergänzungspräparate rundweg abzulehnen. Die Patienten spüren dieses Unbehagen und verneinen
deshalb lieber, dass sie Präparate einnehmen, als es zuzugeben, wenn sie
danach gefragt werden. (Die Mayo-Klinik hat zu diesem Phänomen eine
Studie durchgeführt, doch dazu später.) Auf diesem Gebiet hinkt die
Schulmedizin den Patienten hinterher, denen sie dienen sollte.

Daten der Nationalen Gesundheits- und Ernährungsumfrage von
2002 zeigten, dass 52 Prozent der Erwachsenen angaben, ein Nahrungs-

ergänzungsmittel zu nehmen[223]. Im Jahre 1994 waren es bei der gleichen Umfrage nur 40 Prozent gewesen[224].

Darüber hinaus dürften die Zahlen wesentlich höher sein, wie eine an der Mayo-Klinik[225] durchgeführte Studie mit 200 Versuchspersonen vermuten lässt. Die Probanden wurden gebeten, ihre Nahrungsergänzungsmittel schriftlich auf einem Fragebogen zu vermerken, und wurden dann anschließend befragt. Schriftlich hatten 30,5 Prozent der Probanden angegeben, derartige Präparate zu sich zu nehmen, aber bei der mündlichen Befragung stellte sich heraus, dass es 61 Prozent waren.

Auf der ganzen Welt stopfen sich Menschen mit Vitaminen, Mineralien und anderen Präparaten voll. 43 Prozent der Deutschen berichten, dass sie Präparate einnehmen[226]. 54 Prozent der koreanischen Oberstufenschüler nehmen Präparate ein[227]. In Dänemark sind es 59 Prozent[228]. In Kanada nahmen 46 Prozent der Frauen und 33 Prozent der Männer mindestens ein Präparat ein[229]. In Australien sind es 48 Prozent der Männer und 61 Prozent der Frauen[230]. Eine Umfrage der WHO kam zu dem Schluss, dass 75 Prozent der Weltbevölkerung unkonventionelle medizinische Praktiken anwenden, die meisten davon pflanzlich[231].

Auch wenn Ärzte den Wert von Nahrungsergänzung herunterspielen, ergänzen viele ihrer gewieften und gesundheitsbewussten Patienten ihre Nahrung. Eine Studie des Fred-Hutchinson-Krebsforschungszentrums in Seattle erhielt von 61.587 Personen im Alter zwischen 50 und 76 Jahren Informationen zu Nahrungsergänzungspräparaten. Die Studie diente der Demografie. Die Verwendung von pflanzlichen Mitteln und Spezialpräparaten war wesentlich höher unter Befragten, die älter, weiblichen Geschlechts, gebildet und Nichtraucher waren, einen normalen Body-Mass-Index hatten, Sport trieben und wenig Fett, aber dafür viel Obst und Gemüse verzehrten.

Inzwischen bleiben Ärzte, Ernährungswissenschaftler und Diätspezialisten weiterhin über Nahrungsergänzungsmittel uninformiert und gewisse, kürzlich veröffentlichte voreingenommene Forschungsergebnisse haben die Sache nicht besser gemacht.

Ein schwach begründeter Übersichtsartikel im britischen Medizinjournal The Lancet[232] sowie eine andere Untersuchung[233], die an Voreingenommenheit und schlechter Methodologie leidet, vergrößerten die Kluft zwischen Schulmedizin und Durchschnittspatient noch mehr. Zu viele Ärzte stützen sich auf solche Forschungen. Ich tadele hier nicht die Institute, sondern die mangelhafte Ausbildung in Präventivmedizin an medizinischen Fakultäten. Diese ist für die Unfähigkeit der Ärzte verantwortlich, die fundamentalen Fehler in derartiger Forschung zu erkennen. Das ist kein Angriff auf diese Institute selbst; ich habe eine herausragende Ausbildung genossen und habe lange Zeit ein ähnliches Vorurteil gehegt. Das Problem, das ich hier meine, und bereits in Kapitel 5 erörtert habe, ist die Ausrichtung unseres Berufs auf Diagnose und Behandlung von Krankheiten zu Lasten der Prävention.

Beispielsweise neigen Forscher dazu, Nahrungsergänzungsmittel als Arznei zu betrachten. Eine solche Studie fand heraus, dass Folsäure das Vorkommen von Herzinfarkten *bei Personen mit fortgeschrittenen Herzerkrankungen und verschiedenen Herzproblemen* nicht reduzierte. Die Studie schloss mit den Worten, dass „eine solche Behandlung deshalb nicht anzuraten wäre"[234].

Menschenskinder! Jungs, ihr habt's nicht kapiert. Ich rede nicht über die Heilung von fortgeschrittenen Herzerkrankungen – ich spreche von der *Prävention* der Herzerkrankungen durch ein Leben mit guter Ernährung.

Bedauerlicherweise haben viele Wissenschaftler und Ärzte, die diese Studie lasen, beschlossen, dass Folsäure, weil sie für Menschen mit fortgeschrittenen Herzerkrankungen keinen Nutzen hat, für die Prävention wertlos sei. Von da sprangen sie weiter zu der Annahme, dass Homocystein kein Risikofaktor für Herzerkrankungen sein müsse – siehe Kapitel 9. (Homocystein ist eine entzündliche Substanz, die durch eine adäquate Einnahme von Folsäure reguliert werden kann.) Was für eine lausige Schlussfolgerung. Wir reden hier wieder über *Prävention* und nicht über die Umkehr einer Krankheit oder deren Heilung, wenn der Patient kurz vorm Sterben ist.

Erhöhtes Homocystein steht in Verbindung mit erhöhter Entzündung, Oxidation, Gerinnung und anderen mit Herzerkrankungen assoziierten Faktoren[235]. Es wurde in Indien nachgewiesen, dass es sich um einen unabhängigen Risikofaktor für Herzerkrankungen handelt, da es in Indien weniger Folsäure gibt (die Nahrung ist dort normalerweise nicht mit Folat angereichert wie im Westen.)[236]

Homocystein sollte nicht als ein Risikofaktor ausgesondert werden, solange langfristige, vorausblickende, doppelblinde Interventionsstudien an gesunden Menschen nicht vorliegen.

Ich wünschte, ich könnte die Unzulänglichkeiten der Forschung, die zu Nahrungsergänzungsmitteln durchgeführt wurde, detailliert aufzählen, aber dann würde dieses Buch doppelt so lang werden. Fest steht, dass die Ärzteschaft weltweit sich auf diesem Gebiet unbedingt weiterbilden muss. Prävention ist eine vernünftige Herangehensweise an Krankheiten. Es ist weit einfacher, einer Krankheit vorzubeugen, als sie zu behandeln und zu heilen, wenn sie erst einmal ausgebrochen ist – und es erübrigt sich, zu erwähnen, dass die Vorbeugung im besten Interesse des Patienten erfolgt.

Betrachten Sie es so: Ich kenne Ärzte, die brillante, heroische Arbeit leisten, um das Leben eines Kindes zu retten, das von einem Auto angefahren wurde. Wären diese Ärzte vor Ort gewesen, als sich der Unfall ereignete, sie hätten sicher alles getan, um das Kind davon abzuhalten, auf die Straße zu laufen.

Im Falle von chronischen Krankheiten *sind* wir Ärzte vor Ort. Wir können unseren Patienten erzählen, wie sie es vermeiden, vom Bus angefahren zu werden, d. h. von einer chronischen Erkrankung erwischt zu werden – oder zumindest deutlich ihre Chancen verbessern, dem ganzen auszuweichen.

„ICH BIN KEIN ARZT, ABER ICH SPIELE EINEN IM FERNSEHEN."

Amerikaner einer bestimmten Altersklasse erinnern sich bestimmt an eine Fernsehwerbung, die mit diesem Satz anfing. Es ist einfach dämlich, dadurch einer Verkaufsmasche mehr Glaubwürdigkeit verleihen zu wollen, aber wenn Ihr Arzt Ihnen keinen vernünftigen Rat zu Nahrungsergänzung geben kann, an wen sollten Sie sich wenden?

Bedauerlicherweise gibt es keinen Mangel an Pseudowissenschaftlern, die mit als Information getarnten Werbesendungen die Sendezeit und unsere Briefkästen mit Verkaufsangeboten und „Rundschreiben" füllen. Es ist höchste Zeit, dass die Schulmedizin die Rolle der Ernährung und die der Nahrungsergänzung bei der Krankheitsprävention zum Schutze der Patienten begreift. Es laufen zu viele Quacksalber herum, die wild darauf sind, Fehlinformationen zu verbreiten.

Warum brauchen wir heutzutage Nahrungsergänzungsmittel?

Soweit wir wissen, verwendeten die frühen Zivilisationen weder zusätzliche Vitamine noch Mineralstoffe. Warum sind sie dann jetzt erforderlich? Der Grund liegt in den dramatischen Änderungen unseres Lebensstils und der Technologie insbesondere in den letzten paar Jahrzehnten. Wir haben nicht nur unsere Luft verschmutzt, sondern auch das Wasser und unsere Lebensmittel, und ihnen dabei die meisten Nährstoffe entzogen.

Bevor ich in meinen Erklärungen fortfahre, möchte ich Ihnen eine Frage beantworten, die Ihnen möglicherweise gerade durch den Kopf geht.

„Dr. Duke," so denken Sie jetzt, „ich weiß aufgrund meiner umfangreichen Geschichtslektüre, dass die durchschnittliche Lebenserwartung eines Menschen um 1800 etwa 30 Jahre betrug und bis zum Jahr 2000 auf weltweit 67 und in den Industrienationen auf 75 Jahre angestiegen ist. Warum sagen Sie mir dann, dass unsere Ernährung heute schlechter ist als vor der industriellen Revolution?"

Für diese Frage gebe ich Ihnen die Note 1+.

Noch bis ins letzte Jahrhundert hinein rafften Infektionskrankheiten massenhaft Menschen dahin, darunter viele Kleinkinder. Das durchschnittliche Lebensalter schloss auch diese Kleinkinder in die Durchschnittsberechnung ein. Die Zahl ist ein bisschen irreführend. Denken Sie nur an berühmte Persönlichkeiten – diese lebten meist auch über 60 oder 70 Jahre. Heute haben wir die meisten Infektionskrankheiten selbst in den armen Ländern ausgemerzt. Die Menschen leben heute im Durchschnitt länger, aber viele sterben viel früher als sie sollten, an chronischen Krankheiten wie Herzerkrankungen, Diabetes und Krebs. Wie ich gezeigt habe, hat sich die Rate dieser Krankheiten in den letzten 50 Jahren drastisch erhöht. Wenn wir diesen Epidemien nicht Einhalt gebieten, ist es möglich, ja wahrscheinlich, dass sich die durchschnittliche Lebenserwartung bald wieder verkürzt.

Heute werden Lebensmittel anders hergestellt als noch vor 200 Jahren. Zu jener Zeit lebten selbst in den fortschrittlichen Ländern die meisten Menschen auf dem Land und arbeiteten in der Landwirtschaft. Sie verwendeten keine Herbizide, Pestizide und chemische Düngemittel, weil diese Dinge noch nicht erfunden waren. Feldfrüchte wurden im Wechsel angebaut, um den Boden reich an Nährstoffen zu halten, und die Felder wurden mit unbelastetem Wasser bewässert, wenn überhaupt. Es gab kaum Luftverschmutzung, sodass die Ernte nicht wie heute mit Partikeln kontaminiert war, die sich aus der Luft absetzen. Lebensmittel wurden reif geerntet und verzehrt oder natürlich konserviert; es gab keine Chemikalien, die auf Lebensmittel gesprüht wurden, damit sie auf dem Marktplatz länger frisch aussehen. Jeder ernährte sich „biologisch".

Frisches Gemüse machte einen Großteil der Nahrung aus, und nur die Reichen aßen größere Mengen rotes Fleisch. Mittelalterliche Bauern mussten erst in die Freuden von behandelten Maischips, in Plastik verpackten, konservierungsmittelverseuchten Snacks und künstlich aromatisierten Getränken eingeführt werden.

Die Menschen mussten sich dauernd bewegen. Es blieb ihnen auch nichts anderes übrig, um zu essen und sich warm zu halten, ganz zu schweigen von irgendwelchen Reisen. Für die meisten von uns heute wären die ganz normalen Aktivitäten von damals nichts anderes als Schwerstarbeit, aber Körperbewegung hat enorme Vorteile für die Gesundheit. Einer davon ist, dass ein hoher Kalorienverbrauch in Verbindung mit körperlicher Anstrengung die Wahrscheinlichkeit erhöht, dass die entsprechenden Mikronährstoffe (Vitamine, Mineralien, Sekundäre Pflanzenstoffe) auch aufgenommen und umgesetzt werden.

Mahlzeiten wurden zu Hause mit natürlichen Zutaten zubereitet. Die Menschen aßen gesundes und nahrhaftes Brot mit ganzen Körnern anstelle des weißen Zeugs, das die meisten heute essen. Sehen Sie sich einmal das Etikett auf einem Laib Weißbrot an – besonders die Zusätze, ganz zu schweigen vom hoch glykämischen, raffinierten Weißmehl.

Vor- oder weiterbehandelte Lebensmittel waren selten und waren frei von den billigen, teilweise gehärteten Maiskeimölen, Maissirup mit hohem Fruktosegehalt oder dem Sammelsurium an Chemikalien, das unsere Nahrung heutzutage enthält. Sie waren auch nicht den Tausenden Chemikalien ausgesetzt, die heute ein normaler Teil des industrialisierten Lebens sind. (Lesen Sie nur einmal das Kleingedruckte auf Ihren Pflegeartikeln und zählen Sie die Inhaltsstoffe.)

Natürlich gibt es heute auch bedeutende Fortschritte in der Gesundheit. Die westliche Medizin hat die meisten akuten Erkrankungen, die so viele Leben kosteten, ausgemerzt. Und unsere Technik ermöglicht es uns, genug Nahrung zu produzieren, zu lagern und zu verteilen, sodass Hungersnöte aufgrund von Dürre und anderen Naturkatastrophen verhindert werden könnten. (Hungersnöte sind heute meist eine Folge von politischen Katastrophen und nicht Umwelt bedingt.)

Und doch braucht es nicht viel Fantasie, um sich vorzustellen, dass die Ess- und Lebensgewohnheiten unserer Vorfahren, abgesehen von Katastrophen, im Allgemeinen gesünder waren als unsere heutigen.

Um eine optimale Gesundheit zu erlangen, müssen wir die guten Nährstoffe, die wir verloren haben, ersetzen und dem üblen Zeug, das unserer Nahrung zugesetzt wird, entgegenwirken.

ADAPTOGENE – ANPASSUNG AN ALLES
UND JEDES IM UNIVERSUM

Ein ziemlich neues Konzept besagt, dass es eine Gruppe von Pflanzennährstoffen gibt, die sich an viele verschiedene Stress-Situationen in unserem Leben anpassen können, sodass wir immer genau das bekommen, was wir brauchen. Bedauerlicherweise kann die Wissenschaft, die hinter dieser Behauptung steckt, diese bisher nicht schlüssig belegen. Es muss noch sehr viel mehr Forschung von unabhängigen Gruppen durchgeführt werden, um dieses Konzept zu verifizieren, bevor irgendwelche Empfehlungen ausgesprochen werden können. Bis dahin sollten Sie vorsichtig sein. Wenn das Konzept der Wahrheit entspricht, wird die Wissenschaft es beweisen.

„Wenn Sie sich ausgewogen ernähren, brauchen Sie kein Multivitaminpräparat."

Haben Sie diese Aussage schon einmal gehört? Trifft sie zu? Zumindest ist sie sehr verwirrend, denn einerseits hören wir von manchen Leuten, dass wir Ergänzungspräparate nehmen sollen. Andererseits sagen uns die Ärzte, dass wir nur Geld für teuren Mist ausgeben, den unser Körper absolut nicht braucht. (Ich weiß das, weil ich dummerweise selbst diese Bemerkung gegenüber Patienten gemacht habe, aber ich war einfach nicht informiert. Jetzt liegen mir Tausende von Blutuntersuchungen vor, die beweisen, dass je mehr Nährstoffe die Leute zu sich nehmen, desto höher der Spiegel dieser Nährstoffe im Blut ist. Offensichtlich verlangt der Körper mehr als das absolute Minimum.) Es gibt sogar Forscher, die offensichtlich versuchen, die Vorteile der Nahrungsergänzung in ihren Forschungsergebnissen zu verbergen, und dann in ihren Schlussfolgerungen behaupten, dass diese gefährlich seien. Natürlich gibt es Risiken. Darum präsentiere ich hier diese Richtlinien. Aber die Einschüchterungstaktik, die hier angewendet wird, ist einfach auf Vorurteilen gewachsen.

Eine logische Frage wäre: „Wie gut belegt sind die wissenschaftlichen Ergebnisse derjenigen, die sagen, dass man kein Ergänzungspräparat braucht?" Ich habe bereits einige sehr wichtige Statistiken vorgelegt, aber jetzt wollen wir mehr in die Tiefe gehen.

Analysieren wir einmal die Wissenschaft, mit der diese „Fachleute" ihre negativen Aussagen begründen. Sie werden bald merken, dass es beträchtliche Schwachpunkte gibt und dass gewaltige Missverständnisse geklärt werden müssen, damit das Risiko, chronisch zu erkranken, reduziert werden kann.

Staatliche Ernährungsrichtlinien

Die meisten Mediziner begründen ihre Aussagen hinsichtlich des Bedarfs an Nahrungsergänzung mit staatlichen Ernährungsrichtlinien, und ein Missverständnis im Hinblick auf diese Empfehlungen ist die Ursache der oben erwähnten negativen Kommentare. Leider verstehen die meisten Mediziner den Ursprung oder die ursprüngliche Absicht hinter diesen Normen nicht. Die Weltgesundheitsorganisation hat Ernährungsrichtlinien und entsprechende Handbücher veröffentlicht. Die meisten Regierungen haben ähnliche Richtlinien aufgestellt. In den USA laufen sie derzeit unter der Bezeichnung DRI (Ernährungstipps) oder ehemals RDA (Empfohlene Ernährungsreferenzwerte).

Diese Richtlinien entstanden im Zweiten Weltkrieg. Sie wurden von einem Komitee, das von der US-amerikanischen Nationalen Akademie der Wissenschaften eingerichtet wurde, verfasst, weil während des Krieges international erhebliche Ernährungsmängel aufgetreten waren. Diese Normen dienten als Ernährungsrichtlinien zur Vermeidung von Mängeln bei Soldaten, Zivilisten und Menschen in Übersee, die mit Hilfsgütern versorgt werden mussten. Sie wurden dann etwa alle 10 Jahre geändert und angepasst, aber ihr Grundgedanke ist nach wie vor die Vermeidung von Mangelkrankheiten wie Skorbut, Beriberi und anderen. Sie waren niemals als das gedacht, was sie heute sind – Höchstwerte.

Für ausgezeichnete Wissenschaftler und Mitarbeiter in Gesundheitseinrichtungen auf der ganzen Welt wurde die Mindestmenge zu einem Maximum. Das führt dazu, dass einige Mediziner behaupten, dass jeder Nährstoffspiegel, der höher als nötig ist, um eine Mangelerkrankung zu vermeiden, reine Verschwendung ist. Ist das sinnvoll?

Bleiben wir bei dieser Überlegung und wenden Sie auf Geld an. Wie viele von uns würden an der Vorstellung festhalten, dass jeder Geldbetrag, der über das Nötigste hinausgeht, das uns vor dem Hungertod bewahrt, Verschwendung ist? Glauben Sie das? Bestimmt nicht. Warum gilt das dann für Nahrungsergänzungspräparate? Mangel an Verständnis. Wie schon erwähnt, habe ich Tausende von Blutuntersuchungsergebnissen vorliegen, die beweisen, dass unser Körper diese Stoffe aufnimmt und offensichtlich mehr verlangt als das kurz über dem Hungertod liegende Minimum.

Wie in Kapitel 6 beschrieben, gibt es eine Fülle an wissenschaftlicher Forschung, die beweist, dass erhöhte Vitamin-, Mineral- und Phytonährstoffspiegel das Risiko chronischer Erkrankungen reduzieren können. Mir liegen Tausende Artikel vor, und am liebsten würde ich ein ganzes Buch über dieses Thema schreiben. Der Versuch, viele dieser Nährstoffe (insbesondere fettlösliche) allein aus der Nahrung zu beziehen, würde eine Kalorienzufuhr bedeuten, die in Übergewicht oder anderen Gesundheitsproblemen endet.

Werfen wir einen kurzen Blick auf die Wissenschaft, die jenen als Ausgangspunkt dient, die behaupten, wir brauchten keine Zusätze. Beginnen wir mit einer Studie vom August 2008, in der die Komplexität der Geninteraktion, Nährstoffe und die Reduzierung von chronischen Krankheiten erörtert wird. Die Autoren schließen mit einem Zitat:

„Es gibt *analytische Herausforderungen* bei der Analyse der hochdimensionalen Datensätze, die Gene, Nährstoffe und andere Variablen in Bezug auf deren *Auswirkung auf Gesundheit und Krankheitsprozesse setzen*. Eine noch *größere Herausforderung* könnte die *Umsetzung der Änderung in den Ernährungs-* und *Lebensgewohnheiten auf Bevölkerungsebene* mit sich bringen, damit das Potenzial dieses Gebiets voll ausgeschöpft werden kann." (Hervorhebung von mir)[237]

Was sagen die da? – Kurzum, die Interaktion von Nährstoffen, Genen und des Verdauungstrakts ist so komplex, dass wir wirklich keine Ahnung haben, welche Nährstoffe wir an dieser Stelle empfehlen sollten. Aber halt, es geht noch weiter!

In einer Studie, die mit Hilfe einer statistischen Erhebung unsere Fähigkeit betrachtete, die Nährstoffmengen zu veranschlagen, die Menschen wirklich durch ihre Nahrung aufnehmen, schlossen die Forscher mit den Worten:

> „…*eine Bewertung der Nährstoffaufnahme allein ist inadäquat*, da andere Nahrungskomponenten deren Bioverfügbarkeit beeinträchtigen. Phytat und Polyphenol, die keine Nährstoffe sind, interferieren mit der Bioverfügbarkeit von Eisen und Zink.
>
> Die Bioumwandlung und Bioeffizienz unserer Vorläufernährstoffe wie Carotinoide beeinflussen die geschätzte Aufnahme von Vitamin A in seiner aktiven Form. *Unterschiedliche Strategien sind erforderlich, um diesen Herausforderungen bei der Bewertung der Nahrungsaufnahme von Mikronährstoffen* begegnen zu können, um die Prävalenz einer inadäquaten Zufuhr, aber auch die Verbindung zwischen Zufuhr und Ernährungsstatus ermitteln zu können." (Hervorhebung von mir)[238]

Lassen Sie mich in einfachen Worten sagen, was das zu bedeuten hat. Es heißt, dass die Interaktion von Nahrung in unserem Verdauungstrakt, mit Chemikalien, die Nährstoffe binden und Nährstoffen, die sich verändern, so komplex ist, dass Erhebungen, die wir seit Jahren einsetzen, um ihre Zufuhr zu berechnen, nicht ausreichen. Wir wissen einfach nicht, was passiert, weil es so komplex ist.

Hat denn die Einnahme von Multivitaminen/Multimineralien/Multiphytonährstoffen einen Wert? Ein Mangel an bestimmten Nährstoffen –

Folsäure, Vitamin B12, Vitamin B6, Niacin, Vitamin C, Vitamin E, Eisen und Zink – lässt unsere DNA[239] so aussehen, als wäre sie von Röntgenbestrahlung geschädigt, die erwiesenermaßen das Krebsrisiko erhöht. Ein Ausgleich dieser Mangelzustände ließe die DNA wieder normal aussehen, weil diese Komponenten alle für die Enzyme erforderlich sind, die zur Reparatur und effektiven Funktion der DNA beitragen. Wissen Sie, wie viel Zink Sie heute zu sich genommen haben? Genau? Und was ist mit dem Rest Ihrer Nährstoffe? Wäre es nicht besser, Sie wüssten es genau?

Hat ein Multivitamin, das auch Multiphytonährstoffe wie Lycopin enthält, einen Wert? Es gibt 57 Studien über eine wechselseitige Beziehung zwischen der Aufnahme von Tomaten oder dem Blutspiegel von Lycopin und dem Krebsrisiko[240]. Mit anderen Worten, wenn der Verzehr von Tomaten und der Blutspiegel eines Phytonährstoffs, der in Tomaten vorkommt und Lycopin genannt wird, ansteigt, sinkt das Krebsrisiko. Der größte Nutzen daraus ergab sich bei Krebsarten wie Prostatakrebs, Lungen- und Magenkrebs, aber auch bei anderen wie Bauchspeicheldrüsenkrebs, Dickdarm-, Rektum-, Speiseröhren-, Mundhöhlen-, Brust- und Gebärmutterhalskrebs. Zusätzlich haben wir bei Tausenden Menschen den Lycopinspiegel kontrolliert und festgestellt, dass der Lycopinspiegel im Blut durch Zusatzpräparate ansteigt. Sagte ich, dass Nahrungsergänzungsmittel diese Vorteile bedingungslos gewährleisten? Nein, nicht bis weitere Studien veröffentlicht wurden, die sich diesem Thema speziell zuwenden. Aber lohnt es sich, noch weitere 10 oder 20 Jahre auf die Ergebnisse zu warten, selbst wenn ein winziges Risiko bestehen sollte?

Ein weiterer Phytonährstoff, Querzetin, verlangsamt nachweislich oder stoppt sogar das Wachstum anomaler Zellen der Prostata[241]. Ich könnte immer noch weiter machen, aber um mich kurz zu fassen, die Vorteile sind da.

Die Abkehr von dem antiquierten Denken, das sich nur auf Mikronährstoffe konzentriert, ist lange überfällig. Und es ist einfach dumm, Mindestnährstoffmengen zum Maximum zu erklären. Die Ernährungswissenschaft ist komplexer, als wir das vor Jahren noch dachten, und wir sollten uns deshalb nicht selbst belügen. Sie sollten Maxima nicht ignorieren, weil es bei den meisten Nährstoffen toxische Dosen gibt (siehe unten), aber die pauschale Ablehnung von Nahrungsergänzungsmittel vieler Mediziner ist allenfalls ungebildet und erhöht das Krankheitsrisiko und die Sterblichkeit aufs höchste.

Sind Nahrungsergänzungsmittel sicher?

Es gibt im Zusammenhang mit Nahrungsergänzungsmitteln Risiken, wie sie bei jeder Aktivität vorkommen. Diese Risiken entspringen vor allem einer Überdosierung, der Wechselwirkung mit Medikamenten, schlechten/kontaminierten Quellen dieser Mittel oder schlicht und einfach fehlenden Kenntnissen. Dieses Buch widmet der Aufstellung von Richtlinien, durch die die Risiken bei der Einnahme von Nahrungsergänzungsmitteln reduziert werden können, viel Zeit (siehe nächster Abschnitt). Aber was mich persönlich irritiert, ist, dass uninformierte Ärzte oder Wissenschaftler (von denen einige, wie schon erwähnt, vielleicht von der Pharmaindustrie gesponsert werden) versuchen, Sie von sämtlichen Nahrungsergänzungsmitteln fernzuhalten. Das ist einfach lächerlich.

Ich bin mir der Risiken von Nahrungsergänzungspräparaten sehr wohl bewusst, und berate ständig Leute, wie diese Risiken reduziert werden können. Aber wenn die schlecht unterrichteten oder mit Vorurteilen beladenen Ärzte, die versuchen, Sie von Nahrungsergänzungsmitteln fernzuhalten, hier mithalten wollen, vergleiche ich gern die Risiken der Nahrungsergänzungsmittel mit den Nebenwirkungen von verschreibungspflichtigen Medikamenten.

Hier nur ein paar Fakten. Einige bekannte verschreibungspflichtige Medikamente stehen im Verdacht, krebserregend zu sein[242]. Der US-amerikanischen Regierung wurden 2008 von den etwa 65 Prozent der US-amerikanischen Bevölkerung, die Nahrungsergänzungsmittel in irgendeiner Form einnimmt, 960 schädliche Nebenwirkungen gemeldet. Im Vergleich dazu gab es 482.154 schädliche Nebenwirkungen für verschreibungspflichtige Medikamente im Jahr 2007[243]. Ich könnte noch zahlreiche weitere Beispiele anführen.

Es ist erstaunlich, dass viele Mediziner der konventionellen oder Schulmedizin gegen Nahrungsergänzungsmittel vorgehen, obwohl auf dem Gebiet von Krebs sowie infektiösen und entzündlichen Erkrankungen, die damit zusammenhängen, 60–75 Prozent der neuen Arzneien, die zwischen 1983 und 1994 entwickelt wurden, auf natürlichen Bestandteilen basieren[244,245]. Wieso ist es für die Schulmedizin in Ordnung, diese Mittel, die auf natürlichen Pflanzenchemikalien beruhen und dann modifiziert wurden, zu verabreichen, während Ergänzungsmittel aus Naturprodukten irgendwie falsch sind? Diese Wissenschaftler müssen konsequent sein.

Viele Schulmediziner attackieren Nahrungsergänzungsmittel, weil diese einen einzigen Nährstoff wie Vitamin C oder E in konzentrierter Form enthalten. (Ich gebe zu, dass diese hohe Konzentration einzelner Nährstoffe nicht unbedingt sehr gut ist.) Aber diese Ärzte erkennen nicht, dass sie das gleiche tun, wenn sie einzelne synthetische Wirkstoffe verordnen, die enorme negative Nebenwirkungen haben und in den letzten 20 Jahren nicht ihr volles Potenzial erreicht haben[246].

Bin ich gegen die Verordnung von Medikamenten? Bestimmt nicht. Einige sind wunderbar und haben Millionen Menschen das Leben gerettet. Aber die Unterstellung einiger Ärzte, dass alle Nahrungsergänzungsmittel gefährlich seien, ist schlichtweg scheinheilig und einfach nicht wahr. Es gibt einen Mittelweg, und dieser sollte bald beschritten werden. Sonst ist die Regierung bald nicht mehr in der Lage, die Kosten für die Gesundheitsfürsorge aufzubringen, es sei denn, es werden radikale Änderungen in der Präventivmedizin herbeigeführt – einschließlich der Verwendung von Nahrungsergänzungsmitteln. Ich rate zu einer überlegten, verantwortungsbewussten und kontrollierten Einnahme von Nahrungsergänzungsmitteln, die sich nach den Empfehlungen der besten Wissenschaft richtet. Sie sollte zusammen mit Ihrem privaten Arzt festgelegt werden, ohne dabei Konflikte mit Medikamenten zu verursachen. Wir können einen Mittelweg mit niedrigeren Kosten und Risiken für das Gesundheitssystem finden, und das wird jedem zugute kommen.

Welche Nahrungsergänzungsmittel soll ich nehmen?

Zunächst möchte ich eine Erklärung abgeben. Ich beantworte diese Frage nur im Hinblick auf die Reduzierung von chronischen Krankheiten. Eine wirklich erschöpfende Diskussion würde ein ganzes Buch füllen! Ich habe nicht vor, mit diesem Kapitel eine Besprechung mit Ihrem Hausarzt zu ersetzen. Trotz aller Nörgelei über die Ignoranz der Mediziner zu diesem Thema bleibt es doch eine Tatsache, dass Ihr Hausarzt Sie am besten kennt. Er sollte wissen, ob ein bestimmtes Ergänzungspräparat für Sie persönlich mehr oder wenig wertvoll ist oder ob es vielleicht mit den Medikamenten, die Sie einnehmen, Wechselwirkungen hervorruft.

Erörtern Sie die Einnahme von Nahrungsergänzungsmitteln bitte mit Ihrem Arzt und folgen Sie dessen Empfehlungen.

Ich sehe es hier als meine Aufgabe an, Ihnen zu sagen, welche Nahrungsergänzungsmittel für Sie gut sein könnten, um Ihr Risiko für chronische Krankheiten zu reduzieren und eine optimale Gesundheit zu erreichen. Einige Empfehlungen, die ich ausspreche, haben mehr Gewicht als andere, was vom Stand der Forschung abhängt. Bevor ich Ihnen eine Liste ausgewählter Ergänzungsmittel vorlege, möchte ich zuerst die Grundregeln erörtern.

PAUSCHALE MODETRENDWARNUNG!

Was Sie im Rest des Kapitels lesen werden, besteht hauptsächlich aus dem Entkräften von Modemythen. Es gibt wahrscheinlich kein Gebiet der modernen Gesundheitskultur, das mehr von Modeticks heimgesucht wird, als das der Nahrungsergänzungsmittel.

13 Regeln für Nahrungsergänzungsmittel

1. **Mehr ist nicht besser.** Es gibt bei jedem Nahrungsergänzungsmittel eine optimale Menge, die von Mensch zu Mensch verschieden ist. Nur weil die Forschung belegt, dass eine bestimmte Menge vorteilhaft ist, bedeutet das noch lange nicht, dass das Doppelte auch doppelt gut ist. Wenn ein Nahrungsergänzungsmittel biologisch aktive Substanzen enthält, besteht ein beträchtliches Risiko, dass Sie zu viel davon einnehmen. Kaufen Sie bloß kein Nahrungsergänzungsmittel, nur weil es höhere Konzentrationen der Inhaltsstoffe enthält, an denen Sie interessiert sind. Einer der häufigsten Irrtümer betrifft den Vitamin-B-Komplex. Manche Leute denken, dass sie bedenkenlos eine unbegrenzte Menge an Vitaminen des B-Komplexes einnehmen können, weil diese Vitamine wasserlöslich sind. Das stimmt einfach nicht.

2. **„Natürlich" heißt nicht „sicher."** Mitunter versehen Marketingleute ihre Produkte mit dem Etikett „natürlich", als ob das Gesundheit und Sicherheit garantieren würde. Giftpilze und Heroin sind auch natürlich und können tödlich sein.

3. **Produkte aus dem Reformhaus sind nicht unbedingt gesund.** Ma Huang, auch bekannt als Ephedra, wurde in vielen Reformhäusern verkauft, obwohl die Gefahren, die davon ausgingen, schon lange bekannt waren. Erst als dieses Mittel mit Herzrhythmusstörungen und Todesfällen in Verbindung gebracht wurde, stoppte die US-Regierung den Verkauf. Anstelle von Ma Huang wird nun ein anderes Mittel zur Gewichtsreduzierung verkauft, das Stoffe von Bitterorange enthält und die gleichen Risiken wie Ephedra in sich birgt. Es gibt noch weitere möglicherweise gefährliche Kräuter, die überall auf der Welt erhältlich sind, und in einigen Ländern sind Herstellung und Verkauf in keiner Weise geregelt.

4. **Vermeiden Sie Nahrungsergänzungsmittel, die Kräutermischungen enthalten.** Einige Produkte enthalten mitunter 10 oder mehr verschiedene Kräuter. Kräuter sind Pflanzen, die nachweisliche Auswirkungen auf den Körper haben. Wenn man viele Kräuter ohne logischen Zusammenhang in einen Topf wirft, ist das nichts weiter als ein Trick, um dem Produkt mehr Wert zu verleihen. Es wäre das gleiche, wenn Sie aus dem Medizinregal mehrere Arzneien nehmen und wahllos schlucken. Kaum jemand würde das besonders sinnvoll finden. Hinzu kommt, dass es im Allgemeinen keine Literatur gibt, die die Sicherheit einer solch wahllosen Kombination belegt. Diese wahllos zusammengewürfelten Kräutermischungen unterscheiden sich vollkommen von mehrfach untersuchten und getesteten Multivitamin-/Multimineralprodukten.

5. **Überprüfen Sie, wie das Nahrungsergänzungsmittel hergestellt wurde.** Die besten Präparate werden unter festen Herstellungs- und Verpackungsrichtlinien produziert, um Sauberkeit und Reinheit zu gewährleisten.

6. **Bevorzugen Sie „Lebensmittel" anstelle von synthetischen Chemikalien.** Die besten Nahrungsergänzungsmittel werden aus gepressten und kondensierten Lebensmitteln gewonnen und nicht in einem Labor synthetisch hergestellt.

7. **Wählen Sie biologisch angebaute Stoffe.** Nahrungsergänzungsmittel aus kontrolliert-biologischem Anbau, die aus kondensierten und gepressten Lebensmitteln hergestellt wurden, sind wesentlich sicherer.

8. **Recherchieren Sie selbst.** Kaufen Sie Ihre Nahrungsergänzungsmittel nur von Unternehmen, die nachweisen können, dass die Mengen an Nährstoffen in den Tabletten dem entspricht, was auf dem Etikett steht (Sie können bei ConsumerLab.com nachsehen, dort wird unabhängig nachgeforscht). Unabhängige Forschungen haben gezeigt, dass einige Hersteller nur wenige – oder überhaupt keine – Nährstoffe in ihren Ergänzungsmitteln haben. Dieses Problem besteht hauptsächlich in den USA, wo es für diesen Industriezweig kaum oder fast gar keine Kontrolle oder Vorschriften gibt.

9. **Geld ist nicht alles.** Die Zielsetzung ist der Nährwert, also schauen Sie nicht nur auf den Preis. Ich habe Röntgenaufnahmen gesehen, die im unteren Teil der Eingeweide eines Patienten vollständige, unverdaute Kalziumtabletten zeigten. Der Patient hatte wahrscheinlich etwas Geld sparen wollen und deshalb billige Kalziumtabletten gekauft. Zu dumm, dass der Körper davon nichts aufnehmen konnte.

10. **Seien Sie vorsichtig bei Ayurveda-Produkten.** (Diese Warnung kommt sogar von indischen Medizinern.) Laut einer Studie der Medizinischen Fakultät von Harvard in JAMA 2004[247] ist es ratsam, Ayurveda-Kräutermedizin zu meiden – oder zumindest extrem vorsichtig bei der Auswahl von solchen Produkten zu sein, vor allem wenn die Produkte in Südasien hergestellt wurden. Diese Warnung sollte wenigstens so lange aufrechterhalten werden, bis strenge Tests für diese Erzeugnisse Pflicht geworden und die Ergebnisse veröffentlicht worden sind. Laut besagter Studie ent-

hielt eines von fünf Ayurveda-Produkten bedenkliche Mengen an Blei, Quecksilber und/oder Arsen. Es gibt viele dokumentierte Fälle von Schwermetallvergiftungen nach Einnahme dieser Erzeugnisse[248,249]. Dafür gibt es einen Grund: In der traditionellen Ayurveda-Medizin glaubte man, dass Schwermetalle gesund seien. Heute wissen wir, dass sie giftig sind, aber immer noch befinden sich schädliche Mengen davon in vielen Ayurveda-Präparaten.

11. **Hören Sie auf die richtigen Leute.** Werbeanzeigen und verkaufsorientierte Werbeprospekte sind wohl kaum die richtigen Informationsquellen für Nahrungsergänzungsmittel. Ich meine, wen würden Sie um Rat fragen, wenn Sie ein Auto kaufen wollen – einen geschickten Automechaniker oder einen Verkäufer für Gebrauchtwagen? Lassen Sie solche Blättchen links liegen, in denen der Verfasser die gesamte klassische Medizin als eine teuflische Verschwörung darstellt, die Ihnen wichtige Informationen vorenthält, weil sie von der Pharmaindustrie bestochen wurde. Wenn Ihnen jemand erzählt, dass er der einzige Kerl auf der ganzen Welt sei, der es ehrlich mit Ihnen meint, seien Sie auf der Hut, vor allem, wenn es um Ihr Geld geht. Verlässliche Informationsblätter stammen von angesehenen akademischen Autoritäten, wie der Berkeley Newsletter, Harvards Men's Health Watch, Tufts University Health and Nutrition Letter sowie der Nutrition Action Health Letter (vom *Center for Science in the Public Interest*).[*] UC Berkeley, Harvard und Tufts sind hoch angesehene Universitäten. Harvard hat nichts mit dem Verkauf von Nahrungsergänzungsmitteln zu tun, aber eine Menge privater Herausgeber von Informationsblättern sehr wohl. Natürlich sind unter den Verfassern der akademischen Journale auch solche anzutreffen, die eine sehr enge Sichtweise haben, was Ergänzungsmittel betrifft. Aber insgesamt versuchen sie, fair zu sein.

12. **Nehmen Sie sich in Acht vor Wechselwirkungen mit Medikamenten.** Wenn Sie derzeit ein verordnetes Medikament einnehmen, prüfen Sie zuvor zusammen mit Ihrem Apotheker, ob das

[*] Anm. d. Übers.: Eine deutsche Alternative wären z.B. Publikationen der Deutschen Gesellschaft für Ernährung oder des AID Infodienstes für Verbraucherschutz, Ernährung und Landwirtschaft

Nahrungsergänzungsmittel, das Sie kaufen wollen, sich nicht nachteilig auf die Medikation auswirkt.

13. **Machen Sie sich schlau.** Wählen Sie gezielt aus. Sie müssen wissen, was Sie einnehmen und warum. Lesen Sie, sprechen Sie mit Ihrem Arzt. (Wenn der keine Ahnung hat, gehen Sie zu einem anderen.) Wählen Sie Ergänzungspräparate, die auf Ihren Bedürfnissen und Krankheitsrisiken basiert. Richten Sie Ihr Augenmerk auf die Krankheiten mit dem höchsten Risiko für Sie persönlich, und nehmen Sie nicht irgendwas ein, nur weil Sie davon gerade in den Nachrichten gehört haben oder ein Freund das gleiche nimmt. Sie werden überrascht sein, wie oft ich unsere Patienten davon überzeugen muss, dass sie ihre Einnahme von Nahrungsergänzungsmitteln reduzieren müssen und nicht alles nehmen sollten, was sich im Regal befindet.

Nahrungsergänzungsmittel, die Ihr Risiko, chronisch zu erkranken, reduzieren können

Zeigen Sie diese Liste bitte Ihrem Arzt,

Sie werden im Laden noch viel mehr Produkte vorfinden. Meine Absicht ist, die Nahrungsergänzungsmittel aufzuführen, die am wahrscheinlichsten dazu beitragen, Ihr Risiko für eine chronische Erkrankung zu verringern. Und noch einmal, fragen Sie Ihren Arzt oder Apotheker, bevor Sie irgendetwas einnehmen. Sie müssen sichergehen, dass die Präparate Ihrer Wahl nicht mit Medikamenten in Konflikt geraten, die Sie bereits einnehmen.

Die nachfolgende Liste umfasst einige empfohlene Dosierungen. Auch diese sind mit dem Arzt oder Apotheker abzusprechen, da neue Forschungen vielleicht eine Änderung in Bezug auf Sicherheit und Effektivität und vor allem auf Wechselwirkungen mit Ihren sonstigen Medikamenten ergeben haben. Und vergessen Sie andererseits auch nicht Vorsichtsmaßnahmen in umgekehrter Richtung: Jedes Mal, wenn Ihnen der Arzt ein neues Medikament verschreibt, müssen Sie ihm sagen, welche Ergänzungspräparate Sie gerade einnehmen, damit es keine Probleme gibt.

Folgende Nahrungsergänzungsmittel möchte ich Ihnen ans Herz legen:

1. **Ein gutes Multivitamin-/Multimineral-/Multiphytonährstoffpräparat.** Ich möchte, dass Sie so gut essen, wie Sie nur können, ernährungstechnisch gesprochen. Allerdings gibt es Dutzende von essentiellen Vitaminen und Mineralien und vielen anderen wichtigen Sekundären Pflanzenstoffen. Bei der täglichen Nahrungsaufnahme können wir diese wichtigen Stoffe nicht alle aufnehmen, nicht einmal ein paar davon. Hinzu kommt, dass wir in unserer heutigen Kultur weit davon entfernt sind, uns ideal zu ernähren, selbst wenn wir nur das Beste zu uns nehmen. Darum sowie wegen des bereits zuvor zitierten Artikels in JAMA („Es scheint ratsam für alle Erwachsenen, Vitaminpräparate einzunehmen.") sollten die meisten Menschen ein gutes Multivitamin-/Multimineralpräparat einnehmen. Eine Studie aus dem Jahr 2003 hat gezeigt, dass Multivitaminpräparate das C-reaktive Protein (CRP) reduzieren[250]. Angesichts dieser und der Informationen aus Kapitel 3 wird Ihr Arzt wohl kaum dieser Empfehlung widersprechen. Und es ist nie zu früh, damit zu anzufangen: Es ist belegt, dass pränatale Vitamingaben das Risiko pädiatrischer Krebserkrankungen reduzieren können[251,252]. Der Ausgleich einfacher Ernährungsdefizite kann die DNA vor Schäden bewahren[253]. Die Verfasser dieser Studie folgerten, dass dies bei niedrigen Kosten zu einer erhöhten Lebenserwartung führen kann.

2. **Omega-3.** Ein Großteil der Forschung deutet darauf hin, dass im letzten Jahrhundert ein starkes Ungleichgewicht im Omega-3- und Omega-6-Fettsäuregehalt unserer Ernährung eingetreten ist. Die traditionelle mediterrane oder griechische Kost umfasst fast gleichwertige Anteile von Omega-3- und Omega-6 Fettsäuren. Doch heute verzehren wir mehr behandelte Fette, wie teilweise gehärtetes Maiskeimöl, sodass wir 20 bis 30 Mal mehr Omega-6 als Omega-3 zu uns nehmen. Omega-6-Fettsäuren neigen dazu, Entzündungen zu fördern, das heißt, zu chronischen Erkrankungen beizutragen. Sie können diesen Anteil wieder auf ein normales Niveau zurückbringen, indem Sie Lachs- und Rapsöl in der Küche verwenden. Beide enthalten hohe Anteile an Omega-3. Sie können dasselbe natürlich auch mit einem Ergänzungspräparat erreichen. Die Dosis von 1 g Omega-3 pro Tag ist ausreichend

(für Erwachsene in der Form von DHA und EPA), und Kapseln mit Fischtran enthalten normalerweise noch mehr davon. Omega-3 hat noch weitere Vorteile: Es reduziert Bluthochdruck[254], Insulinresistenz[255], Entzündungen[256], die Todesrate bei Herzinfarkten[257], Alzheimer[258] und vieles mehr. Es beeinflusst auch die Genexpression in der Leber, dem Herzen, Fettgewebe und Gehirn[259]. Wie bereits in Kapitel 4 erwähnt, verlängert Omega-3 höchstwahrscheinlich die Lebensdauer, da es das gleiche Molekül kontrolliert, das mit einer erhöhten Lebensdauer bei strenger Kalorieneinschränkung assoziiert wird[260,261,262]. (Das bedeutet, Sie können mit Omega-3 genauso alt werden, ohne hungern zu müssen!) Es verlangsamt zudem eine Anzahl von Autoimmunkrankheiten[263], senkt das Risiko von Kolorektalkrebs[264] und reduziert das Krebsrisiko insgesamt[265] (siehe Anhang B.3 für Richtlinien für Nahrungsquellen).

Diese Liste gibt nur einen Bruchteil der Vorteile von Omega-3 wieder. Wenn Sie mehr darüber lesen wollen, empfehle ich Ihnen nochmals das Buch „Die Omegadiät" von Dr. Artemis Simopoulos[266]. Und zum guten Schluss: Sprechen Sie mit Ihrem Arzt, bevor Sie Omega-3 einnehmen.

3. **Kalziumpräparate.** Es ist uns allen bekannt, dass Kalzium für den Erhalt der gesunden Knochenstruktur unentbehrlich ist, aber das ist noch nicht alles. Kalzium reduziert nachweislich Bluthochdruck. (Coenzym Q10, Knoblauch und Vitamin C können sich möglicherweise ebenfalls auf Bluthochdruck positiv auswirken). Kalzium trägt auch zur Reduzierung der Insulinresistenz bei[267].

Laut den *National Institutes of Health* in den USA gibt es Hinweise darauf, dass Kalziumpräparate das Risiko für Dickdarmkrebs senken. Das Datenblatt für Nahrungsergänzungspräparate teilt zu Kalzium[268] mit: „Einige Studien lassen vermuten, dass eine erhöhte Einnahme von diätetischen [niedrige Fettquellen] und Kalziumpräparaten mit einem gesenkten Risiko für Dickdarmkrebs assoziiert sind."[269,270,271]

4. **Leinsamen** scheinen bei erhöhtem Cholesterinspiegel zu helfen[272] (so wie Kalzium, Fischtran, Magnesium und Haferflocken).

5. **Der Vitamin B-Komplex** reduziert den Homocystein-Spiegel[273]. Folsäure (Vitamin B9) kann ebenfalls das Risiko von Dickdarmkrebs verringern[274], aber einige Forschungen deuten darauf hin, dass wir diese Vitamine nicht in unbegrenzten Mengen einnehmen sollten. Ein gutes Multivitaminpräparat enthält normalerweise die Menge an Folsäure und Vitamin B12, die zur Reduzierung von Homocystein erforderlich ist, einer entzündlichen Substanz, die mit Herzerkrankungen in Verbindung gebracht wird. Durch die Zufuhr von Folsäure wird auch die Funktion der Blutgefäße verbessert[275,276].

6. **Echte Pflanzenprodukte.** Einige Hersteller bieten Ergänzungspräparate an, die pflanzliche Bestandteile enthalten. Natürlich können diese nicht die 7–9 Portionen an Früchten und Gemüse ersetzen, die Sie jeden Tag zu sich nehmen sollten, aber sie können trotzdem hilfreich sein. Viele dieser Ergänzungspräparate enthalten sekundäre Pflanzenstoffe, die Entzündungen reduzieren, einschließlich Hesperidin, Querzetin, Resveratrol, Ellagsäure, Anthocyanin, Sulfuraphan und Carotinoiden. Es würde ein ganzes Buch füllen, die enormen Vorteile dieser Sekundären Pflanzenstoffe aufzuzählen. An dieser Stelle sei nur gesagt, dass sie das Risiko chronischer Erkrankungen beträchtlich senken.

7. **Vitamin D** reduziert nachweislich Krebs, und die empfohlene Tagesdosis wurde erhöht. Sie sollten pro Tag mindestens 1.000 IU und wenn möglich 2.000 IU Vitamin D einnehmen. Manche aktuellen Forschungsergebnisse deuten auf weit höhere ideale Mengen hin. Vitamin D kann auch die Herzfunktion verbessern[277]. Es kann das Risiko für Osteoporose, hohen Blutdruck, Fibromyalgie, Hautentzündungen[278], Diabetes, Multiple Sklerose und rheumatische Arthritis vermindern. Es reduziert das Risiko verschiedener Krebserkrankungen[279] (siehe Kapitel 10) wie Prostatakrebs, höchstwahrscheinlich aufgrund seiner entzündungshemmenden Wirkung[280]. Wenn Ihr Multivitaminpräparat nicht mindestens 1000 IU Vitamin D enthält, sollten Sie in Erwägung ziehen, zusätzlich Vitamin D einzunehmen, wenn Sie schon älter sind, nicht genug Sonne bekommen oder oberhalb des 35. nörd-

lichen Breitengrades leben (oder wie meine Freunde in Neuseeland, Tasmanien und Patagonien unterhalb des 35. südlichen Breitengrades.) Niedrige Vitamin-D-Werte stehen in Verbindung mit einer erhöhten Sterblichkeitsrate[281,282]. Ich selbst empfehle Blutwerte von mindestens 37ng/ml (USA) bzw. 90 nmol/L (außerhalb der USA) Vitamin D.

8. **Chrom** kann gegen Insulinresistenz helfen, wenn es oral eingenommen wird. Es kann aber auch eingesetzt werden, wenn bei Ihnen Typ-2-Diabetes festgestellt wurde, dann aber nur unter der Aufsicht eines Arztes. Eine Dosis von zweimal täglich 500 µg ließen den durchschnittlichen Blutzuckerwert (HbA1c) nach zwei Monaten Behandlung deutlich sinken[283]. (Weitere Ergänzungspräparate können zur Reduzierung von Diabetes beitragen, wie Omega-3 [bitte nur unter Aufsicht des Arztes], Haferkleie, Kalzium, Magnesium, Haferflocken und Vitamin D.) Chrom-Picolinat kann ebenfalls Cholesterin und Triglyceride senken[284].

9. **Ballaststoffe** können das Risiko der Insulinresistenz[285], Herzerkrankungen[286] und möglicherweise auch Dickdarmkrebs reduzieren, auch wenn letzteres noch umstritten ist.

10. **Magnesium** trägt nachweislich dazu bei, Insulinresistenz[287] und Entzündungen[288] einzudämmen. Sie sollten durch ein gutes Multivitaminpräparat jedoch genügend Magnesium bekommen.

11. **Coenzym Q10** hat in einigen Studien gezeigt, dass es zur Reduzierung einer kongestiven Herzinssufizenz[289] beiträgt, aber das ist noch umstritten. Es hilft jedoch, den Blutdruck[290,291] zu senken, Parkinsonsymptome[292] zu mindern und die Immunfunktion zu verbessern. Es ist sowohl ein Antioxidans als auch ein Entzündungshemmer[293].

12. **Vitamin E.** Die meiste Forschung zu Vitamin E wurde in Verbindung mit kardiovaskulären Erkrankungen durchgeführt. In der Vergangenheit galten 300–400 IU als normalerweise sichere Dosierung. Mehrere Studien haben in der letzten Zeit die kardio-

vaskulären Vorteile von Vitamin E in Frage gestellt, aber einige davon wiesen methodologische Probleme auf[294]. Vitamin E hat erwiesenermaßen vorteilhafte Auswirkungen auf kardiovaskuläre Erkrankungen, wenn es in Verbindung mit anderen Vitaminen und Mineralien eingenommen wird[295]. Bedauerlicherweise haben die meisten Forscher nur Vitamin E selbst getrennt von anderen Antioxidantien bewertet. Sie kontrollierten oft die sonstige Ernährung der Probanden nicht oder stellten nicht sicher, ob diese genug andere Vitamine zu sich nahmen. Vitamine sind aber Mannschaftssportler – sie brauchen andere Vitamine, um optimal zu wirken. Jede Studie, die solche grundlegende Betrachtungen nicht in Erwägung zieht, ist schlecht aufgebaut.

Vitamin E kann nachweislich Entzündungen durch die Verminderung der proinflammatorischen Zytokine (Sie erinnern sich an diese lästigen Kerle aus Kapitel 3) und CRP eindämmen[296,297].

Daher scheint es angesichts des Beitrags von Entzündungen zu kardiovaskulären Erkrankungen wahrscheinlich, dass Vitamin E auch diese eindämmen kann, wenn es entsprechend und in Kombination mit anderen Antioxidantien eingenommen wird. (Die besten Vitamin-E-Quellen enthalten eine breite Vielzahl seiner Formen, vor allem Alpha-, Beta-, Delta- und Gamma-Tocopherol.)

Einige schlecht aufgebaute Studien haben die Vermutung aufgeworfen, dass Vitamin E schädlich sein könnte. Offensichtlich waren sich diese Forscher der sonstigen Vorteile von Vitamin E überhaupt nicht bewusst. Es kann auch die Risiken bei Prostata-[298] und Magenkrebs[299] reduzieren, den Verfall bei Alzheimer[300] verlangsamen und die Funktion des Immunsystems bei älteren Menschen[301] verbessern.

13. **Lycopin** reduziert das Risiko von Prostata[302]- und Lungenkrebs[303]. Es wird auch mit einem gesenktem Risiko für Magen-, Bauchspeicheldrüsen-, Dickdarm-, Rektum-, Speiseröhren-, Brust-, Mundhöhlen- und Gebärmutterhalskrebs[304] assoziiert. Da überrascht es nicht, dass es auch Entzündungen eindämmt[305].

14. **Grüner Tee** (Polyphenole) senkt Cholesterin und Triglyce-rin[306]. Er reduziert das Risiko von Brust[307]- und Blasenkrebs[308], Speiseröhren- und Bauchspeicheldrüsenkrebs[309] und reduziert die Risiken von Gehirnerkrankungen wie Alzheimer und Par-kinson[310,311,312,313,314,315,316,317]. Zusätzlich wirkt grüner Tee gegen Krebs[318,319] und Entzündungen[320,321].

15. **Knoblauch** senkt einen erhöhten Cholesterinspiegel[322], den Blut-druck[323] und das Risiko für Prostatakrebs[324].

16. **Selen** reduziert das Risiko bei Prostata-[325] Lungen- und Kolorek-talkrebs.[326]

17. **Vitamin C** senkt das Magenkrebsrisiko[327]. Es kann auch das Ri-siko eines Schlaganfalls[328] vermindern und, in Kombination mit Vitamin E, das Risiko kardiovaskulärer Erkrankungen[329,330].

18. **Glukosamin** reduziert das Arthrose-[331] und Entzündungsrisiko.[332]

19. **Resveratrol**, das in der Schale von Trauben vorkommt, verringert chronische Entzündung[333].

20. **Granatäpfel** enthalten viele pflanzliche Substanzen, die den Ver-lauf von Atherosklerose[334] nicht nur verlangsamen, sondern of-fensichtlich auch rückgängig machen[335].

21. **Kurkumin** (im Gewürz Kurkuma enthalten) schützt durch sei-ne antioxidativen und enthzündungshemmenden Eigenschaften nachweislich Nerven und Gehirnfunktionen[336,337,338]. Es hat auch eine vorteilhafte Wirkung auf Nutrigenomebene[339].

22. **Lutein und Zeaxanthin** können die Netzhaut vor den meisten schäd-lichen Chemikalien schützen, die zur Altersblindheit führen[340,341].

23. **Ginkgo biloba.** Kann zwar mit mehreren Arzneimitteln Wechsel-wirkungen aufweisen, aber es gibt verlässliche Studien, nach de-nen es die Entwicklung von Alzheimer[342,343,344] reduzieren kann.

24. **Querzetin** reduziert Entzündungen[345] und nachweislich das Risiko von Prostatakrebs[346].

Es gibt mehr als genug wissenschaftliche Literatur, die die Einnahme dieser Nahrungsergänzungsmittel zur Reduzierung des Risikos chronischer Krankheiten stützt. Es gibt immer wieder neue Forschungsprojekte, und zukünftige Studien können einige der Empfehlungen ändern. Aber für den Fall, dass Sie ein erhöhtes Risiko für Krebs oder andere Krankheiten in sich tragen, liegen bereits heute genügend Forschungsergebnisse vor, die den Einsatz von Ergänzungspräparaten stützen. Bei einigen Präparaten werden noch 10 bis 20 Jahre vergehen, bis wir definitive Antworten haben, aber es kann nicht in Ihrem Interesse sein, solange zu warten, wenn Sie einer Risikogruppe angehören.

DR. DUKE'S REVOLUTIONÄRER PLAN ZUR NAHRUNGSERGÄNZUNG

Welche Nahrungsergänzungsmittel sollten Sie nehmen?

Sie haben die obige „Speisekarte" gelesen und wollen nun wissen, was auf Ihr Leben zutrifft. Ich wünschte, ich könnte es Ihnen sagen! Diese Frage ist genauso, als wollten Sie fragen, welche Arznei Sie einnehmen sollten. Die Antwort fällt je nach Person unterschiedlich aus. Sie hängt von Ihrer medizinischen Historie ab, den gegenwärtigen Gesundheitsproblemen, aktueller Medikation, Allergien und den Krankheiten, die für Sie ein Risiko darstellen.

Um die richtigen Antworten auf diese Frage zu finden, wäre es am besten, eine Bewertung Ihrer Ernährung zu bekommen. Aber wo bekommt man so etwas? Fragen Sie zuerst Ihren Arzt. Er kann Ihnen vielleicht eine gute Quelle nennen.

Ich *kann* Ihnen einen vernünftigen Rat für eine gute grundlegende Nahrungsergänzung für die meisten Leute geben. Sie können diesen Ratschlag nach Ihren persönlichen Gesundheitsbedürfnissen und Risiken abändern oder ergänzen.

Denken Sie an unsere 13 Regeln für Nahrungsergänzungsmittel. Sehen Sie sich nach einem seriösen, klinisch verifizierten und vorzugsweise biologisch angebauten Produkt aus gepressten Lebensmitteln um, oder einem Präparat, das diesem nahekommt. Nahrungsergänzungsmittel aus gepressten Lebensmitteln sind zwar viel teurer als synthetisch hergestellte, aber sie sind es wert, weil sie natürlich viele sekundäre Pflanzenstoffe enthalten, die synergetisch wirken. Wenn Sie sich kein kondensiertes Nahrungsergänzungsmittel leisten können, ist ein synthetisches immer noch besser als gar keines.

Empfehlenswerte grundlegende Ergänzungspräparate sind:

1. **Ein gutes Multivitamin-/Multimineral-/Multiphytonährstoffpräparat.** Diese Präparate enthalten normalerweise Kalzium, den Vitamin B-Komplex, Vitamin D, Chrom, Magnesium, Vitamin E, Selen und Vitamin C in der oben erwähnten Dosierung. Abhängig von Ihrem Alter kann es sein, dass Sie noch zusätzlich Kalzium brauchen, um die Empfehlungen des NIH zu erfüllen. Da Vitamine, Mineralien, Spurenelemente und Sekundäre Pflanzenstoffe zusammenwirken, sollte man besser ein ausgewogenes Multivitaminprodukt einnehmen, als ein paar Nährstoffe getrennt voneinander. Es ist auch einfacher – Sie müssen nur ein oder zwei Tabletten schlucken (manche hochwertigen „Multipräparate" erfordern die Einnahme von mehreren Tabletten für alle Nähr- und pflanzlichen Stoffe in einer Tagesration).

   Noch mehr freudige Tatsachen, die die Einnahme eines Multivitaminpräparats positiv bewerten: Die Vitamine C und E, Beta-Carotin und Zink verlangsamen den Verlauf der Makular Degeneration, einer der Hauptursachen für Erblindung, vor allem bei älteren Menschen[347,348].

   Die Vitamin-E-Einnahme reduziert bei männlichen Rauchern das Risiko, an Prostatakrebs zu erkranken, genau wie Beta-Carotinzufuhr bei Männern mit einem Beta-Carotinmangel[349]. Ein höherer Blutwert an Vitamin B6 ist mit reduziertem Kolorektalkrebsrisiko assoziiert[350].

2. **Omega-3.** Diese Ergänzungspräparate sind normalerweise fischölhaltig. Erwachsene brauchen im Allgemeinen täglich 1.000 mg

Omega-3-Fette (Erwachsene sollten von den beiden Arten EPA oder DHA ersteres bevorzugen), um das Ungleichgewicht zwischen Omega-6 und Omega-3 zum Wohle der Gesundheit auszugleichen. Die pflanzliche Form von Omega-3 (Alpha-Linolensäure) reduziert nachweislich das Risiko eines plötzlichen Herztods[351]. (Zusätzliche Informationen zu Omega-3 finden Sie am Anfang dieses Kapitels sowie in den Kapiteln 2, 3 und 9. Siehe Anhang B.3 für Empfehlungen von Nahrungsquellen).

3. **Sekundäre Pflanzenstoffe aus echtem Obst und Gemüse in Nahrungsergänzungsform.** Das ist der ideale Weg, um sicherzustellen, dass Sie eine breite Vielfalt an sekundären Pflanzenstoffen erhalten (zusätzlich zu den essenziellen Vitaminen und Mineralien), die nachweislich das Risiko chronischer Erkrankungen reduzieren. Einige sekundäre Pflanzenstoffe, die Sie auf jeden Fall einnehmen sollten, sind Querzetin, Granatapfel, Lycopin und Grünteepolyphenole.

4. **Kalzium und Vitamin-D-Präparate,** die zusammen eingenommen werden (zum Essen), erhöhen nachweislich die Knochendichte und verhindern Hüft- und andere nicht vertebrale Frakturen[352, 353]. Niedrige Vitamin-D-Werte werden mit verschiedenen Krebserkrankungen in Verbindung gebracht (siehe Kapitel 10), aber auch mit einem erhöhten Hypertonierisiko[354] und vielen anderen Gesundheitszuständen. Vitamin D und Kalzium reduzieren Insulinresistenz und Entzündung bei Erwachsenen ohne Diabetes[355]. (Zusätzliche Informationen zu Vitamin D und Kalzium finden sich am Anfang dieses Kapitels, aber auch in den Kapiteln 3, 9 und 12.)

Jede zusätzliche Nahrungsergänzung sollte Ihren persönlichen Gesundheitsrisiken angepasst sein. Zum Beispiel:

- Bei sich entwickelnder Arthrose fügen Sie Glukosaminsulfat hinzu. Glukosamin kann helfen, eine Knieoperation[356] hinauszuzögern, höchstwahrscheinlich aufgrund seiner entzündungshemmenden Eigenschaften[357]. (Einige Studien konnten nicht belegen, dass

Glukosamin sich vorteilhaft auswirkt; es wurde jedoch bei diesen Studien Glukosaminhydrochlorid anstelle von Glukosaminsulfat eingesetzt.)

- Bei Herz-Kreislauf-Gefährdung oder Parkinson[358] sollten Sie das Coenzym Q10 einnehmen.
- Bei Cholesterinproblemen ziehen Sie Leinöl und Knoblauch in Erwägung.
- Bei erhöhtem Krebsrisiko, Alzheimer, Demenz oder Parkinson ist ein Nahrungsergänzungsmittel aus grünem Tee anzuraten (Polyphenole).
- Sind Insulinresistenz oder Herzerkrankungen ein Risikofaktor für Sie, fügen Sie Chrom hinzu. Es erhöht nicht nur die Insulinsensibilität bei insulinresistenten Personen, sondern wirkt auch bei Cholesterinanomalien positiv[359].

Bitte fragen Sie Ihren Arzt, bevor Sie eines der oben genannten Präparate einnehmen. Ich möchte, dass Sie seine professionelle Meinung einbeziehen, die Ihre persönlichen Gesundheits- und Risikofaktoren berücksichtigt. Sollten Sie jedoch nur die saloppe Antwort „Das brauchen Sie nicht" zu hören bekommen, ohne dass er sorgfältig Ihre Liste prüft, dann müssen Sie Ihren Arzt zu einer vernünftigeren, spezifischeren Antwort drängen. Wenn er es ablehnt, Ihre Bemühungen mit einem fundierten Ratschlag zu unterstützen, dann beruft er sich wahrscheinlich auf eine überholte Ernährungsausbildung oder er konzentriert sich nur auf die Mangelkrankheiten, wie wir sie bereits zuvor erörtert haben. Sie können sich selbst ein Urteil bilden, ob der Arzt dann bei anderen Problemen genauso der Zeit hinterherhinkt oder nicht. Es gibt immer noch andere Ärzte.

Nahrungsergänzung spielt eine bedeutende Rolle bei unserer Strategie für eine optimale Gesundheit – und zwar eine so wichtige, dass ich sie in die acht Säulen für eine optimale Gesundheit in Kapitel 6 aufgenommen habe. Machen Sie bitte nicht den Fehler, zu denken, dass Nahrungsergänzungsmittel eine schlechte Ernährung oder einen schlechten Lebensstil wieder wettmachen! Sie können nicht wie ein Schlot rauchen, saufen wie ein Loch, fressen wie ein Scheunendrescher, mehr Stress aushalten als ein Fluglotse und dann erwarten, dass Nahrungsergänzungsmittel alles wieder ausgleichen. Nahrungsergänzungsmittel sind dazu gedacht, eine Ernährung und eine Lebensweise zu bereichern, die bereits solide sind.

Wie ich schon anfangs sagte, sind die Nahrungsergänzungsmittel die Ersatzspieler, die sicherstellen, dass es in Ihrer Ernährungsstrategie keine Lücken gibt. Die neuesten Forschungen lassen die Vermutung zu, dass es schwierig wird, ohne sie eine optimale Gesundheit zu gewinnen.

Nachdem wir nun zur Genüge wissen, dass Entzündungen die Grundursache aller chronischen Krankheiten sind, und wir den Weg zu einer optimalen Gesundheit beschreiten, ist es an der Zeit, dass wir die erste Säule der optimalen Gesundheit aus Kapitel 6 im Detail erörtern – die Reduzierung der Risikofaktoren chronischer Erkrankungen. Dies ist unerlässlich, um dem revolutionären Ansatz zur Erlangung optimaler Gesundheit folgen zu können. Mangelndes Wissen über die Risikofaktoren der nächsten vier Kapitel ist wahrscheinlich dafür verantwortlich, dass viele Menschen von Modemaschen enttäuscht wurden oder von ihrer Gesundheit im Stich gelassen werden. Die Grundlage unseres revolutionären Ansatzes liegt in den nächsten vier Kapiteln. Nehmen Sie sich diese Kapitel zu Herzen und beherzigen Sie die Ratschläge. Danach werden wir alle Informationen auf eine sehr einfache und machbare Weise zusammenstellen.

TEIL IV:

Risikofaktoren häufiger chronischer Erkrankungen

KAPITEL 9

Bekämpfen Sie Herzerkrankungen, Ihren härtesten Gegner

Leonard ist ein großartiger Mensch. Er ist ein sehr erfolgreicher südkoreanischer Geschäftsmann um die sechzig, der Leiter einer Organisation mit mehreren Tausend Angestellten, und aufgrund seiner Herzlichkeit, Menschlichkeit, seinem persönlichen Engagement und seiner persönlichen Integrität, kann man seinen Erfolg leicht nachvollziehen.

Als ich Leonard 1997 zum ersten Mal traf, war er übergewichtig und in einer so schlechten Verfassung, dass er nicht in der Lage war, einen dreiminütigen Stufentest zu absolvieren. (Bei diesem Test wird die Verfassung des Herz-Kreislaufsystems beurteilt, indem man die Veränderung des Pulses misst, nachdem der Proband drei Minuten lang eine Stufe hoch- und heruntergestiegen ist).

Ich sprach mit Leonard über seinen Gesundheitszustand und die Tatsache, dass er ein Risikopatient für Herzerkrankungen sei. Seine Antwort darauf war ein Zeugnis für seine Führungsqualitäten. Er sah mir in die Augen und sagte: „Dr. Duke, wenn Sie mich das nächste Mal treffen, werde ich ein anderer Mensch sein."

Und genau so kam es. Nach diesem Besuch änderte Leonard seine Lebensgewohnheiten drastisch und verminderte viele seiner Risikofaktoren.

So fing er beispielsweise an zu laufen. Bei den meisten engagierten Menschen bedeutet dies, dass sie anfangen zu joggen und ihr Leben lang dabei bleiben. Für Leonard bedeutete es, von der Unfähigkeit, einen dreiminütigen Belastungstest zu beenden, wegzukommen, indem er an mehreren Marathons im Jahr teilnahm.

Ich behaupte nicht, dass Sie ein Marathonläufer werden müssen, aber Leonard tat genau das.

Zudem erlangte er Spitzenwerte in jedem gründlichen Gesundheitstest, den wir durchführten, weil er nahezu alle Aspekte seines Lebensstils geändert hatte (wie es in diesem Buch vermittelt wird).

Aber Leonard hörte nicht auf, sich selbst in Form zu bringen. Er ist zu einem Vorbild der optimalen Gesundheit für Tausende Mitarbeiter in seinem Unternehmen geworden. Seine beste Marathonzeit beträgt 3 Stunden 39 Minuten. Allerdings hat er an der Wand eine Plakette hängen, die ihm eine Zeit von über 11 Stunden in einem Honolulu-Marathon bescheinigt. Er brauchte deswegen so lange, um den Lauf zu beenden, weil er sich ständig vor der Ziellinie zurückfallen ließ, um mit Mitarbeitern seines Unternehmens, die an diesem Tag ebenfalls teilnahmen, mitzulaufen und sie anzuspornen. Leonard hörte nicht auf zu laufen, bis die letzte ihm bekannte Person den Lauf beendet hatte. Vermutlich hat er an diesem Tag zwei Marathonläufe absolviert! Er ist ein großartiges Beispiel für jemanden, der sich eine Strategie zur Erlangung der optimalen Gesundheit zurechtgelegt hat, und diese nun bis ins Detail befolgt. Er hat das Beste gegeben, um sein Leben zu verlängern und Tausende andere dazu inspiriert, ihre eigene Gesundheit zu verbessern. Wenn ich jemals eine „Hall of Fame" für die optimale Gesundheit begründe, dann wird Leonard verpflichtet – sowohl als Spieler, als auch als Trainer.

Herzerkrankungen bringen mehr Menschen in der entwickelten Welt ums Leben als jede andere Ursache. Ich weiß, ich habe das bereits gesagt, aber ich kann es nicht oft genug betonen. Herzerkrankungen – oder, um Schlaganfälle mit einzuschließen, Herz-Kreislauf-Erkrankungen – sind Ihr stärkster Widersacher bei Ihrer Bemühung um eine optimale Gesundheit. Es sind die chronischen Erkrankungen, an denen Sie am wahrscheinlichsten sterben werden – *es sei denn, Sie haben eine Strategie und verfolgen sie.*

Ich bin hier, um Ihnen diese Strategie zu vermitteln.

Sie besteht darin, jede Attacke abzuwehren, mit der die Herzerkrankung Sie angreift. Ärzte und Wissenschaftler bezeichnen diese Taktiken oder Waffen der Herzerkrankungen als Risikofaktoren.

Auch wenn sie immer noch die Todesursache Nummer 1 sind, gelten Herzerkrankungen heutzutage nicht mehr als unvermeidlich. Tatsächlich sind die meisten Waffen, die Herzerkrankungen gegen Sie verwenden, Waffen, die Sie selbst ihnen an die Hand gegeben haben.

Risikofaktoren resultieren aus Ihren Lebensgewohnheiten, biologischen Eigenschaften und anderen Merkmalen, die die Wahrscheinlichkeit des Einzelnen erhöhen, eine bestimmte Krankheit zu bekommen. Einige der Risikofaktoren, die ich besprechen möchte, werden Ihnen bekannt sein, andere vielleicht nicht.

Wenn Sie Arzt oder Wissenschaftler sind, werden Sie bemerken, dass einige der von mir angeführten Risikofaktoren nicht von allen medizinischen Organisationen anerkannt sind.

Allerdings werde ich wissenschaftliche Fachliteratur anführen, die ihre Berücksichtigung rechtfertigt.

Die Kapitel 9–12 sind unerlässlich, damit Sie nachvollziehen können, wie man das Risiko einer chronischen Erkrankung eindämmt. Sie vermitteln Ihnen Taktiken für Ihren Lebensstil, die Sie für den Erfolg des revolutionären Ansatzes zur Erlangung optimaler Gesundheit brauchen. Zudem ist dieser Plan umfassend. Er konzentriert sich nicht nur auf ein oder zwei Aspekte Ihrer Lebensgewohnheiten oder Ihrer Ernährung. Das ist kein Trendprogramm für Sie, das Sie ausprobieren und dann zu den Akten legen. Es ist ein Weg, den Sie für den Rest Ihres Lebens beschreiten können.

Die meisten Faktoren, die in diesem und den drei folgenden Kapiteln aufgezählt werden, sind in den letzten 15 Jahren von der Fachliteratur bestätigt worden. Wir haben in unserem Institut auf der Grundlage aktueller Forschungsergebnisse einige weitere hinzugefügt. Ich werde in den nächsten Kapiteln über diese Forschung sprechen. Dabei werde ich mein Bestes geben, es für wissenschaftlich untrainierte Leser so einfach wie möglich zu machen.

Warum führen wir mehr als die üblichen Standard-Risikofaktoren auf? Weil viele Herzinfarkte bei Menschen auftreten, die an keiner nachweislich belegten Herzerkrankung leiden oder keine der von der etablierten Medizin akzeptierten kardiovaskulären Risikofaktoren aufweisen[360].

Die Lehrmeinung an unserem Institut geht von 15 Risikofaktoren für

Herzerkrankungen aus. Diese sind hier nicht nach Prioritäten aufgelistet; sie sind alle wichtig. Da man über jeden Risikofaktor ein ganzes Buch schreiben könnte, werden die nachfolgenden Beschreibungen in zusammengefasster Form präsentiert. Ich will Ihnen dabei helfen, herauszufinden, wie viele Risikofaktoren auf Sie zutreffen.

Lassen Sie den Herzerkrankungen den Kampf ansagen. Wir werden die Risikofaktoren einen nach dem anderen behandeln und darüber sprechen, wie Sie sich selbst gegen sie verteidigen können.

1. Familiengeschichte und genetische Veranlagung

Seit vielen Jahren ist uns bekannt, dass die Familiengeschichte ein Risikofaktor für Herz-Kreislauf-Erkrankungen ist[361,362,363]. Zu meiner Zeit in der Unfallstation war eine der ersten Fragen, die ich Patienten mit Brustschmerzen stellte, ob bisher Herzerkrankungen in ihrer Familie aufgetreten seien. Ist oder war einer Ihrer Elternteile von einer Herzerkrankung betroffen, ist Ihr eigenes Risiko, sie zu bekommen, höher als gewöhnlich. Wenn eines Ihrer Geschwister auch daran leidet, ist Ihr Risiko noch höher[364].

Bis vor Kurzem war unbekannt, wie diese genetische Prädisposition funktioniert. Aber die Kartierung des menschlichen Genoms in jüngster Zeit hat unser Verständnis erweitert, auch wenn noch weitere Forschung nötig ist. Sir Gordon Duff, M.D. Ph.D. an der Universität von Sheffield in Großbritannien, und Dr. Ken Kornman von Interleukin Genetics in Waltham, Massachusetts, haben exzellente Forschungsarbeit geleistet, die dabei hilft, die genetische Veranlagung für Herzerkrankungen zu erklären[365].

Duff und Kornman zeigten, dass jemand, der über ein genetisches Merkmal verfügt, das mit dem Entzündungsmarker Interleukin-1 assoziiert ist ein dreifaches Risiko für eine Herzerkrankung hat. Einige der genetischen Varianten erhöhen das Risiko um das Siebenfache.

Nehmen wir einmal an, dass Ihre geliebten Eltern Ihnen nicht nur Liebe, Essen, Unterkunft, Erziehung und ein Unrechtsbewusstsein mit auf den Weg ins Leben gegeben haben, sondern auch eine genetische Veranlagung für Herzerkrankungen. Bedeutet das, dass Ihr Schicksal besiegelt ist und Ihre Tage gezählt sind? Nein, auf keinen Fall. Es besagt lediglich, dass die Chancen höher stehen, dass Sie erkranken. Aber eine Tendenz ist nicht Schicksal. Auch wenn Ihr genetischer Hintergrund

Sie für Herzerkrankungen anfällig macht, kann das Wirken Ihrer Gene durch Umweltfaktoren beeinflusst werden.

Und das Schöne an Umweltfaktoren ist, dass Sie sie beeinflussen können. Erinnern Sie sich an diese zwei Worte aus früheren Kapiteln? Ihr *Genotyp* bestimmt, beeinflusst durch Umwelteinflüsse, das Endergebnis, Ihren *Phänotyp.*

Die genaue Beziehung zwischen Genetik und Umwelt ist noch unerforschtes Terrain. Wir arbeiten daran. Aber wir wissen bereits, wie wichtig es ist, sich auf seine genetische Veranlagung testen zu lassen. Ein positiver Test bedeutet nämlich, dass man sich, um die angeborene Veranlagung auszugleichen, noch intensiver mit den Faktoren auseinandersetzen muss, die man selbst beeinflussen kann.

Die genetische Veranlagung ist Mist. Es ist so, als ob Sie herausfinden würden, dass Ihr Gegner schon gepunktet hat, obwohl das Spiel noch gar nicht angefangen hat. Und von all den Spielern im Herzerkrankungsteam ist das der einzige, den man nicht aus dem Spiel werfen kann.

Allerdings ist die genetische Veranlagung nur ein Spieler, ein Risikofaktor. Wenn Sie eine haben, dann müssen Sie daran arbeiten, die anderen auszuschalten – was Sie ja sowieso vorhatten.

Viele Patienten erzählen mir, dass sie sich über Herzerkrankungen keine Sorgen machen, weil viele ihrer Verwandten über 90 Jahre alt wurden. Der Trugschluss dabei besteht darin, dass niemand über die exakten Erbanlagen seiner älteren Verwandten verfügt. Sie sehen nicht genau so aus wie Ihre Großmutter oder Onkel Fred, oder doch? Gott sei dank nicht! Sie sind eine einzigartige Kombination genetischer Merkmale, die Sie von Ihren Eltern bekommen haben, und Sie leben Ihr Leben anders als sie, in einer anderen Umgebung. Ihr Risiko für eine Herzerkrankung ist ein anderes als das Ihrer Verwandtschaft. Es mag niedriger oder höher sein, aber es ist einzig und allein Ihres.

Nichtsdestotrotz gilt: wenn in Ihrer Familienvorgeschichte Herzerkrankungen aufgetreten sind, besonders bei Ihren Großeltern, Eltern und Geschwistern, dann haben Sie einen Risikofaktor für Herzerkrankungen.

DR. DUKES STRATEGIE

- Teilen Sie Ihrem Arzt mit, ob in Ihrer Familie Herzerkrankungen und Schlaganfälle aufgetreten sind.
- Wenn möglich, lassen Sie sich auf eine genetische Veranlagung testen.

2. Diabetes

Diabetes mellitus erhöht das Risiko für kardiovaskuläre Komplikationen und Todesfälle erheblich[366].

Uns ist seit Langem bekannt, dass einer der möglichen Folgeschäden bei Diabetes die Schädigung kleinerer Blutgefäße in Nieren, Augen und Extremitäten ist, was oft zu Nierenversagen, Blindheit und Amputationen führt. Diese Schädigung kleiner Blutgefäße wird mikrovaskuläre Erkrankung genannt.

Allerdings ist auch eine Zunahme der makrovaskulären Erkrankungen spürbar – die Schädigung größerer Blutgefäße – die auch mit Diabetes einhergeht. Dieses zunehmende Problem tritt vor allem bei Menschen mit Diabetes Typ 2 oder „Erwachsenen"-Diabetes auf[367].

Die Weltgesundheitsorganisation (WHO) erklärt jetzt, dass es eine weltweite Typ-2-Diabetes Epidemie gibt. Und der Zustand, der sehr häufig Diabetes Typ 2 verursacht, das sogenannte metabolische Syndrom, ist auch mit einem erhöhten Risiko für Herzerkrankungen verbunden.

Diese Epidemie von Insulinresistenz und Diabetes Typ 2 wird ausführlich in Kapitel 12 besprochen. Millionen von Menschen, die eine Insulinresistenz und ein metabolisches Syndrom haben, wissen es noch nicht einmal. Lesen Sie also bitte dieses Kapitel und den unten stehenden Abschnitt über erhöhte Cholesterinwerte aufmerksam durch, um festzustellen, ob Sie vielleicht eine Insulinresistenz, ein metabolisches Syndrom oder Typ-2-Diabetes haben.

Wenn der Test für einen dieser Umstände positiv ausfällt, dann haben Sie einen weiteren Risikofaktor für Herzerkrankungen.

DR. DUKES STRATEGIE

- Lassen Sie sich von Ihrem Arzt auf erhöhte Insulinresistenz oder Diabetes testen (siehe Kapitel 12).
- Wenn Sie Diabetes haben, dann befolgen Sie den von Ihrem Arzt aufgestellten Therapieplan und ändern Ihre Lebensgewohnheiten gemäß Kapitel 12, um die Krankheit zu mildern.
- Wenn Sie eine erhöhte Insulinresistenz haben, dann befolgen Sie die Vorschläge in Kapitel 12, um die Insulinresistenz und das Risiko für Typ-2-Diabetes zu senken.

3. Rauchen

Wenn Sie eine optimale Gesundheit gewinnen wollen, dann ist Rauchen in etwa so, als ob Sie die Flinte ins Korn werfen. Sie geben auf und lassen zu, dass Ihr Gegner absichtlich punktet. Als Gesundheitsrisiko ist Rauchen nicht ganz so gefährlich wie ohne Fallschirm aus einem Flugzeug zu springen, aber fast.

Zigarettenrauchen ist seit vielen Jahren als ein Hauptrisikofaktor für Herz-Kreislauf-Erkrankungen akzeptiert[368]. Es erhöht das Risiko für viele Krebsarten (siehe Kapitel 10). Und es zerstört Blutgefäße, was zu Herzerkrankungen führt.

Alle Arten des Rauchens erhöhen das Risiko für Herzerkrankungen: Pfeife[369], Zigarre[370], Zigarette[371], Marihuana[372] und auch unfreiwilliges Mitrauchen oder Passivrauchen[373].

Sowohl die Anzahl der Jahre, die Sie rauchen, als auch die Tabakmenge, die Sie pro Tag konsumieren, erhöhen Ihr Risiko für eine Herzerkrankung.

Bei einem von zehn kardiovaskulären Todesfällen weltweit im Jahr 2000 war Rauchen die Todesursache[374]. Laut der WHO ist Tabak die zweite Haupttodesursache auf der Welt[375].

Viele wissenschaftliche Übersichtsartikel haben bestätigt, dass Passivrauchen mit Herzerkrankungen[376] und auch plötzlichem Säuglingstod[377]assoziiert ist. Einige Studien kamen auch zu dem Schluss, dass es nicht gesundheitsschädlich sei[378], aber nahezu alle davon waren zweifelhaften Ursprungs oder hatten finanzielle Interessenskonflikte[379].

Die US-Umweltschutzbehörde[380], der *Surgeon General*[381*] und der Forschungsrat der Nationalen Akademie der Wissenschaften[382] sind übereinstimmend zu dem Schluss gekommen, dass Passivrauchen das Krankheitsrisiko erhöht.

Passivrauchen erhöht das Risiko von Koronarerkrankungen um 30 Prozent, und auch nur eine kurzzeitige Belastung – Stunden oder Minuten – hat Auswirkungen, die zu 80–90 Prozent genauso stark sind, als ab Sie aktiv rauchen würden[383].

Gemäß dem *Surgeon General* tötet das Rauchen allein in den Vereinigten Staaten jährlich 46.000 erwachsene Nichtraucher durch Herzerkrankungen, 3.000 durch Lungenkrebs und 430 Neugeborene durch plötzlichen Säuglingstod[384].

Ich hoffe, ich verpacke meine Botschaft hier nicht zu subtil. Wenn das der Fall ist, werde ich konkreter:

SIE SOLLEN NICHT RAUCHEN!

Wenn Sie rauchen, setzen Sie *alles* daran aufzuhören. Wenn nichts funktioniert, auch nicht medikamentöse Unterstützung durch Ihren Arzt, reduzieren Sie Ihren Tabakkonsum so weit wie möglich. Rauchen ist immer schrecklich, aber sogar wenn sie es nur einschränken, senkt das Ihr statistisches Risiko, an einer Herzerkrankung zu sterben. Eine Studie über Kaliforniens strenges Tabakkontrollprogramm schlussfolgert, dass dieses einen Rückgang der Todesfälle durch Herzerkrankungen zur Folge hatte[385].

Und wenn Sie sich eine Zigarette anzünden müssen, dann bitte nicht dort, wo andere gezwungen sind, Ihren Rauch einzuatmen. Andere Ihrem Rauch auszusetzen ist nicht so kriminell, wie mit einer Waffe wahllos in einen vollen Raum zu schießen, aber der moralische Aspekt des Ganzen kommt dem ziemlich nahe.

DR. DUKES STRATEGIE

- Hören Sie auf zu rauchen.
- Wenn Sie nicht von selbst aufhören können, bitten Sie Ihren Arzt um Hilfe.

---

* Anm. d. Übers.: Der Leiter des öffentlichen Gesundheitsdienstes (*United States Public Health Service*), einer Behörde des US-Gesundheitsministeriums.

- Wenn Sie dann immer noch nicht aufhören können, schrauben Sie Ihren Konsum so weit wie möglich zurück.
- Rauchen Sie nicht in Gegenwart anderer.
- Nehmen Sie ausreichend Vitamin C zu sich. Ich empfehle mindestens 100 mg pro Tag.

4. Hoher Blutdruck

Über 50 Millionen Menschen in den Vereinigten Staaten und 1 Milliarde Menschen weltweit leiden an Bluthochdruck, oder Hypertonie[386].

Ich erkläre Ihnen nun, warum Bluthochdruck ein Risikofaktor für Herzerkrankungen und Schlaganfälle ist. Stellen Sie sich Ihre Blutgefäße als Rohre oder Schläuche vor. Wenn der Flüssigkeitsdruck im Inneren zu groß wird, bilden sich kleine Risse. Diese werden Mikrofissuren genannt. Sie führen zu Gefäßerkrankungen, weil sich das Cholesterin in Ihrem Blut in ihnen sammelt. So entstehen die Ablagerungen oder Plaques der Atherosklerose. Diese Ablagerungen können den Blutfluss in den Arterien, die zum Herzmuskel führen, stilllegen und so Herzinfarkte auslösen. Plaqueablagerungen können sich auch ablösen und ins Gehirn gelangen. Dort verursachen sie Schlaganfälle, indem sie kleinere Arterien verstopfen und damit die Blutzufuhr ins Gehirngewebe unterbrechen.

Das letztgenannte Risiko ist vor allem in China, Japan, und anderen ostasiatischen Ländern verbreitet. Dort gehören Schlaganfälle zu den Haupttodesursachen[387].

Interessanterweise besteht ein Teufelskreis zwischen Bluthochdruck und chronischer Entzündung. Die Entzündung verschlimmert den Bluthochdruck[388] und der Bluthochdruck verschlimmert die Entzündung[389].

Sicherlich haben Sie schon mal irgendwann in Ihrem Leben Ihren Blutdruck messen lassen. Ein Arzt oder eine Krankenschwester legt Ihnen eine Luftmanschette um den Oberarm, bläst sie auf und lauscht dann mit einem Stethoskop auf Ihren Blutfluss, während der Druck der Luftmanschette langsam nachlässt.* Ihr Blutdruck wird durch zwei Zahlen ausgedrückt, die mittels der Millimeter einer Quecksilberskala dargestellt werden. Der höhere Wert ist der *systolische* Blutdruck; der niedrigere der *diastolische*. Jedoch möchte ich darauf hinweisen, dass

---

* Anm. d. Übers.: Mittlerweile sind elektronische Messgeräte gängiger, aber das Prinzip bleibt das gleiche.

eine korrekte Blutdruckmessung der Mittelwert von zwei separaten Blutdruckmessungen ist, die im Sitzen durchgeführt wurden.

Der Koordinierungsausschuss des *National High Blood Pressure Education Program* (NHBPEP) veröffentlicht seit mehr als 30 Jahren Richtlinien zur Vorbeugung, Erkennung, Bildung und Behandlung von Bluthochdruck. Der neueste Bericht des Gremiums (2003)[390] enthält einige interessante Dinge, die Sie über Hypertonie wissen sollten:

- Es besteht ein direkter Zusammenhang zwischen erhöhtem Blutdruck und der Entwicklung einer Herz-Kreislauf-Erkrankung.
- Bei Personen im Alter von 40 bis 70 Jahren verdoppelt sich das Risiko einer Herzerkrankung beim systolischen Blutdruck alle 20 mm, und beim diastolischen Blutdruck alle 10 mm über 115/75.
- Für über 50-Jährige bedeutet ein systolischer Blutdruck von mehr als 140 mm ein höheres Risiko für die Entwicklung von Herzerkrankungen als ein erhöhter diastolischer Blutdruck.
- Personen, die im Alter von 55 einen normalen Blutdruck haben, sind zu 90 Prozent gefährdet, irgendwann in ihrem Leben zu hohen Blutdruck zu bekommen, normalerweise wegen Atherosklerose, wodurch die Arterien verhärten.
- Menschen mit einem systolischen Blutdruck von 120–139 mm, oder einem diastolischen Blutdruck von 80–89 mm Quecksilbersäule werden als prähypertensiv bezeichnet. Auch sie müssen ihre Lebensgewohnheiten ändern, um das Risiko einer Herzerkrankung zu senken. Viele Ärzte behandeln nicht, bevor der Blutdruck über 140/90 liegt. Denken Sie daran, dass ein systolischer Blutdruck über 136 oder ein diastolischer Blutdruck über 86 das Risiko einer Herzerkrankung verdoppelt. Besprechen Sie mit Ihrem Arzt, ob diese Werte behandlungsbedürftig sind, vor allem wenn Sie noch andere Risikofaktoren haben.

Messen Sie regelmäßig selbst Ihren Blutdruck? Das ist gut für Sie! Nur zwei Anmerkungen als Warnung. Als erstes versichern Sie sich, dass Sie wissen, wie man die Luftmanschette und das Stethoskop richtig benutzt. Zweitens empfiehlt die NHBPEP, Heimgeräte regelmäßig zu kalibrieren. Gleichen Sie dafür die Luftmanschette, die Sie daheim verwenden, mit der Ihres Arztes in der Praxis ab.

DR. DUKES STRATEGIE

- Lassen Sie Ihren Blutdruck regelmäßig überprüfen oder messen Sie ihn selbst. Hypertonie ist ein „stummer Killer": Sie können sie nicht spüren. Sie müssen sich dazu untersuchen lassen.
- Ein Blutdruck über 115/75 vergrößert das Risiko für Herzerkrankungen und muss behandelt werden, falls Sie weitere Risikofaktoren haben.
- Bluthochdruck kann oftmals gesenkt werden, indem man andere Risikofaktoren vermindert, einschließlich Rauchen, Stress und Übergewicht.
- Sprechen Sie mit Ihrem Arzt. Wenn Veränderungen der Lebensgewohnheiten nicht helfen, ist eine Medikation möglicherweise eine gute Wahl.

5. Bewegungsmangel

1990 berichtete ein Forschungsbericht, dass körperlich aktive Menschen wahrscheinlich nur halb so oft Herzinfarkte erleiden wie diejenigen, die nur herumsitzen[391].

Das waren fantastische Neuigkeiten! Wenn Sie etwas Einfaches, Leichtes und Dramatisches tun wollten, um einen Herzinfarkt zu vermeiden, dann standen Sie vom Sofa auf und begaben sich ins Fitnessstudio. Dadurch reduzierte sich die statistische Wahrscheinlichkeit, dass Sie einen Herzinfarkt bekamen, um 50 Prozent.

Allerdings belegten viele frühe Studien, dass nur sehr intensives Training einen koronaren Vorteil erbrachte, und das war für sehr viele Menschen ein Problem[392]. Ärzte und Gesundheitsexperten empfahlen jedem, wie ein Olympia-Teilnehmer zu trainieren. Die meisten Menschen scherten sich nicht darum, da sie nicht die Zeit hatten, oder den Schmerz nicht ertragen wollten, der mit dem Erfolg einhergeht.

Dann kamen noch bessere Neuigkeiten. Neue Studien zeigten, dass auch weniger starke Aktivitäten zu deutlichen kardiovaskulären Vorteilen führten. Eine Studie[393] belegt, dass leichte bis mäßige Bewegung bei Frauen mit weniger Herzerkrankungen assoziiert war; nur eine Stunde Spazierengehen *pro Woche* führte zu einem geringeren Risiko. Eine weitere Studie[394] berichtete, dass die gesamte körperliche Aktivität, ob Laufen, Krafttraining oder Zufußgehen, mit einem reduzierten Risiko für

Herzerkrankungen verbunden war. Sowohl intensives Training als auch bloßes Gehen vermindern die Zahl der Herzerkrankungen bei Frauen nach den Wechseljahren wesentlich[395].

Verstehen Sie mich nicht falsch. Ich möchte, dass Sie sich soviel wie möglich bewegen. Und auch wenn ziemlich strikte Bewegung das Beste ist (solange sie vom Arzt erlaubt ist und Ihrem Alter entspricht), ist jede Form normaler Bewegung besser als gar keine. Enthält Ihr Konzept von „Bewegung" 100 Dollar teure Laufschuhe, eine teure Mitgliedschaft in einem Fitnessclub, in dem es nur so vor muskelgestählten Körpern in grellen Leggins wimmelt, und eine jeden Tag für zwei Stunden anhaltende Besessenheit, für die Sie keine Zeit haben? Das ist das Paradigma, das wir zerschlagen müssen.

Für die Meisten ist die beste Definition von Bewegung folgende: jede Aktivität, bei der man seinen Körper bewegen muss.

Auch wenn Sie kein formales Trainingsprogramm haben, können Sie profitieren, wenn Sie Ihre normalen täglichen Aktivitäten um zusätzliche Bewegung ergänzen – auch in kurzen, schnellen Abschnitten über den Tag verteilt.

Parken Sie beispielsweise Ihr Auto ein oder zwei Straßen von Ihrem Ziel entfernt und laufen Sie den restlichen Weg. Wenn Sie zur Arbeit pendeln, dann steigen Sie eine Haltestelle früher aus dem Zug oder Bus. Machen Sie ein paar Kniebeugen oder Ausfallschritte, während Sie telefonieren oder fernsehen. Einige Studien zeigten, dass schon einfache Veränderungen – wie die Treppe statt des Lifts zu benutzen – Ihnen bei der Reduzierung des Risikos für Herzerkrankungen behilflich sind.

In einer Studie mit übergewichtigen Frauen führte ein Programm, das eine gesündere Ernährung mit mehr Bewegung im alltäglichen Leben kombinierte, zu ähnlichen Gesundheitsvorteilen wie ein Programm mit gesünderer Ernährung in Kombination mit strukturierten Aerobic-Übungseinheiten[396].

Eine weitere Studie belegte, dass bei gesunden Erwachsenen, die zuvor viel Zeit im Sitzen verbracht hatten, ein Bewegungsprogramm für den Alltag die körperliche Beweglichkeit, die kardiorespiratorische Fitness, sowie den Blutdruck genauso wirkungsvoll verbesserte, wie ein ausgefeiltes Trainingsprogramm[397]. Ein Forscher fand heraus, dass schon 15 Minuten schnelles Gehen am Tag das Herzerkrankungsrisiko um 16 Prozent reduziert[398].

Das Ausmaß körperlicher Aktivität ist einer der gravierendsten Unterschiede zwischen dem Leben der Menschen vor 100 Jahren und heute. Damals verrichteten die meisten Menschen bewegungsintensive Arbeiten und mussten zu Fuß zur Arbeit und wieder zurück gehen. Heute fahren wir zur Arbeit oder werden gefahren, sitzen den ganzen Tag vor Computerbildschirmen, fahren wieder nach Hause und verbringen den Abend vorm Computer oder Fernseher. Unser Gehirn ist auf Stand-By und unser Körper ist im Energie-Spar-Modus. Für unsere kardiovaskuläre Gesundheit ist das nicht gerade günstig.

Wenn Sie keinen Sport machen und kein körperlich aktives Leben führen, dann haben Sie einen weiteren Risikofaktor für Herzerkrankungen.

Bewegung hat viele Vorteile, abgesehen davon, dass sie das Risiko für Herzerkrankungen senkt. Sie kann Menschen bei folgenden Problemen unterstützen:

- Gewichtsreduzierung[399]
- Reduzierung des Risikos für Diabetes Typ 2[400]
- Verbesserung der Zuckerkontrolle bei Diabetes Typ 2[401]
- Reduzierung des Risikos für einige Krebsarten

Nachdem das klar sein dürfte, folgt hier eine Warnung.

Bevor Sie irgendein Bewegungsprogramm starten, holen Sie sich die Erlaubnis Ihres Arztes. Wenn Sie bereits an einer sehr weit fortgeschrittenen Herzerkrankung leiden, dann könnte Bewegung im Augenblick nicht angeraten sein. Das Letzte, was ich möchte ist, Sie so heiß darauf zu machen Ihr Leben zu verändern, dass Sie schon am ersten Tag in Ihrer Auffahrt der Schlag trifft. Haben Sie einmal den Segen Ihres Arztes, dann können Sie anfangen, sich zu bewegen.

Bewegen Sie sich so oft wie möglich, aber denken Sie daran, jegliche körperliche Betätigung ist besser als gar keine.

Dreimal in der Woche zwei Meilen zu joggen ist besser, als diese Strecke abzugehen, während Sie Golf spielen. Aber die neun Löcher abzugehen ist besser, als in einem Golfwagen zu fahren.

Und neun Löcher vom Wagen aus zu spielen ist weit besser, als jemandem im Fernsehen dabei zuzusehen, während Sie dabei Chips mit Dip hinunterschlingen. (Die wiederholte Bewegung, mit der Sie eine

Bierflasche oder einen Softdrink zum Mund führen, ist nicht das, was ich mit „Alltagsaktivitäten" gemeint habe.)

Die Bewegung sollte keine Routine oder langweilig sein. Suchen Sie sich etwas aus, das Spaß macht. Fahren Sie Fahrrad. Gehen Sie an einem Fluss spazieren, anstatt an einer Schnellstraße. Belohnen Sie sich selbst im Fitnesscenter, indem Sie Körbe werfen oder sich in der Sauna entspannen, nachdem Sie vom Laufband gestiegen sind. Hören Sie dazu Ihre Lieblingsmusik oder trainieren Sie vor dem Fernseher zu Ihrer Lieblingssendung. Anstatt die Kinder und den Hund aus dem Haus zu scheuchen, gehen Sie gemeinsam mit ihnen in den Park. Fangen spielen, Frisbee® oder Verstecken sind großartig dafür geeignet, gesunde Körper zu formen und, nicht zu vergessen, auch engere Familienbande. Sogar Ihr Hund wird Sie lieber mögen.

Ob Sie sich für bestimmte Sportarten motivieren oder nicht, Sie können ganz einfach mehr Bewegung in Ihren Tag integrieren. Machen Sie einen Spaziergang in der Nachbarschaft. Schieben Sie Ihren Rasenmäher. Steigen Sie Treppen. Tragen Sie Ihr Gepäck, anstatt es hinterher zu ziehen. Oder ziehen Sie Ihr Gepäck, anstatt sich auf den Rollsteig zu stellen. Finden Sie nur irgendeinen Weg, wie Sie in Bewegung bleiben können.

Und zuletzt folgt hier, was Sie nicht machen sollten.

Glauben Sie nicht, dass Sie sich an jedem neuen Trend beteiligen müssen. Jede körperliche Aktivität ist ein Schritt in die richtige Richtung. Wenn Sie einem Fitness-Studio beitreten, schämen Sie sich nicht, wenn Sie nicht so schnell in die Pedale treten oder genauso viel stemmen können, wie Ihr Nachbar. Beginnen Sie mit dem, was Sie können, ohne sich schlecht zu fühlen oder sich selbst zu verletzen. Sie werden sich schneller verbessern, als Sie denken.

Und glauben Sie nicht, dass Sie einem Fitness-Studio beitreten müssen, um gesund zu werden. Machen Sie nur Dinge, die Sie mögen, um in Bewegung zu bleiben.

Denken Sie an Dr. Dukes 1. Bewegungsgesetz: Ein Körper in Bewegung wird länger in Bewegung bleiben; ein ruhender Köper ruht bald für immer.

Und zu guter Letzt: Werden Sie kein Bewegungsfreak, während Sie alle anderen Risikofaktoren ignorieren. Denken Sie an das Beispiel von Jim Fixx, der Lauf-Guru, der vorzeitig an einer Herzerkrankung starb. Tatsächlich können manche der extremen Ausdauerathleten ihr Herz überlasten, was zu Herzrhythmusstörungen führt[402]. Dieses Kapitel zählt die 15 Risikofaktoren für Herzerkrankungen auf. Bewegung allein reicht nicht aus, um Defizite bei den anderen 14 auszugleichen. (Sie finden die neuesten Bewegungsempfehlungen der US-Regierung unter www.health.gov/PAguidelines und die Empfehlungen der Weltgesundheitsorganisation unter www.who.int/dietphysicalactivity/factsheet_recommendations/en.)

DR. DUKES STRATEGIE

- Bringen Sie mehr „Alltagsaktivitäten" in Ihr Leben.
- Mir der Zustimmung Ihres Arztes können Sie mit einem strukturierten Bewegungsprogramm wie einem 10.000-Schritte-Programm beginnen, bei dem Ihnen ein Schrittzähler hilft, das angestrebte Ziel, ca. 8 km am Tag zu gehen, zu erreichen.
- Bleiben Sie in Bewegung! Jedes Bisschen mehr Bewegung pro Tag ist besser als gar keine.

6. Fettleibigkeit oder Adipositas

Fettleibigkeit ist ein Risikofaktor für Herzerkrankungen[403,404,405,406]. Außerdem steigt das Risiko, an einer Herzerkrankung zu sterben, bei stark Übergewichtigen um 500 Prozent, wenn die Fitness fehlt[48]. Daher ist es wichtig, regelmäßige Bewegung, gute Ernährung und all die anderen Punkte dieser Strategie zu befolgen, auch wenn Sie niemals so gertenschlank wie ein Model oder so durchtrainiert wie ein Bodybuilder sein werden.

Um festzustellen, ob Fettleibigkeit ein Risikofaktor für Sie ist, müssen Sie zuerst die Diagnosekriterien verstehen. Die Definition von Fettleibigkeit ist nicht annähernd so einfach, wie die Leute glauben.

Die Kriterien für Fettleibigkeit werden sehr sorgfältig in Kapitel 11 erklärt. Sie umfassen weit mehr, als nur das Verhältnis zwischen Größe und Gewicht, zum Beispiel Faktoren wie den Körperfettanteil und das Taille-Hüft-Verhältnis.

Bitte werfen Sie einen Blick in Kapitel 11 für eine umfassende Erörterung dieses wichtigen und oft missverstandenen Themas. Viele Personen, die den Kriterien für Adipositas als Risikofaktor entsprechen, sind sich dessen nicht bewusst.

DR. DUKES STRATEGIE

- Finden Sie heraus, ob Sie übergewichtig oder adipös sind, indem Sie Kapitel 11 aufmerksam lesen. Darin wird eine Fülle von fundierten wissenschaftlichen Informationen zur Ursache der Fettleibigkeit und wie Sie sie mindern können, genannt.
- Gute Neuigkeiten: wenn Sie die Risikofaktoren für Adipositas reduzieren und sich der Lebensweise für optimale Gesundheit zuwenden, werden Sie Gewicht verlieren.

7. Erhöhte Lipide

Es tut mir leid, aber ich muss Sie an dieser Stelle mit ein wenig Wissenschaft traktieren. Seinen Gegner zu kennen ist ein Schlüsselaspekt Ihrer Strategie. So harren Sie bitte mit mir aus – ich werde es so kurz und schmerzlos machen, wie ich kann.

Viele Studien haben gezeigt, dass ein erhöhter Cholesterinwert im Blut einer der wesentlichen Risikofaktoren für Herzerkrankungen ist[49]. Es gibt verschiedene Arten von Cholesterin, und nicht alle sind schlecht. Ein kurzer Überblick:

- HDL (high-density lipoprotein) = Lipoprotein mit hoher Dichte, dieses Cholesterin ist gut.
- LDL (low-density lipoprotein) = Lipoprotein mit niedriger Dichte, dieses Cholesterin ist schlecht.
- VLDL (very-low-density lipoprotein) = Lipoprotein mit sehr niedriger Dichte, dieses Cholesterin ist schlecht.

Zur Erinnerung: hohe Dichte = gut; niedrige Dichte = schlecht.

Die Kontrolle der Blutlipide (Fette), insbesondere von Cholesterin, ist für die meisten Ärzte zu einem Grundpfeiler der Vorbeugung und Behandlung von Herzerkrankungen geworden. Diese Strategie basiert auf umfassenden Forschungen, denen zufolge ein reduzierter Cholesterinwert das Fortschreiten von Herzerkrankungen verlangsamt und sogar ihre Besserung fördert.

Ein Projekt, die sogenannte 4S-Studie, offenbarte einen beträchtlichen Rückgang von Todesfällen und Herzinfarkten, wenn Personen mit einer attestierten Herzerkrankung cholesterinsenkende Medikamente erhielten[50].

In einer weiteren groß angelegten Studie sank das Risiko, an allgemeinen Herzproblemen zu sterben, bei Patienten, die mit Cholesterinsenkern aus der Klasse der Statine behandelt wurden, um 32 Prozent[410]. Einige Studien verwendeten Angiogramme – eine Methode, mit der man buchstäblich ins Innere der Arterien schaut – um die Vorteile dieser Medikation zu untermauern[411]. Die Forschungs- und Therapieergebnisse waren so überzeugend, dass viele Ärzte andere Risikofaktoren seither außer Acht lassen. Allerdings haben neueste Richtlinien, herausgegeben von der angesehensten Beratergruppe zur Lipidkontrolle, angefangen, diesen Trend zu verändern.

Im Jahr 2001 führte das Nationale Bildungsprogramm zu Cholesterin des *National Institutes of Health* eine Liste zur Behandlung Erwachsener ein (NCEP- ATP III), die die Liste der Risikofaktoren für kardiovaskuläre Krankheiten erweiterte und den neuen Schwerpunkt auf die Prävention setzte[412]. Vor diesem Report waren die wesentlichen Risikofaktoren für Herzerkrankungen Rauchen, Hypertonie, niedriger HDL-Cholesterinwert, Herzerkrankungen in der Familie und das Alter.

ATP III ergänzte noch Adipositas, Bewegungsmangel und unzureichende Ernährung.

Der Bericht bestätigte auch mögliche neue Risikofaktoren wie Lipoprotein (a), Insulinresistenz, Homocystein, Neigung zur Bildung von Blutgerinnseln, unentdeckte Herzerkrankungen und entzündliche Faktoren wie CRP. Apolipoprotein B (apoB) wird wahrscheinlich auch bald auf diese Liste gesetzt werden, da es bessere Vorhersagen über Herzerkrankungen erlaubt als LDL[413].

Ich entschuldige mich für diesen Wissenschaftsjargon, aber ich möchte, dass Sie verstehen, dass es viel mehr Risikofaktoren als nur Cholesterin gibt.

Wenden wir uns nun wieder dem Cholesterin zu. Oder genauer, den Cholesterintests.

So gut wie alle Ärzte auf der ganzen Welt verwenden ein Testverfahren, das eigentlich nicht die LDL-Moleküle zählt, sondern mit Hilfe einer mathematischen Formel den LDL-Wert schätzt, basierend auf der Messung von HDL und dem Gesamtcholesterinwert. Allerdings hat fast die Hälfte aller Herzinfarkt-Patienten normale LDL-Werte[414]. Auch die neuen NCEP-Richtlinien basieren auf dieser alten Labortechnologie; sie fordern lediglich, dass das LDL-Cholesterin auf einem niedrigeren Wert gehalten werden soll als zuvor.

Ich denke, es gibt eine bessere Lösung.

Im Interesse meiner Patienten ermittle ich den Cholesterinwert mit einer Technik, die die Cholesterinmoleküle tatsächlich „sehen" kann, statt ihre Anzahl nur zu schätzen. Das ist eine weit exaktere Methode, um die Lipidwerte zu messen.

Ab einem Gesamtcholesterinwert von mehr als 200 mg/dl werden Patienten normalerweise mit cholesterinsenkenden Medikamenten behandelt. Anhang A.2 skizziert bessere, aussagekräftigere Kriterien.

Allerdings erlauben auch die derzeitigen Standardlaborbestimmungen halbwegs gute Vorhersagen, wenn man das Verhältnis von Gesamtcholesterin zu HDL (der guten Variante) betrachtet. Üblicherweise sollte das Verhältnis zwischen Gesamtcholesterin und HDL unter 4,0 liegen, idealerweise unter 3,5.

Die nächste Frage: Sind Medikamente der einzige Weg, um hohe Cholesterinwerte in den Griff zu kriegen?

Die Antwort ist Nein.

Die Ernährung hat einen wesentlichen Einfluss auf die Cholesterinwerte. Unglücklicherweise wird sehr kontrovers diskutiert, was Sie essen sollten, um Ihr Cholesterin im Griff zu haben. Dadurch herrscht bei den Verbrauchern oft große Verwirrung.

Seit einer Generation oder mehr sind wir von allen Seiten ermahnt worden, uns fettarm zu ernähren. Jetzt sind die neuesten Ernährungstrends fettreich und kohlenhydratarm! Denken Sie an diesen alten Kinderreim:

Herr Nett aß nicht gern fett.
Seine Frau aß nicht gern leicht.
So teilten sie sich jedes Mahl,
es hat nur nie gereicht.

Wer weiß, aufgrund all dieser widersprüchlichen Informationen, ob Herr oder Frau Nett die richtige Idee hatten? Ich weiß es: die Antwortet lautet: keiner von beiden.

Wie üblich ist die Diskussion allzu sehr vereinfacht worden und hat viel mit Trendvermarktung zu tun.

Ich werde in Kapitel 11 ausführlich über Essen und Essgewohnheiten sprechen. Auch habe ich ein Beispiel für eine optimale gesunde Ernährung in Anhang B angeführt. Lassen Sie mich hier ein paar Anmerkungen zur Ernährung und dem Risiko von Herzerkrankungen hinzufügen.

Es gibt schlechte und gute Fette. Ich rede jetzt nicht von den verschiedenen Cholesterinarten, sondern über die Fette in Ihrem Essen. Und genauso gibt es gute und schlechte Quellen für Kohlenhydrate und Proteine.

Omega-3-Fettsäuren sind sehr gesund für Sie. Sie tragen zur Reduzierung des Herzerkrankungsrisikos bei (siehe Risikofaktor 14). Eine extrem fettarme Ernährung ist auch arm an entzündungshemmenden Omega-3-Fettsäuren, die Sie für eine optimale Gesundheit benötigen. Und das führt erwiesenermaßen zu einer Zunahme von Entzündungen[415]. Eine extrem fettarme Ernährung basiert auf veralteten Erkenntnissen und ist nicht zu empfehlen.

Andererseits geht eine extrem fettreiche Ernährung mit einem erhöhten Krebsrisiko (siehe Kapitel 10) einher. Und die aktuellen fettreichen, kohlenhydratarmen Diäten lassen die enormen Vorteile von guten Kohlenhydraten außer Acht. Zum Beispiel enthält kohlenhydratreiche Nahrung auch viele Ballaststoffe und Sekundäre Pflanzenstoffe. Schlimmer noch, fettreiche Trenddiäten enthalten zu viele teilgehärtete Fettsäuren oder Trans-Fettsäuren, die das Risiko für Herzerkrankung erhöhen. (Erhöht sich die Kalorienaufnahme in Form von Trans-Fettsäuren um 2 Prozent, so steigt das Risiko für Herzerkrankungen um 23 Prozent[416,417].)

Auch Omega-6-Fettsäuren (in dunklen Fleischsorten und minderwertigen Ölen enthalten) sind wichtig für unsere Ernährung. Wir konsumieren allerdings zu viel davon, und dann sind sie schädlich für uns, da sie die schlechten Fette in unserem Blut ansteigen lassen[418].

Die bekannte DASH-Diät hat gezeigt, dass sie sich vorteilhaft auf das Risiko von Herzerkrankungen[419] auswirkt, vor allem, wenn Sie sie ein wenig mit weiteren einfachen ungesättigten Fetten und Proteinen optimieren[420]. Aber zu einem späteren Zeitpunkt in diesem Buch werde ich Ihnen eine noch bessere Diät vorstellen.

Im Jahr 2006 stiftete eine groß angelegte Studie, die sogenannte Frauengesundheitsinitiative[421], ziemlich viel Verwirrung, als sie zu dem Schluss kam, dass eine fettarme Ernährung nicht das Risiko für Herzerkrankungen reduziere. Allerdings gab es mit dieser Studie viele Probleme. Erstens versuchten die Wissenschaftler, die Teilnehmer dazu zu bewegen, ihre Fettaufnahme auf 20 Prozent der Kalorien zu senken, aber sie brachten sie nur auf 29 Prozent. (Ganz nebenbei veranschaulicht dies das Problem mit vielen „Verringere dies und erhöhe das"-Diäten: man kann sie nicht im realen Leben umsetzen.) Zweitens berücksichtigten die Wissenschaftler nicht die verschiedenen Fett*arten*. Einige Probanden könnten also mehr „gute" Fette zu sich genommen haben als andere. Kurz gesagt, ist diese Studie keine Entschuldigung dafür, mehr Fett als Frau Nett zu sich zu nehmen.

Und abschließend hilft regelmäßige Bewegung erwiesenermaßen bei der Kontrolle oder Reduzierung der Cholesterinwerte. Wenn Sie Ihre Werte senken müssen, ist es in der Regel besser, zuerst eine Diät zu machen und sich zu bewegen, bevor Sie zu Medikamenten greifen.

DR. DUKES STRATEGIE

- Lassen Sie Ihre Cholesterin- und Lipidwerte kontrollieren, möglichst durch einen spezialisierten Cholesterintest, wie den aus Anhang A.2.
- Wenn Ihr Wert erhöht ist, konsultieren Sie Ihren Arzt. Anschließend beginnen Sie damit, Ihre Risikofaktoren für eine chronische Erkrankung zu reduzieren und folgen den Säulen der optimalen Gesundheit.
- Das sollte Ihnen helfen, Ihr Cholesterin zu senken, sodass Sie auf weniger Medikamente angewiesen sind oder möglicherweise gar keine mehr benötigen.
- Setzen Sie Ihre Medikamente aber nicht einfach so ab, nur wenn Ihr Arzt dazu rät.
- Reduzieren Sie gesättigte, Omega-6-, Trans- und andere schädliche Fettsäuren in Ihrer Ernährung.

8. Zu wenig Obst und Gemüse

Hören Sie auf Ihre Mutter: essen Sie Ihr Obst und Gemüse. Sie wusste vielleicht nicht unbedingt warum, aber sie hatte recht.

Für den ausreichenden Verzehr von Obst und Gemüse gibt es keinen Ersatz. Diese Lebensmittel enthalten Hunderte von Antioxidantien und sekundären Pflanzenstoffen, von denen viele bis jetzt noch nicht mal eine Bezeichnung haben. Diese senken das Risiko von Herz-Kreislauf-Erkrankungen.

Viele Studien belegen, dass der Verzehr von Obst und Gemüse das Risiko von Herzerkrankungen reduzieren kann. Einer finnischen Studie zufolge weisen Menschen, die größere Mengen an Obst, Beeren und Gemüse konsumieren, ein um 34 Prozent niedriges Risiko für eine Herzerkrankung auf als diejenigen, die kaum Obst und Gemüse essen[422]. In einer weiteren Untersuchung wurde festgestellt, dass, wer größere Mengen Ballaststoffe über Getreideflocken (Cerealien, Müsli), Obst und Gemüse zu sich nimmt, ein um 27 Prozent geringeres Risiko hat, an einer Herzerkrankung zu sterben[423].

Eine interessante Untersuchung betrachtete die Gesamtwirkung von gesättigten Fettsäuren, Obst und Gemüse bei Herzerkrankungen[424]. 501 gesunde Männer wurden über einen Zeitraum von 18 Jahren beobachtet. Diejenigen, die mehr als fünf Portionen Obst und Gemüse am Tag verspeisten und weniger als 12 Prozent Ihrer Kalorien aus gesättigten Fettsäuren zogen, waren um 76 Prozent weniger gefährdet, an einer koronaren Herzerkrankung zu sterben, als diejenigen, deren Ernährung wenig Obst und Gemüse enthielt, aber reich an gesättigten Fettsäuren war. Allerdings hatten die Probanden, die mehr als fünf Portionen Obst und Gemüse aßen, aber auch mehr gesättigte Fettsäuren zu sich nahmen, immer noch ein 64 Prozent geringeres Risiko, an einer Herzerkrankung zu sterben.

Es gibt also keinen Zweifel: Obst und Gemüse gehören zu den wertvollsten Mitstreitern im Kampf gegen Herzerkrankungen.

Die weltweite Krankheitsbelastung hängt mit einem zu geringen Obst- und Gemüsekonsum zusammen, wie eine weitere aktuelle Untersuchung der WHO[425] aufdeckt. Die Autoren schätzen, dass jährlich weltweit 2,63 Millionen Menschen verfrüht sterben, weil sie nicht genug Obst und Gemüse gegessen haben. Würden die Menschen täglich mindestens 600 g Obst und Gemüse zu sich nehmen, würde sich die weltweite gesamte Krankheitsbelastung um 1,8 Prozent reduzieren und das Risiko für Herzerkrankungen um 31 Prozent.

DR. DUKES STRATEGIE

- Essen Sie täglich mindestens 5 bis 9 Portionen Obst und Gemüse.
- Nein, essen Sie besser 9 Portionen am Tag.
- Essen Sie sie zu jeder Mahlzeit.

- Essen Sie sie statt Snacks – misten Sie Ihr Junk-Food aus.
- „Denken Sie bunt." Verschiedene Antioxidantien und sekundäre Pflanzenstoffe geben den Pflanzen Ihre Farbe. Variieren Sie also die Farbe von Obst und Gemüse von Tag zu Tag. Eine breitgefächerte Vielfalt bietet Ihnen einen breiteren Schutz vor mehr Krankheiten.
- Ziehen Sie in Betracht, antioxidative Ergänzungspräparate einzunehmen, wie Vitamin C[426].

9. Depressionen

Depressionen sind ein nachgewiesener Risikofaktor für Herzerkrankungen.

Wissenschaftler, die dieses Phänomen untersuchen, sind zu dem Schluss gekommen, dass eine Depression zwei hormonelle Reaktionskaskaden stimuliert, die eine Herzerkrankung beschleunigen. Es sind noch weitere Forschungen vonnöten[427], aber der statistische Zusammenhang ist deutlich. Die Symptome einer Depression erhöhen nicht nur das Risiko für eine Herzerkrankung beim Menschen, sondern auch die Sterblichkeitsrate[428,429]. Patienten mit einer koronaren Herzerkrankung, die mehr als zwei Jahre an Depressionen litten, haben ein zweimal höheres Sterberisiko als nicht depressive Herzpatienten[430].

Die Untersuchungen, die den Zusammenhang zwischen Depressionen mit Herzerkrankungen dargelegt haben, sind sich ziemlich einig. Sie sollten also einiges über Depressionen wissen: was sie sind und wie man sie bei sich selbst oder bei einer nahestehenden Person entdeckt.

Eine Depression ist nicht einfach nur eine Gemütsverfassung; sie ist eine Krankheit, und sie kann tödlich ausgehen, nicht nur, weil sie Herzerkrankungen fördert. Außerdem gehen die Symptome weit über andauernde Traurigkeit oder Weinen hinaus. Sie umfassen Veränderungen der Ess- und Schlafgewohnheiten, Probleme Entscheidungen zu treffen, eine Verschlechterung des Selbstbildes, Ungeduld, das Meiden von Leuten, abgeschwächte Motivation und ein geringes Interesse an Dingen, mit denen man sich früher gerne beschäftigt hat.

Wenn Sie mit mehreren dieser Symptome zu kämpfen haben, dann kontaktieren Sie Ihren Arzt, eine entsprechende Beratungsstelle oder einen ausgebildeten Experten. Machen Sie dasselbe, wenn Sie feststellen, dass jemand, der Ihnen nahesteht, diese Symptome zeigt. Sein Leben mit einer chronischen Depression zu verbringen, ist schlimm, auch für die Menschen in unmittelbarer Umgebung des Betroffenen. Und als wäre das alles noch nicht schlimm genug, erhöhen Depressionen die Wahrscheinlichkeit, an einer Herzerkrankung zu sterben, erheblich.

Ich kann gar nicht oft genug betonen, wie wichtig es ist, bei Depressionen aktiv zu handeln.

Zu oft leugnen Betroffene ihre eigene Depression oder schämen sich dafür.

Bitte lassen Sie das nicht zu. Depression ist kein Zeichen von Schwäche; normalerweise ist sie ein Zeichen für ein chemisches oder psychologisches Ungleichgewicht, das behandelt werden kann.

DR. DUKES STRATEGIE

- Wenn Sie drei oder mehr der oben beschriebenen Symptome haben, dann suchen Sie einen Arzt, eine entsprechende Beratungsstelle oder einen qualifizierten Experten auf.
- Zusätzlich zu anderen Therapien und mit dem Einverständnis Ihres Arztes überlegen Sie sich ein Trainingsprogramm[431] .

10. Stress

Genau genommen ist es schwer zu verstehen, warum Stress ein so häufiges Problem in der modernen Bevölkerung ist.

Von allen Dingen, über die man sich Sorgen machen kann, erscheinen Abgabefristen bei der Arbeit, die Familienfinanzen, gesellschaftliche Verpflichtungen, Essensplanung und die Kinder zum Fußballtraining zu schaffen nicht annähernd so ernsthaft wie die andauernden Probleme unserer Vorfahren – Hungersnöte, Pest und Krieg beispielsweise.

Und doch ist Stress im modernen Leben allgegenwärtig – und unglücklicherweise auch ein Risikofaktor für Herzerkrankungen.

Viele wissenschaftliche Untersuchungen haben bekräftigt, dass zwischen koronaren Herzerkrankungen und psychologischen Faktoren wie Stress ein Zusammenhang besteht. Uns war zwar bewusst, dass es ein Risikofaktor ist, aber erst seit Kurzem verstehen wir allmählich, warum das so ist. Es gibt offensichtliche Faktoren unter den Lebensgewohnheiten. Menschen, die unter Stress stehen, neigen dazu, mehr zu rauchen, übermäßig Alkohol zu trinken, wenig zu schlafen und zu essen, alles Risikofaktoren für Herzerkrankungen. Aber neue Forschungsmethoden haben gezeigt, dass akuter Stress selbst zu einem niedrigen Sauerstoffwert im Herzen führt und Herzrhythmusstörungen fördern kann[432]. In einer weiteren aktuellen Studie stellte man fest, dass einige Menschen in Stresssituationen ungleiche Gehirnströme haben. Diese erhöhen die Wahrscheinlichkeit für Herzrhythmusstörungen[433]. Ängstlichkeit zeigte sich auch als ein unabhängiger Prädiktor für Herzinfarkte bei Menschen[434].

Die physischen Auswirkungen von andauerndem Stress haben einen großen Einfluss auf Herz-Kreislauf-Erkrankungen. Diese Effekte umfassen Bluthochdruck[435], und das Risiko des metabolischen Syndroms[436], das ich in Kapitel 12 behandeln werde. In Kapitel 3 haben wir bereits über eine weitere kritische Folge von andauerndem Stress gesprochen.

Wie können Sie also feststellen, ob Ihr Stresslevel zu einem Risikofaktor angestiegen ist? Schließlich fühlt sich im Grunde jeder von Zeit zu Zeit gestresst. Sind Sie also für die Kardiologie vorbestimmt, wenn Sie keine Möglichkeit finden, in andauernder Glückseligkeit zu leben?

Es lässt sich ziemlich einfach feststellen, ob Stress ein Risikofaktor für Sie ist. **Wenn Sie sich jeden Tag erheblich gestresst fühlen, dann haben Sie einen weiteren Risikofaktor für Herzerkrankungen.**

Außerdem sollten Sie Ihr stressiges Leben bitte nicht damit rechtfertigen, dass alle anderen in Ihrer Umgebung genauso gestresst sind wie Sie. Dauerstress ist Alltag in jeder Industrienation auf unserem Planeten. Wir bemerken das bei unseren Patienten aus Asien, Europa und Amerika. Es ist leicht, daraus zu folgern, dass Ihr Grad an dauerhaftem Stress normal und deshalb kein Risikofaktor ist. Aber der Dauerstress, der heute als normal angesehen wird, *ist* ein Risikofaktor.

Doch die gute Nachricht ist, dass wir unseren Stress reduzieren können.

Das liegt daran, dass viel von unserem Stress selbst auferlegt ist. Wir sorgen uns zu viel um Kleinigkeiten und Dinge, die wir nicht unter Kontrolle haben. Es fällt uns schwer, zu vergeben und zu vergessen, wir können nicht leben und leben lassen. Wir sind verärgert, verbittert, nachtragend, egoistisch und schnell dabei, wenn es um Konflikte geht. Wir übernehmen zu viel Verantwortung. Wir hegen irrationale Ängste. Wir versuchen, zu viele Dinge zu managen. Wenn Sie sich selbst im letzten Abschnitt dieses Paragraphen wiedererkennen, dann könnte Ihre Lebensart Ihr Leben verkürzen, geschweige denn, sie raubt Ihnen Ihre Lebensfreude.

Das von mir erstellte Stressabbauprogramm wurde vor über 10 Jahren eingeführt, und ich bin selig, dass die Rückmeldung von meinen Patienten seither durchweg positiv ausfiel. Die meisten Anti-Stressprogramme konzentrieren sich auf eine zeitlich beschränkte Entlastung. Ich denke, das können wir besser machen. Es geht nicht darum, dass man sich für eine Woche besser fühlt oder eine schwere Zeit gut übersteht. Es geht darum, den Risikofaktor für Herzerkrankungen zu reduzieren und ein besseres Leben zu leben.

Wenn also Dauerstress ein wesentlicher Bestandteil Ihres Lebens ist, dann folgen Sie den Richtlinien in Kapitel 7 aufmerksam, um den Stress langfristig zu bekämpfen.

DR. DUKES STRATEGIE

- Wenn Sie ein Stressproblem haben, dann lesen Sie Kapitel 7.
- Wenn das nicht ausreicht, dann fragen Sie bitte Ihren Arzt oder einen qualifizierten Experten um Hilfe.

11. Fehlendes persönliches Wertvorstellungssystem

DR. DUKES STRATEGIE

- Halten Sie sich an Ihr persönliches Wertvorstellungssystem.

12. Homocystein

Wenn Sie dieses Wort zum ersten Mal lesen, bin ich nicht überrascht. Cholesterin ist das Zeug in Ihrem Blut, das ständig durch die Medien geistert. Aber Homocystein ist der aufsteigende Stern unter den Risikofaktoren für Herzerkrankungen und bekommt mehr und mehr wissenschaftliche Aufmerksamkeit. Damit umzugehen ist ein wichtiger Teil unserer Strategie.

Es gibt verschiedene essentielle Aminosäuren. („Essentiell" bezieht sich in diesem Kontext auf Nährstoffe, die der menschliche Körper benötigt, aber nicht selbst herstellen kann.) Unser Körper wandelt eine essentielle Aminosäure, das *Methionin*, in das Molekül Homocystein um. Über 10 Prozent der Menschen haben die genetische Anlage, ungeheure Mengen Homocystein zu produzieren.

Der Pathologe Kilmer McCully stellte schon vor über 30 Jahren fest, dass Menschen mit einem erhöhten Homocystein-Spiegel ein erhöhtes Risiko für Herzerkrankungen aufwiesen, und die spätere Forschung bestätigte diese Verbindung. Beispielsweise zeigte eine Untersuchung, veröffentlicht in der medizinischen Fachzeitschrift *Lancet*, dass Homocystein ein eigenständiger Faktor für Herzerkrankungen vor allem bei Indern ist[437]. Zwei Studien belegten, dass die Bewohner von Indien und Südasien generell einen höheren Homocystein-Wert haben als Weiße, Ostasiaten, Westafrikaner und die karibische Bevölkerung[438,439].

Im Jahr 2006 meldeten zwei Untersuchungen, dass ein Absenken des Homocystein-Spiegels bei Personen mit erheblichen Herzerkrankungen nicht das Risiko zusätzlicher Herzinfarkte reduzierte[440,441]. Diese Untersuchungen verleiteten einige Leute zu dem Rückschluss, dass Homocystein kein Risikofaktor, sondern eher ein „Begleit"-Faktor von Herzerkrankungen ist. Das Problem bei beiden Studien ist, dass sie bei Patienten durchgeführt wurden, die bereits an schweren Herzerkrankungen und anderen gesundheitlichen Problemen litten. (Zur weiteren Bekräftigung dieser Position lesen Sie bitte Kapitel 8.) Solange keine weiteren Untersuchungen veröffentlicht werden, die Homocystein von einem präventiven Standpunkt aus betrachten – das heißt, bei Patienten im Anfangsstadium, die noch keine ernste Atherosklerose entwickelt haben – werde ich aufgrund seiner Assoziation mit entzündlichen Prozessen (siehe Kapitel 2 und 3) fortfahren, es als Risikofaktor zu betrachten. Es hat sich herausgestellt, dass ein erhöhter Homocystein-Wert mit einer verminderten Herzfunktion verbunden ist[442].

Zu den bekannten Behandlungsmethoden zur Reduzierung des Homocystein-Werts gehört die Einnahme von Folsäure (verbessert die Funktion der Blutgefäße)[443], Vitamin B12 und Omega-3-Fettsäuren. Eine Untersuchung belegte, dass die Nahrungsergänzung mit Folsäure bei gesunden Geschwistern von Herzpatienten das Risiko möglicher Herzerkrankungen verringerte[444]. Dies ist ein Beispiel dafür, wie eine Nahrungsergänzung angemessen eingesetzt wird, um das Risiko einer chronischen Erkrankung zu senken (siehe Kapitel 8).

DR. DUKES STRATEGIE

- Wenn Sie noch nicht an einer Herzerkrankung leiden, lassen Sie Ihren Homocystein-Wert überprüfen.
- Ist er erhöht, nehmen Sie ein gutes Vitamin-B-Nahrungsergänzungspräparat zu sich und lassen Ihren Homocystein-Wert dann nochmals kontrollieren.
- Wenn die Vitamin-B-Ergänzung Ihren Homocystein-Wert nicht in einer recht kurzen Zeit reduziert, dann sind Sie vielleicht insulinresistent. Lassen Sie sich darauf testen (siehe Kapitel 12).

Leiden Sie bereits an einer diagnostizierten Herzerkrankung, dann vergessen Sie Homocystein erst einmal. Es werden neue Forschungsergebnisse benötigt, die Aufschluss darüber geben, ob es vorteilhaft für Sie ist, den Homocystein-Wert zu senken.

13. Schilddrüsenunterfunktion
Viele Studien haben bewiesen, dass eine niedrige Schilddrüsenfunktion – Schilddrüsenunterfunktion – das Risiko für Herzerkrankungen erhöht. Eine französische Studie zeigt, dass eine Schilddrüsenunterfunktion gewöhnlich mit anomalen Cholesterinwerten, erhöhtem C-reaktivem Protein, erhöhtem Homocystein und anderen Risikofaktoren für Herzerkrankungen assoziiert ist[445].

Die Schilddrüsenunterfunktion verlangsamt Ihren Stoffwechsel. Es gibt mehr als ein Dutzend Symptome wie Ermüdung, Kraftlosigkeit und Muskelschmerzen. Allerdings haben laut der oben zitierten Studie 10 Prozent aller Menschen eine unerkannte Schilddrüsenunterfunktion, da sie keine Symptome aufweisen. Das ist die sogenannte *subklinische* Schilddrüsenunterfunktion, und Sie sollten wissen, ob Sie daran leiden oder nicht, da auch die subklinische Schilddrüsenunterfunktion das Risiko eines erhöhten C-reaktiven Protein-Spiegels begünstigt[446]. Nach einer vor Kurzem in Japan durchgeführten Studie ist die subklinische Schilddrüsenunterfunktion mit einer erhöhten Anzahl von Todesfällen aufgrund von Herzerkrankungen, aber auch mit einer erhöhten Sterbeziffer verknüpft[447].

Sie können mit einem Bluttest bei Ihrem Arzt herausfinden, ob Sie an dieser Störung leiden. Dieser Test sollte auch den TSH-Wert überprüfen.

DR. DUKES STRATEGIE

- Wenn Sie nicht unlängst Ihre Schilddrüsenwerte, einschließlich TSH, überprüft haben, dann holen Sie das nach.
- Ist Ihr TSH-Wert zu hoch oder zu niedrig, dann arbeiten Sie mit Ihrem Arzt eine Therapie aus.

14. Omega-3-Mangel

Wie ich schon früher beschrieben habe, sind einige der Fette in unserem Essen gut für uns. Eines davon ist die mehrfach ungesättigte Omega-3-Fettsäure. Dieses finden sich in Nahrungsmitteln wie Lachs, Rapsöl, Leinöl und Walnüssen.

Viele Untersuchungen bestätigen, dass Omega-3 das Risiko für Herzerkrankungen[448,449,450] und einen Tod durch Herzrhythmusstörungen [451,452] senkt.

Es beeinflusst die elektrische und physiologische Aktivität des Herzens[453]. Omega-3 reduziert auch viele Risikofaktoren, die mit Herzerkrankungen in Verbindung stehen. Beispielsweise senkt es die LDL-Cholesterinproduktion[454], den Blutdruck[455] und sorgt dafür, dass die innere Auskleidung der Blutgefäße besser arbeitet[456].

Wie bereits erwähnt, ist Artemis Simopoulos, Vorsitzende des Zentrums für Genetik, Ernährung und Gesundheit in Washington, D.C., eine der weltweit führenden Autoritäten auf dem Gebiet der Omega-3-Forschung. Sie ist Verfasserin des herausragenden Buches „Die Omega-diät"[457], das ich wärmstens empfehle.

Wir kontrollieren den Omega-3-Wert bei unseren Patienten sowohl mit einem Test zur Anzahl der roten Blutkörperchen[458], als auch einem vollständig neuen Fettsäureprofil, da wir der Auffassung sind, dass unsere Patienten unbedingt wissen sollten, ob ihr Omega-3-Verzehr angemessen ist oder nicht.

Während es nicht immer einfach ist, die optimale Menge Omega-3 mit der Nahrung aufzunehmen, sind Nahrungsergänzungsmittel frei erhältlich. (WICHTIG: Halten Sie unbedingt Rücksprache mit Ihrem Arzt, bevor Sie Omega-3-Ergänzungspräparate zu sich nehmen, vor allem wenn Sie blutverdünnende Medikamente wie Coumadin® oder Warfarin einnehmen.) Richtlinien für die Aufnahme von Omega-3 aus Fisch werden im Anhang B.3 angezeigt.

EIN FETTARMER IRRTUM

Einige Diätvermarkter sind bei der Sache mit dem geringen Fettgehalt deutlich zu weit gegangen. Sie empfehlen Diäten, bei denen weniger als 10 Prozent der Kalorien aus Fett stammen. Diese Diäten wurden in der Regel vor der wesentlichen Forschung zu Omega-3 entwickelt. Sie sind gefährlich veraltet, da Sie gar nicht genügend Omega-3 aufnehmen können, wenn Sie insgesamt so wenig Fett essen.

Solche Diäten führen selten zu einem permanenten Gewichtsverlust und berauben Sie eines wichtigen Spielers in Ihrer Strategie gegen chronische Herzerkrankungen. Wie bereits bemerkt, sind extrem fettarme Diäten mit vermehrter Entzündung verbunden[459].

DR. DUKES STRATEGIE

- Nehmen Sie Lebensmittel mit hohem Omega-3-Anteil als wichtigen Bestandteil in Ihren Speiseplan auf.
- Für Informationen darüber, wie Sie das bewerkstelligen sollen, lesen sie „Die Omegadiät" und sehen Sie sich Anhang B in diesem Buch an.
- Nehmen Sie ein Omega-3-Ergänzungspräparat zu sich, aber nur nach vorhergehender Absprache mit Ihrem Arzt.

15. Vermehrte Entzündung

Sie wissen, was eine Entzündung ist. Sie bemerken sie auf Ihrer Haut, wenn Sie sich schneiden oder sich einen Splitter einziehen. Die Haut wird rot, schwillt an, schmerzt und fühlt sich warm an. Entzündungen können auch innerhalb der Blutgefäße auftreten. Sie sind ein entscheidender Faktor bei der Entwicklung von Atherosklerose oder Herzerkrankungen, aber auch bei anderen Krankheiten. Kapitel 3 erörtert im Detail, wie eine Entzündung zu chronischen Erkrankungen beiträgt.

Das C-reaktive Protein (CRP) ist ein Molekül im Blut, ein Signal für eine Entzündung. Das Seminar des *Center for Disease Control* und der

American Heart Association über Entzündungsmarker und kardiovaskuläre Erkrankungen folgerte, dass das hoch sensitive C-reaktive Protein ein eigenständiger Risikofaktor für Herzerkrankungen ist[460]. Viele Untersuchungen haben gezeigt, dass erhöhtes C-reaktives Protein stark mit Herzerkrankungen assoziiert ist[461,462]. Andere Studien haben festgestellt, dass CRP und andere Entzündungsmarker wie IL-6 und ICAM-1 mit Atherosklerose und ihrer Entwicklung zusammenhängen[463].

Wenn CRP bei älteren Männern und Frauen erhöht ist, dann steigt bei ihnen die Zahl der Herzerkrankungen in den nächsten 10 Jahren an[464]. Wie in Kapitel 3 erwähnt, belegte die 2008 fertiggestellte umfangreiche sogenannte Jupiter-Studie[465], dass sich bei Personen mit normalem Cholesterinwert, aber erhöhtem CRP das Risiko für Herzerkrankungen und Schlaganfälle halbierte, nachdem sie zwei Jahre lang Medikamente eingenommen hatten. Diese senkten sowohl das LDL-Cholesterin als auch das CRP, aber wie früher bereits erörtert, entsprang der positive Effekt vermutlich der Verringerung des CRP.

Wir haben Patienten über mehrere Jahre hinweg auf hoch empfindliche C-reaktive Proteine untersucht. Manchmal kann das C-reaktive Protein aufgrund einer kürzlich erworbenen Infektion oder einer andauernden Entzündungssituation wie Arthritis leicht erhöht sein. Aber wenn solche Auslöser fehlen, zeigt es ein erhöhtes Risiko für Herzerkrankungen an.

DR. DUKES STRATEGIE

- Fragen Sie Ihren Arzt nach einem hochempfindlichen Test für den Spiegel des C-reaktiven Proteins.
- Lesen Sie noch einmal Kapitel 2 und 3, um zu verstehen, warum erhöhtes C-reaktives Protein ein Risikofaktor ist.
- Erfahren Sie in Kapitel 3, wie man einen erhöhten Wert des C-reaktiven Proteins senkt.

DIE CHELATIONSTHERAPIE: EIN TEURER ABFLUSSREINIGER?

Chelation bezieht sich auf die Methode, Schwermetalle mit Hilfe einer chemischen Substanz namens EDTA aus dem Körper auszuschwemmen. Sie wird normalerweise nur bei Schwermetallvergiftungen angewandt.

Da ja Atherosklerose teilweise durch Kalzium entsteht, behaupten einige Gruppen, wie das *American College for Advancement in Medicine* (ACAM), dass Chelation bei vielen Krankheiten wirkungsvoll ist, einschließlich Herzerkrankungen. Etwa 100.000 Personen in den Vereinigten Staaten machen jedes Jahr eine Chelationstherapie, bei der sich die gesamten Behandlungskosten auf bis zu 4.000 US-Dollar belaufen. Ich empfehle diese Therapie nicht, weil es darüber keine qualitativ hochwertigen Studien gibt, die ihre Effektivität gegenüber einem Plazebo testen[466,467]. Selbst wenn das Kalzium entfernt werden könnte, bestehen die krank machenden Ablagerungen aus mehr als nur Kalzium. Risiken, die aus der Chelationstherapie resultieren können, sind Nierenversagen, Herzrhythmusstörungen und sogar der Tod.

Eine Studie der US-Regierung, die sogenannte *Trial to Assess Chelation Therapy* (TACT) soll 2009 fertig gestellt werden, und wird hoffentlich mehr Informationen dazu enthalten, aber auch diese Studie ist umstritten[468]. Offenbar würde es viel sicherer und wissenschaftlich solider sein, einfach die Risikofaktoren zu minimieren und den Empfehlungen dieses Buches zu folgen.

Ihre Risikofaktoren: Wie ist der Spielstand?

Unsere Strategie gegen Herzerkrankungen benennt 15 Risikofaktoren – Faktoren, die wir neutralisieren müssen, um erfolgreich eine optimale Gesundheit zu erlangen. Und wir haben einen Plan ausgearbeitet, wie man diese Risikofaktoren aus dem Feld schlägt.

Fangen wir also damit an, Ihre tatsächlichen Risikofaktoren aufzuzählen. Schauen wir, welche Gegenspieler die größte Bedrohung in *Ihrem* Leben darstellen.

Wir müssen außerdem verstehen, dass diese Spieler eine Mannschaft bilden. Sie arbeiten zusammen.

In Bezug auf ihre Macht, uns krank zu machen oder unser Leben zu verkürzen, summieren sie sich nicht bloß auf, sondern vervielfachen sich. Mit anderen Worten: bei zwei Risikofaktoren für Herzerkrankungen haben Sie nicht nur ein zweifaches Risiko, sondern Ihr Risiko ist üblicherweise noch zwei- bis viermal größer.

So schlecht wie diese Nachrichten sein mögen, sie haben doch eine höchst angenehme Kehrseite: wenn Sie bloß *einen* Risikofaktor minimieren, können Sie damit Ihr *Gesamtrisiko* für eine Herzerkrankung drastisch reduzieren.

Werfen wir als nächstes einen Blick auf die Liste der Risikofaktoren. Wie viele davon haben Sie nicht im Griff?

Die Antwort ist, nur einen: die Vererbung.

Sie können die Gene, die Ihnen von Ihren Eltern mitgegeben wurden, nicht verändern. Im Kampf gegen eine Herzerkrankung ist die Vererbung der einzige Faktor, den Sie nicht aufhalten können, aber Sie können versuchen, ihn zu kontrollieren. Folgen Sie allen Empfehlungen in diesem Buch, und Sie werden die Ausprägung Ihrer Veranlagung abschwächen können.

Es gibt noch 14 weitere Risikofaktoren, und Sie haben jetzt einen Plan, wie man jeden einzelnen ausschaltet, der bei Ihnen eine Rolle spielt.

Das Wort „Opfer" wird oft für Herzinfarktpatienten verwendet. Aber nachdem Sie dieses Kapitel gelesen haben, wissen Sie jetzt, dass Ihr Verhalten, Ihre Lebensgewohnheiten und Ihre Entscheidungen die Stärke Ihrer Abwehr gegen Herzerkrankungen bestimmen. Sie sind in den meisten Industrienationen der Hauptgrund für einen frühzeitigen Tod. Es wird Zeit, dass wir sie zurückdrängen.

Eine Herzerkrankung zu besiegen kann jeweils nur einer Person gelingen. Und nun haben Sie den Plan, um den Prozess zu verlangsamen und vielleicht auch ganz zum Stillstand zu bringen.

Sie haben die Macht, weil Sie die Wahl haben. Sie müssen mich nicht in der Notaufnahme aufsuchen, weil Sie verfrüht an Brustschmerzen leiden. Ich möchte Sie und Ihre Lieben leidenschaftlich vor Herzerkrankungen schützen. Aber dieser Plan sind nur bloße Worte auf Papier. Es ist an Ihnen, sie umzusetzen.

Sie sind derjenige, der hinausgehen und diese Revolution gewinnen muss.

Kapitel 10

Den Krebs schachmatt setzen

SCHACH IST EIN SPIEL FÜR MENSCHEN MIT VERSTAND.
Eine Partie Schach wird nicht durch einen Spurt, Kraft oder physische Geschicklichkeit und Wendigkeit gewonnen. In erster Linie zählt die Strategie. Darüber hinaus sind die Erfolgsstrategien notwendigerweise vielschichtig, da es verschiedene Möglichkeiten gibt, die Schachfiguren auf dem Brett hin- und herzuschieben. Türme können nur nach vorne oder zur Seite geschoben werden, Läufer diagonal, Springer nur in L-Form. Bauern und Könige können nur je ein Feld weitergeschoben werden, Damen in jede Richtung.

Beim Schach werden die Figuren des Gegenspielers aus dem Feld genommen, seine Angriffe verhindert und seine Strategie durchkreuzt, nur damit der eigene König nicht matt gesetzt wird.

Der Kampf gegen den Krebs verläuft ganz ähnlich. Wenn Sie Krebs haben, ist das, als ob Ihr König im Schach steht, was nicht bedeutet, dass Sie verloren haben, aber dass Sie an diesem Punkt vollkommen in der Defensive sind.

In diesem Kapitel geht es jedoch nicht darum, den Krebs zu bekämpfen, wenn Sie schon daran leiden. Es geht hier um Prävention. Wenn Sie keinen Krebs haben, bedeutet das noch lange nicht, dass Sie ihn nicht bekämpfen müssen. Krebs versucht, Sie zu besiegen, egal ob Sie ihn bereits haben oder nicht – Krebs hat die Partie schon eröffnet, bevor Sie geboren wurden. Seine Schachfiguren bewegen sich auf Sie zu und versuchen, Ihre Figuren eine nach der anderen aus dem Feld zu räumen.

In diesem Spiel gilt auch eine besondere Zeitregel: der Krebs macht einen Zug nach dem anderen, egal ob Sie mitmachen oder nicht. Sie sollten deshalb besser aktiv an diesem Spiel teilnehmen und mit einer Siegerstrategie spielen.

Wie jeder normale Schachspieler hat der Krebs sechzehn Spielsteine, die sechzehn Risikofaktoren für Krebs.

Wir werden uns einen nach dem anderen genau ansehen und uns überlegen, wie wir die Schachfiguren des Krebses nacheinander aus dem Feld nehmen können.

Die 16 Risikofaktoren für Krebs

Krebs ist eine der zwei führenden Ursachen für einen frühen Tod in allen Industrienationen. In vielen Fällen erhöht unser Lebenswandel oder das eigene Verhalten die Krebsgefahr – so als ob wir das Schachspielen aufgeben, bevor wir es versucht haben. Wir können uns die besten Gewinnchancen sichern, wenn wir die 16 Risikofaktoren verinnerlicht haben und wissen, wie wir ihnen entgegentreten müssen.

Wenn Sie das vorherige Kapitel über Herzerkrankungen gelesen haben, wissen Sie, dass viele der dort erwähnten Risikofaktoren gründlich studiert und verstanden wurden. Bei Krebs trifft das weniger zu. Mehrere wichtige Risikofaktoren wurden bislang noch nicht deutlich genug verstanden; die Wissenschaft ist darum bemüht, ihren Wirkmechanismus aufzuklären. Aber sorgfältige statistische Untersuchungen zeigen, dass jeder der 16 Risikofaktoren tatsächlich das Krebsrisiko erhöht.

1. Familiengeschichte und genetische Veranlagung

Bei einigen Menschen findet sich in der Familiengeschichte sehr häufig Krebs. Sie müssen bedauerlicherweise bereits zum Beginn des Schachspiels dem Krebs eine wichtige Figur abtreten.

Viele Krebsarten scheinen nicht erblich zu sein. Aber manche Krebsarten tendieren dazu, in Familien immer wieder aufzutreten. Brustkrebs gehört dazu; Es gibt zwei Chromosom-Anomalien am BRCA1- und BRCA2-Gen, die dieses Risiko erhöhen[469].

Prostatakrebs ist ein weiteres Beispiel. Die Chancen eines Mannes, daran zu erkranken, steigen, wenn sein Vater oder Bruder daran leiden oder litten.

DR. DUKES STRATEGIE

- Da Gen-Tests mittlerweile verfügbar sind, nützen Sie die Gelegenheit. Lassen Sie einen verlässlichen, gut fundierten Gen-Test machen, um zu sehen, ob Sie für bestimmte Krebsarten gefährdet sind.
- Sprechen Sie mit Ihrem Arzt über jeden Krebsfall in Ihrer Familiengeschichte.
- Lesen Sie den Rest dieses Kapitels und befolgen Sie die Strategie – sie wird Ihnen helfen, die Figuren des Krebses zu schlagen.
- Fangen Sie jetzt damit an. Der Krebs wartet nicht auf Sie.

2. Rauchen

Rauchen ist die Dame des Krebses. Es ist die vielseitigste und tödlichste Schachfigur, die er gegen Sie einsetzen kann. Jeder weiß, dass Lungenkrebs und Rauchen eng miteinander verbunden sind, aber Sie wissen vielleicht nicht, dass Rauchen mit vielen anderen Krebserkrankungen in Verbindung steht und fast jedes Organ im Körper in Mitleidenschaft zieht.

Laut den *Centers for Disease Control* (CDC)[470] verursacht Rauchen 90 Prozent der Todesfälle durch Lungenkrebs bei Männern und fast 80 Prozent bei Frauen. Es erhöht auch das Risiko von Krebs im Mund, der Kehle, Speiseröhre, Blase, Magen, Gebärmutterhals, Nieren und Bauchspeicheldrüse und einer Art Leukämie. Andere Krebsarten stehen im Verdacht, ebenfalls durch das Rauchen verursacht zu werden. So wird geschätzt, dass im Jahr 2003 in den USA 57.000 neue Fälle von Blasenkrebs und 30.000 Neuerkrankungen von Bauchspeicheldrüsenkrebs auf sein Konto gehen.

Passivrauchen wurde von der US-amerikanischen Umweltschutzbehörde (EPA) 1993 als karzinogen bei Menschen ausgewiesen. Die EPA vermeldet, dass Passivrauchen jedes Jahr Lungenkrebs bei 3.000 amerikanischen *Nichtrauchern* verursacht. Das bedeutet, dass nicht nur Sie bei diesem Spiel verlieren können, sondern dass Sie die Gesundheit und das Leben der Menschen in Ihrer Umgebung gefährden, wenn Sie rauchen.

Die Menge, die man täglich raucht, ist ebenfalls ein Kriterium. So ist bewiesen, dass das Risiko für Lungenkrebs deutlich sinkt, wenn das Rauchen um 50 Prozent reduziert wird[471].

Für dieses Kapitel habe ich Schach als Metapher gewählt, aber wenn es ums Rauchen geht, ist wohl ein stärkerer Vergleich angesagt. Sagen wir, Rauchen ist wie russisches Roulette, und Sie spielen mit zwei oder drei Kugeln in der Pistole statt der üblichen einen.

DR. DUKES STRATEGIE

- Falls Sie Folgendes im vorherigen Kapitel verpasst haben, werde ich es hier wiederholen:
- NICHT RAUCHEN!
- Wenn Sie rauchen, tun Sie alles, um damit aufzuhören. Bitten Sie Ihren Arzt, Ihnen dabei zu helfen.
- Wenn Ihre Versuche, das Rauchen aufzugeben, fruchtlos bleiben, rauchen Sie so wenig wie möglich. Reduzieren Sie von einer Schachtel pro Tag auf eine halbe oder dreiviertel Schachtel, wird das Ihr Risiko verringern.
- Wenn Sie Raucher sind, sollten Sie genügend Vitamin C zu sich nehmen! Ich rate Ihnen zu mindestens 100 mg pro Tag.

3. Mangel an Bewegung

Bewegung ist eine wichtige Schachfigur. Ist sie einmal vom Brett, wird es deutlich schwieriger, den Krebs zu überflügeln.

Es ist erwiesen, dass regelmäßige Körperbewegung nachweislich das Risiko für verschiedene Krebsarten reduziert. Laut dem *National Cancer Institute* kann Bewegung das Risiko für Darmkrebs um 50 Prozent senken[472]. Sie scheint aber auch das Risiko von Brustkrebs[473] und möglicherweise Prostata- und Gebärmutterkrebs zu verringern. Über 20 groß angelegte epidemiologische Studien untersuchten die Beziehung zwischen Körperbewegung und Brustkrebs; im Durchschnitt sank das Risiko bei Frauen, die pro Woche 3–4 Stunden maßvoll bis hart trainierten[474], um 30–40 Prozent. Es laufen derzeit mehrere Studien über Bewegung und die Reduktion von anderen Krebsarten. Schon ein maßvolles Bewegungsprogramm scheint das Krebsrisiko zu mindern.

1997 empfahl der Bericht des *U.S. Surgeon General* zur Körperertüchtigung und Gesundheit und ein vom CDC und dem American College für Sportmedizin herausgegebener Bericht, vier oder mehrere Male pro Woche mindestens 30 Minuten moderater Körperertüchtigung zum Wohle der Gesundheit, was die Reduzierung des Krebsrisikos mit einbezog. Andere Organisationen empfehlen mindestens 60 Minuten moderates bis intensives Training für weitere gesundheitliche Vorteile einschließlich Gewichtsreduzierung und Beibehaltung des normalen Gewichts.

Das bedeutet nicht, dass Sie wie ein Triathlet trainieren müssen, um Ihr Krebsrisiko zu senken. Sie brauchen ein realistisches Trainingsprogramm, eines, für das Sie auch Zeit haben und bei dem Sie bleiben und es zu einem normalen Teil Ihres Lebens machen können.

„Körperbewegung" bedeutet nichts anderes, als Ihren Körper zu bewegen. Laut dem *National Cancer Institute* trägt schon die körperliche Aktivität bei der Arbeit zu einer Reduzierung des Risikos für Darmkrebs bei. Forsches Gehen ist ein großartiges Training, und wenn Sie es zum Bestandteil Ihrer täglichen Routine machen, nimmt es auch nicht viel Zeit in Anspruch.

Es gibt viele kleine Übungen, die Ihren Stoffwechsel anregen und mehr Kalorien verbrennen. Steigen Sie Treppen, anstatt den Aufzug zu nehmen. Gehen Sie ein oder zweimal pro Woche am Abend mit der Familie spazieren, statt vor dem Fernseher zu sitzen. Parken Sie am äußeren Rand des Parkplatzes Ihrer Arbeitsstelle oder des Einkaufszentrums. Mähen Sie selbst Ihren Rasen. Rechen Sie selbst die Blätter zusammen. Schieben Sie die Schneefräse.

Lassen Sie Ihre Fantasie spielen. Es gibt Tausende Möglichkeiten, sich zu bewegen und das Risiko für Krebs oder andere chronische Krankheiten zu reduzieren.

DR. DUKES STRATEGIE

- Bringen Sie mehr „Alltagsaktivitäten" in Ihr Leben.
- Mir der Zustimmung Ihres Arztes können Sie mit einem strukturierten Bewegungsprogramm wie einem 10.000-Schritte-Programm beginnen, bei dem Ihnen ein Schrittzähler hilft, das angestrebte Ziel, ca. 8 km am Tag zu gehen, zu erreichen.
- Bleiben Sie in Bewegung! Jedes Bisschen mehr Bewegung pro Tag ist besser als gar keine.

4. Adipositas (Fettleibigkeit)

Über Adipositas gibt es mehr Verwirrung als über jedes andere Gesundheitsproblem – und es gibt mehr zynische Geschäftemacherei. Vieles, was zu dieser Verwirrung beiträgt, ist eine Frage der Kultur, vor allem in den USA, wo Adipositas als ein kosmetisches oder soziales Problem betrachtet wird.

Wir müssen damit aufhören, fettleibige Menschen zu verachten – niemand ist wirklich freiwillig stark übergewichtig. Und übergewichtige Menschen müssen aufhören, sich zu schämen. Stattdessen müssen wir die Gesundheitsprobleme anpacken, und zwar auf bester wissenschaftlicher Grundlage, nicht jedoch aufgrund von gesellschaftlicher Hysterie oder der Vermarktung von irgendwelchen Modediäten, faulen Wundermitteln oder obskuren Trainingsgeräten.

Adipositas geht mit sehr gefährlichen chronischen Erkrankungen einher. Wir müssen dieses Problem ernst nehmen und unsere Lösung durch die beste Forschung begründen. Aus diesem Grunde habe ich die Wissenschaft, auf die dieses Buch sich stützt, sorgfältig dokumentiert. Ich möchte, dass Sie jedes Gewichtsproblem mit einer sicheren und wirksamen Strategie angehen. Ich möchte, dass Sie die Tausenden von ineffektiven und oftmals gefährlichen Ruckzuckdiäten, einseitige Programme und Produkte meiden. Es handelt sich hier um eine Milliarden-Dollar-Industrie und die meisten Verkäufer erreichen nur eines – die Abnahme Ihres Vermögens, aber nicht Ihres Gewichts. Selbst die Bedeutung des Wortes Adipositas wird von einer Staubwolke verhüllt, die von all der heißen Luft aufgewirbelt wurde, die dieses Problem umgibt. Es ist nicht so einfach, eine exakte Diagnose zu stellen, wie es auf den ersten Blick erscheint. Ich werde das in Kapitel 11 genauer erläutern.

Adipositas erhöht das Risiko für mehrere Krebsarten[475], als ob Sie einen Läufer und einen Turm beim Schachspiel an Ihren Gegner verlieren würden. Adipositas kann das Brustkrebsrisiko einer Frau verdoppeln[476]. Gewichtsverlust nach der Menopause dagegen ist mit einem verringerten Brustkrebsrisiko assoziiert[477]. Wie die Internationale Agentur für Krebsforschung berichtet, sind Adipositas und Bewegungsmangel für bis zu 33 Prozent des Brust-, Dickdarm-, endometrialen, Nieren- und Speiseröhrenkrebses[478] verantwortlich. Auch die Krebsrate für Prostata, den zweithäufigsten tödlich verlaufenden Krebs für Männer in den USA, steigt durch Übergewicht um 39 Prozent[479].

DR. DUKES STRATEGIE

- Lesen Sie das Kapitel, um zu wissen, wie man Adipositas korrekt diagnostiziert – viele Menschen wissen nicht, dass sie die Kriterien erfüllen.
- Dann lesen Sie den Rest dieses Buches. Sie werden lernen, wie eine optimal gesunde Lebensweise zu Gewichtsverlust führen kann.

5. Stress

Die Auswirkungen von chronischem Stress sind schwer zu untersuchen. Die Symptome sind subjektiv, und die meisten Menschen, die auf der ganzen Welt in Industrienationen leben, stehen quasi unter Dauerstress, sodass es schwierig ist, eine Kontrollgruppe zu finden.

Ein Großteil der Forschung hat jedoch gezeigt, dass psychologischer Stress unser Immunsystem schwächt. Eine 2004 im wissenschaftlichen Journal *Lancet Oncology* erschienene Studie machte deutlich, dass bei Menschen unter chronischem Stress zwei Zellarten in verminderter Zahl auftreten, die zytotoxischen T-Zellen und die natürlichen Killerzellen. Die Aufgabe dieser Zellen ist der Angriff und die Beseitigung entarteter Zellen. Mit anderen Worten, sie sind wichtige Schachfiguren, die unser Körper zur Krebsabwehr einsetzt. Die Verfasser kommen zu dem Schluss, dass chronischer Stress wahrscheinlich das Immunsystem schädigt, und damit der Entwicklung einiger Krebsarten Vorschub leistet. Zwar hält die Debatte über die Zunahme des Brustkrebsrisikos durch psychologischen Stress noch an, aber eine kürzlich erschienene Studie kam zu dem Schluss, dass tatsächlich ein Zusammenhang besteht[480].

Das heißt, Stress ist eine weitere Schachfigur des Krebses. Wie Stress am besten bewältigt wird, haben wir bereits in Kapitel 7 diskutiert.

DR. DUKES STRATEGIE

- Wenn Sie mit chronischem Stress leben, denken Sie nicht, das sei normal oder akzeptabel. Suchen Sie einen qualifizierten fachmännischen oder religiösen Beistand auf und lassen Sie sich beraten, wie der Stress zu reduzieren ist.
- Lesen Sie Kapitel 7 dieses Buches.

6. Tierische Fette

Wir haben über Fett in Ihrem Körper gesprochen, jetzt sprechen wir über das Fett in Ihrem Essen. Und im Gegensatz zu vielen Stimmen aus der trendbestimmten Diätindustrie handelt es sich hier um zwei verschiedene Dinge. Wenn Sie beispielsweise dünn sind, bedeutet das noch lange nicht, dass Sie die falschen Fette essen können, ohne dabei Ihr Krebsrisiko zu erhöhen.

Ich habe es bereits mehrmals in diesem Buch erwähnt, aber gestatten Sie mir, dass ich mich wiederhole: *nicht alle Fette sind schlecht*. Es gibt Fette, die Sie brauchen, um Ihre Herzgesundheit zu unterstützen und zwar ohne, dass das Krebsrisiko erhöht wird. Diese Fette umfassen einfach ungesättigte Fette wie Olivenöl, und Omega-3-Fette.

Es gibt jedoch Fette, die das Krebsrisiko erhöhen, einschließlich der hochgesättigten Fette in rotem Fleisch, die das Risiko von Darmkrebs zu erhöhen scheinen[481,482]. Rotes und behandeltes Fleisch ist mit Risiken für Magenkrebs[483], Brustkrebs[484] und Bauchspeicheldrüsenkrebs[485] assoziiert.

Eine Studie berichtet, dass durch rotes und behandeltes Fleisch das Risiko für Kolorektalkrebs erhöht wird, während Fisch es senkt[486]. Laut dem *National Cancer Institute* haben einige Studien auch Zusammenhänge zwischen stark fetthaltiger Ernährung und Prostata-, Lungen- und Gebärmutterkrebs festgestellt. Demnach gelten gesättigte Fettsäuren als die schädlichste Art[487]. Die Fakultät für das Gesundheitswesen in Harvard berichtet, dass eine hohe Zufuhr an Trans-Fetten das Risiko von Non-Hodgkin-Lymphomen erhöht[488].

Die *Women's Health Initiative Study* zur Gesundheit von Frauen von 2006 erntete eine Menge Skepsis, auch von mir, für die Erkenntnis, dass eine Ernährung mit wenig Fett das Risiko für invasiven Brustkrebs[489] oder Kolorektalkrebs[490] nicht reduziert. Es gab bei dieser Studie einige Probleme, und obwohl die Ergebnisse statistisch nicht signifikant waren, waren doch einige sehr wichtige Trends zu erkennen. (Das Hauptproblem war, dass die Probandinnen gebeten wurden, ihre Fettration bis auf 20 Prozent der Gesamtkalorienmenge zu reduzieren, es aber im Durchschnitt nur bis zu 29 Prozent schafften.) Die Gruppe mit der fettarmen Ernährung hatte die Tendenz zu einem reduzierten Risiko für Brustkrebs, sodass der Trend hier definitiv vorlag. Darüber hinaus zeigte sich, dass bei den Frauen, die ihre Fettzufuhr besonders stark eingeschränkt hatten, das Risiko für Brustkrebs um 22 Prozent niedriger lag – eine nicht unwichtige Zahl für die Statistik. Diese Frauen hatten auch weniger präkanzeröse Dickdarmpolypen, was bedeutet, dass langfristig gesehen das Risiko für Darmkrebs vermindert wurde.

Was das Darmkrebsrisiko bei Frauen betrifft, so ist die traditionelle japanische Ernährung um keinen Deut besser als die westliche, was die Risikoreduzierung dieser Erkrankung betrifft[491]. Tatsache ist, dass eine gesunde Ernährung, die Wert auf frische Zubereitung und Proteinquellen mit niedrigem Fettanteil legt, besser abschnitt, als die normale amerikanische oder japanische Ernährung.

FETTREICHE DIÄTEN

Einer der Hauptgründe für mich, dieses Buch zu schreiben, war die jüngste Ernährungshysterie in Bezug auf hohe Fettanteile in der Ernährung (wie weiter oben bereits diskutiert). Viele Menschen haben dank dieser fettreichen Ernährung einen kurzfristigen Gewichtsverlust erreicht, aber wie sieht es mit den langfristigen Kosten dafür aus?

Es ist allgemein bekannt, dass bestimmte fettreiche Ernährungsweisen das Krebsrisiko erhöhen, aber unser kultureller Wahn, Gewicht um jeden Preis zu verlieren, hat viele dazu verleitet, dieses Risiko zu ignorieren. Um es ganz deutlich zu sagen: Die Marktschreier, die fettreiche Ernährung anpreisen, bringen Sie dazu, Gewicht zugunsten Ihres Krebsrisikos zu verlieren. Es wäre so ziemlich das Gleiche, wenn man Ihnen raten würde, das Rauchen anzufangen, damit Sie schlanker werden. Es macht einfach keinen Sinn.

Nun, es ist erwiesen, dass eine fettreiche Diät nach einem Jahr nicht besser wirkt, als Diäten, wie zum Beispiel Weight Watchers[492].

DR. DUKES STRATEGIE

- Reduzieren Sie die Zufuhr von tierischen Fetten soweit es geht, mit Ausnahme von Omega-3 in Lachs und anderen Kaltwasserfischen.
- Wenn Sie länger als nur ein paar Monate eine fettreiche Diät eingehalten haben, hören Sie damit auf, selbst wenn Sie dadurch abgenommen haben. Langfristig gesehen erhöht eine Diät mit viel tierischen Fetten Ihr Krebsrisiko.

7. Zu wenig Obst und Gemüse

Allmählich werden Sie festgestellt haben, dass zwischen diesem Kapitel und dem vorangegangenen gewisse Übereinstimmungen bestehen. Das stimmt, viele der Risikofaktoren für Krebs sind die gleichen wie für Herzerkrankungen. Das ist gut, denn das macht es ein wenig leichter, eine optimale Gesundheit zu gewinnen. Sie müssen nicht für jeden Gegner eigens einen Plan entwerfen.

Obst und Gemüse sind enorm wichtige Spielfiguren bei Ihrer Verteidigung gegen Krebs (und im Gegensatz zu anderen Schachfiguren sind sie sehr lecker!). Sie stecken voller Antioxidantien und sekundärer Pflanzenstoffe, die einen umfangreichen Schutz vor chronischen Krankheiten einschließlich Krebs bieten. (Wir haben über diese Sekundären Pflanzenstoffe und deren Wechselwirkung mit der Genexpression bereits in Kapitel 4 gesprochen.)

Die Weltgesundheitsorganisation geht davon aus, dass Magenkrebs weltweit um 19 Prozent zurückgehen würde, wenn jeder Mensch täglich mindestens 600 g Obst und Gemüse verzehren würde. Speiseröhrenkrebs ließe sich um 20 Prozent senken und sowohl Lungen- als auch Kolorektalkrebs um 2 Prozent[493]. Das *National Cancer Institute* berichtet, dass Personen, die reichlich Obst und Gemüse essen, auch weniger gefährdet im Hinblick auf Dickdarm-, Mundhöhlen-,- Kehlkopf- und Prostatakrebs sind[494]. Einige dieser Vorteile scheinen teilweise auf die niedrige glykämische Last der meisten rohen Obst- und Gemüsesorten zurückzugehen. Gering glykämische Nahrungsmittel sind mit einem Schutz vor Adipositas[495], aber auch vor Darmkrebs[496], Brust[497]- und Eierstockkrebs[498], sowie Magenkrebs[499] assoziiert. (Siehe Anhang C für die Definition von gering glykämischer Last und einen Hinweis darauf, wo Sie eine Liste entsprechender Lebensmittel finden.) Phytoöstrogene (Isoflavone, Lignane und Coumestrol) sind Bestandteile vieler Obst- und Gemüsesorten und reduzieren nachweislich das Risiko für Lungenkrebs[500].

Wer jeden Tag mehr als fünf Portionen Obst und Gemüse zu sich nimmt, lebt länger. Eine Studie über Älterwerden des Forschungszentrums für menschliche Ernährung des amerikanischen Landwirtschaftsministeriums, durchgeführt an der Tufts Universität, ergab, dass Männer, die mehr als 5 Portionen Obst und Gemüse täglich zu sich nahmen und dabei weniger als 12 Prozent ihrer Kalorien aus gesättigten Fetten bezogen, *um 31 Prozent weniger gefährdet waren, an einer beliebigen Ursache zu sterben*[501]. Eine Studie aus Finnland berichtet, dass sich bei Männern, die hauptsächlich Früchte, Beeren und Gemüse verzehrten, die Todesursachen, die nicht in Verbindung mit Herzerkrankungen stehen, um 32 Prozent reduzierten[502].

Dass Obst und Gemüse enorm viele Vorteile haben, ist unbestritten. Warum essen dann so viele Menschen nicht genug davon, und das, obwohl sie im Überfluss moderner Gesellschaften leben? Nun, manche Leute mögen kein Obst oder Gemüse. Ein ehemaliger Präsident der USA riskierte es sogar, die Stimmen der Gemüsebauern zu verlieren, als er erklärte, dass er Brokkoli nicht mochte. Tatsächlich haben manche Menschen eine genetische Aversion gegen den Geschmack von Obst und Gemüse. Für die meisten von uns liegt der Hund aber eher darin begraben, dass wir als Kinder nicht genug damit gefüttert wurden. Wir konnten uns nicht an den Geschmack gewöhnen und auch nicht daran, es zu essen. Beim Abendessen stopfen wir uns mit leckerem Fleisch und Stärke voll. Wenn wir einen Imbiss wollen, greifen wir nach Süßigkeiten, Keksen oder einer Tüte salziger, stärkehaltiger Knabbereien, statt an einer Karotte oder einem Apfel zu kauen.

Nun mein Vorschlag. Obst und Gemüse können Geschmackssache sein. Ich weiß. Dieser Satz wird normalerweise in Verbindung mit Dingen wie Likör, Bier, Zigarren oder Wagneropern verwendet. Aber wenn man sich an den Geschmack von Schottischem Whisky gewöhnen kann, warum dann nicht auch an den Dingen, die uns gut tun, wie Obst und Gemüse?

Geben Sie Ihren Geschmacksknospen eine Chance. Sie werden sich daran gewöhnen. Und schon bald werden Sie sich auf Ihre tägliche Ration bester Präventivmedizin aus der Natur freuen.

DR. DUKES STRATEGIE

- Wer 7–9 Portionen Obst und Gemüse täglich verzehrt, fügt seinen Schachfiguren quasi eine Dame hinzu.
- Essen Sie Obst und Gemüse zu jeder Mahlzeit und auch zwischendurch.
- Treiben Sie's bunt bei der Auswahl von Obst und Gemüse. Eine Vielzahl an Farben bietet eine breite Palette an Antioxidantien. Das bedeutet Schutz vor vielen Krebserkrankungen und anderen chronische Krankheiten.
- Nehmen Sie zusätzlich Vitamin E und Carotinoide ein. Diese reduzieren nachweislich das Risiko entarteter Zellen im Magen[503].

8. Übermäßiger Alkoholgenuss

Rotwein zu trinken, ist ein gutes Mittel, um die Herzgesundheit zu unterstützen. Richtig? Es *muss* einfach stimmen, denn es ist allgemein bekannt und wird von Forschungen gestützt. Sogar Menschen in abgeschiedenen Dörfern der Arktis und im oberen Amazonasbecken wissen das.

Falsch. In Wirklichkeit ist es nicht der Alkohol im Rotwein, sondern es sind die Antioxidantien (Resveratrol) in den Trauben. Wir können deshalb genauso gut Trauben essen. Aber dann hätten wir keine plausible Erklärung, warum wir Wein trinken.

Es ist menschlich, Forschungsergebnisse zu beachten, die unser Tun unterstützen, und diejenigen zu ignorieren, die von uns etwas fordern, was zwar das Beste für unsere Gesundheit ist, uns aber nicht gefällt.

Nichtsdestotrotz....

Laut dem *National Cancer Institute*[504] erhöht Alkoholgenuss das Krebsrisiko im Mund, der Speiseröhre, Kehlkopf, Brust und Leber. Zwei Drinks pro Tag erhöhen das Brustkrebsrisiko bei Frauen um 25 Prozent. Alkoholmissbrauch kann auch das Kolorektal- und Eierstockkrebsrisiko erhöhen. Diese Risiken steigen nach ca. täglich einem Drink für Frauen und zweien für Männer.

Alkohol greift den Körper oxidativ an. Insgesamt überwiegen die negativen Auswirkungen von Alkohol jegliche Vorteile bei weitem.

DR. DUKES STRATEGIE

- Wenn es in Ihrer Familiengeschichte häufig Krebserkrankungen gibt, sollten Sie am besten gar keinen Alkohol trinken. Sollten Sie es dennoch tun, dann nicht mehr als einen Drink (für Frauen) oder zwei (für Männer) an 4 oder 5 Tagen die Woche. Ihre Leber muss sich von der oxidativen Attacke des Alkohols erholen können. (Übrigens ist ein Drink ein Schnaps, ein ¼ l Wein oder eine Dose Bier. Die riesigen deutschen Bierkrüge übersteigen die Definition von „ein Drink".)
- Die erlaubte wöchentliche Menge sollten Sie nicht an einem einzigen Tag konsumieren.
- Sollten Ihnen diese Richtlinien übermäßig restriktiv oder unmöglich zu befolgen vorkommen, dann hat Alkohol auf Ihr Leben wahrscheinlich einen größeren Einfluss, als er sollte. Sprechen Sie mit Ihrem Arzt oder einem Suchtberater darüber.

9. Hohe Salzzufuhr

Vor ein paar Jahren sprach ich mit dem Leiter des Nationalen Krebsinstituts in Japan. Ich fragte ihn, warum die Magenkrebsrate in seinem Land so hoch sei. Er antwortete, dass man davon ausgehe, dass der hohe Salzgehalt in der japanischen Ernährung wohl der Grund sei. Mehrere Studien stellten diesen Zusammenhang her, einschließlich einer aus den Niederlanden[505]. Der genaue Mechanismus ist unbekannt. Es scheint, dass große Mengen an Salz in der Nahrung die Magenschleimhaut irritieren und erodieren, sodass sie für Karzinogene anfällig wird.

Der federführende Verfasser einer früher genannten Studie[506] verglich die japanische und westliche Ernährung und kam zu dem Schluss, dass die traditionelle japanische Ernährung mit einem erhöhten Darmkrebsrisiko assoziiert sei. Dieses rührt von den sogenannten Nitrosaminen her, Substanzen, die sich in mit Salz konservierten Lebensmitteln befinden, wie sie in der traditionellen japanischen Ernährung üblich sind[507].

DR. DUKES STRATEGIE

- Gehen Sie mit Salz sparsam um.

10. Belastung mit Schadstoffen

Viele Studien berichten über eine Verbindung zwischen der Luftverschmutzung und Krebserkrankungen der oberen Atemwege. Die Internationale Agentur für Krebsforschung berichtet, dass 2 Prozent aller arbeitsbedingten Krebsarten auf der Welt und 1 Prozent aller umweltbedingten Krebsarten weltweit auf Luftverschmutzung[508] zurückzuführen sind. Diese Krebserkrankungen sind natürlich in den Regionen mit der höchsten Belastung konzentriert.

Soll das heißen, Sie dürfen nicht mehr atmen? Keine Sorge, Sie können aufatmen.

Luftverschmutzung ist ein politisches, wirtschaftliches und technologisches Problem, das der Einzelne kaum angehen kann, aber es gibt wichtige Quellen für Luftverschmutzung, die extrem lokal, nämlich in unserem eigenen Zuhause und am Arbeitsplatz zu finden sind. Passivrauchen gehört dazu, Radon ebenfalls. Radongas kommt aus porösem Fels und kann durch die Keller oder das Fundament in ein Haus eindringen. Es ist geruch-, farb- und geschmacklos; eine besondere Untersuchung ist deshalb nötig. Radon lässt das Risiko für Lungenkrebs bei Rauchern und ehemaligen Rauchern dramatisch ansteigen. Eine europäische Studie[509] berichtet, dass Radon das Lungenkrebsrisiko bei Rauchern um 25 Prozent erhöht. Bei *Nichtrauchern* erhöht Radon das Lungenkrebsrisiko um weniger als 1 Prozent. (Haben Sie immer noch das dringende Bedürfnis, sich eine anzuzünden?)

DR. DUKES STRATEGIE

- Lassen Sie Ihr Haus auf Radon überprüfen.
- Reduzieren Sie die Belastung durch krebserregende Chemikalien, Umweltverschmutzung, Zigaretten- oder Zigarrenrauch so gut es geht.
- Ziehen Sie ein Luftaufbereitungssystem für Ihr Zuhause oder bei der Arbeit in Erwägung.

11. Geräucherte oder gegrillte Lebensmittel

Ich weiß, das wird für einige von Ihnen bitter, vor allem für meine Freunde im Süden der USA, aber es muss gesagt werden.

Seit Jahren wird berichtet, dass Räuchern oder Grillen von Lebensmitteln, vor allem über Holzkohle, das Darmkrebsrisiko erhöht. Das kommt wahrscheinlich daher, dass der aufsteigende Rauch viele Karzinogene enthält. Jüngste Studien scheinen jedoch mehr auf die hohe Gartemperatur als Risikofaktor hinzudeuten, vor allem bei überhitztem Fett[510]. Beim Grillen von Fleisch entstehen gefährliche Chemikalien, heterozyklische Amine, die das Krebsrisiko steigern[511,512] und zudem Entzündungen fördern[513].

DR. DUKES STRATEGIE

- Kochen Sie möglichst wenig über Holzkohle oder den professionellen Infrarotgrills.
- Verwenden Sie Gas, wenn Sie im Freien kochen.
- Bereiten Sie Lebensmittel mit wenig Fett zu.
- Halten Sie Ihren Grill sauber.
- Grillen Sie nicht mehr als einmal pro Woche.

12. Übermäßige Sonneneinstrahlung

Hautkrebs ist überall auf der Welt eine der häufigsten Krebsarten bei Menschen mit heller Hautfarbe. Und so leid es mir tut, aber eine gute Bräunung hilft da auch nicht, eher im Gegenteil.

Ultraviolettes Licht ist der Übeltäter. Laut dem *National Cancer Institute* legen aktuelle Forschungsergebnisse nahe, dass die Reduzierung einer langfristigen Bestrahlung durch Sonne, Höhensonne und Sonnenbänke das Risiko für ein Melanom (Hautkrebs) verringert. Wird Sonnenbrand, insbesondere in der Kindheit und in jungen Jahren, vermieden, reduziert dies das Risiko, später an schwarzem Hautkrebs (malignem Melanom) zu erkranken[514].

Die meisten Menschen wissen nicht, dass Sonnenbänke und Höhensonnen von der US-Regierung als krebserregend aufgeführt werden. Einige Studien haben den Einsatz von Sonnenbänken mit der Zunahme von Melanomen[515] in Verbindung gebracht. Eine andere Studie berichtet, dass die ultraviolette Strahlung beim Sonnenbad die Hauptursache für Hautkrebs ist[516].

Also schützen Sie sich. Ja, klar – zu wissen, dass der Krebs die Sonne auf seiner Seite hat, ist frustrierend. Aber heute gibt es viele tolle Möglichkeiten, die Haut zu bedecken und dennoch das Leben im Freien zu genießen.

DR. DUKES STRATEGIE

- Meiden Sie Sonnenbänke wie ein Vampir die Sonne.
- Draußen in der Sonne sollten Sie sich stets vor UVA- und UVB-Strahlung schützen. Der Sonnenschutzfaktor sollte mindestens 30 betragen.
- Tragen Sie einen Hut, nehmen Sie einen Sonnenschirm und ziehen Sie etwas Langärmeliges an, wenn Sie sich länger in der Sonne aufhalten. Wenn Sie viel Zeit im Freien verbringen – Angeln, Wandern, Boot fahren, Golfspielen usw. – tragen Sie am besten Kleidung mit Sonnenschutzfaktor. Meiden Sie die Sonne zwischen 10.00 und 14.00 Uhr nach Möglichkeit. Frühe Morgensonne oder Sonnenstrahlen am Nachmittag sind sicherer.

13. Bestimmte Infektionen

Es gibt viele Virusinfektionen, die das Krebsrisiko erhöhen. Das humane Papillomavirus (HPV) wird durch Geschlechtsverkehr übertragen und verursacht Genitalwarzen. Mehr als 99 Prozent des Gebärmutterhalskrebses enthalten HPV-Segmente in der DNA[517] der Krebszellen. Bedauerlicherweise machen sich viele Menschen, die Geschlechtsverkehr mit mehreren Partnern pflegen, vor allem Halbwüchsige, keine Gedanken über Geschlechtskrankheiten. Es wird mir schon nicht passieren, und wenn, gibt es ein Medikament, nicht wahr?

Nein, falsch. Einige durch Geschlechtsverkehr übertragene Krankheiten haben langfristige Folgen und sind schwierig oder überhaupt nicht zu heilen. HPV gehört dazu.

Auch andere Viren sind mit einem erhöhten Krebsrisiko assoziiert. Sowohl Hepatitis C als auch Hepatitis B erhöhen das Risiko für Leberkrebs[518]. Hepatitis B wird durch Körperflüssigkeit übertragen, einschließlich Geschlechtsverkehr. Es wird angenommen, dass Hepatitis C in einigen Fällen ebenfalls durch den Geschlechtsverkehr übertragen werden kann.

DR. DUKES STRATEGIE

- Monogamie. Wenn Sie in Ihrem Leben Sex mit mehr als einer Person haben, erhöht sich dadurch das Risiko von Geschlechtskrankheiten wesentlich, einschließlich von Infektionen, die ein Krebsrisiko begünstigen.
- Vermeiden Sie den Kontakt mit Blut oder Körperflüssigkeit anderer Menschen so gut es geht.
- Fragen Sie Ihren Arzt nach einer HPV-Impfung und ob diese für Sie geeignet ist.

14. Vitamin-D-Mangel

Sie denken sicher, dass in modernen Zivilisationen Vitaminmangel so selten ist, wie die handgeschriebene Kopie eines Pergamentbuches oder die Pocken. Die Wahrheit ist, dass Mängel ziemlich häufig und eine Folge unserer modernen Kultur sind.

Nehmen Sie Vitamin D. Bitte. Sie brauchen wahrscheinlich mehr von diesem essentiellen Nährstoff, als Sie bekommen können.

Vitamin-D-Mangel hat sowohl in den USA als auch in Europa alarmierend zugenommen, und dieser Mangel ist ein Risikofaktor für mehrere Krankheiten. Ich sage Ihnen, warum.

Zuerst einmal wird Vitamin D in unserer Haut durch Sonnenlichteinstrahlung neu gebildet, wobei eine Vitamin-D-Vorstufe auf die UVB-Strahlung reagiert. Aus diesem Grund ist der Vitamin-D-Mangel in den nördlichsten und südlichsten Breiten stärker verbreitet, weil die Menschen dort weniger dem Sonnenlicht ausgesetzt sind. Ein weiterer Grund ist, dass Menschen in den Industrieländern zum Ausgleich ständig Leuten wie mir ausgesetzt sind, die ihnen predigen, sich von der Sonne fernzuhalten oder einen Sonnenschutz zu verwenden, um Krebs zu vermeiden. Indem wir versuchen, Hautkrebs aus dem Weg gehen, laufen wir Gefahr, uns einen anderen Krebs aufgrund von Vitamin-D-Mangel einzuhandeln. Was in aller Welt soll man also tun? Lesen Sie weiter.

Ein weiterer häufiger Grund für diesen Mangel ist der verringerte Konsum von Milchprodukten, die normalerweise mit Vitamin D versetzt sind. Die Diätindustrie schlägt wieder zu.

Vitamin-D-Mangel erhöht das Risiko für mehrere Krebsarten. Er verdoppelt die Chance einer Entwicklung von Darmkrebs[519] und erhöht das Risiko von Prostatakrebs beträchtlich[520]. Umgekehrt reduzieren adäquate Mengen an Vitamin D das Risiko für Prostatakrebs und wirken zudem entzündungshemmend[521]. Eine Studie folgerte, dass der Mangel an Sonneneinstrahlung für bis zu 25 Prozent der Todesfälle durch Brustkrebs in Nordeuropa verantwortlich ist[522]. In einer weiteren Studie hatten Frauen mit dem höchsten Vitamin-D-Spiegel nur halb so häufig Brustkrebs wie Frauen mit dem niedrigsten Wert[523]. Um diese Werte zu erreichen, müssten jedoch täglich 2.700 IU an Vitamin D eingenommen werden, während die Nationale Akademie der Wissenschaften einen sicheren Höchstwert von 2.400 IU festgelegt hat. Es wird diskutiert, ob dieser obere Grenzwert vielleicht neu festgelegt werden sollte, weil jüngste Untersuchungen gezeigt haben, dass eine Ergänzung mit höheren Dosen am meisten schützt[524].

Außerdem mit Vitamin-D-Mangel assoziiert sind Eierstockkrebs und Non-Hodgkin-Lymphom[525]. Die gleiche Studie berichtete, dass andere Krebsarten vielleicht in Zusammenhang mit Vitamin-D-Mangel stehen, darunter Blasen-, Speiseröhren-, Nieren-, Lungen-, Bauchspeicheldrüsen-, Rektum- und Magenkrebs. Ein niedriger Vitamin-D-Spiegel könnte mit vermehrtem Krebs des Verdauungssystems und erhöhter Sterblichkeit bei Männern assoziiert sein[526].

DR. DUKES STRATEGIE

- Lassen Sie Ihren Vitamin-D-Wert überprüfen. Einige Studien weisen darauf hin, dass für eine Schutzwirkung der Blutspiegel von 25-Hydroxy-Vitamin D über 37 mg/ml liegen muss.
- Gehen Sie täglich ca. 10 Minuten in die Sonne; das reicht, um genügend Vitamin D zu bilden, ohne ein erhöhtes Hautkrebsrisiko zu haben.
- Erwägen Sie eine regelmäßige Einnahme von Vitamin D, wenn Ihre Werte niedrig sind. Sie sollten pro Tag mindestens 1.000 IU einnehmen, und die neueste Forschung empfiehlt sogar noch mehr.

15. Entzündungen

Einige Krebsarten wurden mit erhöhtem C-reaktivem Protein in Verbindung gebracht, einem Entzündungsmarker. Ein Beispiel dafür ist

Kolorektalkrebs[527]. Eine interessante Studie berichtete, dass nicht steroidale entzündungshemmende Arzneien (sogenannte nicht steroidale Anaphlogistika) mit einem verringerten Auftreten von Lungenkrebs zusammenhängen[528].

Entzündungen spielen auch eine Rolle bei der Entstehung von Prostata-[529], Leber- und Bauchspeicheldrüsenkrebs[530], aber auch bei Krebs im Verdauungstrakt[531,532,533,534,535]. Natürliche entzündungshemmende Nährstoffe wie Omega-3 reduzieren nachweislich das Risiko von Kolorektalkrebs[536] und anderen Krebsarten[537]. Tatsächlich haben Forscher ein entzündliches Molekül identifiziert, das wahrscheinlich viele Arten von Krebs hervorruft[538].

DR. DUKES STRATEGIE

- Sprechen Sie mit Ihrem Arzt über einen hoch sensiblen Test für C-reaktives Protein – als Messgröße für Entzündungen.
- Folgen Sie den Empfehlungen in Kapitel 3 und dem Rest des Buches hinsichtlich der Reduzierung von Entzündungen.

16. Insulinresistenz und Diabetes Typ 2

Dieses Kapitel endet für viele Menschen mit einer Überraschung. Insulinresistenz und Diabetes sind nicht nur Risikofaktoren für kardiovaskuläre Erkrankungen, sie spielen auch eine Rolle im Team des Krebses.

Insulinresistenz ist ein Syndrom mehrerer kardiovaskulärer Risikofaktoren, die das Risiko von Herzerkrankungen, Diabetes und anderen Gesundheitsproblemen erhöhen[539]. Dazu zählen auch Leber- und Kolorektalkrebs[540,541]. In Kapitel 12 werde ich noch genauer darauf eingehen.

Diabetes Typ 2 ist ebenfalls mit einem erhöhten Risiko für Dickdarm-, endometrialem (Uterus), Nieren-, Bauchspeicheldrüsen- und Leberkrebs[542] assoziiert. Sowohl Diabetes als auch Leberkrebs nehmen in vielen Ländern rapide zu, und ersteres könnte ein Grund für letzteres sein.

Es gibt vieles, was wir noch nicht über den Zusammenhang zwischen Insulinresistenz und Diabetes einerseits und erhöhtem Krebsrisiko andererseits wissen. Daran wird noch geforscht. Aber das bedeutet nicht, dass Sie selbst nichts unternehmen sollten. Wenn Ihr Haus in Flammen steht, greifen Sie zuerst zum Feuerlöscher und grübeln erst später nach, warum das Feuer ausgebrochen ist.

Und zuerst müssen Sie natürlich herausfinden, ob Sie diesen Risikofaktor in sich tragen. Viele Menschen tun es, wissen es aber nicht.

DR. DUKES STRATEGIE

* Lesen Sie Kapitel 12 und sprechen Sie mit Ihrem Arzt über entsprechende Tests.
* Wenn Sie unter Insulinresistenz oder Diabetes Typ 2 leiden, folgen Sie dem Rat Ihres Arztes bitte aufmerksam, und fragen Sie, ob Sie die Vorschläge zur Reduzierung der Insulinresistenz in Kapitel 12 befolgen sollten.

Spielen, um zu gewinnen

Der Krebs startet die Schachpartie mit sämtlichen Figuren, und er ist ein hinterlistiger Gegner. Schachstrategie ist nicht einfach. Sie müssen Ihre Figuren verteidigen, auf Züge und Taktiken gefasst sein.

Aber Sie haben die Kontrolle über Ihre eigenen Schachfiguren. Sie können jeden Risikofaktor kontern, jeden Zug, den der Krebs gegen sie unternimmt. Die einzige Ausnahme stellt die erbliche Veranlagung dar. Aber auch dort können Sie entscheidend eingreifen, indem Sie Ihren Lebensstil entsprechend führen, um die Genexpression zu beeinflussen.

Dieses Spiel dauert, solange Sie leben. Und ich kann Ihnen nicht garantieren, dass Sie gewinnen, selbst wenn Sie noch so gut spielen. Und außerdem weiß ich, dass die Vorstellung, eine komplette Verteidigung aufbauen zu müssen, etwas einschüchternd sein mag, nachdem Sie dieses Kapitel gelesen haben. Diese Krankheit verlangt Strategie, Konzentration und eine intelligente Herangehensweise.

Das ist ein weiterer Grund, warum ich möchte, dass dieses Buch Sie zur Änderung Ihres Lebenswandels bewegt und nicht nur zur Änderung von ein oder zwei Gewohnheiten. Und schließlich ist es auch der *einfachere* Weg. Wenn wir stufenweise Änderungen in unser Leben integrieren, anstatt irgendwelche Modetrends aufzugreifen und wieder fallen zu lassen, werden die Änderungen unseres Lebenswandels zu unserer zweiten Natur.

Wir werden nicht als Raucher geboren, wir kommen auch nicht mit einer ablehnenden Haltung zu Gemüse oder Obst auf die Welt und wir sind auch nicht von Haus aus dazu bestimmt, die ganze Freizeit vor dem

Fernseher zu verbringen. Diese Gewohnheiten stecken uns nicht in den Genen. Gesunde Ernährung, regelmäßige Bewegung und eine jährliche Untersuchung bei Ihrem Arzt mögen jetzt im Moment todlangweilig wirken, aber wenn Sie ihnen eine Chance geben, werden sie zu einem Teil Ihres Lebens, auf das Sie sich freuen werden.

Sogar der Besuch bei Ihrem Arzt.

Bevor Sie weiterlesen, sollten Sie eine Minute lang noch einmal die Liste der Krebsrisikofaktoren durchgehen. Wie viele Schachfiguren hat der Krebs, über die Sie keine Kontrolle ausüben? Die Antwort ist die gleiche wie bei Herzerkrankungen: eine, die genetische. Aber auch diese eine Figur kann in die Schranken verwiesen werden, indem Sie die anderen Figuren des Feindes schlagen. Ein Gegner, dem nichts als der König und eine weitere Figur geblieben ist, wird Sie kaum besiegen können. Und wenn Sie die Lebensweise annehmen, die wir Ihnen beibringen, dann ist das so, als ob Sie alle Schachfiguren des Krebses an sich gerissen oder zahlenmäßig überwunden hätten.

Es ist viel besser seinen Lebensstil zu ändern, bevor Krebs diagnostiziert wird.

KAPITEL 11

Dem Übergewicht die Luft ablassen

Ich leide unter Höhenangst, Akrophobie. Ich steige ungern auf Leitern und ich bin froh, dass ich nicht größer bin als ich bin. Aber wenn Sie verliebt sind, schwebt Ihr Kopf in den Wolken, weshalb ich meiner Liebsten auf die romantischste Art und Weise einen Heiratsantrag machen wollte, um einen Augenblick für sie zu erschaffen, der für sie unvergesslich bleiben würde. Das führte mich eines Tages auf eine seltsame Reise.

Diese begann damit, dass ich morgens um 4.00 Uhr aufstand, durch die Dunkelheit Südkaliforniens aufs Land fuhr, bei Tagesanbruch in einen überdimensionalen Osterkorb stieg und einem wildfremden Menschen gestattete, uns mit einem Heißluftballon in mehrere Hundert Meter Höhe zu tragen.

In der ersten oder zweiten Minute erschien mir das sehr romantisch. Dann sah ich nach unten.

Autos waren so klein wie Käfer, und ich meine nicht den von Volkswagen. Dann ging mir auf, dass ich vor dem Abflug vergessen hatte, dem Piloten etliche Fragen zu stellen. Etwa, wer er war und welche Art von Hirnschaden ihn veranlasst hatte, mit so etwas seinen Lebensunterhalt zu verdienen? Rührte der Hirnschaden von einem Ballonabsturz her? Was würde passieren, wenn Vögel mit spitzen Schnäbeln gegen den Ballon flögen? Warum tue ich das? Wird meine Geliebte nun mehr oder weniger geneigt sein, meinen Antrag anzunehmen, nachdem sie mich wimmernd wie ein verängstigtes Kind gesehen hat? Ist das Liebe, was ich gerade fühle, oder drohende Inkontinenz? Wenn es letzteres ist, kann ich dann von Leuten am Boden für etwaige Schäden verklagt werden?

Ich sah mir den Piloten genauer an. Er sah anders aus als der glatt rasierte, Vertrauen einflößende Typ, den ich in seinem Büro getroffen hatte. Jetzt sah er aus wie ein Pirat nach einer langen rumdurchtränkten Nacht an Land, der nicht die Zeit gehabt hatte, seinen Rausch auszuschlafen. Ich konnte nur hoffen, dass er nicht seinen Lebenswillen verloren hatte.

Wir stiegen auf und landeten wieder ohne jeden Zwischenfall, abgesehen davon, dass meine wunderbare Frau meinen Antrag annahm. Sie dachte vielleicht, dass meine jämmerliche, von kaltem Schweiß gezeichnete Angst von der Möglichkeit herrührte, sie könnte Nein sagen. Ich habe mich nie getraut, nachzufragen.

Egal, ich habe nicht ganz Unrecht. Die meisten Menschen steigen in Ballons, weil es ihnen Spaß macht. Das gesundheitliche Risiko bei einer Fahrt mit dem Heißluftballon ist extrem gering. Andererseits entwickeln sich auf der ganzen Welt Menschen zu Ballons in ihrem Leibesumfang, und das birgt nun wirklich ein beträchtliches Risiko für die Gesundheit in sich. Die Angst davor sollte mindestens so groß sein wie meine an jenem Tag im Ballon, und in manchen Kreisen ist sie das auch. Aber nichts scheint dieses sich aufblähende Gesundheitsproblem wieder auf den Boden bringen zu können.

Das liegt vor allem daran, dass von allen Seiten des Adipositas-Problems genügend heiße Luft erzeugt wird, um jeden Ballon auf der Welt auf unbestimmte Zeit in der Höhe zu halten.

Jeder hat eine andere Meinung, und fast jeder hat ein Heilmittel zu verkaufen. Tausende Unternehmen bieten Diäten und Medikamente (verschreibungspflichtig oder frei erhältlich) an, Trainingsprogramme und Geräte, Nahrungsmittel und Getränke, Bücher, Videos, Lehrgänge, chirurgische Eingriffe, magische Amulette, und alles wird als der einzig wahre Weg zur Gewichtskontrolle gepriesen. Wir sind vom Schlanksein besessen, und trotzdem nimmt das Übergewicht weiter zu.

Die meisten Leute sind so verwirrt, dass sie nicht einmal genau sagen können, wie das Problem definiert werden soll. So werden zwar viele von uns zugeben, dass sie ein paar Kilos zuviel haben, aber wir akzeptieren die Diagnose Adipositas nur widerwillig. Das ist verständlich, denn Fettleibigkeit ist in den modernen Kulturen stigmatisiert, aber es ist auch eine Schande. Wir machen ja auch keine spöttischen Bemerkungen über Menschen, die an Diabetes oder Herzerkrankungen oder Krebs leiden. Wir machen diese Patienten nicht für ihre Erkrankung verantwortlich, auch wenn ihre Lebensweise vermutlich dazu beigetragen hat. Aber viele von uns denken, dass sogar krankhaft fettleibige Menschen freiwillig so aussehen und leicht ein- oder zweihundert Pfund abspecken könnten, wenn sie sich einfach Schokoriegel und Softdrinks verkneifen würden.

Aber wir wollen realistisch sein: wenn das Abnehmen so einfach wäre, würde irgendjemand freiwillig fett sein wollen?

Außerdem denken viele bei Adipositas nur an extremes Fettsein. Das ist ein weiteres Missverständnis. Das medizinische Problem ist weitaus komplexer. Ich werde das sofort erklären.

Schließlich betrachten zu viele Leute, sowohl die fettleibigen als auch die dünnen, Adipositas als ein rein kosmetisches Problem. Manche geben wortwörtlich ihr Leben, nur um dünn zu sein. Sie probieren eine Diät oder ein Schlankheitsmittelchen nach dem anderen aus, nur um den gesellschaftlichen Normen für Schönheit zu entsprechen, und ruinieren dabei ihre Gesundheit durch schlechte Ernährung und Schlimmeres. Adipositas ist ein *Gesundheitsproblem*. Sie erhöht unser Risiko für chronische Erkrankungen, was vielfach dokumentiert wurde. Wir müssen sie so anpacken, dass wir gesünder werden.

Es ist an der Zeit, die Schamgefühle, Vorurteile und Missverständnisse, die sich um die Fettleibigkeit ranken, abzubauen und stattdessen einen realistischen Weg wählen, wie mit diesem Problem umzugehen ist. Es werden Milliarden Dollar ausgegeben, nur um abzunehmen, und dennoch steigt die Rate der Adipositas-Patienten weiter an.

In den letzten fünf Jahren wurden viele Forschungen zu Adipositas und dem Fettstoffwechsel durchgeführt. Allen früher veröffentlichten Büchern mangelt es noch an genügend Wissen um dieses weltweite Problem. Die Informationen in diesem Kapitel unterscheiden sich von vielen populären Diätbüchern. Aber ich habe jede Menge Referenzen hinzugefügt, sodass jeder die Daten, auf denen meine Aussagen basieren, selbst nachschlagen kann.

Es überrascht sicher nicht, dass dies hier das fetteste Kapitel in diesem Buch (entschuldigen Sie den Kalauer) geworden ist. Das musste sein, um mit allen Missverständnissen aufräumen zu können. Es gibt über das Abnehmen mehr Lügen auf der Welt, als über jeden anderen Aspekt unseres Strebens nach optimaler Gesundheit. Informationen sind die Schlüsselkomponente unserer Strategie, mit der Sie das beste Leben gewinnen können.

Wenn Sie dieses Kapitel lesen, werden Sie Folgendes lernen:

- Die Definitionen: Adipositas, Übergewicht, Body-Mass-Index und so weiter
- Ob Sie übergewichtig oder fettleibig sind, oder nicht
- Den Zusammenhang zwischen chronischer Entzündung und Adipositas
- Das weltweite Ausmaß der Adipositas-Epidemie für Kinder und Erwachsene, einschließlich der alarmierenden Statistiken
- Die Ursachen, Wirkungen und Umkehrbarkeit vieler mit Adipositas verbundener Gesundheitsprobleme
- Die Probleme mit einigen der beliebtesten Modediäten
- Wie der Grundstein für eine optimale Gesundheit und einen erfolgreichen Gewichtsverlust zu legen ist

Adipositas als Definition: Eine sinnvolle Formel

Zunächst wollen wir mit den falschen Vorstellungen von Adipositas und Übergewicht aufräumen. Es ist wichtig, dass Sie wissen, zu welcher Kategorie (wenn überhaupt) Sie gehören, denn es gibt große Unterschiede im Hinblick auf die Risiken chronischer Erkrankungen. Sie müssen richtig motiviert sein und die richtige Wahl treffen. Natürlich ist das alles nicht so einfach; später werden wir über die verschiedenen Arten von Fett im Körper und deren physiologische Bedeutung sprechen. Aber eines nach dem anderen.

Die geläufigste Methode zur Definition von Adipositas ist der Body-Mass-Index (BMI, auch Körpermasseindex, KMI, siehe Anhang A.3). Der BMI wird berechnet, indem das Körpergewicht in Kilogramm gemessen durch das Quadrat der Körpergröße geteilt wird.

BMI-Formel nach dem metrischen System:
(Körpergewicht in Kilogramm, Größe in Meter)
Gewicht ÷ Größe^2

Beispiel für das metrische System:
Berechnen wir den BMI für eine Person von 90 kg und einer Körpergröße von 1,75 m.

1,75 × 1,75 = 3,06
90 ÷ 3.06 = 29,41

Diese Person hat einen Körpermasseindex von 29

Wenn Sie selbst für jemanden den BMI ausrechnen müssen, dieses Buch aber nicht zur Hand haben, geben Sie nur „Body-Mass-Index" im Internet in irgendeine Suchmaschine ein, und Sie finden die entsprechenden Links zu Online-Programmen, die für Sie den BMI berechnen.

WICHTIGER HINWEIS: Während der BMI die am häufigsten verwendete Maßeinheit in der wissenschaftlichen Literatur für die Berechnung von Übergewicht und Adipositas ist, kann sie für eine genaue Diagnose nicht in allen Fällen angewandt werden, weil sie zu einfach ist. Die Stärke des Knochenbaus oder der Anteil an Fett im Muskelgewebe wird dabei nicht berücksichtigt. Deshalb hat unser Institut eine umfassendere Diagnoseformel entwickelt, bei der der BMI als einer von drei Faktoren mit enthalten ist.

Der BMI wird in vier allgemeinen Kategorien für die Klassifizierung des Körpergewichts verwendet. Bei Erwachsenen europäischer Abstammung wird folgendermaßen unterteilt:

Unter 19 = Untergewicht
19–24,9 = Normal
25–29,9 = Übergewicht
30 oder mehr = Adipositas

Da sich gezeigt hat, dass übermäßige Gewichtszunahme bei Asiaten mit einem höheren Gesundheitsrisiko verbunden ist als bei Menschen europäischer Abstammung[543], sieht die BMI Skala für Asiaten etwas anders aus:

Unter 19 = Untergewicht
19–22,9 = normal
23– 24,9 = Übergewicht
25 oder mehr = Adipositas

Das „dicke" Ende der Skala wird noch weiter aufgeteilt. Für Erwachsene europäischer Abstammung wird wie folgt unterschieden:

Adipositas Grad I : BMI 30–34,9
Adipositas Grad II: BMI 35–39,9
Adipositas Grad III: BMI 40 oder darüber[544,545,546]

Adipositas Grad III wird als krankhafte oder Adipositas höchsten Grades bezeichnet; diese Bezeichnung ist klinisch bedeutsam, weil Menschen mit krankhafter Adipositas das doppelte Risiko eines frühzeitigen Todes haben wie Adipositas-Patienten mit einem BMI von 30–31,9[547].

Der BMI wird auch am häufigsten für die Bestimmung der Adipositas bei Kindern und Jugendlichen verwendet[548]. Die *Centers for Disease Control* (CDC) haben pädiatrische Wachstumstabellen herausgegeben, die die Ermittlung eines akzeptablen Gewichts je nach Alter und Geschlecht erleichtern (siehe Anhang A.4 und A.5 für BMI Empfehlungen für Jungen bzw. Mädchen).

Ein BMI über der 95. Perzentile steht für Adipositas bei Kindern. Ein BMI zwischen der 85. und 95. Perzentile zeigt ein erhöhtes Risiko für Adipositas an, und diese Kinder sollten auf entsprechende Folgeschäden untersucht werden. Ein Anstieg des BMI um 3 oder 4 Einheiten pro Jahr ist ernst zu nehmen, weil für Kinder im Wachstum nur eine BMI-Einheit pro Jahr die normale Zunahme darstellt[549].

Wie bereits erwähnt, ist der BMI eine etwas zu simple Formel. Wenn er allein verwendet wird, ist er in Bezug auf eine Diagnose fehleranfällig. So könnte z.B. eine Person mit zartem Knochenbau, verhältnismäßig wenig Muskelgewebe und einem hohen Prozentsatz an Körperfett auf der BMI-Skala als „normal" eingestuft werden, wäre aber einem erhöhten Risiko für Adipositas ausgesetzt. Das Gewicht einer solchen Person wird als „metabolisch adipöses Normalgewicht" (MONW, *metabolically obese normal weight*) bezeichnet[550,551].

Ein muskulöser Athlet mit einem sehr niedrigen Prozentsatz an Körperfett kann dagegen fälschlicherweise als adipös eingeordnet werden. Der Körperbau eines Verteidigers beim American Football ist kein Risikofaktor für chronische Erkrankungen, es sei denn, der Muskelaufbau wurde mit Steroiden erreicht.

Deshalb gehört auch der Körperfettprozentsatz als ein weiterer Faktor in die Formel zur korrekten Definition von Adipositas.

Fragen Sie bei Ihrer Krankenversicherung nach der Menge an Körperfett, die bei Ihrem Körpertyp als erhöht gilt. (Bitten Sie Ihren Arzt oder einen persönlichen Trainer in Ihrem Fitness-Studio, Ihren Körperfettprozentsatz zu bestimmen.) Hier sind die allgemeinen Abstufungen in Prozent des Gesamtkörpergewichts angegeben.

Körperfett, Männer:
12–20 Prozent = ideal
20,1–25 Prozent = Übergewicht
über 25 Prozent = adipös

Körperfett, Frauen:
15–22 Prozent = ideal
22,1–30 Prozent = Übergewicht
über 30 Prozent = adipös

Ein weiteres Problem beim BMI ist, dass er nicht berücksichtigt, an *welcher* Stelle Sie Fett angesetzt haben. Sie können mir glauben oder auch nicht, aber es ist entscheidend, wie das Fett in Ihrem Köper verteilt ist. Männer neigen zu Fettansatz um die Taille in der Nähe der wichtigsten inneren Organe (Eingeweide). Frauen neigen zu Fettansatz am Gesäß und den Oberschenkeln. Fettzellen nahe dem Abdomen und den inneren Organen sind oft von einem anderen Typ, und sie stellen ein erhöhtes Gesundheitsrisiko im Vergleich zum übrigen Körperfett dar. Aus diesem Grund ist die Verteilung des Fetts am Körper zu berücksichtigen, wenn es um die Berechnung von Gesundheitsrisiken geht.

Mit anderen Worten, selbst bei einer BMI-Bestimmung, die Ihr Gewicht als normal einstuft, kann es sein, dass für Sie ein erhöhtes Gesundheitsrisiko besteht, das aus dem Anteil Ihres Körperfetts und der Verteilung dieses Fetts in Ihrem Körper resultiert.

Die beste und am wenigsten kostspielige Methode zur Bestimmung der Fettverteilung ist die Berechnung des Verhältnisses von Taille und Hüfte. Sie brauchen dazu nur ein Metermaß und rechnerische Fähigkeiten der dritten Klasse. Messen Sie Ihren Taillenumfang in Höhe des Bauchnabels und den der Hüfte auf der Höhe der Hüftknochen. Dann dividieren Sie die Taille durch die Hüftmaße. Das ergibt ein Verhältnis, egal ob in Metern oder in Inches gemessen. Hier sind die Idealverhältnisse:

Männer:
Taille ÷ Hüfte sollte gleich 0,95 oder weniger sein

Frauen:
Taille ÷ Hüfte sollte gleich 0,88 oder weniger sein

Die Bedeutung des Taillen-Hüft-Verhältnisses wurde in einer Studie in Schweden bestätigt, an der 1.400 Frauen und Mädchen über 12 Jahre teilnahmen[552]. Diese Studie zeigte, dass das Taille-Hüft-Verhältnis tatsächlich eine bessere Vorhersage für Herzerkrankungen, Schlaganfall und Tod erlaubt, als BMI und Hautfaltendickenmessung. (Einige Studien zeigen sogar ein prädiktives Risiko für chronische Erkrankungen allein anhand der Messung der Taille.)

Keine dieser drei Methoden zur Diagnose von Adipositas ist perfekt, aber sie sind alle nützlich. Einige ältere Methoden sind weniger zu gebrauchen. Beispielsweise sind die Diagramme, die von Versicherungsgesellschaften verwendet werden, ungenau, weil sie zu stark vereinfacht sind und ein niedrigeres Gewicht begünstigen. Diese Unausgewogenheit ist für die Versicherungsgesellschaften sehr bequem, weil auf diese Weise ganze Heerscharen von Leuten als adipös eingestuft werden können. Diese Versicherungen waren den besseren, wenn auch weniger einfachen jetzt verfügbaren Methoden gegenüber abgeneigt.

Wir brauchen ein genaues System, um Adipositas zu bestimmen. Nur so können wir feststellen, ob eine Person gefährdet ist, chronisch zu erkranken und möglicherweise frühzeitig zu sterben. Die genaueste Methode ist eine Kombination aus BMI, Körperfettprozentsatz und Taille-Hüft-Verhältnis.

Wir haben an dem *Institut, an dem ich tätig bin,* eine Formel entwickelt, die alle diese Messungen zur Bestimmung einer Risikoabschätzung einschließt. Wir nennen sie den BCoR-Score (*Body Composition Health Risk Score*).

Die Formeln für Erwachsene, außer für Asiaten, sind folgende (die Formeln für Asiaten sind identisch, nur wird der BMI durch 24 und nicht durch 25 dividiert):

Männer:
(BMI ÷ 25) + (Prozent Körperfett ÷ 21) + (Taille-Hüft-Verhältnis) ÷ 3 = _____

Frauen:
(BMI ÷ 25) + (Prozent Körperfett ÷ 27) + (Taille-Hüft-Verhältnis ÷ 0,85) ÷ 3 = _____

Beispiel:
Eine Frau hat einen BMI von 24, 29 Prozent Körperfett und ein Taille-Hüft-Verhältnis von 0,85.

BMI: (24 ÷ 25 = 0,96)
Prozent Körperfett: (29 ÷ 27 = 1,07)
Taille-Hüfte-Verhältnis: (0,85 ÷ 0,85 = 1,0)

0.96 + 1.07 + 1.0 = 3.03 ÷ 3 = **BCoR-Score von 1.01**

Diese Frau würde in die Kategorie „erhöhtes Risiko" fallen, auch wenn Sie gut aussieht und nach den anderen beiden Methoden nicht als gefährdet eingestuft würde. Sie ist offensichtlich eine Frau von zartem Körperbau, und obwohl BMI und das Taille-Hüft-Verhältnis gut sind, macht der Prozentsatz des Körperfetts den Unterschied aus.

Wir haben die BCoR-Scores folgendermaßen kategorisiert:

BCOR SCORES

	MÄNNER	FRAUEN
Untergewicht	< 0,64	< 0,74
Ideal (wenig Risiko)	0,64–0,84	0,74–0,87
Normal	0,85–1,0	0,88–1,0
Erhöhtes Risiko	1,0–1,13	1,0–1,13
Erhebliches Risiko	> 1,13	> 1,13

Männer sollten keinen Wert unter 0,64 haben, und Frauen sollten nicht unter 0,74 liegen. Am Ende der Tabelle zeigt eine Bewertung von 1,0–1,13 eine moderate Zunahme der Risiken chronischer Erkrankungen sowohl für Männer als auch für Frauen. Ein Wert über 1,13 zeigt ein erheblich erhöhtes Risiko an. Wir sammeln weiterhin Forschungsdaten, um diese Bewertungsrichtlinien mit der Zeit zu validieren.

Diese Parameter sollen Ihnen dabei helfen, das Ziel Ihrer Gewichtsabnahme festzusetzen. Wenn Sie zur Kategorie adipös gehören, müssen Sie zunächst in die Kategorie Übergewicht kommen. Wenn Sie übergewichtig sind, dann ist „normal" Ihr Ziel. Sobald Ihr Wert unter 1,0 liegt, brauchen Sie sich um Ihr Gewicht keine Sorgen mehr zu machen, sondern Sie können sich auf andere Risikofaktoren konzentrieren, denn ein weiterer Gewichtsverlust würde nicht die Risiken einer chronischen Erkrankung verringern.

VERLIEREN SIE FETT, NICHT GEWICHT

Für die meisten Modediäten wird der Erfolg auf Ihrer Badezimmerwaage gemessen, aber das ist der falsche Weg. Wenn Sie Ihren Lebenswandel ändern, auf eine bessere Ernährung umsteigen und sich regelmäßig bewegen, werden Sie wahrscheinlich an Fett verlieren, aber dafür mehr Muskeln bekommen. Ihr Gewicht wird sich vielleicht nicht allzu viel verändern, und dennoch werden Sie von Woche zu Woche gesünder.

Modediäten betrachten das als Fehlschlag, aber das ist eine gefährliche Lüge.

Sobald die ersten Pfunde purzeln, ist man schnell von der Idee besessen, ein bestimmtes Ideal zu erreichen. Aber Ihre Ziele müssen realistisch sein und auf einer optimalen Gesundheit basieren. Vergessen Sie, was Sie zur Schulzeit gewogen haben. Vergessen Sie die „letzten fünf Pfund", die sie unbedingt auch noch loswerden wollten. Wenn Sie sich solche Ziele setzen, werden Sie bald entmutigt sein und Ihren neuen gesunden Lebensstil aufgeben. Oder Sie verlieren *zu viel* Gewicht und diese „letzten fünf Pfund" sind Muskeln, die nun verschwunden sind. Muskeln sind aber gut.

In den meisten Industriegesellschaften liegt der Schwerpunkt gemeinhin auf der Anzeige der Waage. Und das ist falsch. Werfen Sie Ihre Waage weg und konzentrieren Sie sich stattdessen auf die obigen Werte. Modediäten konzentrieren sich auf die Waage, weil hier schnelle Erfolge angezeigt werden. Leider sind die fünf oder zehn Pfund, die Sie bei einer dieser Diäten verloren haben, in der Regel nur Wasser. Sie zahlen also dafür, dass Sie entwässert werden, aber Fett verlieren Sie trotzdem nicht.

Ein echter und sicherer Verlust an Fettgewebe passiert nicht über Nacht. Er braucht seine Zeit. Aber möchten Sie nicht lieber ein Leben führen, bei dem Sie Fett verlieren und nicht wieder ansetzen? Diäten für schnellen Gewichtsverlust vermitteln Ihnen ein falsches, nur vorübergehendes Gefühl von Erfolg. Und sie sind nicht gesund, sondern können es Ihnen schwerer machen, in Zukunft noch mehr abzunehmen.

Beim revolutionären Ansatz zur Erlangung optimaler Gesundheit dagegen, geht es um eine permanente Änderung Ihres Lebensstils mit lebenslangen Vorteilen für Ihre Gesundheit.

Das fehlende Bindeglied zwischen Adipositas und chronischer Entzündung

Kann es sein, dass Entzündungen, die Grundursache fast jeder chronischen Erkrankung, die bislang bekannt ist, nichts mit Gewichtszunahme und Adipositas zu tun haben? Ich denke nicht. Nichtsdestotrotz sind viele Forscher und Ärzte nicht von einem Zusammenhang überzeugt. Sie wissen zwar, dass sich Entzündungen mit Gewichtszunahme häufen, aber sie betrachten Entzündungen eher als eine Folge denn als eine Ursache der

Fettleibigkeit. Ich dagegen denke, Entzündungen sind der Auslöser der weltweiten Adipositas-Epidemie, und ich werde versuchen, das zu erklären. Diese Korrelation ist ein entscheidender Punkt, denn wir befinden uns inmitten einer weltweiten adipösen Epidemie, und weltweit sind die Gesundheitssysteme nicht in der Lage, diesem Problem Herr zu werden. Wenn wir den wirklichen Grund weiterhin übersehen, werden wir zum Misserfolg verdammt sein. Wie kann man eine Schlacht gewinnen, wenn man den tatsächlichen Gegner nicht kennt?

Meine Erkenntnis war wieder einmal dem puren Zufall zu verdanken, auch wenn jeder andere an meiner Stelle dasselbe vermutet hätte. Als ich von der Weltgesundheitsorganisation die Statistiken für die zukünftigen Programme an unserem Institut erhielt, stellte ich fest, dass eine Adipositas-Welle stets exakt parallel zur Industrialisierung in jedem Land einherging, egal wo. Sogar in ärmeren Ländern wie Brasilien, wo ein Großteil der Bevölkerung nicht einmal das Geld hat, sich ordentlich satt zu essen (viele Menschen können umgerechnet nur 1 Dollar pro Tag für Nahrung ausgeben), nimmt Adipositas deutlich zu. Ich kenne auch viele krankhaft adipöse Menschen, die keineswegs Berge an Essen verdrücken, wie Sie sich das wahrscheinlich vorstellen. Die Ursache musste also etwas sein, was sich in den Zellen abspielt. Eine Einschränkung der Kalorienzufuhr und Körperbewegung half diesen Menschen, aber nur vorübergehend. Warum erleidet anscheinend jeder nach einer Diät einen Rückschlag? Es war an der Zeit, der Sache auf den Grund zu gehen.

Die erste Untersuchung, die mir half, Entzündung als Ursache der Adipositas-Epidemie zu sehen, betrachtete die Rolle von Entzündungen bei Insulinresistenz und Diabetes Typ 2 (siehe Kapitel 12). Die Adipositas- und Diabetesepidemien sind fast gleichzeitig aufgetreten, und Entzündungen stören den normalen Zuckerstoffwechsel, was häufig zu Diabetes Typ 2 führt. Aber es gab noch mehr Studien, die auf eine direkte Verbindung zwischen Entzündung, Diabetes Typ 2 und Adipositas hinwiesen[553,554]. Das absolute entzündliche Bindeglied zwischen Übergewicht und Adipositas wird noch untersucht, aber ich vermute, dass ein Protein namens Adiponectin eine Rolle spielt, das von Fettzellen produziert wird und den normalen Stoffwechsel reguliert. Entzündungen verringern dieses Protein, sogar bei Menschen, die nicht übergewichtig sind, und es dauert dann nicht lange, bis sich Probleme mit Übergewicht einstellen[555,556,557,558]. Das heißt, Adipositas verstärkte nicht nur die Entzündung, sondern wurde durch sie hervorgerufen. Beweis eines Teufelskreises.

Mit diesem Wissen gewappnet half ich dabei, ein Programm zur Gewichtsabnahme zu entwickeln, das sich auf die Reduzierung der Entzündung konzentrierte. Wir nahmen in das Programm gute Essgewohnheiten und Bewegung auf (beides dämpft Entzündungen) und hatten sehr großen Erfolg.

Was bedeutet das für Sie? Alles, worauf Sie sich konzentrieren müssen, ist das Eindämmen der Entzündung, und der Gewichtsverlust wird sich von selbst einstellen. Der Grund, warum so viele Menschen beim Abnehmen keinen Erfolg hatten, lag darin, dass ihnen geraten wurde, Dinge in ihr Abnehmprogramm aufzunehmen, die Entzündungen verstärkten. Was wir Ihnen hier beibringen, wird Entzündungen konsequent eindämmen, und Sie werden sehen, es funktioniert.

Weltweite Adipositas: Das Gewicht in Zahlen

Adipositas und Übergewicht nehmen derzeit auf der ganzen Welt epidemische Ausmaße an, und die Zustände verschlechtern sich zusehends[559,560].

Schauen Sie unten in die von der *North American Association for the Study of Obesity* erstellte Tabelle, die Prozentangaben von übergewichtigen oder adipösen Personen in 11 Ländern der Welt auflistet[561].

ANTEILE AN ÜBERGEWICHT/ADIPOSITAS[562]

	MÄNNER	FRAUEN
Australien	63 Prozent	46,8 Prozent
Kanada	71 Prozent	56 Prozent
China	16 Prozent	23 Prozent
Italien	47 Prozent	35 Prozent
Japan	26 Prozent	22,6 Prozent
Mexiko	56,3 Prozent	60,7 Prozent
Rumänien	60 Prozent	59 Prozent
Russland	45,3 Prozent	56,4 Prozent
Samoa	58 Prozent	77 Prozent
Großbritannien	62,8 Prozent	53,3 Prozent
USA	60 Prozent	50 Prozent

Die jüngste Chinesische Gesundheits- und Ernährungsstudie (2006) vermeldet, dass 26 Prozent der chinesischen Bevölkerung übergewichtig ist, und dass Übergewicht in China schneller zunimmt als in allen übrigen Entwicklungsländern außer Mexiko[563].

Das Gewicht eines Durchschnittsamerikaners nimmt pro Jahr um ca. 900 g zu[564]. Adipositas Grad III (BMI > 40) hat zwischen 1990 und 2000 um 300 Prozent zugenommen[565]. Sie ist im Vergleich zu Grad I mit einem doppelt so hohen allgemeinen Sterberisiko assoziiert (BMI 30–34,9)[566]. In den USA gibt es 120 Millionen Menschen, die übergewichtig oder adipös sind. Bei afrikanisch-amerikanischen und hispanischen Frauen in den USA ist es am schlimmsten. Dort steigt der Anteil der Fettleibigen 2,1–1,5 mal schneller als bei weißen Frauen[567].

ABBILDUNG 11.1

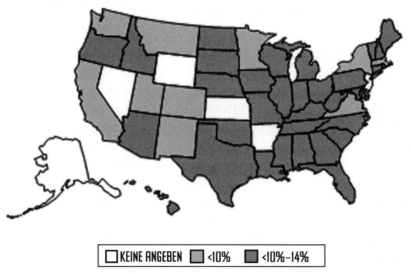

Adipositas-Entwicklung*
bei amerikanischen Erwachsenen
BRFSS, 1990

(*BMI ≥ 30 bzw. 30 lbs. (13,59 kg) Übergewicht für eine Person von 170 cm)

KEINE ANGEBEN ☐   <10% ☐   <10%–14% ■

Quelle: Behavioral Risk Factors Surveillance System, CDC.

Abbildung 11.1 und 11.2 zeigen den Adipositas-Trend unter erwachsenen US-Amerikanern in den Jahren 1990–2003. Dieses Phänomen bezieht sich nicht ausschließlich auf die USA, wie die Zahlen vielleicht vermuten lassen. Eine neuere Studie hat gezeigt, dass Gewichtszunahmen kontinuierlich bei Kindern, Halbwüchsigen und Männern zu beobachten sind, sich bei Frauen aber abschwächen[568].

Die Weltgesundheitsorganisation schätzt, dass 1,2 Milliarden Menschen weltweit von Übergewicht und Adipositas betroffen sind, wobei die Zahlen so schnell wie nie ansteigen[569]. Die Weltgesundheitsorganisation konstatierte, bezogen auf Daten von weltweiten Erhebungen, dass „Auswirkungen von Adipositas so verschiedenartig und extrem sind, dass sie als eines der größten vernachlässigten Gesundheitsprobleme unserer Zeit betrachtet werden sollte, mit Auswirkungen auf die Gesundheit, die mit denen des Rauchens gleichgesetzt werden können."[570]

Der Direktor des *U.S. Centers for Disease Control and Prevention* konstatierte, dass „Adipositas eine Epidemie ist, und deshalb so ernst genommen werden muss wie jeder Ausbruch einer Infektionskrankheit."[571]

ABBILDUNG 11.2

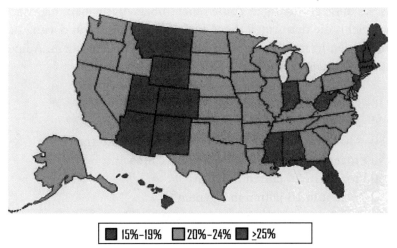

Adipositas-Entwicklung bei US-amerikanischen Erwachsenen, 2003

■ 15%–19% □ 20%–24% ■ ≥25%

Quelle: http://www.cdc.gov/nccdphp/dnpa/Adipositas/trend/maps/index.htm

Das Worldwatch-Institut gab einen Bericht heraus, nach dem es zum ersten Mal seit Menschengedenken genauso viele übergewichtige wie unterernährte Menschen gibt[572].

Der Anteil der Fettleibigen ist groß und bläht sich in jeder Industrienation, aber auch in vielen ärmeren Staaten weiter auf. Aber das Problem wird noch gewichtiger, wenn wir erkennen, dass die Zahlen wahrscheinlich *noch zu niedrig angesetzt sind*. Die meisten unserer Daten basieren auf Telefonbefragungen, bei denen nach Körpergröße und Gewicht gefragt wird. In den von Wissenschaftlern als Validierungsstudien dokumentierten Befragungen, neigen übergewichtige Menschen dazu, ihr Gewicht zu niedrig anzugeben, während alle Teilnehmer sich eher für zu groß halten. Das führt natürlich dazu, dass die BMI-Zahlen nach unten verzerrt sind[573,574,575]. Nach einer aktuellen Quelle ist, laut *U.S. Center for Disease Control*, der Anteil der adipösen US-amerikanischen Erwachsenen um 7 Prozent auf einen nationalen Durchschnitt von 25,6 Prozent gestiegen[576].

Das Adipositas-Problem ist nicht auf Erwachsene beschränkt. Tatsächlich ist weltweit ein beispielloser Zuwachs an adipösen Kindern und Halbwüchsigen festzustellen. Das bedeutet, dass in der Zukunft ein noch größeres Problem auf uns wartet, denn Adipositas in jungen Jahren zieht häufig Übergewicht oder Adipositas im Erwachsenenalter nach sich[577,578,579,580].

Falls Sie diese gewichtigen Zahlen nicht überzeugt haben, hier noch ein paar mehr, die den Anteil der Adipositas und die Veränderung der Prozente in den letzten Jahren wiedergeben. Der Prozentsatz an Adipositas hat zugenommen um:

- 230–333 Prozent in den letzten 25 Jahren in den USA[581,582]
- 200–280 Prozent in den letzten 17 Jahren in England[583]
- 180–230 Prozent in den letzten 17 Jahren in Schottland[584]
- 140 Prozent in den letzten 6 Jahren in China[585]
- 250 Prozent in 26 Jahren in Japan[586]
- 390 Prozent in 18 Jahren in Ägypten[587]
- 342–460 Prozent in 10 Jahren in Australien[588]
- 380 Prozent in 6 Jahren in Ghana[589]
- 360 Prozent in 17 Jahren in Brasilien[590]
- 270 Prozent in 14 Jahren in Costa Rica[591]

Die Epidemie unter Kindern betrifft jede Altersgruppe, die meisten ethnischen Gruppen und jede sozioökonomische Schicht, wenn auch manchmal mit unterschiedlichen Proportionen[592,593]. In Industrienationen nehmen Kinder aus niedrigeren sozialen Schichten eher Nahrung zu sich, die im Allgemeinen arm an Nährstoffen, aber reich an Kalorien ist[594]. Obwohl der Anstieg von Adipositas bei Kindern in den USA möglicherweise abebbt[595], empfiehlt die *American Academy of Pediatrics* nun schon für Kinder im zarten Alter von 8 Jahren eine Medikation mit cholesterinsenkenden Mitteln[596]. Die Kinder der sozial und wirtschaftlich schwächeren Schicht haben außerdem kaum Zugang zu Einrichtungen, die Fitness unterstützen[597].

Adipositas bei Kindern ist in Entwicklungsländern häufiger in den wohlhabenden sozialen Schichten anzutreffen, da diese Leute offensichtlich die westliche Ernährung sowie den Lebensstil zusammen mit der restlichen westlichen Kultur annehmen[598,599].

1998 gab die *American Heart Association* einen „Aufruf zum Handeln" als Reaktion auf die rapide Zunahme von Adipositas in den USA heraus[600]. Fast ein Jahrzehnt später galt die Aussage der Verfasser auch weiterhin: „Die traurige Wahrheit ist, dass dieser Aufruf wohl auf taube Ohren gestoßen ist. Es wurden nicht nur wenige Fortschritte beim Herangehen an Adipositas und deren Behandlung erzielt, sondern wir haben offenbar den Einfluss auf diese Volkskrankheit verloren."[601]

Ich denke, es gibt mehrere Gründe, warum Adipositas weiterhin zunimmt:

1. **Unwissenheit.** Zu viele Menschen verstehen die schweren Gesundheitsprobleme nicht, die Adipositas mit sich bringt.
2. **Die Modediät-Industrie.** Mehr als 40 Jahre mit Fehlinformationen und schlecht durchdachten Ansätzen zum Abnehmen, während nur die Gewinne fetter werden als der Taillenumfang der Menschen.
3. **Kapitulation.** Die verschiedenen Modediäten verwirren die Menschen durch widersprüchliche Empfehlungen, ganz zu schweigen davon, dass viele von ihnen bei vielen Leuten nicht funktionieren. Viele Betroffene haben daher aufgegeben.
4. **Die Lebensmittelindustrie.** Diese Industrie, vor allem das Segment der Nahrungslieferanten, bestreitet grundsätzlich, ein Teil dieses

Problems zu sein. Sie könnten die Lebensmittel, die sie verkaufen, so verändern, dass die Epidemie verlangsamt würde, aber sie tun es nicht. Sie nutzen sogar handverlesene Statistiken, um in einer Werbekampagne die Existenz einer Adipositas-Epidemie abzustreiten[602]. Im Lichte der Forschungen, die ich hier vorstelle, ist die Reaktion der Lebensmittelindustrie unmoralisch und verwerflich. Es ist genauso wie die frühere Abstreitung der Zigarettenindustrie, dass Rauchen schädlich für die Gesundheit sei. Wenn Sie daran zweifeln, dass eine Adipositas-Epidemie existiert, dann sehen Sie sich die Menschen in Ihrer Umgebung einmal genauer an.

5. **Lebensstil.** Wir sind sehr beschäftigt. Wir sind gestresst. Wir denken, wir hätten keine Zeit, gut zu essen und uns zu bewegen. Glauben Sie das bloß nicht. Ich habe eine Familie und einen unglaublich vollen Terminplan, der viele Reisen beinhaltet, und doch finde ich Zeit ein gesundes Leben zu führen. Das können Sie auch! Ja, es geht! Sie müssen nur Ihre Art zu leben ändern und ich werde Ihnen zeigen, wie.

Es gibt noch mehr Ursachen für Adipositas. Wir werden bald darüber sprechen. Aber jetzt möchte ich folgende Frage stellen: Würden Sie eher jetzt etwas Zeit in Ihrem Terminkalender für ihre Gesundheit reservieren oder würden Sie sich diese Zeit lieber sparen und später – vielleicht sogar noch mehr – zum Ende Ihres Lebens hin verlieren?

Ist doch eine einfache Wahl, oder?

Adipositas ist eine Krankheit

Dass sich dieses Problem weiter aufbläht, liegt daran, dass die meisten Menschen Adipositas nicht wirklich als ein *Gesundheitsproblem* betrachten.

Lassen Sie mich Ihnen eines sagen, was Sie von den Befürwortern trendiger Fett-Diäten bestimmt nicht zu hören bekommen. Es ist mir egal, wie Ihre Klamotten an Ihnen aussehen. Es ist mir egal, ob Sie im Badeanzug eine gute Figur machen. Ein Waschbrettbauch oder wohlgeformte Oberschenkel interessieren mich nicht. Alles, worum ich mir Sorgen mache, ist, wie lange und wie gut Sie leben.

Adipositas ist kein kosmetisches Problem. Es ist kein soziales Problem, oder nur bis zu dem Grad, zu dem Dummköpfe eines daraus machen. Hier geht es nicht darum, wie gut Sie auf Ihrem Klassentreffen aussehen wollen, sondern an wie vielen Klassentreffen Sie teilnehmen wollen.

Kurzum, wir müssen Adipositas als Krankheit betrachten.

Adipositas ist im wahrsten Sinne des Wortes eine Krankheit. Sie ist für mehr als 300.000 Todesfälle pro Jahr allein in den USA[603] verantwortlich und **hat wahrscheinlich Rauchen als vermeidbare Todesursache bereits überflügelt.**

Wir liegen nachts wach und sorgen uns um Epidemien wie SARS, das West-Nil-Virus und die „Vogelgrippe". In Wirklichkeit stellen die Todesfälle durch diese Krankheiten nur einen Bruchteil derer dar, die weltweit durch Fettleibigkeit verursacht werden.

Wenn es nun etwas anderes wäre? Angenommen, es sterben in Ihrem Land jedes Jahr 300.000 Menschen an einem Virus, wegen eines mangelhaften Produkts oder Medikaments, wegen eines grausamen Diktators oder durch Krieg? Weithin wäre Empörung oder Panik die Folge. Aber Adipositas sehen wir nicht in diesem Licht. Stattdessen vermeiden wir jeden Schritt zu viel, stopfen uns mit dem falschen Essen voll und erlauben unseren Kindern, dasselbe zu tun. Die Folge davon ist, dass unsere schlechte Ernährung und unsere sitzende Tätigkeit uns noch früzeitig umbringen. Und bis es soweit ist, schwächen sie oftmals auch noch unseren Gesundheitszustand.

Es kommen mehr amerikanische Kinder durch Adipositas ums Leben als durch Waffen[604]. Und wir akzeptieren das ohne weiteres.

Die Weltgesundheitsorganisation erklärte 1997 dass „Adipositas eine chronische Krankheit ist, die sowohl in Industrie- als auch Entwicklungsländern verbreitet ist und sowohl Kinder als auch Erwachsene betrifft[605]. Das Institut für Medizin der *National Academy of Sciences* stellte in seinem Bericht fest: „Diese Zahlen [im Hinblick auf die Verbreitung von Adipositas] verweisen auf die Tatsache, dass Adipositas eines der am meisten um sich greifenden Gesundheitsprobleme in diesem Land ist, eine komplexe, multifaktorielle **Krankheit** der Appetitregulierung und des Energiestoffwechsels, zu der Genetik, Physiologie, Biochemie und die Neurowissenschaften, aber auch Umwelt-, psychologische und kulturelle Faktoren beitragen."[606] Der Vizevorsitzende des Ernährungskomitees der *American Heart Association* erklärte, dass „Adipositas selbst zu einer lebenslangen **Krankheit** geworden ist, sie ist kein kosmetisches

Problem, und auch kein moralisches Urteil – und sie ist zu einer bedrohlichen Epidemie geworden."[607] (Hervorhebungen von mir)

Nachdem wir nun wissen, dass wir einer ernsten Erkrankung gegenüberstehen, müssen wir ihre Auswirkungen und Ursachen begreifen, um sie effektiv bekämpfen zu können.

Gesundheitliche Auswirkungen von Adipositas und Übergewicht

Jetzt kommt der Teil, der Ihnen wirklich Angst einjagen wird, der Teil, in dem ich alles aufliste, was es an Störungen und Krankheiten gibt, die Sie leichter bekommen, wenn Sie adipös sind.

Denken Sie daran: ich möchte, dass Sie wachgerüttelt, aber nicht, dass Sie entmutigt werden. Die großartige Nachricht ist, dass viele dieser Auswirkungen reversibel sind. Wie, das werden Sie am Ende des Kapitels sehen.

Die erste Gesundheitsauswirkung, über die ich sprechen möchte, ist der Tod.

Übergewicht und Adipositas sind mit einer erhöhten Sterblichkeitsrate assoziiert[608]. Wenn der BMI steigt, dann steigt auch die Todesrate dramatisch an (siehe Abbildung 11.3). Adipositas erhöht die Sterblichkeitsrate um 50–100 Prozent gegenüber Menschen, die nicht adipös sind[609,610]. Übergewichtige Menschen haben eine um 10–25 Prozent höhere Todesrate[611]. Dieser Trend von Sterblichkeit und Adipositas tritt unter Chinesen genau wie in allen anderen ethnischen Gruppen auf[612].

Wie ich bereits in Kapitel 9 vermerkt habe, erhöht Adipositas das Risiko von Herzerkrankungen, momentan die führende Ursache für einen frühzeitigen Tod in praktisch jeder industrialisierten Nation auf der ganzen Welt[613,614,615]. In einer Studie stieg das Risiko des Todes durch Herzerkrankungen um 500 Prozent, wenn die adipösen Personen nicht fit waren[616]. Selbst wenn Sie nicht an Gewicht verlieren, sind regelmäßige Bewegung und eine gesunde Ernährung also wichtig. Adipositas wird auch mit anomaler Funktion der Herzkranzgefäße in Verbindung gebracht[617]. Sie erhöht das Risiko von Herzversagen[618], beeinträchtigt die Herzstruktur[619], Herzfunktion[620] und den Herzrhythmus[621].

Adipositas erhöht auch viele Risikofaktoren für Herzerkrankungen, die in Kapitel 9 diskutiert wurden. Sie erhöht die Prävalenz von Bluthochdruck[622] um bis zu 300 Prozent, Diabetes[623,624,625] bis zu 300

ABBILDUNG 11.3

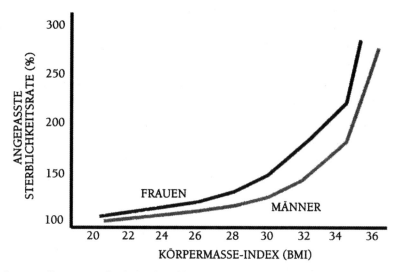

Sterblichkeit und BMI

Quelle: Van Italle T. In: Stunkard AJ and Wadden TA, eds. Adipositas and Therapy, 2. Auflage, New York, NY; Raven Press; 1993.

Prozent, dem metabolischen Syndrom (Insulinresistenz)[626], Cholesterinanomalien[627] und Nierenanomalien[628,629], steigert die Blutplättchenaktivierung (was die Gerinnung erhöht und dann rasch zu einem Herzinfarkt führt)[630] und Entzündungsmarker wie C-reaktives Protein und Interleukin-6.[631,632,633]

Adipositas erhöht nachweislich Herzerkrankungen bei Kindern[634]. Sie erhöht auch die Risikofaktoren für Herzerkrankungen unter Jugendlichen wie Hypertonie [635], Cholesterinanomalien[636] und Insulinresistenz[637]. In der Tat konstatierte der frühere Präsident der *American Diabetes Association*, dass vor 20 Jahren 2 Prozent der Kinder mit Diabetes an Typ 2 litten, wohingegen der Typ 2 heute 30–50 Prozent aller Neudiagnosen bei Kindern im Alter von 9–19 Jahren ausmacht[638]. Schwer adipöse Kinder haben eine deutlich geringere Bewertung der Lebensqualität (QOL) als gesunde Kinder. Die QOL-Werte adipöser Kinder sind mit denen von Kindern zu vergleichen, bei denen Krebs diagnostiziert wurde[639].

Adipositas beschleunigt auch die Pubertät bei Kindern, sodass diese

237

bereits bei Achtjährigen einsetzt[640]. Sie fördert auch Schlafapnoe[641] und Störungen in der Knochenbauentwicklung[642].

Adipositas erhöht das Risiko vieler Krebsarten[643]. Sie kann das Risiko für eine Entwicklung von Brustkrebs verdoppeln[644]. Eine Studie im *American Journal of Epidemiology*[645] berichtete, dass Adipositas das Risiko für Frauen, an Krebs zu sterben, um 5,9 Prozent und bei Männern um 9,7 Prozent erhöht. Die Internationale Agentur für Krebsforschung berichtete, dass Adipositas und Bewegungsmangel für bis zu 33 Prozent von Brustkrebs, Darmkrebs, Krebs des Endemetriums, der Nieren und der Speiseröhre verantwortlich sind[646]. Adipositas erhöht die Rate bei Prostatakrebs, dem zweithäufigsten tödlichen Krebs bei Männern in den USA, um 39 Prozent.[647] Auch das Risiko für Bauchspeicheldrüsenkrebs, die fünfthäufigste Todesursache durch Krebs in den USA, wird beträchtlich erhöht.

Wie heißt es doch so schön im Fernsehen: warten Sie, es gibt noch mehr. Adipositas erhöht auch das Risiko von Gallenblasenerkrankungen[648], Arthrose[649], nicht durch Alkohol hervorgerufene Fettleber[650] und Impotenz[651]. Die Adipositas- und Diabetes-Epidemien treten nicht zufällig zeitgleich mit der dramatisch wachsenden Nachfrage für Potenzmittel wie Viagra auf.

Fettleibigkeit ist kein Witz. Wir sollten sie besser ernst nehmen.

Und während die Modediäten und Fastfood einen Großteil dieses Problems ausmachen, sind auch Sie nicht ganz unschuldig daran. Niemand zwingt Sie, Ihre ganze Freizeit vor dem Fernseher oder vor dem Computerbildschirm zu verbringen, das ist Ihre eigene Entscheidung, die Sie jeden Tag treffen. Sie könnten sich stattdessen mehr bewegen, gesündere Lebensmittel kaufen und Ihren Kindern ein Beispiel für eine optimale Gesundheit geben.

Wenn Sie Ihren Lebensstil nicht sich selbst zuliebe verändern, würden Sie es dann für Ihre Lieben tun? Als Eltern sind Sie das Vorbild für den Lebensstil Ihrer Kinder. Die Lebensweise, die Sie Ihnen vorleben, kann Ihren Kindern mehr Lebensjahre bescheren – oder auch weniger.

Ich weiß, das sind harte Worte, aber ich meine es wirklich gut mit Ihnen. Ich möchte, dass Sie verstehen, dass wir jetzt etwas ändern müssen, nicht erst dann, wenn Sie oder jemand, den Sie lieben, auf der Intensivstation um sein Leben ringt.

Das finanzielle Gewicht der Fettleibigkeit

Wenn Sie trotz der Gefahr, die Adipositas für Sie und Ihre Familie bedeutet, immer noch nicht bereit sind, Ihren Lebensstil zu ändern, wird ein Überblick über die wirtschaftlichen Kosten Sie vermutlich auch nicht überzeugen. Aber sie bekommen ihn so oder so. Ich möchte, dass Sie wissen, wie Adipositas dazu beiträgt, dass sich die Ausgaben für die Gesundheitsfürsorge in den Industriestaaten immer mehr aufblähen.

In einer Studie wurden die Kosten der Fettleibigkeit für eine Bevölkerung von einer Million Menschen im Alter zwischen 35 und 84 bestimmt. Daraus schlossen die Forscher, dass Adipositas für 132.000 Fälle von Bluthochdruck (45 Prozent aller Fälle), 58.500 Fälle von Diabetes Typ 2 (85 Prozent aller Fälle), 51.500 Fälle von erhöhtem Cholesterin (18 Prozent aller Fälle) und 16.500 Fälle von Herzerkrankungen (35 Prozent aller Fälle) verantwortlich ist. Die Studie geht davon aus, dass die von Adipositas verursachten Kosten im Gesundheitswesen bei acht Krankheiten – koronare Herzerkrankungen, Bluthochdruck, Hypercholesterolämie, Gallenblasenerkrankungen, Schlaganfall, Diabetes Typ 2, Arthrose des Knies und endometrialer Krebs – bei jährlich 345,9 Millionen US-Dollar liegen. Bedenken Sie, das ist nur für eine Bevölkerung von 1 Million Leuten gerechnet. Die Extrakosten, die durch Adipositas entstehen, lagen bei 41 Prozent der Gesamtkosten für diese acht Krankheiten[652].

Eine andere Studie zeigt, dass bei einer durchschnittlichen Lebensdauer die Kosten für die Behandlung von Hypertonie, erhöhtem Cholesterin, Diabetes Typ 2 und Herzerkrankungen für adipöse Menschen um 17.000 US-Dollar höher sind als für Normalgewichtige[653]. Wenn Sie also nicht die Zeit finden, gesünder zu leben, so wird Sie vielleicht die Chance, Geld zu sparen (und weniger Zeit beim Arzt zu verbringen) überzeugen. Sie können auch bei der Kranken- und Lebensversicherung sparen, wenn Sie gesünder leben. Die medizinischen Kosten verdoppeln sich im Laufe Ihres Lebens beinahe, wenn Sie adipös sind, wie die Studie in Anhang A.6 zeigt[654].

Die medizinischen Kosten der Adipositas in China werden auf 21,11 Milliarden Yuan (RMB) (ca. 2,74 Milliarden US-Dollar) geschätzt und könnten auf 37 Milliarden Yuan (RMB) (ca. 4,8 Milliarden US-Dollar) ansteigen, wenn sich die Adipositas-Epidemie weiter fortsetzt[655].

Wie konnten wir so fett werden? Die Risikofaktoren für Adipositas

Wenn sich ein Gesundheitsproblem dermaßen schnell und in großem Umfang auf der ganzen Welt ausbreitet, muss diese Frage gestellt werden.

H. L. Mencken schrieb: „Es gibt immer eine einfache Lösung für jedes menschliche Problem – sauber, plausibel und falsch." Es gibt Tausender solcher „Lösungen" zu kaufen, aber die wirkliche Lösung für das Adipositas-Problem ist nicht einfach, und zunächst wird sie Ihnen auch nicht leicht vorkommen.

Die physiologischen Ursachen der Adipositas sind äußerst komplex. Ich könnte Sie jetzt durch eine Diskussion biochemischer und hormoneller Faktoren scheuchen, die den Fettstoffwechsel beeinflussen. Ich könnte die neueste Forschung über Neuropeptid Y, Melanin konzentrierende Hormone, die rekombinante human Variante des ziliaren neurotrophischen Faktors, Adiponektin, Leptin, Ghrelin, Interleukin-6, Interleukin-18, Tumor-Nekrose-Faktor Alpha und viele mehr präsentieren. Aber dann würden Sie mit Sicherheit dieses Buch beiseitelegen, den Fernseher einschalten und nach einer Tüte Chips greifen – und das ist das Letzte, was ich will.

Wie dem auch sei, Biochemie ist hier nicht angesagt. Der Adipositas-Ballon ist nicht über der gesamten Welt aufgestiegen, weil es plötzlich Veränderungen in unserer DNA oder Biochemie gegeben hat. Genetische Eigenschaften ändern sich nicht so schnell.

Wir müssen aus diesem Schlamassel so wieder herauskommen, wie wir hineingeraten sind, das heißt, indem wir unser Leben verändern. Unsere Vorfahren saßen nicht den ganzen Tag auf ihrem Hintern, schlürften sprudelndes Zuckerwasser und verdrückten riesige Portionen Pommes Frites.

Ja, natürlich wäre es nett, einfach eine Pille zu schlucken oder ein paar Wochen eine Diät einzuhalten oder vielleicht beim Fernsehen ein Sprungfedergerät mit den Knien zusammenzupressen, aber so wird es nichts mit der optimalen Gesundheit. Kein einziges Spiel ist mit einem einzigen Satz zu gewinnen. Und dieses Spiel hier dauert ein Leben lang. Meine Strategie hält da aber locker mit.

Sich Veränderungen zu widersetzen ist ganz natürlich, vor allem wenn man sich dafür anstrengen muss. Aber wir werden einfach einen Schritt nach dem anderen machen, sodass es nicht abschreckend ist und die Veränderungen nach und nach zu einem normalen Teil Ihres Lebens werden. Sie werden nicht einmal mehr darüber nachdenken müssen, ja, sich auf manche Aktivitäten sogar freuen.

Tatsächlich werden diese Veränderungen weder viel Zeit noch viel Energie kosten. Sie werden viele Aspekte Ihres Lebens berühren, damit alle Risikofaktoren für chronische Erkrankungen angepackt werden können. Sie werden Ihre Gesundheit verbessern und Ihnen beim Abnehmen helfen.

Was praktisch jedes vorherige Buch oder Diätprogramm übersehen hat, ist, dass die **Risikofaktoren für chronische Erkrankungen zu einer Verschlechterung unserer Gesundheit *und* zu Adipositas führen.** Zeitweilige Änderungen bringen nur einen vorübergehenden Erfolg. Ständige Änderungen im Verhalten und den Lebensgewohnheiten haben die Zunahme von Adipositas verursacht. Nur eine dauerhafte Änderung unseres Verhaltens und unseres Lebensstils kann das Problem lösen.

Aus diesem Grund konzentriere ich mich bei dieser Diskussion auf die Verhaltens- und Lebensweisen, welche die Adipositas-Epidemie ausgelöst haben. Es gibt zusätzliche Risiken, die wir in Kapitel 2 und 3 diskutiert haben, und jeder Risikofaktor, der Entzündungen fördert, beeinträchtigt auch den Metabolismus und erhöht das Adipositas-Risiko. Da praktisch jeder Risikofaktor, den wir berücksichtigen, die Entzündung fördert und damit zu Adipositas beiträgt, können Programme, die eine Reduzierung der Entzündung außer Acht lassen, auf Dauer nicht funktionieren.

Die primären Verhaltensursachen von Adipositas sind:

1. Unwissenheit

Das ist die schlimmste Ursache. Sie können die Risikofaktoren für chronische Erkrankungen nicht kontrollieren, wenn Sie nicht nichts darüber wissen. Ich habe Ihnen in Kapitel 9 und 10 die Risikofaktoren für Herzerkrankungen und Krebs vorgestellt. Ich werde später noch mehr aufzählen und Ihnen eine Strategie zu ihrer Kontrolle angeben. Ein Grund, dass meine Strategie Ihren gesamten Lebensstil mit einbezieht, ist, dass die Risikofaktoren für chronische Erkrankungen sich zusammentun, um eine entzündliche Reaktion durch den Körper auszulösen. Diese Reaktion führt nicht nur zu den meisten chronischen Krankheiten, sondern beeinträchtigt auch die Insulinresistenz.

Auf die Insulinresistenz werde ich später noch zu sprechen kommen. Im Augenblick möchte ich nur, dass Sie verstehen, dass Insulinresistenz die Gewichtszunahme fördert und umgekehrt. Es ist ein biochemischer Teufelskreis, eine Synergie. Um dieses zu durchbrechen, müssen Sie praktisch gegen alle Risikofaktoren vorgehen. Allein schon deshalb sind einseitige Diäten zum Scheitern verurteilt.

2. Übermäßige Kalorienzufuhr

Eine Kalorie ist keine Substanz, sondern eine Maßeinheit für Energie. Wenn Ihre Nahrung mehr Kalorien enthält, als Sie verbrennen können, lagert der Körper diese Kalorien für zukünftige Verwendung in Form von Fett an. **Wenn Sie Fett verlieren wollen, müssen Sie mehr Kalorien verbrennen, als Sie zu sich nehmen.**

Eine ausgezeichnete Studie des US-amerikanischen Landwirtschaftsministeriums (USDA) verglich beliebte Ernährungsweisen[656]. Dabei dokumentierten die Forscher das, was die Leute während der Studie tatsächlich aßen, und nicht das, was sie angaben. Man kam zu dem Schluss, dass der „Schlüssel zur Gewichtsabnahme eine Beschränkung der Energiezufuhr [Kalorie] sei."

Leider können die meisten von uns die tägliche Zufuhr an Kalorien nicht genau einschätzen. Und das macht auch nichts, denn niemand nimmt sich die Zeit, jeden Tag genau die Kalorienzufuhr zu berechnen. Meine Strategie für das Kalorienmanagement ist sehr einfach zu erlernen und leicht zu befolgen. Ich zeige Ihnen, wie man Kalorien berechnen kann, sodass Sie nach ein paar Tagen vernünftiger Ernährungsplanung wahrscheinlich nie wieder Kalorien berechnen müssen. Grundsätzlich müssen Sie nur wissen, wie Mahlzeiten zur Kalorienkontrolle zu planen sind.

EINE KALORIE IST UND BLEIBT EINE KALORIE

Einige Modediäten behaupten, dass Sie so viele Kalorien zu sich nehmen können, wie Sie nur wollen, solange Sie sich von Fett fernhalten. Es mag zwar Unterschiede darin geben, wie unser Körper Nahrungsfette oder Kohlenhydrate verarbeitet, aber die Rechnung ist im Grunde ganz einfach. Wenn Sie mehr Kalorien zu sich nehmen, als Sie verbrennen, setzen Sie Fett an. Umgekehrt müssen Sie mehr Kalorien verbrennen, als Sie zu sich nehmen, wenn Sie Fett abbauen wollen.

In der industrialisierten Welt braucht der Durchschnittsmensch ca. 1.800 bis 2.500 Kalorien pro Tag, aber er isst in Wirklichkeit 3.1000 bis 3.700. Da 100 Kalorien zu viel pro Tag in einem Jahr zu einer Gewichtszunahme von 4,5 kg führen können, ist es klar, wo das Problem liegt.

Deshalb die erste große Frage: Wie viele Kalorien brauchen *Sie* am Tag? Wo liegt der Grenzwert? Hier sind zwei einfache Rechenmethoden.

Bei Methode 1 wird diese Formel verwendet.

Schritt 1: Multiplizieren Sie Ihr Körpergewicht in kg mit 24,2 (Männer) oder 22 (Frauen).

Schritt 2: Multiplizieren Sie diese Zahl mit dem Faktor, der Ihren normalen Tagesaktivitäten entspricht:

- sitzend–1,25
- wenig aktiv–1,5
- moderat aktiv–1,65
- sehr aktiv–2,0
- außergewöhnlich aktiv (z. B. Sportler beim Training)–2,3

Das Ergebnis von Schritt 2 ist die ungefähre Kalorienanzahl, die Sie täglich brauchen um gesund zu bleiben und Ihr derzeitiges Gewicht zu halten. Zum Abnehmen müssen Sie 500 bis 1.000 Kalorien von dieser Zahl abziehen. Auf diese Weise können Sie ein Pfund in ein oder zwei Wochen abnehmen.

Ein Pfund in einer Woche? Klingt das nicht albern im Vergleich zu den Versprechungen, die Sie im Fernsehen hören? Tut mir leid, aber ich will, dass Sie gesund sind. Wenn Sie es eilig mit dem Abnehmen haben, um für den Karibikurlaub gut auszusehen, bin ich nicht der richtige Trainer. Es geht hier nicht darum, ob Ihnen der Bikini passt oder nicht. Es geht hier um Ihre Gesundheit und ein langes Leben. Das bedeutet, dass sich Ihr Leben zum Guten wenden soll und Sie Ihre Gesundheit nicht durch eine Blitzdiät ruinieren sollen, bei der Sie zehn Pfund in einer Woche abnehmen.

Eine andere Methode zur Kalorienberechnung finden Sie in der Tabelle der USDA[657], die ich im Anhang A.7 wiedergegeben habe. Es zeigt den Kalorienbedarf nach Alter, Geschlecht und Aktivitätsumfang geordnet.

Wir sollten Kalorien am besten wie Geld verwalten. Nur eine zwanghaft neurotische Person zählt jeden Penny, den sie jeden Tag ausgibt. Aber wir planen, budgetieren und verfolgen mit umsichtiger Vorsicht alles, was wir an Geld verdienen, sparen und ausgeben. Auf diese Weise vermeiden wir ungedeckte Schecks, reizen unseren Dispo nicht aus und gehen auch nicht pleite.

Genauso ist es mit dem Essen: wenn wir impulsiv oder zwanghaft essen, ohne die Kalorienzahl zu berücksichtigen, können wir nicht erwarten, dass wir unser Gewicht in den Griff bekommen.

3. Besessen von Fetten und Kohlenhydraten

Eine Generation lang haben wir gelernt, dass der Verzehr von Fett uns fett macht. Wir haben Bücher und allen möglichen Kram gekauft, der uns helfen sollte, das Fett in unserem Essen zu zählen. Wir gaben Unsummen für Produkte mit wenig oder gar keinem Fett aus. Wir kauften sogar Kartoffelchips, die mit einem unverdaulichen Fettersatzmittel hergestellt waren, trotz der Warnung auf der Packung, dass das Produkt möglicherweise zu „beschleunigter Verdauung" führen würde.

Dann erfuhren wir, dass das Fett im Essen tatsächlich unser Freund war und wir alle möglichen Kohlenhydrate aus unserer Nahrung verbannen sollten. Wie hörten auf, uns mit fettarmen Keksen vollzustopfen und fettlose pappsüße Getränke in uns hineinzuschütten. Und wir hörten damit auf, das zu essen, was wir wirklich brauchten, wie Obst, Gemüse und Vollkornprodukte.

Die Lebensmittelindustrie irrte sich auch hier.

Die USDA-Studie, auf die ich mich ein paar Abschnitte weiter oben bezogen habe[658], fand auch heraus, dass „Gewichtsverlust unabhängig von der Zusammensetzung der Makronährstoffe unserer Nahrung ist." Das bedeutet, dass die populären Bücher, die besondere Prozentsätze an Fett, Kohlenhydraten und Proteinen verordnen, vollkommen daneben liegen.

Der Verfasser der Studie, E. M. Kennedy und ihre Arbeitsgruppe kamen zu dem Ergebnis, dass *die am meisten adipösen Menschen wenig Kohlenhydrate zu sich nahmen.* Eine Ernährung mit wenig Fett, aber mehr Kohlenhydraten führte am häufigsten zu Gewichtsverlust, und die Teilnehmer verzehrten insgesamt weniger Kalorien. Keine der äußerst strengen Diäten hat den metabolischen Vorteil, den sie für sich beansprucht.

Eine neuere Studie, welche die populärsten Modediäten verglich, legte dar, dass es zwischen den einzelnen Diäten sehr wenig Unterschiede beim Gewichtsverlust gab[659]. Das mag Sie überraschen, wenn Sie tatsächlich durch eine dieser Diäten abgenommen haben. Aber ich werde später noch erklären, warum sie auf lange Sicht bei den meisten Menschen nichts bewirken. Fürs erste sei gesagt, dass ein kurzfristiger Gewichtsverlust nichts mit einem langfristigen zu tun hat.

Wir sollten aufhören, uns über die Anteile von Fett, Proteinen und Kohlenhydraten im Essen Sorgen zu machen. Stattdessen müssen wir lernen, die *richtigen* Fette, Proteine und Kohlenhydrate zu essen.

Die Anteile haben zwar eine gewisse Bedeutung – ich werde Ihnen später vernünftige Maßstäbe nennen. Wichtig ist jedoch die Beschaffenheit der Fette, Kohlenhydrate und Proteine. Es gibt beispielsweise gute und schlechte Kohlenhydrate. Auf der schlechten Seite stehen die einfachen Zucker, verarbeitete Zucker, Maissirup mit hohem Fruktosegehalt und andere. Einige kohlenhydratreiche, für Sie gesunde Lebensmittel sind Gemüse und Vollkornprodukte mit niedrigem glykämischen Index. Grundsätzlich ist der glykämische Index der Grad, um den ein Gramm Kohlenhydrat den Blutzuckerspiegel erhöht. (Siehe Anhang C für die komplette Erklärung von glykämischem Index und glykämischer Last.)

Es ist an der Zeit, unsere kulturell bedingte „Kohlenhydratphobie" aufzugeben. Es gibt gute und schlechte Fette, gute und schlechte Proteine und gute und schlechte Kohlenhydrate. Die beste Forschung zeigt, dass wir wahrscheinlich mehr Proteine zu uns nehmen sollten, als wir es tatsächlich tun, aber auch das werde ich weiter unten erläutern.

4. Bewegungsmangel
Nicht jede Veränderung ist ein Fortschritt.

Es wird geschätzt, dass technologische Veränderungen[660] ca. 700 Kalorien unserer täglichen Kalorienverbrennung in den letzten 50 Jahren überflüssig gemacht haben. Das bedeutet, dass wir jetzt jeden Tag eine Stunde im Fitness-Studio verbringen müssen, um die Kalorien zu verbrennen, die unsere Großeltern im Alltag verbrannten.

Oder auch nicht. Was war denn in den 50er Jahren so anders?

Mit dem technischen Fortschritt wird die körperliche Arbeit aus unserem Leben hinauskonstruiert. Moderne Flughäfen auf der ganzen Welt haben Laufbänder und stellen Fahrzeuge wie Golfwagen zur Verfügung. Wir müssen unsere Taschen oder Aktentaschen nicht mehr selbst tragen, weil diese Rollen haben. Anstatt mit dem Fahrrad zu fahren oder zu gehen, fahren wir mit dem Auto. Wir sitzen stundenlang am Computer oder Schreibtisch und schreiben unseren Kollegen eine E-Mail, statt zu ihnen die Treppe rauf oder runter zu gehen. Wir rufen unsere Nachbarn an, statt die Straße hinunterzulaufen und bei ihnen an die Tür zu klopfen.

Das gilt auch für unsere Kinder. Wir leben in Wohnsiedlungen, von Hauptstraßen und Autobahnen umgrenzt, sodass sie selten gehen oder ein Stück mit dem Fahrrad fahren. Wir fahren sie zum Fußball, Baseball oder Softballspielen, wo sie eine ganze Weile auf der Bank verbringen, um dann nach Hause zum Computerspiel zurückkehren. Moderne Bequemlichkeiten bedeuten für sie weniger Hilfe im Haushalt. Die Schulen haben den Turnunterricht gekürzt oder abgeschafft; die tägliche Teilnahme von High-School-Schülern in den USA sank von 42 Prozent 1991 auf 25 Prozent im Jahre 1995[661]. Elektronische Spiele und der Fernseher ziehen Kinder in ihren Bann; verzückt, mit glasigen Augen und bewegungslos verbringen sie Stunden damit, die frühere Generationen im körperlich aktiven Spiel verbrachten.

Ich weiß, was Sie jetzt denken: Dr. Duke fängt schon wieder mit seinen „Alltagsübungen" an. Genau das tue ich.

Fitnessclubs sind etwas Tolles. Aber wir bewegen uns, ob mit oder ohne sie, *einfach nicht genug*. Den meisten von uns würde die Gewichtskontrolle leichter fallen, wenn wir uns nur täglich genug bewegten. Nehmen Sie die Treppen statt des Lifts oder der Rolltreppe. Kaufen Sie sich einen Rasenmäher ohne Sitz, den Sie schieben müssen. Parken Sie in einiger Entfernung von Geschäften, wenn Sie einkaufen gehen. Ersetzen Sie eine halbe Stunde Fernsehen jeden Tag durch einen Spaziergang. Gehen Sie mit Ihrer Familie ins Freie, statt vor der Glotze zu sitzen. Kaufen Sie Ihren Kindern Computerspiele, die Ganzkörpereinsatz erfordern, und nicht nur den der Daumen (es gibt da ein paar ganz coole, die Ihnen sicher auch Spaß machen). Das alles nimmt nicht viel Zeit in Anspruch, verbraucht aber doch ein paar Hundert Kalorien pro Tag.

5. Eingeschränkte Sichtweise

Ein weiteres Problem der Art und Weise, die Gewichtskontrolle anzugehen, ist unsere Neigung, uns auf ein einziges Heilmittel zu konzentrieren. Das ist auch kein Wunder. Es ist schwierig, mit einer kompletten Änderung der Lebensweise Geld zu machen. Deshalb verkaufen uns die Profitmacher wenn es ums Gewicht geht, am liebsten das, was einfach zu verkaufen ist.

Eine Mitgliedschaft in einem Fitness-Studio. Trainingsschnickschnack. Diätnahrung. Einen Diätplan. Eine Pille. Und wir kaufen diese Dinge, weil wir ein Wundermittel wollen – eine einfache Methode, die unsere Pfunde dahinschmelzen lässt. Dabei sollte uns klar sein, dass es keine einfachen, auf einen Punkt gerichteten Wunderkuren gibt. Wenn dem so wäre, würde der Erfinder reicher sein als Bill Gates, und wir würden alle einen gesunden Körper haben.

Die Wahrheit ist, dass Sie überschüssiges Fett nicht einfach ausscheiden können, indem Sie nur einen Aspekt Ihres Lebens verändern. Um Ihr Gewicht erfolgreich im Griff zu behalten, und zwar auf gesunde Weise, müssen Sie Ihre Lebensweise ändern.

Mir fällt nur ein profitorientiertes Gewerbe ein, dem dieses Konzept wirklich zusagen sollte. Ich habe mich für einen Vorzugsbeitrag bei meiner Lebensversicherung qualifiziert, weil ich meinen gesamten Lebensstil verändert habe. Versicherungsgesellschaften verdienen ihr Geld damit, dass sie Wetten abschließen, ob Sie vorzeitig sterben. Versicherungsstatistiker sind die „Buchmacher" der Versicherungsbranche; diese Leute werden sehr gut bezahlt, damit sie die Quoten richtig setzen. Wenn Sie niedriger eingestuft werden, dann, weil Sie sehr gute Quoten für die Wette bekommen haben, und zwar in Form von Versicherungsbeiträgen.

Sie wissen mittlerweile ja, wie ich über Bewegung denke. Ich habe viele Studien zitiert, die ihre umfangreichen Nutzen verkünden. Es wird Ihnen schon viel besser gehen, wenn mehr Bewegung die einzige Änderung in Ihrem Leben ist. Aber selbst das extremste Trainingsprogramm führt noch lange nicht zur optimalen Gesundheit. Erinnern Sie sich noch an die Geschichte von Jim Fixx? Er war ein passionierter Marathonläufer, aber das konnte ihn nicht vor den anderen Risikofaktoren bewahren.

Sie werden vielleicht schon selbst gemerkt haben, dass Ihnen Körperbewegung allein nicht zu einem gesunden Gewicht verhilft und nicht dafür sorgt, dass Sie es halten. Es liegt nicht an Ihnen. Das Nationale Gewichtsregister ist eine Studie einer Universität in Pittsburgh, die Personen beobachtet, die eine deutliche Menge Gewicht verloren und anschließend mehr als fünf Jahre nicht mehr zugenommen habe. Die Daten[662] zeigen, dass 90 Prozent der Personen, die über einen langen Zeitraum ihr Gewicht beibehalten konnten, drei gemeinsame Eigenschaften aufweisen:

- 20–30 Prozent ihrer Kalorien beziehen sie aus Fett
- Sie schränken die Kalorienzufuhr total ein
- Sie nehmen regelmäßig an körperlichen Aktivitäten teil

Gemäß einer Studie des ehemaligen Untersekretärs der USDA[663] konnten nur 9 Prozent der im Nationalen Gewichtsregister erfassten Personen die Gewichtsabnahme allein durch Diät beibehalten, und nur 1 Prozent allein durch regelmäßige Bewegung. Die optimale Gesundheit umfasst das Management des gesamten Lebens, nicht das von Einzelmaßnahmen.

6. Der Fernseher, der PC und das Internet

Wenn Sie das nächste mal die Fernbedienung in die Hand nehmen, denken Sie einen Moment darüber nach, wer die Show wirklich laufen lässt – Sie oder der Fernseher.

Für viel zu viele von uns kontrolliert der Fernseher unsere Freizeit. In den letzten 50 Jahren haben so viele technische Fortschritte die Arbeit, die wir täglich ausüben, reduziert, aber nichts hat soviel zur weltweiten Rate von Fettleibigkeit beigetragen wie das Fernsehen. (Ich glaube allerdings, dass der PC und elektronische Spiele gerade aufholen.) Eine Menge wissenschaftlicher Forschungen unterstützt diese Aussage.

Nach einer Umfrage von 1997 verbrachte ein erwachsener amerikanischer Mann im Schnitt 29 Stunden pro Woche vor dem Fernseher, erwachsene Frauen 34 Stunden pro Woche[664]. In den letzten Jahrzehnten nahm Adipositas parallel zu dem Anstieg der Familien mit mehreren Fernsehern zu, genauso wie sich die Zahl der Stunden erhöhte, die vor dem Fernseher verbracht wurden[665]. Viele andere Studien haben Adipositas mit der vor dem Fernseher verbrachten Zeit sowohl von Erwachsenen[666,667,668] als auch von Kindern in Zusammenhang gestellt[669,670] Eine Studie an Kindern in Mexico City ergab, dass der Prozentsatz der adipösen Kinder um 12 Prozent für jede Stunde Fernsehen pro Tag anstieg[671].

Fernsehen trägt zur Adipositas-Epidemie auf mehrere Arten bei.

Erstens scheint Fernsehen den Stoffwechsel mehr herunter zu fahren als jede andere sitzende Tätigkeit wie Nähen, Brettspiele, Lesen und Schreiben[672]. Eine Studie kam zu dem Schluss, dass „Fernsehen unter den verschiedenen sitzenden Gewohnheiten das höchste Risiko für Adipositas und Diabetes mit sich bringt."[673] Die Verfasser gehen davon aus, dass 30 Prozent der Adipositas-Fälle und 43 Prozent von Typ-2-Diabetes verhindert werden könnten, wenn das Fernsehen auf weniger als 10 Stunden pro Woche reduziert würde und man stattdessen jeden Tag 30 Minuten spazieren ginge. Sie fanden heraus, dass eine Zunahme der Fernsehdauer um zwei Stunden pro Tag das Risiko von Adipositas um 23 Prozent und Diabetes um 14 Prozent erhöhte.

Zweitens ersetzt Fernsehen für viele Menschen die körperliche Aktivität[674].

Drittens neigen die meisten Menschen dazu, beim Fernsehen zu essen, was zu einer beträchtlichen Unausgewogenheit zwischen Energieaufnahme und Energieverbrauch führt[675].

Viertens haben Lebensmittelvermarkter eine gute Nase für neue Absatzmöglichkeiten. Die Lebensmittel, die wir beim Fernsehen essen, sind eine Reflexion der ungesunden Lebensmittel, die im Fernsehen beworben werden[676,677]. Britische und US-amerikanische Kinder sehen im Fernsehen ca. 10 Werbungen für Lebensmittel pro Stunde, und zwar hauptsächlich für mit Zucker gesüßte Frühstücksflocken, Softdrinks, Fastfood und ähnliche Produkte[678,679]. Darüber hinaus ist Fernsehen während der Essenszeiten invers mit dem Konsum von gesunden Lebensmitteln, wie Früchten und Gemüse assoziiert, die nicht beworben wurden[680].

Angesichts der erschreckenden Statistiken, die einen Zusammenhang zwischen Adipositas und chronischen Erkrankungen einerseits und dem Fernsehen andererseits herstellen, sollte man meinen, dass Millionen Menschen ihren Stoffwechsel dadurch in Schwung bringen, dass sie ihren Fernseher zur Müllkippe tragen. Die Stunden, die wir vor dem Fernseher verbringen, schaden uns vermutlich mehr als die Luftverschmutzung. Bedauerlicherweise haben diese Erkenntnisse unser Verhalten nicht beeinflusst. Viele Menschen auf der ganzen Welt hängen mehr an ihrem Fernseher als an ihren persönlichen Wertvorstellungen.

Ich möchte nun wirklich nicht, dass Sie Ihren Fernseher auf den Sperrmüll werfen – wenn Sie wegen des Fernsehens aus der Form gegangen sind, könnten Sie sich dabei verletzen. Aber wissenschaftliche Forschung zeigt, dass eine Einschränkung des Fernsehens zugunsten anderer Aktivitäten, selbst sitzender, ein einleuchtender Schritt ist, den wir machen müssen.

Woher kommt diese Hingabe ans Fernsehen? Antworten Sie mir bitte nicht, dass man so mehr Zeit mit der Familie verbringt. Nur weil Sie alle im gleichen Zimmer sind, bedeutet das noch lange nicht, dass Sie Zeit „zusammen" verbringen. Das Zusammensein einer Familie äußert sich in Brettspielen, Kartenspielen, Spielen im Freien oder einem Spaziergang. Fernsehen schaut jeder für sich allein, egal, ob noch andere im Zimmer sind oder nicht.

Warum sind wir dann dem Fernsehen und in der letzten Zeit den Computerspielen und dem Surfen im Internet verfallen? Ich denke, es hat etwas mit der Flucht aus den täglichen Sorgen und dem Stress unserer modernen Welt zu tun. Wenn wir den Fernseher einschalten, schalten wir alles andere aus. Und das führt uns zu...

7. Stressbewältigung durch Essen

Jeder lebt irgendwo mit Stress. In armen und Entwicklungsländern hat der Stress oft etwas mit dem täglichen Kampf ums Überleben zu tun. Hier in den Industrienationen müssen wir uns selten um Hunger, Durst, akute Krankheiten oder Gewalt Sorgen machen, und dennoch haben wir mehr Stress, als wir gern zugeben würden.

Die Technik erlaubt es dem Durchschnittsmenschen, Arbeiten zu verrichten, für die noch vor einigen Jahren mehrere Personen nötig gewesen wären. Für viele von uns ist es dennoch unmöglich, vor 17.00 Uhr aus dem Büro zu gehen. Handys, E-Mails und SMS lassen uns an fast jedem Ort der Welt rund um die Uhr erreichbar sein. „Stellenabbau" und „schlanke" Unternehmensstrategien lassen uns nachts und am Wochenende arbeiten, manchmal nur, um die Kommunikation aufrechtzuerhalten, zu der wir während des normalen Geschäftstages nicht gekommen sind. Durch sich verändernde Technologie, Bevölkerungswachstum, globalen Wirtschaftsdruck und internationale Konflikte ist der Grad an Stress auf der ganzen Welt hoch.

An unserem Institut sehen wir das globale Ausmaß dieses Problems aus einem anderen Blickwinkel. Wir sehen Stress überall bei unseren Kunden, ob in Indien, Thailand, Malaysia, Indonesien, China, Japan, Brasilien, Mexiko, Australien, Europa, den USA oder sonstwo. Die Auswirkungen sind so groß, dass wir uns verpflichtet gefühlt haben, ein Stressreduzierungsprogramm zu entwickeln, das für Tausende Menschen sehr wirkungsvoll war.

Bei einer so hohen und noch zunehmenden Stressbelastung ist es ganz normal, dass die meisten von uns nach einer Erleichterung oder einem Ausweg suchen. Leider wählen viele von uns Fluchtwege, die unsere Gesundheit ruinieren. Die „Zigarettenpause" auf der Arbeit war einmal allgemein verbreitet; jetzt sind Raucher, aufgrund von Gesetzen und Gebäudevorschriften aufgerüttelt, auf dem Rückzug. (Das ist besser als Rauchen, aber beseitigt nicht den Stress). Einige von uns verdrängen den Stress mit Alkohol und Drogen. Alkohol ist die Hauptquelle sogenannter „leerer" Kalorien (ohne Nährwert) und beides kann zur Ursache menschlichen Elends führen.

Eine andere beliebte Art, Stress abzubauen, ist Essen. Wir lernen schon früh, uns durch etwas Leckeres wieder aufzumuntern. (Großmutter: „Es tut mir so leid, dass du gekränkt bist. Hier, nimm ein Stück Torte). Irgendein Snack ist schnell zur Hand, und wir können einen Leckerbissen genießen, ohne unser Arbeitstempo zu drosseln.

Das Problem dabei ist: wenn wir Snacks zu uns nehmen, um unseren Stress abzubauen, macht uns das fett. Deshalb müssen wir den Unterschied zwischen Essen als Nahrung, wenn wir hungrig sind, und Essen als Vergnügen, wenn wir gestresst sind, lernen. Der Unterschied ist sowohl physiologischer als auch psychologischer Natur.

Der Drang, essen zu müssen, hat mehrere Ursachen. Essen kann eine Befreiung von Angst sein. Es kann eine sofortige Belohnung für unser Verlangen nach Vergnügen sein, und ist weniger eine Befriedigung unseres knurrenden Magens. („Schokoholiker" aufgepasst: in Schokolade sind Bestandteile enthalten, die das Nervensystem beeinflussen; angenehme Gefühle werden ganz allgemein stimuliert, nicht nur auf der Zunge.) Des Weiteren führt Stress dazu, dass Sie Hunger verspüren, wenn Sie in Wirklichkeit gar keinen haben. Stress erhöht oftmals die Sekretion von Magensäure, und das daraus resultierende Unwohlsein wird leicht als knurrender Magen interpretiert.

Angst und Depression gehen oft Hand in Hand. Eines der Kriterien zur Diagnostizierung von Depression ist eine Veränderung der Essgewohnheiten. Es ist nicht weiter überraschend, dass depressive Erwachsene und Heranwachsende ein nahezu doppelt so großes Risiko haben, Adipositas[681] zu entwickeln.

Wenn "sich-Überfressen" eine Antwort auf Stress ist, dann müssen wir entweder den Stress abbauen oder unsere Reaktion darauf verändern, oder beides.

Wenn Sie mit dem Stress in Ihrem Leben nicht zurechtkommen, suchen Sie professionellen Rat und lesen Sie mein Kapitel über Stress. Wenn Sie ständig von Hungergefühlen geplagt werden, sprechen Sie mit Ihrem Arzt. Die Ursache könnte Magensäure sein; dann wären Medikamente angebracht. Ich kenne viele Patienten, die deutlich abnahmen, nachdem sie den Unterschied zwischen Hungergefühl und übermäßiger Magensäuresekretion erkannt hatten.

Schließlich sollten Sie gesunde Wege finden, Ihren Stress abzubauen. Ein flotter Spaziergang von 30 Minuten während der Mittagspause oder direkt nach der Arbeit kann Wunder bewirken. Er verschafft Ihnen ein wenig Abstand und lässt Ihnen Zeit zum Nachdenken, um die Dinge zurechtzurücken. Bewegung setzt zudem Endorphine frei, die Ihr Wohlbefinden verbessern. Dieser flotte Spaziergang ist wie ein Riegel Schokolade oder ein Bier, außer dass er für Ihre Gesundheit und Ihren Taillenumfang gut und nicht schlecht ist.

8. Snacks

Hier handelt es sich um ein eigenes Problem, das nichts mit stress-induziertem Essen zu tun hat. Es geht um die Unmengen an verarbeiteten Snacks und gezuckerten Getränken, die wir konsumieren.

Gegen eine Zwischenmahlzeit ist nichts einzuwenden, solange sie nahrhaft, natürlich (vorzugsweise biologisch), und unbehandelt ist. Sie können jede Menge Obst und Gemüse essen, weil diese Art der Nahrung Ihren Magen ohne übermäßig viele Kalorien füllt. Ein kleiner Schokoriegel hat mehr Kalorien als ein ganzer Teller nahrhaftes Gemüse. Und diese Handvoll Gemüse macht Sie bis zur nächsten Mahlzeit satt, während Sie nach dem Genuss eines Schokoriegels gleich wieder hungrig sind.

Aber hier geht es nicht nur um Kalorien, auch wenn ich wünschte, dem wäre so! Es gibt noch viele andere physiologische und biochemische Gründe, warum verarbeitete Zwischenmahlzeiten schädlich sind. Praktisch alle weiterverarbeiteten Snacks und gesüßte Getränke enthalten Chemikalien, die auf die Hormonsekretion und sogar die DNA-Expression schädlich wirken. Leider handelt es sich hier um ein ökonomisches Problem. Behandelte und verarbeitete Lebensmittel sind weltweit eine Milliarden-Dollar-Industrie. Der Konkurrenzkampf unter den Herstellern zwingt sie dazu, die Preise niedrig zu halten, was zur Verwendung von billigen, aber dafür ungesunden Chemikalien und modifizierten Ölen führt. Mittlerweile gibt es aber eine riesige Menge von Forschungsergebnissen darüber, dass diese Zusätze einen beträchtlichen Beitrag zu chronischen Erkrankungen leisten.

Maisöl ist dafür ein herausragendes Beispiel. Vor 1950 wurde Maisöl normalerweise nicht zum Kochen oder in Lebensmitteln aus der Massenproduktion verwendet. Unsere Vorfahren verwendeten überhaupt kein Maisöl, weil die Erzeugung einer ansehnlichen Menge zu schwierig war. Es ist nicht einfach, das Öl aus dem Mais herauszupressen.

Dann kam die industrielle Technologie. Hydraulische Pressen, Wärmeextraktion und neue Lösungsmittel machten Mais zu einer billigen Quelle für Öl zum Kochen. Normalerweise werden dem Maisöl Wasserstoff-Ionen hinzugefügt, um die Textur zu verändern und die Haltbarkeit zu erhöhen. Dieser Vorgang erzeugt Trans-Fette, die nachweisbar Herzerkrankungen[682], Typ-2-Diabetes[683] und andere chronische Erkrankungen fördern.

Wer heute ein Etikett auf Fertignahrung liest, findet bei den Inhaltsstoffen meistens die Angabe „teilweise gehärtetes" Mais- oder Sojaöl. Zum Glück fordern neue Gesetze in den USA und anderswo auf der Welt, dass Hersteller die Menge der Trans-Fette auf den Etiketten angeben müssen, sodass ihre Verwendung allmählich zurückgeht.

Das Problem mit den verarbeiteten Lebensmitteln ist nicht, dass sie Öl enthalten, sondern dass sie die billigsten und gefährlichsten Öle enthalten. Wenn Sie zu Hause kochen, können Sie sich das Öl aussuchen. Unbehandeltes Raps- oder kaltgepresstes Olivenöl kostet zwar mehr, bieten dafür aber auch jede Menge Vorteile für Ihre Gesundheit. Aber für in Massen produzierte, verarbeitete Lebensmittel sind diese Öle zu kostspielig, würden die Hersteller sagen.

Verarbeitete Lebensmittel, vor allem Snacks, enthalten einfache Zucker. Sie gelten als Kohlenhydrate mit hohem glykämischem Index, da ihr Verzehr einen raschen Anstieg des Blutzuckerspiegels zur Folge hat. Diese Nahrungsmittel fördern eher Hungergefühle als Sättigung, und das führt zur Überernährung[684,685]. Kohlenhydrate mit hohem glykämischem Index stehen in Verbindung mit Herzerkrankungen[686], Diabetes[687], dem Risiko für chronische Erkrankungen[688] und Entzündungen[689].

In Anhang C finden Sie Hinweise auf glykämische Indizes und Last-Werte von einer nahezu allumfassenden Liste an Lebensmitteln. Bitte studieren Sie diese aufmerksam nur auf Kohlenhydrate hin. Für Gewichtsmanagement und die optimale Gesundheit müssen Sie weniger hoch glykämische Lebensmittel essen. In Anhang C ist genau erklärt, warum ich Kohlenhydrate mit einem niedrigen glykämischen Index und einer niedrigen glykämischen Last empfehle, aber nicht eine komplett niedrig glykämische Diät oder ein solches Menü.

Ein weiterer ungesunder Bestandteil von Fertiggerichten ist Hoch-Fruktose-Maissirup (HFCS).* Um 1970 wurden in die Lebensmittelindustrie Hoch-Fruktose Maissüßmittel eingeführt, genau zu der Zeit, als Adipositas in den USA[690] dramatisch anzusteigen begann. Fast jedes gesüßte Getränk enthält Hoch-Fruktose-Maissirup, auch wenn die Etiketten sie als Gesundheitselixiere anpreisen. HFCS steigert die Insulinresistenz, Entzündung, Triglyceride, Adipositas und das schädliche LDL-Cholesterin[691,692,693].

Mit Zucker gesüßte Getränke sind wahrscheinlich die größte Quelle für „leere Kalorien" – überschüssige Kalorien ohne Nährwert. Sie könnten genauso gut einen Löffel weißen Zucker essen und mit Wasser hinunterspülen. Zumindest vermeiden Sie auf diese Weise Natrium und Phosphor, die in fast jeder Art von Junkfood enthalten sind.

---

* HCSF hat einen Fructose-Anteil von 42, 55 oder 90 Prozent. In Deutschland lautet die Bezeichnung Glucose-Fructose-Sirup (Fructoseanteil unter 50 Prozent) bzw. Fructose-Glucose-Sirup (Fructoseanteil über 50 %)
Quelle: http://www.gesetze-im-internet.de/bundesrecht/zuckartv_2003/gesamt.pdf

Laut USDA ist in den vergangenen 50 Jahren der Konsum von Softdrinks um fast 500 Prozent gestiegen[694]. Mehr als die Hälfte der erwachsenen Amerikaner und die meisten Heranwachsenden (74 Prozent der Jungen und 65 Prozent der Mädchen) konsumieren täglich Softdrinks[695], die meisten davon mit Zucker gesüßt[696]. Diese Getränke sind die führende Ursache für zusätzlichen Zucker in der Nahrung[697,698]. Alle mit Zucker gesüßten Getränke erhöhen das Adipositas-Risiko. Bei einer Studie wurde über 19 Monate der Konsum von mit Zucker gesüßten Getränken von Schulkindern unterschiedlicher Abstammung beobachtet. Die Forscher fanden heraus, dass das Adipositas-Risiko mit jedem zusätzlichen gesüßten Getränk pro Tag um 160 Prozent stieg; die Kinder, die an dieser Studie teilnahmen und künstlich gesüßte Softdrinks tranken, nahmen *nicht* übermäßig zu. Aber selbst Diät-Softdrinks erhöhen das Risiko für das metabolische Syndrom (siehe Kapitel 12) und Diabetes[699,700].

Getränke mit Zucker sind wie Instantfett, sie sättigen nicht wie feste Nahrung. Die meisten Menschen, die bei einer Zwischenmahlzeit feste Nahrung zu sich nehmen, essen bei den Hauptmahlzeiten entsprechend weniger[701]. Aber es ist leicht, an einem Tag Hunderte leerer Kalorien in flüssiger Form zu sich zu nehmen, ohne damit den Hunger zu stillen. Das ist der Hauptgrund, warum viele adipöse Menschen auf der ganzen Welt überfüttert, aber dennoch unterernährt sind. Interessant ist, dass Vorschulkinder, die übermäßig viele Kalorien in flüssiger Form zu sich nahmen, bei der nächsten Mahlzeit weniger aßen[702], dass sich aber dieses Verhalten im Alter von 9 oder 10 Jahren änderte[703].

Wie sieht es mit Süßstoff aus?

Eine zehnwöchige Studie[704], bei der übergewichtigen Personen entweder Saccharose (Zucker) oder Süßstoff nach Belieben verabreicht wurden, ergab, dass diejenigen, die große Mengen an Saccharose zu sich nahmen, eine erhöhte Kalorienzufuhr, Gewichtszunahme, mehr Fettmasse und höheren Blutdruck aufwiesen. Diese Auswirkungen wurden nicht bei den Personen festgestellt, die Süßstoff zu sich genommen hatten. Insgesamt sollten Süßungsmittel, die Kalorien enthalten, wie Hoch-Fruktose-Maissirup oder Saccharose, so gut es geht vermieden werden (siehe Anhang B.1 für zu vermeidende Inhaltsstoffe).

Für viele Menschen würde ein Umstieg auf Diätlimonaden zu einer drastischen Einsparung von Hunderten Kalorien täglich führen, was sich in einem beträchtlichen Gewichtsverlust bemerkbar machen würde. Da Süßstoffe zu den verarbeiteten Lebensmitteln zählen, sollten Sie sparsam damit umgehen. Aber wenn Sie auf Süßes stehen, sind Süßstoffe allemal besser als Zucker. (Auch wenn Süßstoffe nachweislich bei einige Studien gezeigt haben, dass sie möglicherweise appetitanregend wirken[705,706,707]. Bei anderen Studien trat dieser Effekt nicht auf[708,709]. Die erstgenannten Studien waren kurzfristig und geben wahrscheinlich die langfristige Auswirkung von Süßstoffen auf das Gewicht nicht so akkurat wieder.)

Noch sind nicht alle schlechten Stoffe in verarbeiteten Lebensmitteln in den Brennpunkt der Medien geraten. Viele der verarbeiteten Lebensmittel, einschließlich Käse, enthalten bestimmte Substanzen, die sich von Proteinen ableiten und die Opioid-(=Lust)Rezeptoren im Gehirn stimulieren. Die Namen für diese Proteine haben Bezeichnungen wie Alpha-, Beta- oder Kappa-Kasein, Casomorphin und Betalactoglobulin sowie Lactotransferrin[710]. Studien, die hauptsächlich an Tieren durchgeführt wurden, zeigen, dass diese Substanzen das Immunsystem[711] stimulieren können, was wiederum auf Entzündungen Auswirkungen haben kann, das Essverlangen nach mehr Fett[712] steigert und die Insulinfreisetzung nach einer Mahlzeit erhöht[713]. Offensichtlich besteht eine mögliche Gefahr allein durch diese Substanzen.

Wenngleich der letzte Punkt etwas obskur erscheinen mag, besteht kein Mangel an publizierten wissenschaftlichen Informationen zu dem Problem mit Fertiggerichten. Und doch hören zu wenige Leute zu.

Tun Sie es bitte.

Eine aktuelle Studie zeigt, dass der Durchschnittsmensch fast ein Drittel seiner Kalorien aus Junkfood bezieht, das heißt aus Nahrung mit einem hohen Kalorienanteil, aber einem geringen Nährwert. Diese Studie wurde zwar in den USA[714] unter Zuhilfenahme von landesweiten Umfragen[715,716] durchgeführt, aber der Trend, Lebensmittel mit einem höheren Kalorienanteil und weniger Nährwert zu sich zu nehmen, nimmt weltweit zu. Die Verbreitung von Snacks unter Kindern stieg von 77 Prozent im Jahre 1977 auf 91 Prozent im Jahre 1996[717]. Teenager trinken heute 40 Prozent weniger Milch als noch in den 60er Jahren, dafür hat sich der Verzehr von gesüßten Säften und Limonaden nahezu verdreifacht[718].

Das Heimtückische an Snacks ist, dass sie im Allgemeinen hohe Zukkeranteile oder andere Kohlenhydrate, aber wenig Ballaststoffe enthalten. Sie stillen also den Hunger nicht wirklich, vor allem da sie meist als Nascherei verzehrt werden, wenn man sowieso nicht richtig hungrig ist. Man verschlingt also eine Menge Kalorien, ohne den Magen zu füllen, und ist schon bald wieder hungrig[719].

Ist es verwunderlich, dass weltweit die Seuche Adipositas zunimmt, wenn Süßigkeiten, Nachspeisen, salzige Knabbereien, alkoholische Getränke, Softdrinks und Getränke mit Fruchtgeschmack bis zu einem Drittel unserer Kalorienzufuhr ausmachen? Viele beliebte Diäten arbeiten mit speziellen komplexen Formeln, die fast unmöglich zu befolgen sind. Am wichtigsten und wirkungsvollsten ist es jedoch, dass wir Fertiggerichte und Snacks einfach durch gesündere Alternativen ersetzen. Ich spreche hier nicht von totaler Abstinenz. Wenn ich Sie bitten würde, alle Leckereien aufzugeben, würden Sie mich ignorieren und ich wäre ein Heuchler. Aber viele von uns könnten statt der Zwischenmahlzeiten in Form von ungesunden, zuckerhaltigen Kalorienbomben zu gesunden Snacks greifen.

9. Unsere Emotionen füttern

Wir verschließen oft die Augen davor, warum wir essen. Viele von uns haben psychologische Bedürfnisse nach Essen entwickelt, die unsere biologischen Bedürfnisse übersteigen.

Essen zählt zu den großen Vergnügen im Leben. Sie sollen es auch genießen. Und wie bei allen weltlichen Freuden ist es nicht ungewöhnlich, dass wir uns mit Essen selbst belohnen, uns etwas Gutes tun oder uns trösten. Das ist durchaus nachvollziehbar, es kann aber auch außer Kontrolle geraten.

Das Verhaltensmuster wird oft schon in der Kindheit entwickelt. Unsere Eltern versprechen uns einen Hamburger und einen Milchshake nach einem Arztbesuch. Ihre Mutter hat Ihnen ein Stück Kuchen oder ein Eis gegeben, wenn Sie mit der Hausarbeit fertig waren. Du bist nicht als Cheerleader aufgestellt worden? Macht nichts, komm, wir backen ein paar Kekse. Ängste und Sorgen durch Essen zu kompensieren, kann zu einem tief sitzenden Aspekt der eigenen Psychologie werden und unsere Beziehung zum Essen kann dadurch komplex und ungesund werden.

Die andere Seite der Medaille ist, dass manche Eltern ihre Kinder dazu zwingen, den Teller bei jeder Mahlzeit leer zu essen. Sie trichtern dem Kind Schuldgefühle ein, wenn es seinen Teller nicht leergegessen hat, und das ist einfach falsch. Ein Kindermagen weiß, wann es genug ist. Ja, natürlich ist es schrecklich, dass in anderen Teilen der Welt Kinder hungern. Aber das ist noch lange kein Grund, Ihr Kind fett zu füttern! Ich kenne viele übergewichtige Erwachsene, die immer noch meinen, alles aufessen zu müssen, was auf dem Teller ist, selbst wenn sie schon lange satt sind. Sie wurden so erzogen, dass man Essen nicht wegwerfen darf.

Bitte, verstehen Sie doch: Kinder sind keine Mülleimer. Sobald ein Kind satt ist, bedeutet das, dass das restliche Essen auf dem Teller nicht verschwendet ist. Sie können die Reste aufheben oder wegwerfen. Kinder brauchen eine ausgewogene Ernährung und ich finde es gut, wenn sie von allem, was auf dem Teller ist, ein bisschen probieren. Aber Kinder stets zum Aufessen zu zwingen, kann ihre psychologische Beziehung zum Essen für den Rest ihres Lebens verderben.

Unsere psychologische Bindung ans Essen kann so stark werden, dass wir sie nicht einfach aufgeben können. Eine Studie liefert ein gutes Beispiel dafür. Adipöse Männer wurden aufgefordert, Buch über ihre Nahrungsaufnahme zu führen. Sie wurden jedoch nicht gebeten, sich beim Essen zurückzuhalten. Die Männer nahmen dennoch auf einmal 26 Prozent weniger Kalorien als vor der Studie zu sich, aber sie notierten noch einmal 12 Prozent weniger. Sie wussten, wie sie essen *sollten*, aber sie logen über das, was sie tatsächlich aßen[720].

Wenn die psychologische oder emotionale Beziehung zum Essen Sie physisch krank macht, müssen Sie dem Problem ins Auge schauen. Sollten Sie darunter leiden, zögern Sie nicht, professionelle Hilfe in Anspruch zu nehmen.

10. Den neuen Lebensstil wieder aufgeben

Diese Strategie für optimale Gesundheit kann nicht funktionieren, wenn die Spieler einfach resignieren. Und was mich bekümmert, ist, dass viele Menschen entmutigt werden und aus falschen Gründen aufgeben.

Stellen Sie sich folgendes vor. Sie beginnen, sich gesund zu ernähren und machen jeden Tag ein paar Übungen. Sie verlieren ein paar Pfund. Dann bleibt das Gewicht stehen. Und dann geben Sie auf. Warum sollten Sie auf Chips und Wiederholungen im Fernsehen verzichten, wenn Sie sowieso nicht mehr abnehmen?

Aber niemand hat Ihnen gesagt, dass durch die körperliche Betätigung Muskeln aufgebaut werden, die Ihr Körper braucht, um das Mehr an Bewegung zu meistern. Körper tun das. Und Muskeln wiegen mehr als Fett. Deshalb erreichen viele Möchtegern-Abnehmer ein Niveau, auf dem der Muskelzuwachs den Fettverlust wettmacht. Und das ist gut so. Wenn die Muskelmasse zunimmt, erhöht sich auch die Stoffwechselrate des Körpers, und das trägt dazu bei, dass Sie schneller Gewicht abbauen. Bleiben Sie dabei, und Sie werden wieder abnehmen, da sich der Zuwachs an Muskelmasse stabilisiert.

Ich sag's noch einmal. Bei dieser Strategie geht es nicht ums bloße Abnehmen. Es geht um den Fettabbau. Arbeiten Sie den ganzen Plan ab, und Sie *werden* abnehmen (wenn Sie das überhaupt müssen). Seien Sie nicht enttäuscht, wenn der Fettverlust sich durch Muskelzuwachs aufhebt. Dieses Phänomen hat Millionen entmutigt, die vorschnell aufgaben.

ES IST NICHT DER EINFACHSTE WEG

Viele Menschen, die zu schnell entmutigt sind, weil eine gesunde Ernährung und Trainingsprogramme scheinbar nichts bringen, schielen nach einer Pille als dem „einfacheren" Weg. Viele von ihnen werden krank. Manche sterben. Die Phen-Fen-Pillen erfreuten sich riesiger Beliebtheit und viele Menschen nahmen sie auch weiterhin ein, selbst als bekannt wurde, dass dadurch das Risiko von Herzklappenproblemen stieg. In brasilianischen Diätpillen fand man Inhaltsstoffe, die entweder verschreibungspflichtige Medikamente oder in den USA unter die Drogengesetzgebung fallende Substanzen enthielten[721]. Herzprobleme und Drogenmissbrauch passen nicht in ein solides Konzept für eine optimale Gesundheit.

11. Restaurantessen, schnell *und* langsam
Bei der Arbeit, in der Schule, in Stadtzentren, Einkaufszentren, am Flughafen und Bahnhöfen, selbst wenn wir auf der Autobahn mit dem Auto unterwegs sind, ist jederzeit und überall Essen schnell und einfach

verfügbar. Wir sind von Verkaufsautomaten, Straßenhändlern, Supermärkten und allen möglichen Restaurants umgeben.

Es ist einerseits ein Segen, dass in der modernen Gesellschaft Nahrung sprichwörtlich immer in Reichweite ist, aber auch ein Fluch. Es ist ein Segen im Vergleich zu der Lebensweise unserer Vorfahren sowie der heutigen Lebensweise von Milliarden mehr oder weniger unterernährter Menschen weltweit. Und es ist ein Fluch für uns in der industrialisierten Welt, weil Fastfood schlechtes Essen ist.

Fastfood enthält im Allgemeinen hohe Anteile der schädlichen Komponenten und Zusätze, die ich in diesem Buch immer wieder diskutiert habe, einschließlich der gesättigten oder Trans-Fette, hohem glykämischem Index, hoher Energiedichte mit niedrigem Nährwert, wenigen Ballaststoffen, Hoch-Fruktose-Maissirup und dem ganzen anderen Zeug. Die Zunahme von Fastfood-Restaurants in der ganzen Welt entspricht der Zunahme von Adipositas, insbesondere bei Kindern.

Hier einige Statistiken aus der Forschung.

Heranwachsende Mädchen, die viermal in der Woche Fastfood essen, nehmen pro Tag 260 Kalorien mehr zu sich als diejenigen, die kein Fastfood essen[722]. Kinder essen nicht nur häufiger als je zuvor in Restaurants, sie essen dort auch größere Mengen als zu Hause[723]. An einem Durchschnittstag isst fast die Hälfte der Erwachsenen in den USA in einem Restaurant und 21 Prozent der Haushalte greifen auf Essen zum Mitnehmen zurück oder lassen sich Essen liefern[724].

Da in den Industrieländern heute in 60–70 Prozent aller Haushalte beide Ehepartner außer Haus arbeiten, ist es verständlich, dass in den letzten 30 Jahren das Essen in Fastfood- und anderen Restaurants zugenommen hat. Alleinerziehende Eltern leiden noch mehr unter Zeitnot. Aber hier kommt die gute Nachricht:

Es ist möglich, auswärts zu essen und dennoch gut zu essen. Auch in Fastfood-Restaurants. Unsere Familie wählt grundsätzlich Restaurants, ob nun Fastfood oder andere, die Salatbuffets oder Sandwiches anbieten. Auf diese Weise wissen wir, was auf den Teller kommt. Meine Frau und ich haben unsere Kinder angeleitet, indem sie sich eine von drei gesunden Mahlzeiten auf der Speisekarte aussuchen durften. Wir haben unseren Kindern beigebracht, wie wichtig eine gesunde Ernährung ist, und jetzt suchen sie sich selbständig die gesünderen Mahlzeiten aus, ohne unsere Anleitung (oder Nörgeln, Drohen oder Überredungsversuche). Sie können es glauben oder auch nicht, bei uns gibt es keine Debatten über das Essen. Ein bisschen im Voraus planen hilft ebenfalls, Zeit und Ernährung zu optimieren. Sie können beispielsweise Obstsalate oder gesunde Eintöpfe am Wochenende zubereiten und im Laufe der Woche aufessen.

Fastfood-Ketten und viele andere Restaurants verwenden normalerweise die billigsten Zutaten, um die Preise wettbewerbsfähig zu halten. Leider sind die billigsten Zutaten – wie Margarine und Maisöl – normalerweise auch die ungesündesten.

Die Vermarktung von Fastfood ist ein weiterer Teil dieses Problems. Es ist verlockend, nur ein paar Cents mehr für eine Riesenportion Pommes Frites und ein alkoholfreies Getränk auszugeben. Wer möchte nicht mehr für sein Geld bekommen? Die Frage ist nur, was? Wenn es mehr Zucker, mehr Stärke und mehr Trans-Fette sind, dann ist der Nährwert weniger, nicht mehr.

Der Wert steigt, wenn wir unser Geld für gute Ernährung ausgeben, für Lebensmittel reich an Vitaminen, Mineralien, sekundären Pflanzenstoffen, Ballaststoffen und Proteinen. Vor allem letztere tragen dazu bei, dass wir uns satt und zufrieden fühlen und gleichzeitig unser Bedarf an Nährstoffen und Kalorien gedeckt ist. Fastfood ist normalerweise arm an Ballaststoffen und Proteinen, sodass wir mehr von diesem hochkalorischen Müll essen müssen, um unseren Hunger zu stillen.

Letztendlich gibt es zwei gute Gründe, warum Fastfood so heißt. Es wird nicht nur in aller Eile serviert, sondern wir verschlingen es auch voller Hast, weil wir unter Zeitdruck stehen. Wir gestatten es unserem Körper nicht, uns mitzuteilen, dass wir genug gegessen haben.

Eine ballaststoffreiche Ernährung wird mit einer besseren Gewichtskontrolle in Verbindung gebracht. Fast alle Fastfood-Ketten bieten mittlerweile Broschüren an, in denen die Zutaten der angebotenen Speisen aufgelistet sind. Also prüfen Sie nach. Lesen Sie die Broschüren und wählen Sie richtig aus. Das letzte Kapitel dieses Buches gibt Ihnen auch ein paar Richtlinien für eine vernünftige Wahl. Sie können sich im Restaurant ein Essen bestellen oder Essen zum Mitnehmen, wie es Ihr voller Terminkalender gestattet, und je nach Appetit und Geschmack etwas wählen, ohne dabei Kalorien zu verschlingen oder an gesunder Ernährung zu knausern. Sie müssen nur informiert sein, gesunde Entscheidungen treffen und sich nicht vom Spezialgericht des Tages verführen lassen.

Bestellen Sie Essen nach *Ihren* Wünschen. Die Fastfood-Industrie hat in den letzten 50 Jahren klar bewiesen, dass Ihre Gesundheit nicht ihr oberstes Ziel ist.

Als eine meiner Töchter neun Jahre alt war, sah sie eine Reportage, in der untersucht wurde, wie der Entscheidungsprozess für neue Lebensmittel bei McDonald's abläuft. Als der Geschäftsführer von McDonald's nicht in der Lage war, die Fragen des Reporters zu beantworten, ob bei der Entwicklung neuer Produkte die Gesundheit der Kinder eine wichtige Rolle spielte, wandte sich meine Tochter mir zu und sagte, dass sie nie wieder bei McDonald's essen würde.

Sie ist bis heute bei ihrer Meinung geblieben. Zum Glück bietet McDonald's heute etwas gesündere Speisen an, aber die gesamte Fastfood-Industrie muss noch vieles verbessern. Ein Artikel im *New England Journal of Medicine*[725] berichtete, dass die Pommes Frites, die McDonald's in den USA verkauft, weit mehr Trans-Fette enthalten – 23 Prozent des gesamten Fetts oder 10,2 g – als die Pommes Frites, die in anderen Ländern verkauft werden. In den in Dänemark von McDonald's verkauften Pommes Frites machen Trans-Fette nur 1 Prozent der Gesamtfettmenge aus.

Angesichts der Tatsache, dass gerade mal 5 g Trans-Fette pro Tag das Risiko von Herzerkrankungen um 25 Prozent erhöhen können, ist das besonders erschreckend. Im September 2002 versprach McDonald's zum Glück, die Menge der verwendeten Trans-Fette zu halbieren.

Die Fastfood-Industrie gleicht der Tabakindustrie, die jahrelang verneinte, dass Zigaretten süchtig machen und ungesund sind. Geschichtlich betrachtet haben diese Unternehmen Milliarden auf Kosten von Kindern verdient. Ich hoffe, einige von ihnen werden den Mut aufbringen und den Nährwert ihrer Produkte verbessern, auch wenn sich dabei die Gewinnspanne verringern sollte.

Aber schließlich liegt es an uns, einen Wandel in der Fastfood-Industrie herbeizuführen, indem wir eine gesunde Entscheidungen darüber treffen, was und wo wir essen. Sie können darauf wetten, dass diese Unternehmen auf die Marktnachfrage reagieren werden.

12. Genetische Veranlagung

Bei Adipositas spielt auch die Genetik eine Rolle. Leptin, ein Hormon, das von den Fettzellen freigesetzt wird, sendet ein Signal an das Gehirn, um den Appetiti zu drosseln. Adipöse Menschen sind für Leptin nicht so empfänglich. Der Grund dafür könnte umweltbedingt, aber auch genetischen Ursprungs sein.

Schleckermäuler – mit einem ungewöhnlichen Verlangen nach Süßem – sind möglicherweise genetisch dazu veranlagt. Saccharose (der chemische Name für Haushaltszucker) stimuliert die Freisetzung von Endorphinen, Chemikalien im Gehirn, die das Schmerzempfinden herabsetzen und ein allgemeines Wohlgefühl vermitteln. Es ist sogar wissenschaftlich erwiesen, dass Saccharose bei Neugeborenen Schmerzen lindert[726]. Jede Person empfindet Süße anders. Diese Unterschiede liegen in der Genetik begründet; vor Kurzem wurde die Stelle entdeckt, an der das verantwortliche Gen sitzt[727].

Wissenschaftler vermuten, dass es noch viele andere Arten genetischer Veranlagung für Adipositas gibt, aber noch weiß niemand, wie diese Faktoren zur Adipositas-Epidemie beitragen. Es handelt sich hier um ein aufregendes neues Forschungsgebiet, das vielleicht eines Tages zu Fortschritten bei der Behandlung von Adipositas führen wird. Jedoch ist die genetische Veranlagung höchst unwahrscheinlich einer der Hauptgründe für das aufgeblähte Wachstum der Adipositas. Genetische Veränderungen im Menschen erfolgen sehr langsam, dazu bedarf es vieler Tausend Jahre. Adipositas hingegen ist in den letzten 30 Jahren zu einer Seuche geworden. Das menschliche Verhalten ist das Problem. Es ist eine Sache von Wirtschaft und Lebensstil.

Aber was ist mit den Menschen, die mit ihren eigenen Erbanlagen zu kämpfen haben?

Unsere Gene prägen sich durch eine Kombination von Genetik und Umgebung oder persönlicher Geschichte aus. Es ist offensichtlich, dass sich in der letzten Zeit unsere Umgebung und unser Lebensstil gewandelt haben. Aus diesem Grunde liegt die größte Betonung dieses Buches auf der Änderung unserer Lebensweise.

13. Zu wenig Schlaf

Wie bereits in Kapitel 6 vermerkt, sollte die Bedeutung von genügend Schlaf nicht unterschätzt werden. Ein Vorteil von vielen, die uns 7–8 Stunden Schlaf pro Nacht bescheren, ist die Gewichtsabnahme. Zu wenig Schlaf hingegen ist ein Risikofaktor für Adipositas[728]. Ich hatte adipöse Patienten mit Schlafstörungen (wie Schlafapnoe), die an Atemgeräte angeschlossen wurden, um besser schlafen zu können, und schon verloren

Sie an Gewicht. Ich kann schwören, dass sie sonst nichts in ihrem Leben verändert hatten. Sie begannen in dem Moment, abzunehmen, als sich ihr Schlaf verbessert hatte.

Diese Liste der 13 Risikofaktoren für Adipositas ist nicht vollständig. Es gibt noch mehr. Aber sie deckt die Hauptfaktoren ab - diejenigen, die für nahezu das gesamte gestörte Gleichgewicht zwischen der über die Nahrung aufgenommenen und der verbrannten Energie verantwortlich sind.

Am wichtigsten ist jedoch, dass diese Liste Ihnen eine klare Vorstellung davon gibt, warum praktisch alle anderen Diäten zur Gewichtsreduzierung auf lange Sicht keinen Erfolg bringen. Sie konzentrieren sich nur auf ein einziges Problem, entweder „kalorienarm" oder „fettarm", lassen dabei aber die restlichen Lebensgewohnheiten außer Acht.

Analog zu einer Spielstrategie: angenommen, Sie sind der Besitzer eines wirklich schlechten Fußballteams. Sie versuchen, einen neuen Trainer zu engagieren, damit der das Steuer herumreißen kann. Ein Bewerber für den Job sagt, dass er aus Ihrem Team eine Gewinnermannschaft machen kann, wenn er die Technik des Torhüters grundlegend

ABBILDUNG 11.4

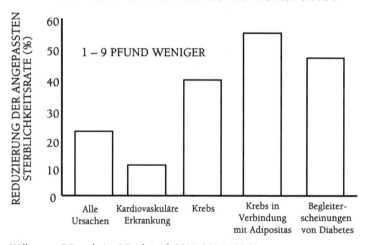

Reduzierung der Sterblichkeitsrate aufgrund verschiedener Ursachen bei Gewichtsverlust

Quelle: Williamson DF, et al. Am J Epidemiol. 1995; 141: 1128-1141

verbessert. Der Kerl ist ein großartiger Trainer für Torhüter. Jeder sagt das. Werden Sie ihn einstellen? Nein, das werden Sie nicht. Sie können das Steuer nicht herumreißen, indem Sie auf Ihrer Seite nur eine Position im Spiel verbessern. Sie schicken elf Spieler auf das Spielfeld. Sie brauchen in jeder Position die besten Spieler. Sie alle müssen fit sein. Die notwendigen Fertigkeiten variieren von einer Position zur anderen, deshalb brauchen Sie eine Strategie, die die Stärken Ihres Teams optimiert und die Schwächen kompensiert. Sie brauchen eine Strategie, die sich jedem neuen Gegner anpassen lässt.

Und nun die gute Nachricht. Es ist klar, dass dieses lange Kapitel ein ziemlich düsteres Bild gemalt hat. Aber schließlich sei gesagt, viele Folgen sind reversibel. Ich bin zuversichtlich, dass sich diese Epidemie umkehren lässt, wenn wir zu Änderungen bereit sind. Ich bin zuversichtlich, dass Sie Ihre Risikofaktoren in den Griff kriegen, wenn Sie zu Änderungen bereit sind.

Sie müssen nur Teil eines revolutionären Ansatzes werden, den Sie Schritt für Schritt übernehmen können.

Wir lassen die Luft aus dem Ballon

Es ist wahr, viele der nachteiligen Gesundheitsauswirkungen von Adipositas sind reversibel.

Eine Studie hat gezeigt, dass eine Gewichtsabnahme von 1–19 Pfund mit einer Reduzierung der allgemeinen Sterblichkeitsrate um 20 Prozent einherging[729] (siehe Abbildung 11.4).

Eine andere bemerkenswerte Studie assoziiert Fettabbau mit einer niedrigeren Todesrate[730].

Diabetiker, die ihr Gewicht um 20–29 Pfund (10–15 Prozent des Ausgangsgewichts) reduzierten, senkten damit ihr Risiko eines frühzeitigen Todes um 33 Prozent[731]. Ein nachhaltiger moderater Gewichtsverlust (10 Prozent) reduziert die Zahl der Jahre, die eine adipöse Person an Bluthochdruck, Typ-2-Diabetes oder erhöhtem Cholesterin leiden würde[732,733]. Eine Studie zeigte, dass die gleichen Änderungen der Lebensgewohnheiten, die Adipositas senken, auch das C-reaktive Protein reduzieren und die Insulinsensibilität verbessern[734]. Positive Veränderungen der Lebensweise reduzieren auch andere Entzündungsmarker[735]. Die Überlebenschancen unter Patienten mit Typ-2-Diabetes erhöhten sich um 3–4 Monate pro Kilo weniger[736]. Laut der *American Gastroenterological Association* kann eine bescheidene, kontrollierte Gewichtsreduzierung von 5 Prozent viele der medizinischen Zustände in Zusammenhang mit Adipositas verbessern[737]. Gewichtsabnahme senkt auch Hypertonie[738].

Das sind gute Neuigkeiten für jeden, der Übergewicht hat und vergeblich versucht hat, sein Fett loszuwerden. Es ist nicht zu spät, um etwas zur Verbesserung Ihrer Gesundheit zu unternehmen. Jeder Schritt ist ein Schritt in Richtung optimaler Gesundheit.

Und wenn Sie adipös sind, denken Sie bitte daran: Sie sind nicht über Nacht aufgegangen, und sie können nicht über Nacht Ihr überschüssiges Fett verlieren. Als Bevölkerung sind wir aufgrund der Veränderungen unserer Lebensumstände zunehmend adipös geworden. Änderungen im Lebensstil sind der einzig gesunde Weg, um Fett loszuwerden und es nicht mehr anzusetzen. Wir müssen viel verändern. Aber wir können es eins nach dem anderen angehen, und es wird uns gut tun. Der Umfang Ihres Körpers und Ihre Figur werden sich vielleicht nur langsam verändern, doch diese Änderungen werden von Dauer sein.

Dieses Buch skizziert für Sie, was sie tun müssen. Fangen Sie damit an und Sie werden forschen Schrittes den Weg zur optimalen Gesundheit beschreiten.

Genauso entscheidend ist es übrigens, die globale Epidemie Diabetes zu begreifen. Das ist ein weiteres Gebiet, auf dem Sie sich vor Modediäten hüten müssen und etwas unternehmen sollten, um verheerende chronische Erkrankungen zu vermeiden, und wissen müssen, wie Sie Ihre Lebensweise verändern müssen

Und damit wären wir beim nächsten Kapitel.

KAPITEL 12

Süß und tödlich – die weltweite Epidemie von Insulinresistenz und Typ-2-Diabetes

Jeder Job hat seine guten und schlechten Seiten, aber der Job eines Vorkosters an königlichen Höfen Anno dazumal war schon etwas ganz Besonderes. Die gute Seite war, dass man in der besten Gesellschaft dinierte und das Beste zu kosten kriegte, was Küche und Keller des Reichs hergaben – ganz abgesehen davon, dass man auch immer die erste Portion bekam. Die Kehrseite war, dass man bei einem Versuch, den Herrscher mit vergiftetem Fleisch, Gericht oder Honigwein zu töten, an seiner Statt den Löffel abgeben musste. Das war der Haken an der Dienstbeschreibung, zusammen mit einer fehlenden Altersvorsorge.

Für die meiste gefährliche Nahrung, die wir heute zu uns nehmen, braucht man keinen Vorkoster zu bemühen, weil sie nicht schnell genug wirkt, was für jeden, außer dem Vorkoster, bedauerlich ist. Aber eine schlechte Ernährung ist einer der wichtigsten Risikofaktoren für zwei eng zusammenhängende Krankheiten, die sich in der modernen Welt exponentiell ausbreiten. Diabetes und Insulinresistenz sind Krankheiten, bei denen der Blutzuckerspiegel erhöht ist. Das mag süß klingen, aber in Wirklichkeit stehen diese Störungen mit einem erhöhten Sterberisiko in Zusammenhang. Und die bittere Wahrheit ist, dass diese Erkrankungen auf der ganzen Welt rapide zunehmen.

Diabetes ist eine chronische Krankheit, die entweder durch einen vererbten oder erworbenen Mangel an körpereigenem Insulin hervorgerufen wird. Bei Typ-1-Diabetes kann der Körper kein Insulin produzieren. Bei Typ 2 kann der Körper nicht auf das produzierte Insulin reagieren[739].

Laut Weltgesundheitsorganisation ist in den letzten 20 Jahren eine weltweite Epidemie der Typ-2-Diabetes aufgetreten. Die humanen und finanziellen Kosten dieser Epidemie sind atemberaubend. Darum ist es sehr wichtig, dass jeder Mensch in jeder industrialisierten Nation das Grundprinzip dieser Krankheiten begreift.

Was hat diese Epidemie ausgelöst? Sie ist eine Sache unserer veränderten Lebensweise. Und natürlich bedeutet das, dass die Epidemie reversibel ist, genau wie die Adipositas-Epidemie. Tatsächlich sind diese beiden Phänomene eng miteinander verwandt.

Laut dem Datenblatt zur Prävention von nicht übertragbaren Krankheiten der WHO[740], leiden derzeit mindestens 180 Millionen Menschen weltweit an Diabetes; diese Zahl wird wahrscheinlich bis zum Jahr 2030 auf 360 Millionen ansteigen. Weltweit sind jedes Jahr 4 Millionen Todesfälle direkt den Folgeschäden von Diabetes zuzuschreiben. Die zehn führenden Länder bei Diabetes sind Indien, China, die USA, Indonesien, Russland, Japan, Bangladesch, Pakistan, Brasilien und Italien[741]. Laut der Weltgesundheitsorganisation lebt in Indien ca. ein Viertel aller Diabetiker der Welt[742].

Die Epidemie hat sich rasant ausgebreitet. 1985 hatten weltweit ca. 30 Millionen Menschen Diabetes. 2008 lag die geschätzte Zahl der Menschen mit Diabetes Typ 2 weltweit bei 180 Millionen, und diese Krankheit machte 90 Prozent aller Fälle von Diabetes auf dem Globus aus.

In den Industrienationen stirbt die Hälfte der Diabetiker an Herz-Kreislauf-Erkrankungen, aber Diabetes ist auch für andere Störungen verantwortlich. Sie schädigt die Blutgefäße im ganzen Körper, sowohl die großen Blutgefäße (makrovaskulärer Schaden) als auch die kleinen (mikrovaskulärer Schaden). Diabetische Neuropathien (Nervenschädigungen) sind wahrscheinlich die häufigste Komplikation, von der die Hälfte aller Diabetiker bis zu einem gewissen Grad betroffen ist. Die Neuropathien können zum Verlust der Sensorik führen, das autonome Nervensystem schädigen (welches Funktionen wie Atmung, Verdauung und Herzschlag kontrolliert) und sie sind die Hauptursache für Impotenz bei Männern mit Diabetes. Diabetische Retinopathie oder Schaden an der Retina des Auges ist eine der Hauptursachen für Erblindung. Diabetes führt auch häufig zu Nierenversagen und ist die häufigste Ursache für die nicht verletzungsbedingte Amputation der unteren Gliedmaßen.

Im östlichen Mittelmeerraum ist Diabetes die vierthäufigste Todesursache und sucht 17 Millionen von 220 Millionen Menschen dieser Region heim. Die Verbreitung von Diabetes reicht von 7 bis 25 Prozent unter der erwachsenen Bevölkerung.

Die Epidemie von Typ-2-Diabetes ist in den USA genauso schlimm wie im Rest der industrialisierten Welt, sie betrifft 6,3 Prozent der US-amerikanischen Bevölkerung oder rund 19 Millionen Menschen. Die Zahlen beruhen auf diagnostizierten Fällen. Es wird angenommen, dass 5 Millionen Amerikaner Diabetes haben, ohne es zu wissen. Diese Menschen sind dem erhöhten Risiko schwerer Folgeschäden ausgesetzt, einschließlich Erblindung, Amputationen und Tod, weil ihre Krankheit nicht behandelt wird. Laut der *American Diabetes Association* erhalten zudem 63 Prozent derjenigen, die wegen Diabetes behandelt werden, nicht die empfohlene Fürsorge[743]. Das *American College of Endocrinology* hat vor Kurzem eine Senkung des HbA1c-Werts empfohlen (ein Test zur Überwachung der langfristigen Kontrolle von Diabetes). Das bedeutet, dass die Mediziner glauben, dass sogar noch mehr Amerikaner eine Behandlung benötigen, sie aber nicht bekommen.

Während Diabetes Typ 2 einst für eine Erkrankung bei Erwachsenen gehalten wurde, betrifft diese Epidemie nun auch zunehmend Kinder. Laut einer Studie[744] hat sich in den letzten 20 Jahren unter japanischen Schulkindern Diabetes vom Typ 2 verdreißigfacht. In den USA sind fast 20 Prozent aller neu diagnostizierten Diabetes Typ 2 Fälle Kinder zwischen 9 und 19 Jahren. Laut der *International Diabetes Federation*[745] wird einer von drei neugeborenen Amerikanern im Laufe seines Lebens infolge von Übergewicht und Adipositas Diabetes Typ 2 entwickeln.

Die finanziellen Kosten von Diabetes sind erschreckend. Die direkten und indirekten Kosten, die auf Diabetes zurückgehen, wurden im Jahr 2002 in den USA allein auf 132 Milliarden US-Dollar geschätzt, wobei Krankenhausaufenthalt und Behandlung von Folgeschäden einen ordentlichen Batzen ausmachten. Direkte medizinische Ausgaben beliefen sich auf 92 Milliarden US-Dollar, und indirekte Ausgaben – wie verlorengegangene Arbeitstage, Tage mit eingeschränkter Tätigkeit und

Arbeitsunfähigkeit – auf insgesamt 40 Milliarden US-Dollar. Pro Kopf belaufen sich die Ausgaben für Personen mit Diabetes auf 13.243 US-Dollar, im Vergleich zu 2.500 US-Dollar bei Personen ohne die Krankheit, also mehr als das Fünffache[746].

Doch hier kommen die guten Nachrichten: **die weltweite Diabetes-Epidemie kann verlangsamt und sogar rückgängig gemacht werden.** Laut dem früher erwähnten Diabetes-Bericht der Weltgesundheitsorganisation „geben grundlegende Studien in weiten Bevölkerungsschichten in China, Kanada, den USA und mehreren europäischen Ländern Anlass zu der Überlegung, dass selbst eine bescheidene Gewichtsreduzierung und eine halbe Stunde täglicher Spaziergang das Auftreten von Diabetes bei übergewichtigen Probanden mit leicht verminderter Glukosetoleranz um mehr als die Hälfte verringert." Eine dieser Studien stammt aus dem *New England Journal of Medicine*[747]. Diese Studie wies 522 übergewichtige Personen mittleren Alters mit geschädigter Glukosetoleranz gezielt entweder einer Interventions- oder einer Kontrollgruppe zu. Jeder Proband in der Interventionsgruppe erhielt eine individuelle Beratung zur Gewichtsabnahme, der Reduzierung des Verzehrs von Fett allgemein und von gesättigten Fetten, der Steigerung der Ballaststoffzufuhr und vermehrter körperlicher Aktivität. Alle Teilnehmer wurden dann 3,2 Jahre lang beobachtet, und die Studie schloss mit dem Ergebnis, dass „während der Studie das Diabetes-Risiko bei der Interventionsgruppe um 58 Prozent gesenkt werden konnte. Die Verminderung eines Auftretens von Diabetes war direkt mit den Veränderungen im Lebensstil verbunden."

Dies ist ein weiteres Beispiel dafür, dass der beste Weg zur Verbesserung der eigenen Gesundheit, zu einer Gewichtsabnahme und einer Abnahme von Herzerkrankungen, Krebs und Diabetes nur durch eine Veränderungen der Lebensgewohnheiten erreicht werden kann und nicht allein durch Schnell-Lösungen, Schnickschnack, „Wundermittel" oder Diäten. Wir haben dieses immer gelehrt und werden das auch weiterhin tun. Modediäten und einseitige Programme zur Gewichtsabnahme funktionieren auf Dauer nicht, sondern erhöhen vielmehr das Risiko für chronische Krankheiten.

„Die optimale Gesundheit – ein revolutionärer Ansatz" ist keine Modemasche und keine Schnell-Lösung. Ich möchte Sie vielmehr vor Modediäten und Schnell-Lösungen bewahren.

Diabetes Typ 2 bereits im Keim zu ersticken, ist die einzige Möglichkeit, diese Epidemie aufzuhalten. Im Allgemeinen besteht bereits zu einem gewissen Grad eine Insulinresistenz, bevor sich Diabetes Typ 2 entwickelt – und das ist der beste Zeitpunkt, das Fortschreiten der Krankheit umzukehren.

Insulin ist wie ein Schlüssel, der die Tür zu einer Zelle öffnet, damit Glukose (Zucker) hineingelangen kann. Wir dachten lange Zeit, dass das einzige Problem bei Diabetes Typ 2 die Bauchspeicheldrüse des Patienten sei, die nicht genug Insulin produziert. Jetzt wissen wir, dass im Frühstadium der Erkrankung nicht die Produktion des Insulin-„Schlüssels" das Problem ist, sondern eher der „Schloss"-Rezeptor in der Zellwand. Diese Rezeptoren werden gegen Insulin resistent. So kann nicht genügend Glukose in die Zellen eindringen, und der Körper reagiert mit einem Befehl an die Bauchspeicheldrüse, mehr Insulin zu produzieren. Und wenn man zu viel Insulin im Blut hat, ist das einfach nicht gut.

Wie bereits zuvor erwähnt, gibt es viele Gründe, warum in den letzten Jahrzehnten die Insulinresistenz so rapide zugenommen hat, und alle haben mit der Veränderung unserer Lebensgewohnheiten zu tun.

Als nächstes werde ich Ihnen erklären, was Sie selbst als Beitrag leisten können, um für sich selbst und Ihre Familie das Risiko von Diabetes Typ 2 zu verringern. Ich möchte, dass Sie ein wenig die Wissenschaft begreifen, einschließlich des Unterschiedes zwischen Typ 1- und Typ-2-Diabetes. Ich werde es einfach machen. Aber ich bin der Auffassung, dass es für Sie überlebenswichtig ist, zu verstehen, warum Sie Ihr Leben ändern müssen, um die Wahrscheinlichkeit einer Diabetes-Erkrankung zu verringern.

Diabetes Typ 1

Typ 1 wird auch Jugenddiabetes genannt. Er nimmt nicht weiter zu, weil er offenbar meist angeboren ist. Typ-1-Diabetes ist ein Leiden, bei dem die Bauchspeicheldrüse teilweise oder ganz die Fähigkeit eingebüßt hat, Insulin zu produzieren. Die übliche Ursache des Diabetes Typ 1 ist ein Angriff des Immunsystems auf die Bauchspeicheldrüse mit Antikörpern. Er bricht meist aus, wenn der Patient noch jung ist – daher der Ausdruck Jugenddiabetes – kann aber auch durch ein Trauma der Bauchspeicheldrüse hervorgerufen werden. Die Häufigkeit von Diabetes Typ 1 ist gleichbleibend und momentan macht sie 5–10 Prozent aller Diabetes-Fälle aus.

Wie bereits erwähnt, hat Insulin die Aufgabe, Zucker in die Körperzellen zu befördern, nachdem dieser verdaut und ins Blut absorbiert wurde. Wann immer wir eine Mahlzeit zu uns nehmen, setzt die Bauchspeicheldrüse Insulin frei, das in die Blutbahn fließt, damit die Zellen den Zucker als Energie verbrauchen können. Wenn dies nicht geschieht, kann das Ungleichgewicht im Elektrolythaushalt zu Koma oder Tod führen.

Anzeichen für einen erhöhten Blutzuckerspiegel sind vermehrter Durst und Harnlassen, da der Körper versucht, den überschüssigen Zucker über die Nieren auszuscheiden. Da diese Symptome von Diabetes Typ 1 so dramatisch sind und leicht diagnostiziert werden können, werden die Leute nicht routinemäßig auf diese Krankheit getestet. Die häufigste Behandlung ist eine lebenslange Verabreichung von Insulininjektionen. Derzeit werden neuere Methoden zur Verabreichung von Insulin studiert und umgesetzt.

Diabetes Typ 2

Diabetes Typ 2 ist eine von Typ 1 deutlich verschiedene Störung. Sie wird auch als Erwachsenen- oder Altersdiabetes bezeichnet. Diese Bezeichnung trifft leider nicht mehr zu, da wir mittlerweile traurigerweise auch bei Kindern vermehrt Diabetes Typ 2 diagnostizieren. Diese Krankheit war in erster Linie deswegen auf Erwachsene beschränkt, weil sie auf einen ungesunden Lebensstil zurückzuführen ist. Es ist darum wirklich alarmierend, dass diese Krankheit nun auch bei Kindern so häufig auftritt.

Man nahm lange an, dass Diabetes Typ 2 grundsätzlich eine verzögerte Form von Typ 1 darstellte. Deshalb wurde bei der Behandlung immer versucht, die Bauchspeicheldrüse zu einer vermehrten Insulinproduktion anzuregen. Nun wissen wir, dass die Sache viel komplizierter ist. Wie ich schon erklärte, erhöht Diabetes Typ 2 zunächst den Insulinspiegel, da die Zellen gegen Insulin resistent werden; später lässt die Insulinproduktion nach. Wir verdanken heute einen Großteil unseres neuen Verständnisses der Forschung von Gerald M. Reaven und seinen Kollegen[748].

Diabetes Typ 2 nimmt auf der ganzen Welt dramatisch zu und hängt mit unserem Lebensstil zusammen. Die frühen Symptome können wesentlich subtiler sein als bei Typ 1. Da es so viele Menschen gibt, die nicht wissen, dass sie an dieser Krankheit leiden (über 5 Millionen allein in den USA), ist eine Überprüfung bei einem Arzt unabdingbar.

Wie können Sie also wissen, ob Sie daran leiden? Laut der *American Diabetes Association* kann eine Diagnose der Diabetes Typ 2 nach folgenden Kriterien erfolgen:

1. Nüchtern-Plasmaglukose von 126 mg/dl oder höher
2. Anzeichen von Diabetes bei einer gelegentlichen Plasmaglukose von 200mg/dl oder höher
3. Plasmaglukose von 200 mg/dl während eines oralen Glukosetoleranztests

Wenn Ihr Arzt in der letzten Zeit keinen Test auf Diabetes durchgeführt hat (oder wenn Sie sich nicht sicher sind), machen Sie bitte schnell einen Termin. Es könnte sein, dass Sie bereits seit Langem Diabetes Typ 2 haben und dauerhafte Schäden davontragen, ohne es zu wissen.

Die *American Diabetes Association* empfiehlt allen Personen über 45, sich auf Diabetes testen zu lassen, vor allem denjenigen mit einem BMI über 25. Wenn der Blutzuckertest normal ist, sollte er alle drei Jahre wiederholt werden. Wenn Sie jedoch folgende Risikofaktoren aufweisen, sollten Sie häufiger und in einem früheren Alter regelmäßig untersucht werden:

1. Sie haben Übergewicht – BMI über 25.
2. Sie haben Verwandte ersten Grades mit Diabetes.
3. Sie gehören zu einer stark gefährdeten ethnischen Gruppe (Beispiele aus den USA sind Afrikaner, Hispano-Amerikaner, Indianer, Asiaten und Pazifikinsulaner.)
4. Sie haben ein Baby mit einem Gewicht von mehr als 9 Pfund geboren oder haben eine Vorgeschichte von Schwangerschaftsdiabetes.
5. Ihr HDL-Cholesterinwert liegt bei 35 mg/dl oder weniger, und der Triglyzeridwert liegt über 250.
6. Sie haben hohen Blutdruck.
7. Ein Test hat gezeigt, dass Sie eine verminderte Glukosetoleranz haben.

Wenn Sie derzeit Diabetes Typ 2 haben, folgen Sie bitte sorgfältig den Anweisungen Ihres Arztes. Aber belassen Sie es nicht dabei. Sogar wenn Sie bereits Typ-2-Diabetes haben, können die weiter unten in diesem Kapitel aufgeführten Empfehlungen dazu beitragen, die Menge Ihrer Medikamente zu reduzieren oder das Fortschreiten der Krankheit aufzuhalten. In seltenen Fällen konnten Personen, bei denen Diabetes Typ 2 diagnostiziert wurde, die Medikation komplett aufgeben, aber das sollte nur unter ärztlicher Aufsicht erfolgen. Ich hoffe zwar, dass dieses Buch einigen Menschen hilft, den Bedarf an Diabetes-Medikamenten zu verringern. Meine Absicht ist jedoch, wie schon versichert, mit Ihrem Arzt Hand in Hand zu arbeiten; was ich auf keinen Fall will, ist, dass Sie die Beziehung zu Ihrem Arzt abbrechen. Hören Sie auch nie mit der Medikation ohne den Rat und die Anleitung Ihres Arztes auf. Was ich hier zum Ausdruck bringen möchte, ist, dass es für eine Verbesserung Ihrer Gesundheit nie zu spät ist, selbst wenn bei Ihnen Diabetes Typ 2 festgestellt wurde.

Heute werden verschiedene Medikamente zur Behandlung von Diabetes Typ 2 eingesetzt. Metformin reduziert die Glukoseausschüttung durch die Leber. Thiazolidinedione (TZDs) oder Glitazone sind Insulinsensitizer, die die Aufnahme von Glukose in Fett- und Muskelzellen verbessern. Auch Medikamente zur Stimulierung der Bauchspeicheldrüse zur Produktion von mehr Insulin werden noch eingesetzt, aber sie stellen nicht länger die Hauptbehandlung dar. Andere Medikationen sind verfügbar, aber mein Ziel ist es, Ihre Gesundheit wieder dahin zu bringen, dass Sie nicht unbedingt auf Medikamente gesetzt werden müssen, noch bevor Diabetes Typ 2 bei Ihnen festgestellt wird. Das ist nur möglich, wenn rechtzeitig ein metabolisches Syndrom oder eine Insulinresistenz festgestellt wurde und Sie ernsthaft beginnen, Ihr Leben zu ändern.

Metabolisches Syndrom oder Insulinresistenz

Es gibt ein Muster von Anzeichen und Symptomen, die bei den meisten Patienten auftreten, bevor Diabetes Typ 2 ausbricht. Dieser Symptomkomplex wurde zuerst in den 60er und 70er Jahren beschrieben und umfasst verschiedene kardiovaskuläre Risikofaktoren: Hypertonie, Diabetes, Lipidanomalien und Adipositas[749]. Reaven schlug vor, dass Insulinresistenz die Ursache dafür sein könnte. Er bezeichnete den Komplex als Syndrom X, aber heute ist die Bezeichnung „metabolisches Syndrom" geläufiger.

(Es gab einige Debatten zum Konzept des metabolischen Syndroms. Reaven ist der Ansicht, dass alle mit der Diagnose zusammenhängenden Eigenschaften einfach nur durch das normale Fortschreiten der Insulinresistenz hervorgerufen werden und nicht notwendigerweise ein separates Syndrom darstellen[750]. Die *American Diabetes Association* bevorzugt die Bezeichnung „kardiometabolisches Risiko" anstelle des Ausdrucks „metabolisches Syndrom", um die Verbindung zwischen Diabetes, Herzerkrankungen und Schlaganfall zu betonen[751]. Ich werde „metabolisches Syndrom" verwenden, da das weithin anerkannt und akzeptiert ist.)

Momentan werden sehr viele Forschungen durchgeführt, um die Ursache des metabolischen Syndroms zu ergründen. Einige Studien scheinen auf Insulinresistenz als Ursache hinzudeuten. Mindestens zwei Studien[752,753] vermuten allerdings, dass Insulinresistenz nicht die zugrunde liegende Ursache für alle kardiovaskulären Risikofaktoren sein kann, die das metabolische Syndrom ausmachen. Ich werde weiter unten in diesem Kapitel erklären, warum ich der Ansicht bin, dass das metabolische Syndrom neben der Insulinresistenz noch eine weitere Ursache hat. Tatsächlich ist dieser Faktor vielleicht sogar die Ursache der Insulinresistenz selbst. Und auf diese Ursache kommt es an. Wenn wir sie kennen, sagt uns das, wie wir leben müssen, um das Auftreten von Diabetes Typ 2 und anderen chronischen Erkrankungen zu verringern.

Obendrein stehen metabolisches Syndrom und Insulinresistenz in Zusammenhang mit sehr ernsten Folgen für die Gesundheit, selbst wenn sich niemals ein Typ-2-Diabetes entwickelt. Sie erhöhen das Risiko für Herzerkrankungen beträchtlich. Und sie sind mit einem erhöhten Krebsrisiko für Prostata[754,755], Leber[756], Uterus[757], Dickdarm[758], Brust[759], Bauchspeicheldrüse[760] und anderen Folgeerscheinungen für die Gesundheit assoziiert. Nicht zufällig nehmen einige dieser Krebsarten parallel zur Epidemie der Insulinresistenz zu.

Was bedeutet das alles für Sie?

Sie müssen wissen, ob Sie nicht vielleicht schon am metabolischen Syndrom leiden. Wenn ja, dann müssen Sie Ihren Lebensstil sehr energisch ändern. Um das Voranschreiten des metabolischen Syndroms zu verzögern oder rückgängig zu machen, reicht es nicht aus, wenn Sie nur einen oder zwei Faktoren ändern. Wenn Sie jemanden gut kennen, der Diabetes Typ 2 hat, werden Sie wissen, dass man diese Krankheit nicht auf die leichte Schulter nehmen kann. Und wenn Sie große Schwierigkeiten haben, an Gewicht zu verlieren, kann dies vielleicht auf das Konto des metabolischen Syndroms gehen. Das heißt, das Unvermögen abzunehmen hat möglicherweise etwas mit gesundheitlichen Störungen zu tun, von denen Sie noch nicht wissen.

Das ist einer der Gründe, warum ich der Beschreibung von Insulinresistenz und metabolischem Syndrom so viel Zeit widme. Wenn wir an Gewicht verlieren und, was noch wichtiger ist, die optimale Gesundheit erreichen wollen, müssen wir dieses Problem anpacken.

WAS NICHT IN IHRER DIÄT STEHT

Die meisten käuflichen Diätprogramme haben sich nicht mit dem metabolischen Syndrom befasst oder gingen dieses Problem falsch an. Einige sprechen Empfehlungen aus, die das metabolische Syndrom sogar noch verschlimmern, was wiederum das Abnehmen noch schwieriger macht. Man kann leicht erkennen, warum diese Programme im Allgemeinen zum Scheitern verurteilt sind und warum so viele Menschen frustriert sind – vor allem, wenn diese Diätpläne von Wissenschaftlern geschrieben, gefördert oder beworben werden. Ich selbst verfüge über 20 Jahre einmalige, globale praktische Erfahrung in der Präventivmedizin, und die wachsende wissenschaftliche Literatur und Forschung aus der ich viel zitiert habe, verleiht meiner Ansicht zusätzlich Gewicht.

Sicherlich werden neue Studien neue Einsichten liefern, aber es ist bereits jetzt genug bekannt, um Ihnen den richtigen Weg zu weisen, im Vertrauen darauf, dass sich in Zukunft daran nicht viel ändern wird.

Die Diagnose des metabolischen Syndroms

Es gibt vier bekannte Methoden für die Diagnose des metabolischen Syndroms.

1. Die wahrscheinlich geläufigsten Kriterien für die Diagnose kommen vom *National Cholesterol Education Program's Adult Treatment Panel* (NCEP ATP-III)[761]. Demnach kann ein metabolisches Syndrom diagnostiziert werden, wenn drei oder mehr der folgenden Risikofaktoren vorhanden sind:

- Abdominale Adipositas, die durch den Taillenumfang definiert wird
- Männer > 102 cm
- Frauen > 88 cm
- Triglyceride 150 mg/dl oder höher
- HDL-Cholesterin
- Männer < 40 mg/dl
- Frauen < 50 mg/dl
- Blutdruck von 130/85 mm Hg oder höher oder in Behandlung gegen Bluthochdruck
- Nüchternglukose von 110–125 mg/dl

2. Eine anderes Verfahren zu Diagnostizierung des metabolischen Syndroms kommt von der Weltgesundheitsorganisation[762]. Diese definiert das metabolische Syndrom als Insulinresistenz oder eingeschränkte Glukosetoleranz zusammen mit mindestens zwei der nachfolgend gelisteten Komponenten:

- Hypertonie , definiert als > 140/90 mm Hg, oder wenn der Patient aktuell Blutdruck senkende Mittel nimmt
- Dyslipidemie, definiert als Plasmatriglyceride von > 150 mg/dl, oder niedriges HDL-Cholesterin (< 35 mg/dl bei Männern, < 40 mg/dl bei Frauen)
- Stammfettsucht oder allgemeine Adipositas
- Taillen-Hüft-Verhältnis > 0,9 bei Männern, > 0,85 bei Frauen und/oder BMI > 30

- Mikroalbuminurie – oder Albuminausscheidungsrate im Urin von > 20 µg/min oder ein Albumin-Kreatinin-Verhältnis > 30 mg/g

Diese Definition ist auch für kardiovaskuläre Erkrankungen genau und prädiktiv, aber klinisch lässt sich damit schwieriger arbeiten, weil ein Glukosetoleranztest und Mikroalbuminurietest erforderlich sind.

3. Die *American Heart Association* und das *National Heart, Lung, and Blood Institute*[763] gehen von einem metabolischen Syndrom aus, wenn der Patient drei der folgenden Kriterien erfüllt:

- Taillenumfang > 102 cm bei Männern oder > 88 cm bei Frauen (Bei Amerikanern asiatischer Abstammung sind wahrscheinlich Abstriche zu machen, d. h. 90 cm bei Männern und 80 cm bei Frauen)
- Triglyceride > 150 mg/dl oder in Behandlung gegen Hypertriglyceridämie
- HDL-C < als 40 mg/dl bei Männer oder < 50 mg/dl bei Frauen oder in Behandlung gegen niedriges HDL
- Blutdruck > 135/85 mm Hg oder in Behandlung gegen Hypertonie
- Nüchternglukose > 100 mg/dl oder in Behandlung gegen erhöhte Glukose

4. Die vierte Gruppe an Kriterien stammt von der *International Diabetes Foundation*[764]. Die Diagnose für das metabolische Syndrom gilt, wenn der Patient Stammfettsucht und zwei andere Kriterien aufweist:

- Ethnisch spezifisch erhöhter Taillenumfang:
  Europide – Männer > 94 cm, Frauen > 80 cm
  Südasiaten – Männer > 90 cm, Frauen > 80 cm
  Chinesen – Männer > 90 cm, Frauen > 80 cm
  Japaner – Männer > 85 cm, Frauen > 80 cm
  Süd- und Mittelamerikaner – Männer > 90 cm, Frauen > 80 cm
  Schwarzafrikaner – Männer > 94 cm, Frauen > 80 cm
  Östliches Mittelmeer und Mittlerer Osten (Araber) – Männer > 94 cm, Frauen > 80 cm
- Triglyceride > 150 mg/dl oder in Behandlung gegen Hypertriglyceridämie

- HDL-C < 40 mg/dl für Männer und < 50 mg/dl für Frauen oder in Behandlung deswegen
- Blutdruck > 135/85 mm Hg oder in Behandlung gegen Hypertonie
- Nüchternglukose von > 100 mg/dl oder Diagnose von Diabetes

Einige Forscher schließen mittlerweile Entzündungen als Teil der Definition des metabolischen Syndroms mit ein[765].

Es ist wichtig, dass Sie sich bald untersuchen lassen, egal, welche Methode Ihr Arzt zur Diagnose des metabolischen Syndroms anwendet.

Sie müssen auch wissen, ob Sie insulinresistent sind. Es gibt viele Methoden, Insulinsensitivität festzustellen. Die Methode der sogenannten hyperinsulinämische Klemme wird als der Goldstandard betrachtet, aber bedauerlicherweise erfordert sie eine protahierte Insulininfusion und wiederholte Blutproben. Wir haben ein Verfahren zur Messung der Insulinsensitivität entwickelt, die den Tests nach dem Homeostasis Model Assessment (HOMA) und dem Quantitative Insulin Sensitivity Check Index (QUICKI) ähnelt. Diese Tests verwenden *eine einzige Messung* von Nüchterninsulin und Glukose. Eine einfache Messung eines Nüchterninsulinwerts über 5 weist darauf hin, dass das Syndrom im Anfangsstadium ist. Wir haben dieses Verfahren in den letzten zehn Jahren angewandt und persönlich über 15.000 Personen therapiert, wobei wir festgestellt haben, dass diese Methode sehr verlässlich ist und gute Vorhersagen für Typ-2-Diabetes liefert.

Diese Tests haben in Studien bewiesen, dass sie sehr gut mit den Goldstandardmessungen korrelieren[766] und für die Definition des metabolischen Syndroms und die Vorhersage der Entwicklung von Herz-Kreislauf-Erkrankungen und Diabetes Typ 2 hilfreich sind[767,768]. Dank dieser Methode und dem persönlichen Kontakt zu den Patienten in unserem Programm haben wir besondere Einsichten in das metabolische Syndrom und die Lebensgewohnheiten, die dazu beitragen, gewonnen. Den meisten Forschern fehlt diese Einsicht, weil sie das metabolische Syndrom nicht aus einer personenbezogenen Perspektive betrachten.

Unser Institut verwendet außerdem noch eine weitere Methode zur Diagnostizierung der Insulinresistenz. Hierbei wird der in Kapitel 9 beschriebene spezielle Cholesterintest eingesetzt. Indem wir auf eine Kombination aus hohen Triglyceriden, niedrigem HDL2 und kleinen, dichten LDL Cholesterinpartikeln achten, können wir oftmals eine Insulinresistenz früher entdecken als durch Tests auf Nüchterninsulin und erhöhte Glukosewerte. Reavens Arbeitsgruppe an der Stanford Universität hat die Genauigkeit dieser Verfahren bestätigt[769].

Die Dritte Erhebung der Nationalen Gesundheits- und Ernährungsuntersuchung (NHANES, *National Health and Nutrition Examination Survey*) ergab, dass 24 Prozent der Erwachsenen im Alter über 20 Jahre am metabolischen Syndrom leiden, dass aber die altersspezifische Rate rapide zunimmt. Bei den 50-Jährigen waren mehr als 30 Prozent betroffen, und bei Personen über 60 über 40 Prozent[770]. Diese Zahlen treffen auf Amerikaner zu, aber ähnliche Zahlen gelten für fast jedes Industrieland auf der Welt oder werden bald zutreffen, wenn wir nicht rasch einschneidende Änderungen in unserem Lebenswandel vornehmen.

Die Ursache der Insulinresistenz und des metabolischen Syndroms

Der gängigen Meinung nach ist ein erhöhter Insulinspiegel die Ursache des metabolischen Syndroms, doch meine Lektüre und Erfahrung deuten auf einen anderen oder zumindest zusätzlichen Faktor hin.

Manchmal ist es selbst für die besten Wissenschaftler schwierig, zwischen Ursache und Wirkung von Krankheiten und Gesundheitsproblemen zu unterscheiden. Aus diesem Grund verwenden so viele Studien den Begriff „assoziiert", wenn zwei Faktoren miteinander verbunden zu sein scheinen. Es ist nicht immer klar, welcher davon die Ursache ist oder ob sie vielleicht eine gemeinsame Ursache haben. Aber im Hinblick auf das metabolische Syndrom ist es wichtig, die Ursache-Wirkung-Beziehungen zu verstehen. Nur wenn wir die Ursache kennen, können wir unsere Lebensgewohnheiten so verändern, dass wir die Aussichten vermindern, es samt aller seiner Nebenerscheinungen zu kriegen.

Und – Überraschung! Hier ist die Liste der Faktoren, die die Insulinresistenz erhöhen. Wie Captain Renault sagen würde: „Verhaften Sie die üblichen Verdächtigen!"

- Nahrung reich an gesättigten Fetten, dunklem Fleisch und Trans-Fetten[771,772,773]
- Mangel an Bewegung[774]

- Bauchfett[775]
- Rauchen[776]
- Zu wenig Obst- und Gemüse[777]
- Erhöhtes C-reaktives Protein[778,779,780,781,782,783]
- Softdrinks (sogar Diätlimonade)[784]

Offensichtlich beeinträchtigen alle diese Faktoren die Funktion der Insulinrezeptoren, wodurch der Insulinspiegel im Blut bis zu einem gewissen Grad erhöht wird. Erhöhtes Insulin im Blut kann dann auch viele andere Gesundheitsprobleme in Verbindung mit dem metabolischen Syndrom verursachen. Die allem zugrunde liegende Komponente, die mit allen diesen Risikofaktoren übereinstimmt, ist die Entzündung, wie sie durch bestimmte Blutmarker wie C-reaktives Protein, Tumor-Nekrose-Faktor Alpha und Interleukin-6 nachgewiesen wird. Tatsächlich scheinen diese Marker die Mediatoren zu sein, die zu Gesundheitsproblemen wie Atherosklerose führen[785].

In den Kapiteln 2 und 3 sind noch viel mehr Informationen zu den Eigenschaften und Folgen von Entzündungen zu finden, also blättern Sie zurück und lesen Sie noch einmal nach, wenn Sie Lust haben. Hier noch ein paar Schritte zu Reduzierung von Entzündungen, zusammen mit der Insulinresistenz, die sie verursachen.

DR. DUKES STRATEGIE

Wie Insulinresistenz reduziert werden kann

Hier finden Sie eine lange Liste dessen, was Sie selbst tun können, um zur Reduzierung der Insulinresistenz beizutragen. Sie verstehen vielleicht nicht, warum einige dieser Veränderungen des Lebensstils funktionieren. Lesen Sie noch einmal durch, was wir in den vorherigen Kapiteln diskutiert haben. Ich möchte diese Änderungen jetzt auflisten, damit Sie gleich loslegen können. Die meisten Schritte sind einfach, und einige sind sogar angenehm, wie der Verzehr von Lachs und Vollkornprodukten. Wenn Sie dieses Buch zu Ende gelesen haben und besser verstehen, warum das alles funktioniert, können Sie jederzeit wieder auf diese Seiten zurückgreifen.

Hier sind 22 Wege zur Reduzierung der Insulinresistenz aufgrund von Änderungen der Lebensgewohnheiten:

1. Reduzieren Sie gesättigte Fette, Trans-Fette und Omega-6 Fette in Ihrer Ernährung[786,787]. Die Hauptquellen dieser Fette sind rotes dunkles Fleisch[788,789], Palmöl, Kokosöl, fettreiche Milchprodukte sowie billige Öle wie Maisöl oder andere teilgehärtete Öle.

2. Reduzieren Sie Hoch-Fruktose-Maissirup[790]. Sportdrinks und verarbeitete Lebensmittel enthalten eine Riesenmenge davon[791,792]. Lesen Sie bitte die Etiketten!

3. Essen Sie weniger Nahrungsmittel mit hohem glykämischem Index wie Einfachzucker[793] (siehe Anhang C).

4. Bewegen Sie sich – holen Sie sich die Erlaubnis Ihres Arztes und los geht's[794,795].

5. Wenn Sie adipös sind, nehmen Sie ab[796,797]. Fettzellen produzieren Substanzen, die die Insulinresistenz erhöhen. Das trifft besonders auf Abdominal- (Viszeral- oder Bauch-)Fett zu. Wenn die Zahl der Fettzellen abnimmt, geht auch die Produktion der schädlichen Substanzen zurück.

6. Hören Sie *jetzt* auf zu rauchen. Wenn Sie das nicht können, dann rauchen Sie so wenig wie möglich[798]. Chemikalien im Rauch erhöhen die Insulinresistenz.

7. Nehmen Sie mehr Omega-3-Fette entweder durch die Nahrung oder Ergänzungspräparate zu sich[799,800]. Quellen sind z. B. Lachs, Leinsamen- und Leinöl, Walnüsse, Olivenöl und Rapsöl.

8. Achten Sie auf genügend Chrom[801]. Dieses lebenswichtige Mineral stabilisiert den Glukosestoffwechsel.

9. Essen Sie mehr Vollkornprodukte[802]. Einige Diätärzte wollen, dass Sie den Konsum von Vollkorn zurückschrauben, weil es viele Kohlenhydrate enthält. Allerdings handelt es sich dabei um *komplexe* Kohlenhydrate – deren Konsum wird mit *abnehmender* Insulinresistenz assoziiert.

10. Senken Sie Ihr C-reaktives Protein[803]. (Wie steht in Kapitel 2 und 3.)

11. Essen Sie mehr Ballaststoffe[804,805]. Einer der Vorteile von Ballaststoffen ist die Stabilisierung des Glukosestoffwechsels. Und die meisten sind in Obst und Gemüse enthalten. Lecker!

12. Essen Sie mehr einfach ungesättigte Fette[806]. Das bedeutet Olivenöl, *paisan*.

13. Werden Sie Vegetarier[807]. Im Allgemeinen haben Vegetarier eine niedrigere Insulinresistenz. Eine vegetarische Ernährung hat vie-

le der in dieser Liste vorgeschlagenen Eigenschaften. Selbst wenn Sie nicht auf Fleisch verzichten können, essen Sie bitte mindestens 5–7 Portionen Obst und Gemüse am Tag.

14. Nehmen Sie genügend Kalzium zu sich[808]. Das stabilisiert auch den Glukosestoffwechsel. Essen Sie es oder nehmen Sie Ergänzungspräparate (siehe Nr. 20 in der Liste).

15. Kaufen Sie fettarme biologisch-kontrollierte Milchprodukte[809,810]. Hier geht der Nutzen auf ein Protein im Milchprodukt oder auf Kalzium zurück. (Sie werden vielleicht überrascht sein, dass ich Milchprodukte empfehle, obwohl ein Protein in Milchprodukten Krebs begünstigen soll. Und tatsächlich zeigt eine sorgfältige Überprüfung der wissenschaftlichen Literatur, dass es bei Milchkonsum möglicherweise ein leicht erhöhtes Risiko für Prostatakrebs oder dessen Wiederauftreten geben kann[811,812]. Einige Forscher sind der Meinung, dass das Risiko nicht groß ist[813], und viele andere Studien legen nahe, dass Milchprodukte Schutz vor Dickdarm-[814], Brustkrebs[815] und möglichen anderen Krebsarten bieten[816]. Höchstwahrscheinlich sind die ungesunden Komponenten in der Milch, in Verbindung zu Prostatakrebs, das Fett und die Hormone, die den Kühen verabreicht werden. Aus diesem Grund empfehle ich fettarme Milch von ökologisch gefütterten Kühen.)

16. Achten Sie auf ausreichend Magnesium[817,818]

17. Trinken Sie Kaffee[819]. Es gibt viele Studien zu Kaffeekonsum und Insulinresistenz. Zwar verweisen einige davon darauf, dass die reduzierte Insulinresistenz hauptsächlich dem Koffein zuzuschreiben ist, andere haben aber auch Vorteile durch entkoffeinierten Kaffee gefunden. Der Genuss von normalem Kaffee hatte zudem mehr positive Auswirkungen, als der von Koffein allein[820]. Offensichtlich sind die sekundären Pflanzenstoffe im Kaffee zumindest teilweise mit verantwortlich für die Senkung der Insulinresistenz. Bei Studien mit schwarzem Tee (der ebenfalls Koffein enthält) zeigte sich normalerweise keine gesenkte Insulinresistenz, was interessant ist. Ein oder zwei Tassen Kaffee am Tag sollen für diesen Vorzug bereits ausreichen.

18. Erhöhen Sie den Proteinanteil in Ihrer Ernährung auf 27 Prozent, aber vermeiden Sie Proteinquellen, die reich an gesättigten Fetten oder Trans-Fetten sind[821].

19. Fügen Sie Ihren Frühstücksflocken oder anderen Speisen gemahlenen Zimt zu – einen halben bis einen vollen Teelöffel – nachdem Sie mit Ihrem Arzt gesprochen haben. In einer Studie[822] haben 1–6 g innerhalb von 40 Tagen die Nüchtern-Blutglukose um 18–29 Prozent, Triglyceride um 23–30 Prozent, LDL Cholesterin um 7–27 Prozent, und das Gesamtcholesterin um 12 –26 Prozent gesenkt.

20. Nehmen Sie ausreichend Vitamin D zu sich. Menschen mit einem höheren Vitamin-D-Wert im Blut laufen am wenigstens Gefahr, Diabetes Typ 2 zu bekommen[823]. Vitamin-D-Ergänzungspräparate (> 800 IU täglich) sind mit einem verringerten Risiko für Diabetes Typ 2 assoziiert. Tatsächlich ist die kombinierte tägliche Einnahme von > 1200 mg Kalzium und > 800 IU Vitamin D mit einem um 33 Prozent niedrigeren Risiko für Diabetes Typ 2 assoziiert[824]. Vitamin D und Kalzium zusammen senken nachweislich die Insulinresistenz[825].

21. Schlafen Sie ausreichend, am besten 7–8 Stunden pro Nacht[826].

22. Vermeiden Sie Softdrinks[827,828].

Natürlich sollten Sie auf jeden Fall Ihren Arzt konsultieren, bevor Sie diese Schritte durchführen. Ich weiß, wie sich diese Veränderungen im Allgemeinen auswirken. Aber Ihr Arzt kennt Sie persönlich.

Wissen ist Ihre beste Verteidigung

Es ist ungeheuer wichtig, dass Ihr Arzt feststellt, ob Sie an Typ-2-Diabetes oder aber Insulinresistenz leiden oder nicht. Haben Sie eine dieser Störungen, arbeiten Sie bitte eng mit Ihrem Arzt zusammen und versuchen Sie, das Beste daraus zu machen. Beide Krankheiten sind fortschreitend, und noch bevor sich irgendwelche Symptome zeigen, könnten bereits beträchtliche Schäden entstanden sein.

Wenn Sie die obigen 22 Schritte beherzigen, kann das zur Reduzierung der Insulinresistenz beitragen und Ihnen vielleicht sogar helfen, auf Medikamente zu verzichten.

Denken Sie bitte auch daran, dass eine Senkung der Insulinresistenz für eine Gewichtsabnahme unerlässlich ist. Adipositas erhöht das Risiko der Insulinresistenz, und Insulinresistenz trägt zu Adipositas bei. Das ist ein Teufelskreis, der durchbrochen werden muss.

Das nächste Kapitel stellt noch einmal alles aus diesem Buch zusammen. Der Masterplan für die optimale Gesundheit – 25 Schritte, die Sie auf der Stelle in Angriff nehmen können. Wie jeder gute Plan ist er leicht verständlich und einfach zu handhaben. Sie werden sehen, wie einfach dieser revolutionäre Ansatz für eine optimale Gesundheit wirklich ist.

TEIL V:

25 einfache Schritte und Schlussfolgerungen

KAPITEL 13

25 einfache und machbare Schritte zur optimalen Gesundheit

Ich hoffe, dieses Buch war bis jetzt für Sie eine lehrreiche Erfahrung. Ich hoffe, ich habe alle Missverständnisse beseitigt und neue Einsichten geliefert, die Ihnen eine neue, weitere und klarere Sicht der Dinge ermöglichen. Sie werden sie brauchen, um eine optimale Gesundheit zu erreichen.

Wie bei jeder Schulung ist es nun an der Zeit, dass Sie das Gelernte auch umsetzen. An diesem Punkt sind wir jetzt angelangt. Oder anders ausgedrückt, unser revolutionärer Plan ist jetzt komplett – nun ist der Augenblick gekommen, sich dem revolutionären Ansatz anzuschließen und die chronischen Erkrankungen zu besiegen. Sind Sie bereit, dauerhaft daran teilzunehmen?

Mein Plan ist eine einfache, praktische Anleitung für eine optimale Gesundheit. Er ist nicht kompliziert. Sie müssen nicht bei jedem Schritt darüber nachdenken. Er ist auch kein Wunderheilmittel, das Ihnen Gesundheit durch eine einzige Tätigkeit, ein einziges Lebensmittel, Ergänzungspräparat, Medikament, neumodisches Gerät oder Produkt verspricht.

Setzen Sie diese 25 Schritte aktiv um, und Sie werden ein neues, gesünderes Leben führen – nicht durch ein einfältiges „Wunder", sondern indem Sie Ihren Körper so behandeln, wie er behandelt werden sollte. Sie werden sich besser fühlen. Und Sie werden Ihre Chancen beträchtlich erhöhen, chronische Erkrankungen zu vermeiden. Sie werden wahrscheinlich länger leben und das in einem besseren Gesundheitszustand.

Aber zuerst ein Wort an diejenigen, die gern die Abkürzung nehmen würden...

STOPP! NICHT WEITERLESEN!

Sollten Sie wirklich vorhaben, die ersten 12 Kapitel dieses Buches zu überspringen und direkt zu diesen aktiven Schritten überzugehen, dann bewundere ich Ihren Eifer. Aber ich möchte leidenschaftlich gern, dass Sie bei der Änderung Ihres Lebensstils zum Besseren Erfolg haben. Um dauerhafte, echte Änderungen unserer Lebensgewohnheiten zu erreichen, müssen wir fest davon überzeugt sein. Und diese Überzeugung ist das Ergebnis von lernen und Wissen. Hier, am Ende des Buches, zu beginnen, ist auch nicht besser, als sich Hals über Kopf in den nächsten Gesundheitstrend hineinzustürzen und ihn bald wieder aufzugeben. Fangen Sie vorne an, dann verfügen Sie über das Verständnis und das Wissen um die Details, die wir brauchen, um unseren revolutionären Plan weise, sicher, effektiv und für den Rest unseres Lebens durchführen zu können.

Diese 25 Schritte sind die Zusammenfassung all dessen, was Sie aus diesem Buch gelernt haben. Die Details, die Hinweise auf die Forschung und die dahintersteckenden Begründungen können hier nicht aufgenommen werden. Aus diesem Grund habe ich ein ganzes Buch geschrieben anstelle einer 30-minütigen Werbesendung. Darum, und weil ich Ihnen absolut nichts verkaufen will.

Sie würden die Gesundheit Ihrer Familie auch nicht in die Hände eines „Arztes" legen, der das Medizinstudium irgendwie übersprungen hat. Dieses Buch soll Ihnen dabei helfen, mehr Verantwortung für Ihre eigene Gesundheit zu übernehmen. Sie brauchen ein bisschen Training, damit Sie gut und sicher damit umgehen können.

Also bitte, *bitte* fangen Sie am Anfang des Buches an zu lesen. Ich werde Sie hier in ein paar Tagen wiedertreffen, und Sie werden drauf und dran sein, sich einem neuen, gesünderen Lebensstil zuzuwenden – mit der Zuversicht und der Motivation eines Menschen, der weiß, was er tut und warum.

Wie finde ich die Zeit für die Umsetzung dieser 25 Schritte?

Wenn Sie ein typischer Bürger des 21. Jahrhunderts sind, denken Sie sicher: „Fünfundzwanzig Schritte? Fünfund*zwanzig*? Wenn jeder von ihnen eine Minute in Anspruch nimmt, kann ich sie alle im Laufe einer Woche abarbeiten. Oder in einem Monat. Das kann dauern!"

Die meisten von uns sind von ihrem geschäftigen Lebensstil so überfordert, dass wir am liebsten unsere Gesundheit im Fluge verbessern, im Handumdrehen abnehmen, attraktiver werden, unsere Energie auffrischen und zudem die Risiken von Krebs und Herzerkrankungen reduzieren würden. Wir wollen ein Heilmittel in Form einer Pille, einer Flasche oder eines Tiegels. Wir wollen alles haben, aber wir wollen dafür keine Zeit aufwenden, weil wir einfach keine Zeit *haben*.

Also, Team, aufgepasst: für die große Mehrheit von Ihnen erfordert der Gewinn der optimalen Gesundheit nicht mehr Zeit, als Sie derzeit aufbringen können. Den größten Teil der Zeit hat das Lesen dieses Buches erfordert, und damit sind Sie fast fertig.

Sie werden ein paar Tage brauchen, um diesen ganzen Stoff mit Ihrem Ehepartner oder einer anderen Bezugsperson und der Familie zu diskutieren. Aber darüber hinaus werden Sie mühelos Schritt für Schritt zu einem gesünderen Lebensstil übergehen, und zwar in einem Tempo, das Sie durchhalten können. *Die meisten der neuen Verhaltensweisen ersetzen die alten,* sodass dafür keine Extrazeit nötig ist.

Ich würde vorschlagen, dass Sie das Tempo der Veränderungen in Ihrem Leben beschleunigen sollten, *falls* Sie viele der Risikofaktoren haben, die wir in diesem Buch bisher diskutiert haben. Wichtig ist jedoch, dass Sie sofort damit anfangen – tun Sie, was möglich ist, und zwar noch heute.

Der wahrscheinlich schwierigste Teil dieser Veränderungen hin zu einem optimal gesunden Lebensstil ist der des Denkens. Wir kleben an unseren alten Denkweisen. Deshalb ist ein revolutionärer Ansatz notwendig. Jeder sagt, dass Übergewicht ungesund sei, und es wird uns beigebracht, dass einzig und allein das Abnehmen uns gesünder macht. Dann lernen wir, dass der einzige Weg zur Gewichtsabnahme nur (1) über den genauen Prozentsatz an Proteinen, Fetten und Kohlenhydraten führt, den uns der Diätguru der Woche verkündet oder (2) über Leibesübungen bis zum Umfallen. Das war bisher das Paradigma der populären Gesundheits-„Wissenschaft" – Ihr ganzes Leben lang.

Aber wohin hat uns dieses Paradigma gebracht? Wir werden immer fetter, es gibt immer noch zu viele Herzerkrankungen, Diabetes und Krebs breiten sich rasch aus. Irgendetwas stimmt doch da nicht.

Ein paar ganz normale Leute haben allerdings den richtigen Weg zu einer optimalen Gesundheit gefunden. Ziemlich viele von ihnen sind bei uns am Institut anzutreffen – Menschen, die wir unterrichteten und von denen wir viel gelernt haben.

Also, fangen wir an. Die Wissenschaft, die hinter diesen Empfehlungen steckt, ist durch das ganze Buch dokumentiert. Es ist Zeit, dass wir uns auf den Weg machen.

Vorgehensweise

Diese 25 Schritte werden Sie zu einer optimalen Gesundheit führen. Ich bin mir sicher, dass Sie einige davon schon befolgen. Ich habe Leerraum eingefügt, damit Sie die abhaken können, die Sie bereits beherzigen und die anderen einfügen, die Sie noch ausführen müssen.

Diese Schritte sind nicht nach ihrer Wichtigkeit geordnet. Sie sind alle wichtig! Alle führen zur Reduzierung von Entzündungen! Die Reihenfolge, in der Sie Ihre Änderungen vornehmen sollten, hängt von Ihrer Familiengeschichte, Ihren aktuellen Gesundheitsproblemen oder Symptomen und so weiter ab – kurzum, Ihren größten Risikofaktoren. Viele von Ihnen werden sich dringend auf einige wenige dieser Schritte konzentrieren müssen. Andere wiederum tun besser daran, kleine stufenweise Änderungen in allen Schritten vorzunehmen. Wir reden hier über *Ihre* Gesundheitsrisiken und *Ihren* Lebensstil, nicht meinen.

Vor allem sollten Sie Ihren neuen Lebensstil in einem für Sie praktikablen Tempo verändern. Ich möchte nicht, dass Sie das aufgeben, nur weil Sie unrealistische Ziele nicht erreichen konnten. Jede Änderung in dieser Richtung ist gut. Ihr Ziel ist es, einfach nur Fortschritte zu machen. Jeder kleine Fortschritt ist ein Erfolg, auf den Sie stolz sein können, und jeder bringt eine Belohnung für Sie. Sie nähern sich der optimalen Gesundheit durch positive Lebensstiländerungen, mit denen Sie für den Rest Ihres Lebens zurechtkommen können.

Sie müssen keine Rekorde aufstellen. Sie sollten jede Veränderung erst einmal mehrere Wochen lang beibehalten, bevor Sie sich neuen

Veränderungen zuwenden. Diese Schritte müssen sich erst einmal setzen, damit sie in Ihrem täglichen Leben zur Gewohnheit werden.

25 Schritte zu optimaler Gesundheit

MUSS
GEÄNDERT   SCHON
WERDEN   ERFOLGT

————   ————   **1. Essen Sie mehr Obst und Gemüse.** Sie brauchen mindestens 7–9 Portionen pro Tag, am besten 9. Das ist viel einfacher als Sie denken. Portionen sind normalerweise eine halbe Tasse voll. Eine große Portion grüne Bohnen, Brokkoli oder Trauben zählen als zwei oder mehr Portionen. Jedoch sollten Sie nicht immer die gleichen Früchte und das gleiche Gemüse essen. Wechseln Sie zwischen verschiedenen Farben Ihrer Wahl. (Siehe Anhang B.4) Früchte und Gemüse sind entweder am besten roh oder gedämpft (frisch oder gefroren) zu verzehren. Die Vorzüge von Obst und Gemüse sind in Kapitel 9–12 beschrieben.

————   ————   **2. Geben Sie das Rauchen auf oder schränken Sie es ein.** Es ist natürlich am besten, wenn Sie ganz aufhören, aber jedes bisschen weniger ist für Ihre Gesundheit hilfreich. Vermeiden Sie auch Passivrauchen. Wenn Sie Hilfe brauchen, gehen Sie zu Ihrem Arzt. Wenn Sie nicht aufhören können, dann schützen Sie bitte Ihre Familie, indem Sie nicht in ihrer Nähe rauchen.

————   ————   **3. Essen Sie mehr Vollkornprodukte.** Sie enthalten Ballaststoffe, Mineralien, und viele andere gesunde Nährstoffe, wie bereits in diesem Buch beschrieben.

MUSS
GEÄNDERT   SCHON
WERDEN   ERFOLGT

_____   _____   **4. Lassen Sie sich bei Depressionen oder Stress helfen.** Suchen Sie einen Fachmann auf. Hilfe anzunehmen ist kein Zeichen von Schwäche, sondern zeigt Stärke und Hoffnung. Generell sollten Sie sich um eine positive Lebenseinstellung bemühen. (Siehe Kapitel 7, 9 und 10)

_____   _____   **5. Berechnen Sie Ihren BMI, das Taille-Hüft-Verhältnis und den Körperfettanteil.** Bei einem erhöhten Wert (siehe Kapitel 11) haben Sie ein Gesundheitsrisiko, dass Sie verringern müssen, indem Sie alle 25 Schritte befolgen. Um Adipositas zu reduzieren, müssen Sie alle Risiken für chronische Erkrankungen wie in diesem Buch beschrieben, verringern. Gewichtsabnahme ist keine Strategie, um eine optimale Gesundheit zu erreichen, sondern sie ist das Ergebnis davon.

_____   _____   **6. Berechnen Sie, wie viele Kalorien Sie brauchen.** Siehe Kapitel 11 und Anhang A.7 für Methoden des täglichen Kalorienbedarfs. Wenn Sie übergewichtig sind, adipös oder einen erhöhten Körperfettprozentsatz aufweisen, sollten Sie die Kalorienzufuhr um 300–500 Kalorien unter den in Kapitel 11 angegebenen Wert senken. Gehen Sie zur Ernährungsberatung. Wenn Sie das tun – und dem Rest der in diesem Buch dargebotenen Unterweisung folgen – werden Sie in der Lage sein, abzunehmen, während Sie das Risiko einer chronischen Erkrankung verringern.

_____   _____   **7. Lernen Sie, Ihre Kalorienzufuhr einzuschätzen.** Die meisten Leute haben erstmal keine Ahnung, wie viele Kalorien sie täglich zu sich nehmen. Doch wer wirklich erfolgreich abnehmen will, muss genau wissen, wie viele Kalorien er oder sie zu sich nimmt. Tatsächlich können Sie das so schnell und einfach erlernen, dass es Ihnen zur zweiten Natur wird. Sie brauchen dafür nur eine kleine Küchenwaage, Messbecher und eine Tabelle, die die Kalorien verschiedener Lebensmittel anzeigt (leicht im Internet zu finden). Dann verbringen Sie einen Tag in der Küche und spielen mit Lebensmitteln. Machen Sie das alle ein bis zwei Wochen, und schon bald können Sie die Kalorien in Ihren Mahlzeiten wie im Schlaf abschätzen. Sie müssen es nicht bis auf die letzte Kalorie genau nehmen. Auf ein paar Hundert mehr oder weniger am Tag kommt es nicht an.

Diese Informationen sind unbezahlbar. Es wird Sie umhauen, wenn Sie die Gemüseberge sehen, die Sie verdrücken können und dabei gerade mal 300 Kalorien zu sich nehmen. Hier ein Beispiel: eine Tasse roher gehackter Brokkoli hat schlappe 12 Kalorien. Das heißt 12,5 Tassen für 300 Kalorien. Das sind fast 3 Liter! Das verdeutlicht die Energie und Bedeutung von Pflanzen. Sie stecken voller Antioxidantien, die dazu beitragen, das Risiko chronischer Erkrankungen zu senken, und sie enthalten so viele Ballaststoffe und Portionen, dass Sie nach Herzenslust zugreifen können, ohne große Mengen an Kalorien zu sich zu nehmen.

MUSS
GEÄNDERT   SCHON
WERDEN   ERFOLGT

—————   —————   **8. Verwenden Sie Sonnenschutz.** Vorzugsweise LSF 30 oder höher. Vermeiden Sie übermäßige Sonneneinstrahlung und halten Sie sich von Sonnenbänken fern.

—————   —————   **9. Essen Sie Kohlenhydrate mit niedrigem glykämischem Index.** Dieser Faktor wurde in den Kapiteln 6 und 9–12 erklärt. In Anhang C steht, wo Sie den glykämischen Index vieler Lebensmittel finden können. Sie müssen nicht ausschließlich Kohlenhydrate mit dem niedrigsten glykämischen Index essen, aber Sie sollten im Allgemeinen niedrig gegenüber hoch bevorzugen. Verwenden Sie bitte die Tabellen, um Kohlenhydrate mit niedrigem glykämischen Index und Last zu finden, und lassen Sie die vollständigen Menüs mit niedrigem glykämischen Index oder Last links liegen (siehe Anhang C für weitere Erklärungen). Neben anderen Vorteilen werden Sie sich mit weniger Nahrung satt fühlen, und es wird länger dauern, bis Sie wieder Hunger haben.

—————   —————   **10. Nehmen Sie Nahrungsergänzungsmittel ein.** Zu weiteren Informationen siehe Kapitel 8. Sie sollten vorher jedoch Ihren Arzt konsultieren.

_____   _____   **11. Sagen Sie den Modetorheiten Ade.** Hören Sie auf, sich über Mengen und Verhältnisse von Fett, Proteinen und Kohlenhydraten den Kopf zu zerbrechen. Essen Sie einfach nur *gute* Fette, Kohlenhydrate und Proteine, wie in diesem Buch erläutert. Und rennen Sie nicht der nächsten Mode hinterher, die gerade auf den Markt kommt. Wenn „der letzte Schrei" nicht der hier dargelegten Wissenschaft entspricht, dann vergessen Sie's. Die hier zitierten Forschungsergebnisse halten jedem Test stand. Und denken Sie daran – neu muss nicht gleichbedeutend mit gut sein.

_____   _____   **12. Folgen Sie Ihrem persönlichen Wertvorstellungssystem.** Ganz gleich, wie Ihr persönliches Wertvorstellungssystem aussieht, folgen Sie ihm mit Inbrunst. (Siehe Kapitel 9)

_____   _____   **13. Vermeiden Sie Hoch-Fruktose-Maissirup.** Dieser Sirup ist in vielen Lebensmitteln enthalten, vor allem in gesüßten Getränken. Er ist so allgegenwärtig, das wir ihn nicht ganz umgehen können, aber wir können ihn stark reduzieren. Für den Anfang ersetzen Sie gesüßte Getränke durch grünen Tee, Wasser, Kaffee, fettarme organische Milchprodukte und Getränke mit dem Süßstoff Splenda®. (Letzteres ist weniger ideal, aber bringt uns nicht ganz so schnell um, wie Diabetes und Adipositas.) Siehe Kapitel 11 und Anhang B.1 und B.2 für weitere Informationen.

_____   _____   **14. Schlafen Sie genug.** Die meisten von uns brauchen 7–8 Stunden Schlaf jede Nacht. (Siehe Kapitel 6)

_____   _____   **15. Verwenden Sie nur Raps- und extra natives Olivenöl.** Ersetzen Sie alle anderen Öle, vor allem die teilgehärteten Fette, mit diesen beiden. Das reduziert Omega-6- und Trans-Fette drastisch. (Siehe Kapitel 1–4 und 9–12)

_____   _____   **16. Essen Sie so viele biologisch-kontrolliert angebaute Lebensmittel wie möglich.** Fleisch, Milchprodukte, Obst, Gemüse und Vollkorn (siehe Kapitel 3, 4 und 6).

_____   _____   **17. Trinken Sie weniger Alkohol, am besten gar keinen.** Alkohol verursacht mehr Gesundheitsprobleme, als er löst. Wenn Sie viel Alkohol trinken und nicht damit aufhören können, sollten Sie sich ernsthaft Sorgen machen.

_____   _____   **18. Nehmen Sie mehr Omega-3-Fette zu sich,** entweder durch Ihre Ernährung oder durch Nahrungsergänzungsmittel (nach Absprache mit Ihrem Arzt). (Siehe Kapitel 3, 4, 8 und 9)

_____   _____   **19. Setzen Sie sich nach Möglichkeiten keinen ansteckenden Krankheiten aus,** vor allem keinen durch Geschlechtsverkehr übertragenen Krankheiten wie Genitalwarzen, Hepatitis B, Hepatitis C, HIV und anderen. (Siehe Kapitel 3, 6 und 10)

MUSS
GEÄNDERT   SCHON
WERDEN   ERFOLGT

_____   _____   **20. Suchen Sie Ihren Arzt auf.** Sie sollten mindestens Folgendes untersuchen lassen: Cholesterinspiegel, Homocystein, Blutdruck, thyroidstimulierendes Hormon (TSH), Ferritin,* hs-C-reaktives Protein, PSA (bei Männern, um Prostatakrebs zu erkennen) Nüchtern-Glukose und Nüchtern-Insulin. Oder noch besser, folgen Sie den Empfehlungen in Anhang A.

_____   _____   **21. Reduzieren Sie den Verzehr von verarbeiteten Lebensmitteln, Fastfood und Snacks.** Diese sind voller Omega-6, Trans-Fetten, Chemikalien, Hoch-Fruktose-Maissirup und anderem scheußlichen Zeug. Es gibt einige Fastfood-Restaurants mit gesundem Essen, aber diese sind selten. Ersetzen Sie schlechte, verarbeitete Snacks durch Obst, Gemüse und ausgewogene Gesundheitsriegel.

_____   _____   **22. Mehr Bewegung.** Auf diese Weise verbrennen wir Kalorien und bauen Muskeln auf. Steigern Sie die Alltagsübungen wie in Kapitel 3, 4, 6 und 9–12 erklärt. Bevor Sie intensiv aktiv werden, sollten Sie Ihren Arzt konsultieren. Wenn Sie sich fragen, woher Sie die Zeit für Körperertüchtigung nehmen sollen, tauschen Sie doch Fernsehen gegen Bewegung ein.

---

*Eine Untersuchung auf Ferritin misst das Eisen im ganzen Körper. Ich selbst befürworte einen Wert zwischen 50 und 100. Wenn die Werte höher liegen, kann das überschüssige Eisen das Gewebe angreifen, in dem es durch Oxidation eingelagert ist. (Wenn Sie das überschüssige Eisen abbauen wollen, gehen Sie zum Blutspenden und lassen danach das Ferritin erneut überprüfen.) Wenn Ihr Ferritin zu niedrig ist – unter 20 – sprechen Sie mit Ihrem Arzt über einen möglichen Blutverlust und eine Zufuhr von Eisen über einen kurzen Zeitraum.

MUSS
GEÄNDERT   SCHON
WERDEN   ERFOLGT

——————   ——————   **23. Reduzieren Sie die Belastung mit Chemika-lien.** Erläuterungen dazu finden Sie in den Ka-piteln 3, 4, 6, 10 und 11 und in den Anhängen B.1 und B.2. Außerdem sollten Sie chemische Belastungen in Nahrungsmitteln vermeiden und die Anschaffung eines Luft- oder Wasser-aufbereitungssystems erwägen.

——————   ——————   **24. Reduzieren Sie den Konsum von dunk-len Fleischsorten,** vor allem von Rindfleisch, Schweinefleisch und verarbeitetem Fleisch (wenn es Bakterien nicht schmeckt, dann Ihnen wahrscheinlich auch nicht), wegen der Ome-ga-6 Fette und der enthaltenen Chemie (z.B. Pestizide und Herbizide.) Essen Sie stattdessen mageres Fleisch ohne Haut aus kontrollierter biologischer Erzeugung von Hühnchen, Pute oder Fisch. Versuchen Sie es doch mal mit ve-getarischen Burgern oder essen Sie an ein paar Tagen in der Woche komplett vegetarisch.

——————   ——————   **25. Lassen Sie Gen-Tests machen.** Fragen Sie Ihren Arzt nach handelsüblichen Gen-Tests, damit Sie feststellen können, ob bei Ihnen das ererbte Risiko einer chronischen Erkrankung besteht.

Beharrlichkeit und Fortschritte statt Perfektion

Jetzt haben Sie Ihre Liste und können anfangen, damit zu arbeiten. Wie Sie sehen, wird Ihr gesamter Lebensstil mit einbezogen. Machen Sie alle Schritte, die Sie im Augenblick schaffen können.

Ein Schlüssel zur Erlangung optimaler Gesundheit ist die Erkenntnis, dass niemand perfekt ist, auch Sie nicht. Perfektionismus führt garantiert zum Misserfolg, weil ein Perfektionist sich Ziele setzt, die niemand erreichen kann. Perfektionismus ist eine Art Besessenheit, was bedeutet, dass Sie sich noch mehr Stress aufladen, einen Risikofaktor für chronische Erkrankungen. Und die wollten wir doch loswerden, und nicht neue dazubekommen.

Mein eigener Lebensstil ist sicherlich nicht perfekt. Ich bin beispielsweise süchtig nach Keksen mit Schokoladenstückchen. Ich bringe es einfach nicht fertig, diese Kekse ganz aus meinem Leben zu verbannen. Da ich mich jedoch an das meiste, was ich unterrichte, halte, und zwar jeden Tag, haben mich diese Kekse noch nicht umgebracht, und ich kann mir ab und zu ohne Gewissensbisse welche gönnen.

Abgesehen von meiner Kekssucht habe ich meinen Lebensstil *allmählich* geändert, sodass meine neue Art zu leben für mich normal, eine Sache der Gewohnheit und damit nahezu mühelos wurde.

Wenn Sie Ihr Leben Schritt für Schritt ändern, können Sie gar nicht versagen. Sie ändern, was Sie wollen, wann Sie es wollen. Es gibt kein Alles-oder-nichts-Spiel. Ändern Sie jetzt ein bisschen und später wieder ein bisschen. Jede Veränderung ist ein Erfolg, ein Gewinn.

Woher weiß ich, dass es funktioniert?

Ich weiß, dass diese Strategie für die optimale Gesundheit funktioniert, weil ich Tausende Menschen gesehen habe, die ihre Gesundheit verbessert haben, indem sie ihren Lebensstil veränderten – und ich habe bei vielen dieser Menschen die Ergebnisse dokumentiert. Ich weiß, dass es funktioniert, weil es umfangreiche medizinische und wissenschaftliche Literatur gibt, die das Konzept unterstützt, das ich Ihnen vermittelt habe. Wenn Sie Ihre Kalorienzufuhr kontrollieren, mehr Obst, Gemüse und Vollkorn sowie mageres Fleisch essen und sich täglich körperlich betätigen, werden Sie das Risiko chronischer Erkrankungen reduzieren und an Gewicht verlieren.

Gewichtsabnahme ist nur eine der vielen Veränderungen, die auf Sie zukommen, und Sie müssen kein „Ideal-"Gewicht erreichen, um die Risiken für chronische Erkrankungen zu reduzieren. Hier geht es um Fortschritte.

Und Fortschritte bedeuten, dass Sie Ihre Risikofaktoren reduzieren.

Machen Sie diese Schritte, wenn Sie dazu bereit sind. Seien Sie konsequent. Wenn Sie diese 25 leichten und machbaren Schritte zur optimalen Gesundheit befolgen, werden Sie an Gewicht verlieren, der Prozentsatz Ihres Körperfetts wird weniger werden, Ihre Muskelmasse wird zunehmen, das Taille-Hüft-Verhältnis wird sich verbessern und Sie werden Ihr Risiko für chronische Erkrankungen reduzieren. Sie werden eine bessere Lebensqualität genießen und Ihre Chancen auf ein längeres Leben erhöhen.

Wenn Sie diese Schritte lange genug und richtig praktizieren, dann werden Sie eines Tages sehen, dass Sie Ihre Risikofaktoren weitestgehend reduziert haben, und Ihr neuer Lebensstil wird Ihnen mühelos, angenehm und normal vorkommen. Und das ist der Tag, an dem Sie wissen, dass die Revolution gesiegt hat und Sie Ihre optimale Gesundheit gewonnen haben.

Und Sie werden sich fragen, warum es Ihnen je mühselig erschienen ist.

Es gibt noch ein letztes Kapitel. Es geht um zwei Personen, die großartige Beispiele für eine optimale Gesundheit darstellen. Der eine hat es erst kürzlich geschafft, aber der andere, mein Vater, führte sein ganzes Leben lang einen optimalen Lebenswandel.

Ich habe diese beiden Geschichten in der Hoffnung hinzugefügt, dass wahre Geschichten von Menschen, die es geschafft haben, Sie inspirieren mögen.

Ich danke Ihnen, dass Sie mir die Gelegenheit gegeben haben, mein Wissen mit Ihnen und Ihrer Familie zu teilen. Ich bin für Sie alle voller Hoffnung.

Kapitel 14

Zwei Personen, die die optimale Gesundheit erreicht haben

Zu allen Zeiten, in nahezu jeder Kultur, sind stets einige wenige Personen herangewachsen, um Champions oder Helden zu werden. Champions sind weithin anerkannt und werden für ihre Leistungen hoch gelobt. Sie sind Vorbilder aufgrund ihres Heldenmuts, ihrer Geschicklichkeit oder Intelligenz. Manchmal wird jemand aufgrund einer einzigen Tat im entscheidenden Moment in den Heldenstatus erhoben. Wir gedenken unserer Champions durch Statuen, Gemälde, Legenden, Gedichte und Lieder.

Und dennoch bekommen die meisten wirklichen Helden nicht die Anerkennung, die sie verdient hätten. Viele scheuen auch davor zurück.

Dieses letzte Kapitel ist den ersten zwei Mitgliedern der „Hall of Fame der optimalen Gesundheit" gewidmet. Sie würden wahrscheinlich auf anderem Wege nie etwas von ihnen hören, da sie bescheidene Personen sind, deren Leistungen keine nationalen Schlagzeilen machen. Aber diese zwei Männer haben viel geleistet und dienen Tausenden als Vorbild.

Der erste ist ein High-School-Lehrer, der seine Lebensgewohnheiten in einem sehr kurzen Zeitraum geändert hat. Damit hat er sein Risiko für chronische Erkrankungen drastisch gesenkt. Der zweite ist Wayne Johnson, mein Vater, der die Ergebnisse einer lebenslangen Hingabe an die optimale Gesundheit erntet. Diese zwei Männer sind großartige Beispiele für die praktische Anwendung der Prinzipien, die in diesem Buch vermittelt werden.

Sie sollen Ihnen große Hoffnungs- und Inspirationsquellen sein.

Die erste Geschichte zeigt Ihnen, dass Sie das Risiko für eine chronische Krankheit in nur wenigen Monaten wesentlich verbessern können, und die zweite ist der Beweis dafür, dass alle Ihre Bemühungen es wert sind.

Larry

Larry ist ein herzlicher, angenehmer Lehrer an einer öffentlichen High School in den Vereinigten Staaten. Zum Zeitpunkt dieses Buches ist er 48 Jahre alt, seit 24 Jahren verheiratet und hat zwei Kinder, Luke und Maren, 13 und 7 Jahre alt. Er ist ein Typ mit einem großartigen Lächeln und funkelnden blauen Augen, die ehrliches Interesse an jedem Wort seines Gegenübers bekunden – nicht nur aus Neugierde, sondern auch aus aufrichtiger Fürsorglichkeit. Larry ist riesig, aber das hindert einen nicht daran, ihn umarmen zu wollen. Er ist ein sanfter Riese. Seine hervorstechendste Eigenschaft ist seine biblisch bestimmte Sanftmut, eine kontrollierte Kraft sozusagen. Man kann fühlen, wie die Liebe, die aus einer engverbundenen Beziehung mit dem Schöpfer entspringt, zu Tage tritt und seine Stärke bändigt. Man kann nicht umhin, Larry und seine genauso bewundernswerte Frau Cheri zu mögen. Sie sind in jeder Hinsicht großartige Menschen.

Larry kam nicht im besten Gesundheitszustand zu mir. Neben seinem Lehrerberuf trainierte er Fußball- und Leichtathletikmannschaften, arbeitete ehrenamtlich für seine Kirche und Gemeinde und hatte auch sonst ein reges Sozialleben. In Larrys Verwandtschaft waren Herzerkrankungen und Krebs aufgetreten, und er war zutiefst besorgt, wie das seine Zukunft beeinflussen würde. Aber seine zeitlichen Verpflichtungen hatten seine Bestrebungen, ein gesundes Leben zu führen, nach und nach untergraben. Bei der Ankunft in unserem Zentrum hatte Larry ein metabolisches Syndrom und wog 130 kg. Er hatte ein Taille-Hüft-Verhältnis von 0,99, einen Blutdruck von 158/100, einen Triglycerid-Wert von 647 und einen Nüchtern-Insulinwert von 20,2 (ich bevorzuge einen Wert < 5). Er war fettleibig, mit 32 Prozent Körperfett, was bedeutet, dass er 83 Pfund Fett mit sich herumschleppte. Er beachtete nur zwei Säulen der optimalen Gesundheit (Umgebung und Hygiene sowie Verstand und positive mentale Einstellung). Er hatte neun Risikofaktoren für Herzerkrankungen, acht für Krebs und vier für Diabetes.

Larry ist Trainer und ein früherer Athlet. Er weiß, wie man sich „in Form bringt", aber es mangelte ihm an der Fähigkeit, seine komplette Lebensweise zu ändern. Er wollte gesünder werden, aber er kam nicht weiter. Die Kaskade von widersprüchlichen Informationen aus den Medien, von Diätvermarktern und Trendverkäufern hatten seine Frustration und den darauffolgenden Stillstand nur noch weiter verschärft. Larry hätte aufgeben und ein frühes Ableben infolge einer chronischen Erkrankung in Kauf nehmen können, mit der Entschuldigung, dass „Zeitmangel" Schuld an seiner schlechten Verfassung sei, aber das tat er nicht. Er weigerte sich aufzugeben. Larry besaß den Charakter und die Redlichkeit, seine Lebensgewohnheiten ehrlich zu beurteilen und der tödlichen chronischen Erkrankung mutig entgegenzutreten. Als Pädagoge weiß er, wie wichtig Lernfähigkeit ist und ist zu einem wundervollen Schüler der optimalen Gesundheit geworden. Sein Verlangen, so lange wie möglich bei seiner geliebten Frau und seiner Familie sein zu können und als ein Vorbild für andere zu dienen, motivierte ihn.

Nach nur vier Monaten, in denen Larry die im vorherigen Kapitel vorgestellten Richtlinien befolgte, hatte er seine Gesundheit wesentlich verbessert und sein Risiko für eine chronische Erkrankung reduziert.

Sein Gewicht sank auf 106 kg und sein Körperfett auf 16,6 Prozent.

Er verlor 51 Pfund Fett und gewann 9 Pfund Muskeln. (Denken Sie daran: auch wenn der Lebensstil der optimalen Gesundheit eigentlich nicht als Abnehmprogramm gedacht ist, werden Sie, falls Sie übergewichtig sind und ihn annehmen, überschüssiges Gewicht verlieren.) Er befolgt nun alle acht Säulen der optimalen Gesundheit. Seine Risikofaktoren, sowohl für Herzerkrankungen als auch für Krebs, sind auf einen reduziert worden, denn er kann seine Familienvorgeschichte nicht verändern. Er hat jetzt keinen Risikofaktor mehr für Diabetes Typ 2. Sein C-reaktives Protein ist normal. Mit einem Blutdruck von 126/76, einem Triglyceridwert von 81, HDL-Cholesterin von 52, einem Taille-Hüft-Verhältnis von 0,92 und einem Nüchtern-Insulinwert von 4,2 hat er nicht länger ein metabolisches Syndrom.

In nur vier Monaten ist Larry ein neuer Mensch geworden.

Das kann auch Ihnen widerfahren.

Wie hat Larry das gemacht? Er folgte den Lehren aus diesem Buch.

Wie hat er so viele Änderungen in seinem so ausgefüllten Leben umsetzen können? Er isst gesünder, was nicht notwendigerweise mehr Zeit braucht. Er tauschte einige Fernsehstunden gegen ein Trainingsprogramm und bewegt sich bei Alltagsaktivitäten noch mehr. Er überprüfte die Prioritäten in seinem Leben und platzierte seine Gesundheit weiter oben auf der Liste. Er lernte, wie Nahrungsergänzungspräparate zur optimalen Gesundheit beitragen, und nimmt sie regelmäßig ein. Er lernte, wie man Kalorien berechnet, und jetzt kontrolliert er seine Kalorienzufuhr weitestgehend dadurch, dass er mehr Gemüse isst. Er lernte, seinen Stress in den Griff zu kriegen, indem er seine Lebensgewohnheiten veränderte, und hat alle Risikofaktoren reduziert, bei denen es möglich war.

Woher wissen wir, dass diese Veränderungen bei Larry dauerhaft sind – dass sie sich nicht als weiterer Trend entpuppten? Auch wenn Larry die Veränderungen seiner Lebensgewohnheiten schneller umgesetzt hat als die meisten Menschen, besitzt er einen bezeichnenden Charakterzug für Personen, die den Kampf für die optimale Gesundheit tatsächlich für sich entscheiden – er kam schnell zu dem Punkt, an dem sein neuer Lebensstil nicht länger Arbeit für ihn bedeutet. Veränderungen sind anfangs immer mühevoll, aber schon bald gehen sie in Gewohnheit und Ansichten über und sind tief in Ihrem Lebensstil verwurzelt. Sie werden für Sie zur Selbstverständlichkeit und erfordern kaum oder gar keine Mühe mehr. Sie sind ein neuer Mensch.

Larry beweist, dass es möglich ist, sein Leben schnell und wesentlich zu verändern. Aber auch wenn die Änderungen, die notwendig sind, um Ihre Risikofaktoren zu senken, Jahre bis zur Vollendung brauchen, geben Sie nicht auf. Es geht nicht darum, wie schnell Sie sich ändern. Es geht darum, wie viel Sie ändern und wie dauerhaft diese Änderungen sind. Beginnen Sie mit dem rechten Weg und verfolgen Sie ihn andauernd und stetig, bis Sie den besten Lebensstil erreicht haben, den Sie leben können.

Larry fühlt sich großartig. Er hat viel mehr Energie und Lebenshunger. Zum ersten Mal seit Jahren blickt er optimistisch in die Zukunft, mit dem Wissen, dass er sein Risiko für chronische Erkrankungen entscheidend reduziert hat. Er ist besser dran: körperlich, medizinisch, emotional und mental.

Heute berührt dieser Mann das Leben vieler. Er ist ein lebendes Beispiel für den Sieg auf dem Weg zur optimalen Gesundheit. Er hilft anderen, neue Hoffnung zu gewinnen, Menschen, die sich hilflos und in ihren Körpern gefangen fühlen – genauso, wie es auch ihm erging.

Larrys neuer Lebensstil enthält keine Gags, Trends, Wundermittel oder Schnell-Lösungen. Er kombiniert das Beste aus der östlichen und westlichen Medizin mit einem starken Schwerpunkt auf der Prävention. Er wird sich bewähren, da er auf den besten Erkenntnissen der Wissenschaft beruht. Er hat Larrys Leben verändert, und er kann auch Ihres verändern.

Wayne

Ich möchte mein Buch mit der Geschichte eines großartigen Mannes beschließen, dessen Reise zur optimalen Gesundheit in seiner Jugend begann. Zum Entstehungszeitpunkt dieses Buches ist er ein unglaublich gesunder 87-jähriger Mann. Er fährt mittelschwere Skipisten hinab, kümmert sich um einen Hof mit einem Morgen Land und schaufelt Schnee. Seine Gesundheit ist ebenso ein Spiegelbild seines Charakters wie seines Lebensstils. Es wird gewöhnlich gelehrt, dass eine gute Gesundheit Körper, Geist und Seele umfasst, aber der Charakter ist ein viertes Element, welches in unserer modernen Gesellschaft nicht ausreichend verstanden wird.

Die Bewunderung für einen guten Charakter ist nahezu verlorengegangen – für viele von uns wäre es schon schwierig, überhaupt zu sagen, was das ist. Aber ich habe direkt mitbekommen, wie Redlichkeit und der Charakter die Gesundheit meines Vaters beeinflusst haben. Ich werde versuchen das zu erklären, mit dem Wissen, dass jede niedergeschriebene Beschreibung meines Vaters unzureichend ist. Nur wenige von uns wissen, wir sich der Charakter über geraume Zeit hin auf unsere Gesundheit auswirkt.

Vater wurde 1921 als Sohn eines einfachen Ehepaars geboren, deren jüngste Vorfahren in Hoffnung auf ein besseres Leben nach Amerika ausgewandert waren. Anstatt die Vereinigten Staaten als Fürsorger zu betrachten oder die Fremdsprache als Entschuldigung für ihr Scheitern anzusehen, lernten seine Vorfahren Englisch und versuchten, Amerika zu einem besseren Land zu machen. Während der Wirtschaftkrise hatte Waynes Vater Walter mehrere Jobs. Auch nach der entmutigenden Erfahrung, bestohlen zu werden, beharrte er darauf, durch harte Arbeit und Fleiß voranzukommen, und er half vielen notleidender Nachbarn. Diese Eigenschaft, anderen helfen zu wollen, ist das charakteristischste

Kennzeichen meines Vaters. Seine Liebe für andere ist kein oberflächliches Gefühl, wie man es oft zu sehen bekommt, sondern sie kommt aus seinem tiefsten Inneren.

Mein Vater ist sehr sportlich. Bis zu einer Verletzung beim Fußballtraining im Frühjahr seines zweiten Studienjahres an der UCLA spielte er in der gleichen Verteidigung wie der großartige Jackie Robinson und Bob Waterfield, die jetzt in der Hall of Fame der National Football League sind. Robinson, Mitglied der Hall of Fame der Baseball-Major League und erster afroamerikanischer Baseballspieler der Major League, schickte unserer Familie noch Jahre später Weihnachtskarten. In meiner kindlichen Ahnungslosigkeit dachte ich, dass jedermann Weihnachtskarten von Jackie Robinson bekommt. Aber in einer Zeit, in der es für Amerikaner nicht üblich war, enge Freundschaften mit Andersfarbigen zu pflegen, war die Liebe meines Vaters ungetrübt durch dumme Vorurteile. Er beschäftigte sich immer nur mit dem Herzen und dem Charakter einer Person und macht das heute noch genauso.

Während des 2. Weltkriegs trat er dem Marinefliegercorps bei und begann seine Pilotenausbildung als Vorbereitung für den Dienst auf einem Flugzeugträger. An einem schicksalhaften Tag flog er mit einer Gruppe von auszubildenden Piloten zu einem neuen Flugplatz, als das Transportflugzeug das machte, was Piloten normalerweise eine „harte Landung" nennen. Sie und ich würden das als Bruchlandung bezeichnen. Durch den Aufprall wurde einer der Auszubildenden vorwärts durch die Kabine geschleudert. Mein Vater griff nach ihm und hielt den Mann auf. Wahrscheinlich hat er ihn dadurch vor schweren Verletzungen bewahrt. Allerdings wurde mein Vater dabei so schwer an den Beinen verletzt, dass er ehrenvoll entlassen wurde. Dieser reflexartige Akt der Nächstenliebe hat meinem Vater vielleicht das Leben gerettet, denn die Hälfte der Piloten, die in dieser Gruppe ausgebildet wurden, starb während des Krieges.

In der Stadt, in der ich aufwuchs, wird mein Vater sehr für seine Barmherzigkeit und Rechtschaffenheit bewundert. Er leitete die Filiale einer kleinen Bank, und obwohl der Tresorraum – welcher oftmals Hunderttausende Dollar enthielt – kein Zeitschloss hatte, verlor die Bank nicht einmal einen Penny. Er war so ein scharfsinniger Menschenkenner, dass er in über 20 Jahren seiner Tätigkeit als Kreditberater – während dieser Zeit gewährte er Tausende von Krediten, eine Gesamtsumme von mehreren Millionen Dollar – nur 300 US-Dollar Verlust bei seinen Krediten machte.

Vater war Kreditberater, bevor Kreditkarten überall erhältlich waren, sodass er neben den großen Unternehmenskrediten täglich mehrere kleine Kredite vermittelte. Mein Vater war so beliebt und angesehen, dass keiner ihn jemals im Stich lassen wollte. Er erhielt Schecks aus dem ganzen Land, von Schuldnern, die aufgrund der schlechten Zeiten gezwungen waren, Saisonarbeit zu verrichten und hart arbeiteten, um ihm das Geld zurückzubezahlen. Als er die Bank verließ, kamen unzählige Leute, um ihn zu verabschieden und ihm alles Gute zu wünschen. Viele von ihnen weinten, weil er ihnen und ihren Familien so viel bedeutete. (Wann hatten Sie zuletzt solche Gefühle für Ihren Bankbetreuer?) Bis heute werde ich, wann immer ich Menschen treffe, die meinen Vater kennen, nach ihm gefragt.

Er wurde zum Stadtratsvorsitzenden gewählt, nachdem eine Gruppe von Ratsmitgliedern mit fragwürdiger Rechtschaffenheit abgewählt worden war, da die Stadt hoch verschuldet war. Kurz nach seiner Amtsübernahme war die Stadt schuldenfrei. Einige frühere Ratsmänner sprachen gegen meinen Vater *und* seiner Familie Gewalt – und sogar Morddrohungen aus, aber Vater ließ sich keineswegs einschüchtern. Er hielt standhaft daran fest, das Richtige zu tun, während er sich darum kümmerte, dass unsere Familie geschützt war. Seine Rechtschaffenheit und sein Charakter haben gesiegt.

Wir hatten einen großen Hof, ein Basketballfeld und einen nahegelegenen See. Als ich in der High School war, kamen oft bis zu 50 meiner Freunde zu uns nach Hause zum Spielen.

Normalerweise schafften es zehn oder mehr Leute aus meiner Clique niemals zum Feld oder dem See, sondern saßen letztendlich mit meinem Vater im Wohnzimmer und unterhielten sich. Viele meiner Freunde wünschten sich, dass mein Vater der ihre wäre.

Ich könnte ein Buch über meinen Vater schreiben und wie es war, von ihm aufgezogen zu werden. Vielleicht sollte ich es tun. Doch für den jetzigen Moment hoffe ich, dass Ihnen dieser kurze Einblick eine Vorstellung von seinem Charakter vermittelt hat.

Was ich Ihnen zeigen wollte, sind die vielerlei Hinsichten, in denen sein Charakter seine Gesundheit beeinflusst.

Zuallererst hat er über Jahre hinweg so viel Nächstenliebe gegeben, dass er sie jetzt doppelt und dreifach zurückbekommt. Die meisten von uns wissen, wie es sich anfühlt, wenn man von einigen bestimmten

Menschen wirklich geliebt wird, aber können Sie sich vorstellen, wie es ist, die Zuneigung von Hunderten zu bekommen?

Mein Vater hat stets die meisten der in diesem Buch umrissenen Schritte befolgt. Sie entsprachen seiner Natur. Er hat niemals geraucht, Alkohol getrunken, oder war gefräßig und er war niemals übergewichtig. Er hat stets Alltagsaktivitäten ausgeübt und kümmert sich immer noch selbst um den Garten, der fast einen Morgen groß ist.

Er hat sich durch Laufen oder Gehen an fast jedem Tag seines Erwachsenenlebens fit gehalten. Mit seinen wenigen gesundheitlichen Problemen ist er in ärztlicher Behandlung und nimmt seine Medikamente brav ein. Er ist ein ewiger Optimist und regelmäßiger Kirchgänger. Er ernährt sich ausgewogen und nahrhaft, mit einer Menge Obst und Gemüse, und nimmt täglich Nahrungsergänzungsmittel ein.

Seine Prioritäten waren schon immer richtig gesetzt. Er wollte niemals reich und berühmt sein. Er hat Karriere gemacht, in dem er Unternehmen und Privatpersonen Kredite vermittelte, und manchmal lieh er sein eigenes Geld anderen, um voranzukommen oder eine Notlage zu bewältigen. Er wurde an der ausgezeichneten UCLA School of Medicine aufgenommen, aber er lehnte ab, sodass er mehr Zeit mit unserer Familie verbringen konnte. (Das führte dazu, dass zwei seiner Kinder ihren Abschluss an der UCLA School of Medicine machten.) Mein Vater hat stets lieber Zeit mit seiner Familie verbracht, als mit seinen gleichaltrigen Freunden. Er ging an nahezu jeden Tag im Sommer mit uns angeln, schwimmen, Kanu fahren oder wandern. Jetzt, mit Ende 80, schlägt er mich immer noch im Golf, geht angeln und mit meiner Familie zum Campen. Meine Kinder sind in ihn vernarrt. Er passt auf unser Vorschulkind auf und hat mir im letzen Jahr bei Arbeiten an unserem Garten geholfen, die einen durchschnittlichen 30-Jährigen fix und fertig gemacht hätten.

Seine Ehrlichkeit lässt ihn nachts gut schlafen. Er hat seinen inneren Frieden, wie wenige ihn kennen, der aus seiner unverfälschten Lebensart herrührt. Er ist auf seine ruhige Art immer für die Hilfsbedürftigen da.

Charaktermenschen lösen Konflikte mit Verstand und durch Gespräche. Sie helfen unschuldig in Not geratenen Mitmenschen.

Die Wertvorstellungen vieler Menschen in der modernen Gesellschaft sind so aus dem Gleichgewicht geraten, dass sie ihre Gesundheit beeinträchtigen. Materieller Wohlstand ist schön und gut. Aber bei den meisten verursacht dieses gierige Streben nach Wohlstand und Berühmtheit Stress, der zu Herzkrankheiten oder Krebs führt. Mein Vater ist stets zu bescheiden für diese Art von Verhalten gewesen und hat so die oftmals damit einhergehenden, verheerenden Auswirkungen einer Krankheit vermieden.

Nahezu alle Altersgenossen meines Vaters, die sich ganz dem Geldverdienen verschrieben hatten, sind tot, aber mein Vater lebt ein gesundes, glückliches und rüstiges Leben.

Unsere Gesellschaft erinnert sich an ihre Helden mithilfe verschiedener Symbole: Reichtum, Berühmtheit, Nobelpreise, Rekorde, dem Oscar, Titeln, Hommage-Sendungen im Fernsehen, Sterne auf dem Hollywood Walk of Fame. Meinem Vater wurde diese Art der Anerkennung niemals zuteil, aber es gibt keinen feineren Menschen, oder ein besseres Beispiel für optimale Gesundheit. Die meisten Personen, die uns von der modernen Gesellschaft als Helden vorgeführt werden, erscheinen neben ihm bedeutungslos. Ich schätze mich glücklich, von diesem unbesungenen Helden er- und aufgezogen worden zu sein, der größten, irdischen Personifikation der Nächstenliebe, die ich kenne.

Sein Lebensstil ist optimal. Er ist ein erfüllter Mann – körperlich, geistig und charakterlich. Er lebt ein glückliches, von Liebe erfülltes, friedliches, hoffnungsvolles, aktives und gesundes Leben, das seinen Höhepunkt, meiner Meinung nach, darin finden wird, dass der himmlische Vater zu ihm sagen wird: „Gut gemacht, Du guter und treuer Diener".

ANHANG

Anhang A

A.1 Empfehlungen für Gesundheitsuntersuchungen

Männer

Unter 18 Jahren
1. Jährliche ärztliche Untersuchung
2. Jährliche BMI-Kontrolle
3. Ab dem 15. Lebensjahr monatliche Hodenuntersuchung

18–40 Jahre
1. Alle 3 Jahre vollständige ärztliche Untersuchung, einschließlich Urin-Analyse und Blutbild
2. Alle 3 Jahre Cholesterinkontrolle
3. Alle 2 Jahre Blutdruckkontrolle
4. Alle 3 Jahre Sehtest bei Ihrem Arzt
5. Zahnarzt: Jährliche Kontrolle, alle 6 Monate Zahnreinigung
6. Hautkrebs: Selbstkontrolle und einmal im Jahr Untersuchung beim Hautarzt (Anm. d. Übers.: Wird mittlerweile von den meisten Krankenkassen erstattet.)
7. Alle 10 Jahre Schutzimpfung gegen Tetanus/Diphtherie
8. Monatliche Eigenuntersuchung der Hoden und einmal im Jahr beim Arzt
9. Jährliche BMI-Kontrolle

40–50 Jahre

1. Jährliche vollständige ärztliche Untersuchung, einschließlich Urin-Analyse und Blutbild, sowie eine Blutuntersuchung mit CBC, Belastung durch Chemikalien, Nüchtern-Glukose, hs-C-reaktivem Protein, Homocystein, VAP-Cholesterinwerten, Leberwerten, Nüchtern-Insulin und Omega-3-Werten

2. Jährliche digitale rektale Untersuchung auf Prostata- und rektale Veränderungen

3. Jährliche Stuhluntersuchung auf okkultes Blut

4. Jährliche vollständige Augenuntersuchung durch den Augenarzt

5. Jährlicher Test auf das prostataspezifische Antigen (PSA)

6. Alle 3 Jahre Belastungs-EGK je nach Risiko

7. Alle 3 Jahre Untersuchung der Knochendichte (oder häufiger, wenn bereits Probleme aufgetreten sind)

Über 50 Jahre

1. Weiterhin jährliche ärztliche Untersuchung, Rektaluntersuchung, PSA und Stuhluntersuchung auf okkultes Blut

2. Alle 3–5 Jahre Sigmoidoskopie oder alle 10 Jahre Darmspiegelung (in kürzeren Abständen bei stark gefährdeten Personen oder wenn bereits Probleme aufgetreten sind)

3. Impfung gegen Pneumokokken: im Alter über 65 sollte sie einmal im Leben erfolgen. (Klären Sie mit Ihrem Arzt, ob Sie stark gefährdet sind, oder die Impfung bereits erhalten haben, bevor sie 65 wurden.)

4. Eventuell jährliche Grippeimpfungen

Frauen

Unter 18 Jahre

1. Jährliche Untersuchung beim Arzt

2. Mindestens einmal im Jahr nach Einsetzen der Periode PAP und Unterleibsuntersuchung

3. Jährliche BMI-Kontrolle

18–35 Jahre

1. Alle 3 Jahre vollständige ärztliche Untersuchung, einschließlich Urin-Analyse und Blutbild
2. Alle 2 Jahre Blutdruckkontrolle
3. Jährliche klinische (d. h. beim Frauenarzt) Brustuntersuchung
4. Jährliche PAP und Unterleibsuntersuchung
5. Einmal im Monat Selbstuntersuchung der Brust (am besten eine Woche nach Beginn der Periode)
6. Alle 3–5 Jahre VAP-Cholesterintest
7. Mindestens alle 3 Jahre Sehtest bei Ihrem Arzt
8. Zahnarzt: Jährliche Kontrolle, alle 6 Monate Zahnreinigung
9. Hautkrebs: Selbstkontrolle und einmal im Jahr Untersuchung beim Hautarzt (Anm. d. Übers.: Wird mittlerweile von den meisten Krankenkassen erstattet.)
10. Alle 10 Jahre Schutzimpfung gegen Tetanus/Diphtherie
11. Jährliche BMI-Kontrolle

35–39 Jahre

1. Mammographie
2. Alle weiteren Punkte wie oben

40–50 Jahre

1. Jährliche vollständige ärztliche Untersuchung einschließlich Urin-Analyse und Blutbild mit CBC, Belastung durch Chemikalien, Leberwerten, VAP-Cholesterinwerten, hs-C-reaktivem Protein, Homocystein, Nüchtern-Insulin, Nüchtern-Glukose und Omega-3-Werten
2. Jährliche Mammographie
3. Jährliche digitale rektale Untersuchung mit Stuhluntersuchung auf okkultes Blut
4. Jährliche vollständige Augenuntersuchung durch den Augenarzt
5. Alle 3 Jahre Knochendichte (häufiger, wenn bereits Probleme bestehen)
6. Alle 3 Jahre Belastungs-EKG je nach Gefährdung
7. Ansonsten befolgen Sie weiterhin die Empfehlungen unter 18–35 Jahre und 35–39 Jahre

Über 50 Jahre

1. Weiterhin jährliche ärztliche Untersuchung, Rektaluntersuchnung und Test auf okkultes Blut im Stuhl

2. Weiterhin jährliche PAP, Mammographie, Brust- und Unterleibsuntersuchung, bis Ihr Arzt entscheidet, dass die Häufigkeit reduziert werden kann

3. Alle 3–5 Sigmoidoskopie Jahre oder alle 10 Jahre Darmspiegelung (in kürzeren Abständen bei stark gefährdeten Personen oder wenn bereits Probleme vorliegen)

4. Impfung gegen Pneumokokken: im Alter über 65 sollte sie einmal im Leben erfolgen (Klären Sie mit Ihrem Arzt, ob Sie stark gefährdet sind, oder die Impfung bereits erhalten haben, bevor sie 65 wurden.)

5. Ziehen Sie jährliche Grippeimpfungen in Betracht, wenn Sie über 50 sind.

A.2 Das beste Verfahren zur Bestimmung des Cholesterinstatus

Wir verwenden einen speziellen Cholesterintest in unserem Institut, der den tatsächlichen Wert aller Cholesterinarten direkt misst, statt einige davon zu schätzen. Wir bewerten einen detaillierteren Bereich der Cholesterinwerte, dessen Bedeutung ich jetzt erklären will. Die von uns empfohlenen Behandlungen beziehen sich auf diese abweichenden Cholesterinwerte. Wenn Ihr Cholesterinwert erhöht ist, sollten Sie die Informationen in diesem Kapitel mit Ihrem Arzt besprechen und sich nicht selbst behandeln. Teilwissen kann genauso gefährlich sein wie Unwissenheit.

Wir bestimmen einen realen (nicht berechneten) LDL-Wert. Dieser wird als R-LDL bezeichnet. Zusätzlich bestimmen wir Lipoprotein (a), IDL, VLDL-3, HDL-2, HDL-3, LDL-Größe und -Muster, Gesamtcholesterin- und Triglyceridwerte.[*]

Die Genauigkeit dieser Methode und die zusätzlichen Werte, die sie bietet, erhöhen unsere Chancen beträchtlich, Abweichungen zu entdecken und eine genaue Behandlung auszuarbeiten. Wie Sie gleich sehen werden, nutzen die Standardmedikamente für eine Cholesterinbehandlung nicht bei einigen dieser zusätzlichen Cholesterinwerte.

Lipoprotein (a) (Lp[a]). Es handelt sich hier um ein Molekül, das dem R-LDL sehr ähnlich ist, mit der Ausnahme, dass es zusätzlich ein besonderes Protein enthält. Dieses verhindert den Abbau von Blutgerinnseln. Lp(a) ist ein Risikofaktor für Herzerkrankungen und verdoppelt das Risiko[829]. Sein Wert sollte unter 10mg/dl liegen. Wenn Lipoprotein (a) erhöht und HDL niedrig ist, ist die Chance einer sich entwickelnden Herzerkrankung 8,3-mal so hoch[830]. Es besteht zudem die hohe Wahrscheinlichkeit, dass diese erbliche Veranlagung auf Ihre Kinder übertragen wird. Wenn also bei Ihnen ein erhöhter Lp(a)-Wert festgestellt wird, sollten Sie sofort auch Ihre Familie untersuchen lassen. Ein erhöhter Lp(a)-Wert kann durch Omega-3-Zufuhr verringert werden. Derzeitige medizinische Empfehlungen sehen eine Behandlung mit einer Kombination von Niacin und entweder Statinen oder Fenofibraten vor. Darüber sollten Sie mit Ihrem Arzt sprechen, falls Ihr Lp(a)-Wert erhöht ist.

---

* Zu den Abkürzungen in diesem Satz: LDL bedeutet Lipoprotein von niedriger Dichte; IDL Lipoprotein von mittlerer Dichte; VLDL Lipoprotein von sehr niedriger Dichte; HDL Lipoprotein von hoher Dichte.

IDL-Cholesterin. IDL verursacht Herzerkrankungen schneller als R-LDL. Dieser Wert sollte weniger als 20 mg/dl betragen. Es besteht die große Wahrscheinlichkeit, dass Sie diese IDL-Veranlagung an Ihre Kinder weitergeben, weshalb Sie sofort Ihre Familie untersuchen lassen sollten, wenn bei Ihnen dieser Wert erhöht ist. IDL kann normalerweise durch die weniger gesättigte Fette in Ihrer Ernährung sowie durch die Einnahme von Omega-3 verringert werden. Wenn das nicht hilft, sollten Sie noch einmal mit Ihrem Arzt Rücksprache halten, ob Sie sogenannte Statine in Kombination mit Niacin einnehmen sollten.

LDL-Größe und -Muster. LDL-Partikel treten in erster Linie in zwei verschiedenen Größen mit den entsprechenden Mustern auf. Sie können entweder klein und dicht sein (Muster B) oder groß und elastisch (Muster A). Kleines, dichtes Muster-B-LDL kann das Risiko von Herzinfarkten um das 6,9-fache erhöhen[831]. Daher könnte es sein, dass Sie in der Vergangenheit einen normalen Cholesterinspiegel und trotzdem stets ein erhöhtes Herzinfarkt-Risiko hatten. Durch die Einnahme von Omega-3 können Sie Muster B zu Muster A verändern. Wenn das nicht hilft, müssen Sie mit Ihrem Arzt über die Einnahme von Niacin, Glutathion oder Fenofibraten sprechen.

VLDL-3. Dieser Wert wird direkt gemessen und sollte am besten unter 10 liegen. Diese kleinen, dichten Partikel erhöhen das Risiko von Herzerkrankungen[832]. Erhöhte Werte können durch Omega-3 und die Reduzierung anderer Fette in Ihrer Nahrung gesenkt werden. Wenn das nicht hilft, sollten Sie mit Ihrem Arzt über die Einnahme von Niacin oder Fenofibraten sprechen.

HDL-2. HDL gilt als gutes Cholesterin. HDL-2 ist groß und elastisch und hat von beiden HDLs die größere Schutzwirkung. Ein niedriger HDL-2-Wert ist ein Risikofaktor für Herzerkrankungen, selbst wenn die restlichen Cholesterinwerte normal sind[833]. Am besten ist ein Wert über 10 mg/dl bei Männern und über 25 mg/dl bei Frauen. Ein niedriger HDL-2-Wert kann durch Sport (nach Absprache mit Ihrem Arzt), Omega-3 und Niacin verbessert werden.

HDL-3. Dieses HDL ist kleiner und dichter als HDL-2 und seine Schutzwirkung ist geringer. Der Wert sollte über 30 mg/dl bei Männern und über 25 mg/dl bei Frauen liegen.

A.3 BMI-Tabelle

Kategorien: **normal** (BMI 19–24) · **Übergewichtig** (BMI 25–29) · **adipös** (BMI 30–39) · **extrem adipös** (BMI 40–54)

Körpergewicht in amerikanischen Pfund**

Körpergröße in Inches* \ BMI	19	20	21	22	23	24	25	26	27	28	29	30	31	32	33	34	35	36	37	38	39	40	41	42	43	44	45	46	47	48	49	50	51	52	53	54
58	91	96	100	105	110	115	119	124	129	134	138	143	148	153	158	162	167	172	177	181	186	191	196	201	205	210	215	220	224	229	234	239	244	248	253	258
59	94	99	104	109	114	119	124	128	133	138	143	148	153	158	163	168	173	178	183	188	193	198	203	208	212	217	222	227	232	237	242	247	252	257	262	267
60	97	102	107	112	118	123	128	133	138	143	148	153	158	163	168	174	179	184	189	194	199	204	209	215	220	225	230	235	240	245	250	255	261	266	271	276
61	100	106	111	116	122	127	132	137	143	148	153	158	164	169	174	180	185	190	195	201	206	211	217	222	227	232	238	243	248	254	259	264	269	275	280	285
62	104	109	115	120	126	131	136	142	147	153	158	164	169	175	180	186	191	196	202	207	213	218	224	229	235	240	246	251	256	262	267	273	278	284	289	295
63	107	113	118	124	130	135	141	146	152	158	163	169	175	180	186	191	197	203	208	214	220	225	231	237	242	248	254	259	265	270	276	282	287	293	299	304
64	110	116	122	128	134	140	145	151	157	163	169	174	180	186	192	197	204	209	215	221	227	232	238	244	250	256	262	267	273	279	285	291	296	302	308	314
65	114	120	126	132	138	144	150	156	162	168	174	180	186	192	198	204	210	216	222	228	234	240	246	252	258	264	270	276	282	288	294	300	306	312	318	324
66	118	124	130	136	142	148	155	161	167	173	179	186	192	198	204	210	216	223	229	235	241	247	253	260	266	272	278	284	291	297	303	309	315	322	328	334
67	121	127	134	140	146	153	159	166	172	178	185	191	198	204	211	217	223	230	236	242	249	255	261	268	274	280	287	293	299	306	312	319	325	331	338	344
68	125	131	138	144	151	158	164	171	177	184	190	197	203	210	216	223	230	236	243	249	256	262	269	276	282	289	295	302	308	315	322	328	335	341	348	354
69	128	135	142	149	155	162	169	176	182	189	196	203	209	216	223	230	236	243	250	257	263	270	277	284	291	297	304	311	318	324	331	338	345	351	358	365
70	132	139	146	153	160	167	174	181	188	195	202	209	216	222	229	236	243	250	257	264	271	278	285	292	299	306	313	320	327	334	341	348	355	362	369	376
71	136	143	150	157	165	172	179	186	193	200	208	215	222	229	236	243	250	257	265	272	279	286	293	301	308	315	322	329	338	343	351	358	365	372	379	386
72	140	147	154	162	169	177	184	191	199	206	213	221	228	235	242	250	258	265	272	279	287	294	302	309	316	324	331	338	346	353	361	368	375	383	390	397
73	144	151	159	166	174	182	189	197	204	212	219	227	235	242	250	257	265	272	280	288	295	302	310	318	325	333	340	348	355	363	371	378	386	393	401	408
74	148	155	163	171	179	186	194	202	210	218	225	233	241	249	256	264	272	280	287	295	303	311	319	326	334	342	350	358	365	373	381	389	396	404	412	420
75	152	160	168	176	184	192	200	208	216	224	232	240	248	256	264	272	279	287	295	303	311	319	327	335	343	351	359	367	375	383	391	399	407	415	423	431
76	156	164	172	180	189	197	205	213	221	230	238	246	254	263	271	279	287	295	304	312	320	328	336	344	353	361	369	377	385	394	402	410	418	426	435	443

* Anm. d. Übers.: 1 Inch = 2,54 cm
** Anm. d. Übers.: 1 lb (amerikanisches Pfund) = 0,45359 kg

A.4 BMI-Tabelle für Jungen

2–20 Jahre: Jungen
Altersspezifische Body-Mass-Index-Perzentilen

NAME _____

PROTOKOLL # _____

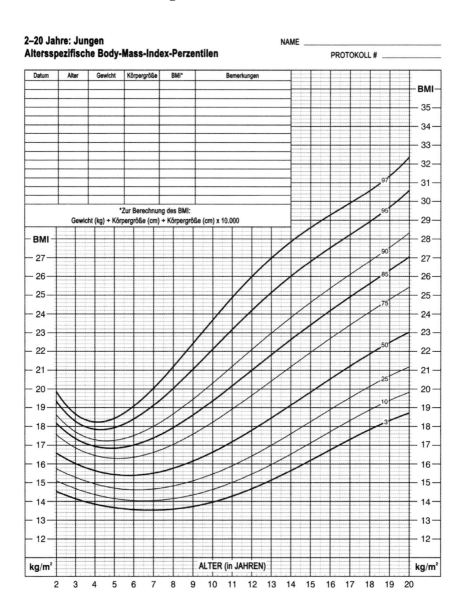

Datum	Alter	Gewicht	Körpergröße	BMI*	Bemerkungen

*Zur Berechnung des BMI:
Gewicht (kg) ÷ Körpergröße (cm) ÷ Körpergröße (cm) x 10.000

ALTER (in JAHREN)

QUELLE: http://www.cdc.gov/nchs/data/nhanes/growthcharts/set2clinical/cj41l073.pdf

A.5 BMI-Tabelle für Mädchen

2–20 Jahre: Mädchen
Altersspezifische Body-Mass-Index-Perzentilen

NAME _____

PROTOKOLL # _____

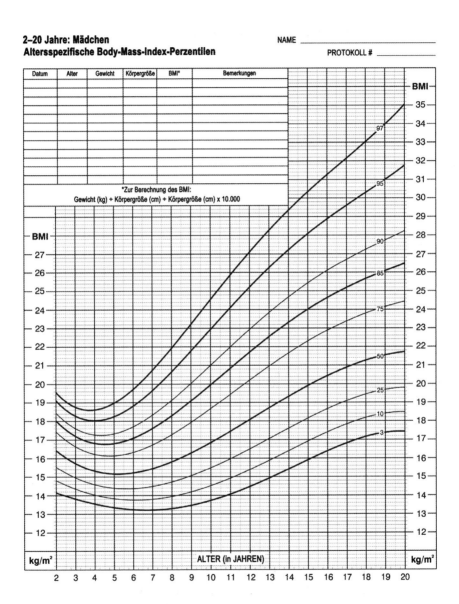

A.6 Kosten der Adipositas

Zu erwartende Kosten im Gesundheitswesen bei ausgewählten Erkrankungen in Verbindung mit Adipositas, abzüglich 3 Prozent für Geschlecht, Altersgruppe, BMI und Lebensalter gerechnet

Geschlecht und Altersgruppe	Zu erwartende lebenslange Kosten, US-Dollar, nach BMI, kg/m²			
	22,5	27,5	32,5	37,5
Männer				
35–44	16.200	20.200	25.300	31.700
45–54	19.600	24.000	29.600	36.500
55–64	22.000	26.100	31.200	37.400
Frauen				
35–44	15.200	18.900	23.800	29.700
45–54	18.800	23.200	28.700	35.300
55–64	21.900	26.500	32.200	39.000

Die direkten und indirekten Kosten für die medizinische Betreuung
von Diabetes (einer Krankheit, die durch Adipositas noch verschlimmert wird) betrugen in den USA 1997 ca. 98 Milliarden US-Dollar[834].
Krankenhausaufenthalte waren bei schwer übergewichtigen Personen
um 74 Prozent länger, bei moderat übergewichtigen um 34 Prozent[835].
Die Krankenhauskosten in Verbindung mit kindlicher Adipositas haben
sich seit 1981 verdreifacht und sind auf 127 Millionen US-Dollar pro
Jahr angestiegen[836].

Im Jahr 2001 betrugen in den USA die Kosten für Adipositas 123 Milliarden US-Dollar, einschließlich der direkten und indirekten Gesund-
heitskosten wie die durch Verlust von Produktivität[837]. Den *Centers for
Disease Control* zufolge liegen die jährlichen Kosten für eine adipöse Person um 37,7 Prozent höher als die Kosten für eine Person mit Normalgewicht. Adipöse in Behandlung befindliche Personen kosten im Jahr
1.486 US-Dollar mehr[838]. Nahezu 40 Millionen Arbeitstage gehen jedes
Jahr wegen Adipositas verloren, und über 65 Millionen Arztbesuche gehen jährlich auf das Konto von Adipositas-bezogenen Problemen.[839]

A.7 Berechnung des täglichen Kalorienbedarfs

	MÄNNER				FRAUEN		
Aktivitätsgrad	Sitzend*	Mäßig aktiv*	Aktiv*	Aktivitätsgrad	Sitzend*	Mäßig aktiv*	Aktiv*
ALTER				ALTER			
2	1000	1000	1000	2	1000	1000	1000
3	1000	1400	1400	3	1000	1200	1400
4	1200	1400	1600	4	1200	1400	1400
5	1200	1400	1600	5	1200	1400	1600
6	1400	1600	1800	6	1200	1400	1600
7	1400	1600	1800	7	1200	1600	1800
8	1400	1600	2000	8	1400	1600	1800
9	1600	1800	2000	9	1400	1600	1800
10	1600	1800	2200	10	1400	1800	2000
11	1800	2000	2200	11	1600	1800	2000
12	1800	2200	2400	12	1600	2000	2200
13	2000	2200	2600	13	1600	2000	2200
14	2000	2400	2800	14	1800	2000	2400
15	2200	2600	3000	15	1800	2000	2400
16	2400	2800	3200	16	1800	2000	2400
17	2400	2800	3200	17	1800	2000	2400
18	2400	2800	3200	18	1800	2000	2400
19-20	2600	2800	3000	19-20	2000	2200	2400
21-25	2400	2800	3000	21-25	2000	2200	2400
26-30	2400	2600	3000	26-30	1800	2000	2400
31-35	2400	2600	3000	31-35	1800	2000	2200
36-40	2400	2600	2800	36-40	1800	2000	2200
41-45	2200	2600	2800	41-45	1800	2000	2200
46-50	2200	2400	2800	46-50	1800	2000	2200
51-55	2200	2400	2800	51-55	1600	1800	2200
56-60	2200	2400	2600	56-60	1600	1800	2200
61-65	2000	2400	2600	61-65	1600	1800	2000
66-70	2000	2200	2600	66-70	1600	1800	2000
71-75	2000	2200	2600	71-75	1600	1800	2000
76 und älter	2000	2200	2400	76 und älter	1600	1800	2000

QUELLE : USDA

Empfohlene tägliche Kalorienmenge nach Alter, Geschlecht und Aktivitätsgrad

Sitzend: Weniger als 30 Minuten täglich leichte körperliche Bewegung
Mäßig aktiv: 30–60 Minuten täglich leichte körperliche Bewegung
Aktiv: Mindestens 60 Minuten täglich leichte körperliche Bewegung

A.8 Makroernährung und Gewichtsabnahme

Es gibt über tausend Diätbücher auf dem Markt, und viele davon geben Empfehlungen, die die solide Wissenschaft gekonnt ignorieren[840]. Tatsächlich ziehen viele Verfasser dieser Bücher die aktuelle wissenschaftliche Forschung ins Lächerliche, während ihre eigenen Programme entweder auf veralteter Wissenschaft oder unbegründeten Theorien basieren. Aber es zeugt von armseliger Logik, wenn man die gesamte etablierte Medizin über Bord wirft, nur weil man in ein paar Punkten anderer Meinung ist. Viele Urheber der aktuell populären Diäten und Gesundheitsprogramme haben, ohne Rücksicht auf die meisten etablierten wissenschaftlichen Richtlinien, sowohl gute als auch schlechte Informationen über Bord geworfen. Ihre Theorien stehen auf tönernen Füßen, da sie von einer Mode-Idee zur anderen springen.

Eine sehr wichtige Frage sollten Sie sich selbst stellen: „Was macht den Erfolg eines Programms aus?" Ist es der Gewichtsverlust, den Sie in kurzer Zeit erreichen? Oder die Energie, die Sie vorübergehend verspüren? Oder ist es der Gewichtsverlust nach drei Monaten? Oder ist es etwas anderes als das, was die Magazine und Boulevardblätter daherplappern, etwa, wie viel Sie an Gewicht verlieren können *und das für immer*, und dabei vor schädlichen Krankheiten gefeit sind?

Bei den meisten der populären Diätprogramme verlieren Sie sehr schnell Gewicht in kurzer Zeit. Bedauerlicherweise verlieren Sie dabei entweder Wasser oder Muskelmasse, oder Ihr Körper wird so sehr beansprucht, dass es gefährlich sein kann. Sie sollten den Erfolg eines Programms nicht daran messen, wie viel Gewicht oder wie viele Pfunde Sie in 90 Tagen loswerden können. Echter Erfolg sollte daran gemessen werden, wie viel Gewicht Sie verlieren und nie wieder zulegen. Ein Beispiel für einen langfristigen Erfolg stammt von der US-amerikanischen *National Weight Control Registry*[841]. Sie verfolgte über einen langen Zeitraum Tausende Personen, die über einen durchschnittlichen Zeitraum von 5,5 Jahren 13,6 kg abnahmen und dann das neue Gewicht hielten. Diese Personen hatten eine Diät eingehalten, die zu ungefähr 24 Prozent Kalorien aus Fett, 19 Prozent Kalorien aus Proteinen und 56 Prozent Kalorien aus Kohlenhydraten enthielt. Die *National Weight Control Registry* ist nichts Theoretisches; sie beobachtet Personen, die nachweislich Erfolg hatten. Deren Aufnahme an Makronährstoffen erfüllt die Empfehlungen des Instituts für Medizin und unsere Richtlinien – nicht die der extrem fett- oder kalorienarmen Diätprogramme.

Im Wesentlichen haben alle anderen populären Diäten und Lifestyle-Programme die Gewichtsabnahme oder das Gewichtsmanagement als Hauptziel, und oftmals kommt den Anteilen der Makronährstoffe (Kohlenhydrate, Fett und Proteine) dabei eine Schlüsselposition zu. Die meisten Diäten und Programme können in drei Kategorien eingeteilt werden. Die erste Kategorie umfasst die fett- und kalorienarmen Diäten. Die zweite umfasst die extrem kohlenhydrat- und kalorienarmen Diäten, bei denen Kohlenhydrate entweder durch Fette oder Proteine ersetzt werden. Die dritte Kategorie zeichnet sich durch eine ausgewogenere Zufuhr von Makronährstoffen und wenigen Kalorien aus. Wie wir im Artikel des *JAMA*[842] gesehen haben, erzielten alle populären Diäten nach einem Jahr einen moderaten Gewichtsverlust, aber es gibt keinen Vorteil für das eine oder andere Programm. Alle Versprechungen eines wundersamen Durchbruchs, alle Behauptungen besonderer Vorzüge bestimmter Diäten haben sich als unzutreffend erwiesen.

Diese Studie in *JAMA*, die ich gerade zitiert habe, ist aus mehreren Gründen sehr aussagekräftig. Erstens wurden die Teilnehmer für die Gewichtsabnahmeprogramme wahllos erlesen. Frühere Forschungsarbeiten über Diäten umfassten Personen, die bereits an bestimmte Diätprogramme glaubten und deshalb voreingenommen waren. Es wäre dann nicht weiter verwunderlich, dass diese voreingenommenen Teilnehmer innerhalb kurzer Zeit an Gewicht verlieren würden. Zum zweiten verfolgte die *JAMA*-Studie die verschiedenen Programm ein Jahr lang. Die meisten früheren Untersuchungen hatten die Teilnehmer nur über einen Zeitraum von drei Monaten beobachtet, was viel zu wenig ist. Es ist sicherlich möglich, innerhalb von drei Monaten mit fast jedem Programm an Gewicht zu verlieren. Ich könnte eine Diät mit eingelegtem Gemüse oder Sellerie anpreisen, und jeder, der daran glaubt, würde innerhalb von drei Monaten abnehmen. Drittens vermerkten die Forscher sorgfältig die Anzahl der Teilnehmer, welche die Studie nicht zu Ende führten. Nach Ende eines Jahres hatte die Hälfte der Personen, die eine Extremdiät (fett- und kalorienarm) gemacht hatten, bereits aufgegeben und ihre alten Essgewohnheiten wieder aufgenommen. Hingegen hörten nur 35 Prozent derjenigen, die eine moderate Diät eingehalten hatten, nach einem Jahr wieder damit auf.

Hinsichtlich der Definition einer kohlenhydratarmen Diät gibt es beträchtliche Verwirrung. Der Begriff „kohlenhydratarm" wird oft fürchterlich missbraucht oder falsch verstanden. Ich sah vor kurzem eine Sendung im Kabelfernsehen, in der ein Moderator kohlenhydratarme Diäten anpries und Beispiele zur Zubereitung gab. Dann fuhr er fort, etwas Gemüse in der Pfanne zu braten. Offensichtlich hatte der gute Mann keine Ahnung von Kohlenhydraten! Viele Gemüsesorten bestehen hauptsächlich aus Kohlenhydraten. Ich hätte ihm durchaus zugestimmt, wenn er gesagt hätte, er bereite ein wunderbares gesundes Essen zu, aber die Leute in seiner Sendung, die damit abnahmen, taten dies in erster Linie mit Hilfe komplexer Kohlenhydrate.

Es gibt schlechte und gute Kohlenhydrate. (Siehe Anhang C, um etwas über den glykämischen Index und glykämische Last zu erfahren. Das wird Ihnen helfen, den Unterschied zwischen guten und schlechten Kohlenhydraten zu verstehen.) Die schlechten Kohlenhydrate sind Einfachzucker und solche mit einem hohen glykämischen Index. Für gewöhnlich sind komplexe Kohlenhydrate die guten. Komplexe Kohlenhydrate sind in Volkornbroten, Vollkornfrühstücksflocken, Obst und Gemüse enthalten. Lassen Sie sich von den unwissenden Verfassern der Modediäten nicht von unglaublich wertvollem Essen abschrecken. Vollkorn und komplexe Kohlenhydrate schützen Sie vor Herzerkrankungen, Krebs, Diabetes und anderen chronischen Erkrankungen. Lassen Sie nicht zu, dass die Unwissenheit dieser Leute bei Ihnen noch mehr Verwirrung stiftet. So wie früher die extrem fettarmen Diäten dazu führten, dass die Omega-3-Zufuhr vernachlässigt wurde, verleiden Ihnen heute die kohlenhydratarmen Diäten Vollkornprodukte, Obst und Gemüse.

Die kohlenhydratarmen Modediäten können geradezu gefährlich werden, wenn komplexe Kohlenhydrate durch schädliche Fette wie Trans-Fette ersetzt werden. Wer diese Diät mitmacht, läuft Gefahr, den Schutz vor chronischen Krankheiten zu verlieren, der in Vollkorn und den Phytonährstoffen von Obst und Gemüse steckt. An ihre Stelle treten Fette, die eine Entzündung steigern und chronische Krankheiten wie Herzerkrankungen, Typ-2-Diabetes und Krebs fördern. Der Erfinder dieser Diät erstellte sein Diätprogramm lange bevor das Verständnis und Wissen um den Beitrag von Entzündungen zu chronischen Krankheiten zur Verfügung stand, und seine Arbeit ist heute wissenschaftlich total überholt.

Andere Autoren haben Kohlenhydrate durch Lebensmittel mit hohem Proteingehalt ersetzt. Allerdings sollte man bedenken, dass es gute und schlechte Proteinquellen gibt. Alle essentiellen Aminosäuren, die für ein normales Wachstum und einen normalen Stoffwechsel benötigt werden, können aus Magermilch oder Sojaprodukten gewonnen werden. Oder auch aus Bohnen, wenn Sie sich damit auskennen. Eine extrem hohe Proteinaufnahme, selbst aus einer sicheren Quelle, wird von der wissenschaftlichen Literatur nicht unterstützt. Durch eine zu hohe Proteinzufuhr verlieren Sie den Schutz durch komplexe Kohlenhydrate, den Sie brauchen, um das Risiko chronischer Erkrankungen zu senken. Laut dem Institut für Medizin der *National Academies*[843] beträgt die *Acceptable Macronutrient Distribution Range* (AMDR/akzeptabler Bereich der Makronährstoff-Verteilung) bei Proteinen 10–35 Prozent für Erwachsene. Der AMDR für Kleinkinder liegt bei 5–20 Prozent und für größere Kindern bei 10–30 Prozent. Wenn Ihr bisheriges Diätprogramm eine Proteinzufuhr außerhalb dieses Mengenbereichs empfiehlt, haben die Autoren keinen wissenschaftlichen Beleg für ihre Ansichten. Zusätzlich beträgt der AMDR bei Fett 20–35 Prozent und für Kohlenhydrate 45–65 Prozent bei Erwachsenen.

Die Mehrheit der populären Diätprogramme leistet reine Lippenbekenntnisse, wenn es um die Gesundheit des ganzen Körpers geht. Es hagelt einseitige und manchmal gefährliche Methoden zur Gewichtsreduzierung, als ob eine Gewichtsabnahme um jeden Preis der Schlüssel zu einer verbesserten Gesundheit sei. In Wirklichkeit bieten die Verfasser ihre Ideen so dar, als ob eine gute Gesundheit sich nur mit ihren Diäten verwirklichen lassen würde, und sonst nicht. Tragischerweise berücksichtigen die meisten Programme Ihre Gesundheit überhaupt nicht; ihre Empfehlungen können sie sogar verschlechtern.

Für diejenigen von Ihnen, die schon viele Diäten ohne langfristigen Erfolg ausprobiert haben, gibt es jetzt Hoffnung. Sie sollten dieses Programm nicht wie eine vorübergehende Umstellung Ihrer Ernährung angehen, sondern wie eine echte und dauerhafte Veränderung Ihres Lebensstils. Beginnen Sie langsam, mit ein paar Veränderungen jetzt, mit den nächsten Veränderungen etwas später. Seien Sie geduldig. Werfen Sie Ihre Badezimmerwaage weg; Sie sollen sich nicht auf eine reine Gewichtsabnahme konzentrieren. Ihr Fokus sollte sich einzig und allein auf die Verringerung der Risikofaktoren richten. Tun Sie das, und dann warten Sie ab, was mit Ihrem Körper geschieht. Es wird aufregend sein, und nach einer Weile werden Sie sich an alle Veränderungen gewöhnt haben. Sie werden nicht das Gefühl haben, daran zu arbeiten oder gar ein Opfer zu bringen. Wenn Sie soweit gekommen sind, haben Sie die optimale Gesundheit erreicht.

Wenn Ihre Bemühungen, abzunehmen, nicht von Erfolg gekrönt waren und Ihr Gesundheitszustand sich verschlechtert, dann haben Sie wahrscheinlich keinen Lebenswandel geführt, der Entzündungen reduziert. Sie können nicht zwei sich widersprechende Lebensstile zugleich führen und dann Erfolg erwarten. Die Schritte der von der US-amerikanischen *National Weight Control Registry* erfassten Personen haben uns schon auf den richtigen Weg gewiesen. Sie haben einen guten Vorsprung, den der Rest von uns aufholen muss, um sie dann hinter sich zu lassen. Unser Hauptaugenmerk sollte auf der Prävention von chronischen Erkrankungen liegen, nicht auf der Gewichtsabnahme. Denken Sie um! Ich weiß, dass es für einige von uns nicht einfach ist, aber es ist nötig, wenn Sie Ihr Gewicht erfolgreich halten und eine optimale Gesundheit erreichen wollen.

A.9 Zytokine und das angeborene Immunsystem

Zytokine sind eine strukturell vielfältige Gruppe von Chemikalien. Sie tragen kunstvolle, abstruse Namen wie Tumor-Nekrose-Faktor Alpha (TNF-alpha), Interleukin-1, Interleukin-6, Interleukin-8 und Interleukin-12. Alle diese Zytokine wirken sowohl lokal als auch auf den ganzen Körper. Ich werde hier einige der Wirkungen erklären, damit Sie sich ein Bild von ihren Nutzen machen können und auch davon, wie schädlich sie sein können, wenn sie im Übermaß produziert werden. Ich werde dafür einige Symbole verwenden, damit Sie sofort verstehen, welche Aufgaben sie haben:

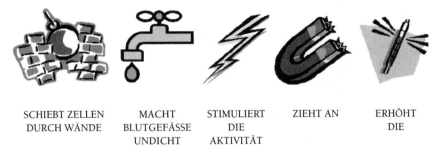

| SCHIEBT ZELLEN DURCH WÄNDE | MACHT BLUTGEFÄSSE UNDICHT | STIMULIERT DIE AKTIVITÄT | ZIEHT AN | ERHÖHT DIE |

Interleukin-1 (IL-1)

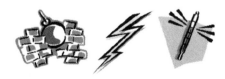

IL-1 regt bestimmte Zellen des Immunsystems (Lymphozyten) an, die bestimmte Gewebearten zerstören. Es ermöglicht den weißen Blutkörperchen, die Blutgefäßwände zu durchdringen, damit sie Infektionen im angrenzenden Gewebe bekämpfen können. Es erhöht die Körpertemperatur, was hilfreich bei der Abtötung von Keimen ist, löst die erworbene Immunreaktion aus, stimuliert das Knochenmark, noch mehr weiße Blutkörperchen zu bilden, und stimuliert die Freisetzung von CRP und anderen hochaktiven Proteinen. Außerdem produziert es IL-6.

Interleukin-6 (IL-6)

IL-6 erhöht die Körpertemperatur, löst die Reaktion des erworbenen Immunsystems aus, stimuliert die Produktion und Aktivierung von weißen Blutkörperchen und stimuliert die Freisetzung von aktiven Proteinen wie CRP.

Interleukin-8 (IL-8)

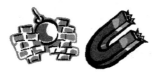

IL-8 zieht weiße Blutkörperchen an, sammelt und aktiviert sie und hilft ihnen bei der Durchquerung der Blutgefäßwände.

Interleukin-12 (IL-12)

IL-12 spornt die natürlichen Killerzellen an, zwanzig bis hundertmal wirksamer als normal zu arbeiten.

Tumor-Nekrose-Faktor Alpha (TNF-alpha)

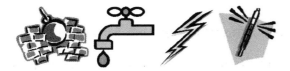

TNF-alpha erhöht die Undichtigkeit der Blutgefäße (was gut ist, soweit es die normale Funktion des Immunsystems betrifft), erhöht die Fähigkeit der weißen Blutkörperchen, durch die Blutgefäßwände zu wandern, und löst in kleineren Blutgefäßen eine lokale Gerinnung aus. Der Gerinnungsvorgang hindert Infektionen am Eindringen in den Blutkreislauf. (Wenn jedoch zu viel TNF freigesetzt wird, kann diese Gerinnung einen Schock sowie ein Versagen lebenswichtiger Organe auslösen.) Es erhöht auch die Körpertemperatur, stimuliert das erworbene Immunsystem, steigert die Produktion der weißen Blutkörperchen und veranlasst, dass aktive Proteine wie CRP freigesetzt werden.

Zytokine aktivieren auch Komplimentproteine, die die Aktivität des Immunsystems steigern. Umgekehrt ist eine Leitungsbahn der Komplimentaktivierung (alternativ) Teil des angeborenen Immunsystems und kann eine Freisetzung von Zytokinen bewirken. Es handelt sich hier um eine Art rückgekoppelten Regelkreis, bei dem viele Schalter andere kontrollieren.

A.10 Etikettierung und Definitionen organischer Lebensmittelprodukte*

Wenn ein Produkt als „zu 100 Prozent biologisch" bezeichnet wird,**

1. *muss* es zu 100 Prozent aus biologisch angebauten Zutaten bestehen, Wasser oder Salz nicht mitgerechnet.
2. *müssen* die Zutaten angegeben sein, wenn es aus mehr als einem Inhaltsstoff besteht.
3. *muss* der Zertifizierungsbevollmächtigte angegeben sein, der das Produkt als biologisch ausgewiesen hat.
4. *darf* es den Begriff „100 Prozent biologisch" verwenden.
5. *darf* es den Stempel „USDA organic" und/oder den des Zertifizierungsbevollmächtigten führen, der mit dem USDA (Anm. d. Übers.: *US Department of Agriculture* – das US-amerikanische Landwirtschaftsministerium) zusammenarbeitet.

Wenn ein Produkt als „biologisch" bezeichnet wird,

1. *muss* es zu mindestens 95 Prozent aus biologisch angebauten Zutaten bestehen, Wasser oder Salz nicht mitgerechnet.
2. *darf* es keine Sulfitzusätze enthalten.
3. *darf* es bis zu 5 Prozent nicht biologisch hergestellte Zutaten enthalten.
4. *muss* der Zertifizierungsbevollmächtigte angegeben sein, der das Produkt als biologisch ausgewiesen hat.
5. *darf* der Begriff „biologisch" verwendet werden, um den Produktnamen zu ergänzen.
6. *darf* es den Stempel „USDA organic" und/oder den des Zertifizierungsbevollmächtigten führen, der mit dem USDA zusammenarbeitet.

---

* Anm. d. Übers.: Diese Angaben beziehen sich auf die Gesetzeslage in den USA. Informationen über die Situation in der EU finden Sie z.B. unter:
http://www.oekolandbau.de/verbraucher/wissen/einsteigerfragen/

** Anm. d. Übers.: Die korrekte Bezeichnung im Englischen ist „organic"

Wenn ein Produkt als „mit biologischen Zutaten hergestellt" bezeichnet wird,

1. *muss* es zu mindestens 70 Prozent biologisch angebaute Zutaten enthalten.
2. *darf* es keine Sulfitzusätze enthalten.
3. *darf* es bis zu 30 Prozent nicht biologisch angebaute Zutaten enthalten.
4. *müssen* die biologischen Zutaten als „biologisch" ausgewiesen werden, wenn eine andere organische Kennzeichnung gegeben ist.
5. *muss* der Zertifizierungsbevollmächtigte angegeben sein, der das Produkt als biologisch ausgewiesen hat.
6. *darf* die Bezeichnung „hergestellt mit Bio- _____" verwendet werden.
7. *kann* es den Stempel des Zertifizierungsbevollmächtigten führen, aber *nicht* den Stempel „USDA organic".

Wenn ein Produkt als „mit einigen biologischen Zutaten hergestellt" bezeichnet wird,

1. *darf* es weniger als 70 Prozent organische Zutaten enthalten.
2. *darf* es über 30 Prozent nicht organische Zutaten enthalten.
3. *müssen* die biologischen Zutaten als „organisch" ausgewiesen werden, wenn eine andere organische Kennzeichnung gegeben ist.
4. *darf* es *weder* den Stempel „USDA organic", *noch* den Stempel der Bescheinigungsbehörde, *noch* irgendeinen Hinweis auf biologische Inhaltsstoffe tragen.

QUELLE: www.ams.usda.gov/nop/ProdHandlers/labelTable.htm

Anhang B

B.1 Nahrungsinhalte, die es zu vermeiden gilt

Es gibt viele auf Lebensmittelverpackungen aufgelistete Inhaltsstoffe, die Sie meiden oder nur in kleinen Mengen zu sich nehmen sollten. **Das bedeutet keinesfalls, dass Sie gar keine Lebensmittel mit diesen Inhaltsstoffen essen sollten, sondern dass es ratsam ist, ihren Verzehr zu kontrollieren.** Sie können alles, was auf dieser Liste steht, zu sich nehmen, solange Sie die Menge im Auge behalten und sparsam davon essen.

Vermeiden oder essen Sie sparsam: Zutaten oder Lebensmittel, die reich an gesättigten Fettsäuren, künstlichen Trans-Fetten und Konservierungsstoffen sind

1. Gehärtete Fette/teilgehärtete Öle – die wichtigste Quelle der künstlichen Trans-Fette
2. Palmöl
3. Kokosfett
4. Schmalz
5. Backfett
6. Die Formulierung „eines oder mehrere der folgenden Öle" (Es besteht die Möglichkeit, dass der Hersteller einen Tropfen Rapsöl in ein Fass mit Schmalz hat fallen lassen.)

7. Vollmilch (Verwenden Sie fettreduzierte oder fettfreie Milch und achten Sie auf ein biologisches Gütesiegel, um zugesetzte Chemikalien und Hormone zu vermeiden.)
8. Sahne
9. Milchfett
10. Buttermilch
11. Butter
12. Margarine im Block (Verwenden Sie Margarine im Becher und versichern Sie sich, dass sie keine Trans-Fette enthält.)
13. Käse (Essen Sie fettreduzierte Sorten.)
14. Eigelb (vor allem, wenn es nicht von freilaufenden Hühnern aus Biobetrieben stammt)
15. Rindfleisch und andere dunkle Fleischsorten (Gelegentlicher Verzehr ist in Ordnung, vor allem, wenn die Tiere aus Weidehaltung stammen.)
16. Schweinefleisch (Schweine sind niedlich, aber sie sind die Mülleimer des Bauernhofes. Sie fressen buchstäblich Müll: tierische Abfälle und Dinge, die andere Tiere verschmäht haben. Sie können größere Mengen chemischer Stoffe, Hormone, etc. in ihrem Fleisch anreichern. Seien Sie bei jedem Tier vorsichtig, das in seiner Umgebung als Abfalleimer tätig ist, beispielsweise bei bestimmten Schellfischarten oder Wels.)
17. Speck (Es gibt über 15 Gründe, keinen Speck zu essen. Probieren Sie einen vegetarischen Ersatz.)
18. Hotdogs (Auf diese Weise werden Fleisch verarbeitende Betriebe ihren Abfall los.)
19. Hamburger
20. Pepperonisalami, Salami, Fleischwurst und andere konservierte Fleischarten (Wenn nicht einmal Bakterien daran interessiert sind, dann ist es für Sie möglicherweise auch nicht gut.)
21. Würstchen (ein anderes Wort für Konservierungsstoffe)

Vermeiden oder essen Sie sparsam: vorgefertigte/abgepackte Lebensmittel, die oftmals viele gesättigte Fettsäuren und/oder Trans-Fette, zuviel Salz und Unmengen an Konservierungsstoffen enthalten (Versuchen Sie, so oft wie möglich frische Lebensmittel zu essen!)

1. Plätzchen- und Kuchenbackmischungen
2. Zimtschnecken
3. Mais-/Kartoffel-/Tortillachips (bevorzugen Sie gebackene Alternativen)
4. Donuts
5. Popcorn mit Geschmackszusätzen
6. Feingebäck („Teilchen")
7. Kekse

Verzehren Sie zurückhaltend: Inhaltsstoffe, die reich an Omega-6-Fettsäuren sind (Legen Sie stattdessen Wert auf Quellen einfach ungesättigter und mehrfach ungesättigter Omega-3-Fettsäuren, wie Oliven- und Rapsöl.)

1. Maisöl
2. Baumwollsamenöl
3. Sonnenblumenöl
4. Distelöl
5. Erdnussöl
6. Sesamöl
7. Traubenkernöl
8. Sojaöl (Sojabohnen sind jedoch in Ordnung.)

Zubereitungsarten, die auf ungesunde Folgen hindeuten:

1. "Frittiert"
2. "Gebraten"
3. "Geräuchert"
4. "Alfredo"

Andere Inhaltsstoffe, vor denen Sie auf der Hut sein sollten:

1. Hoch-Fruktose-Maissirup (HFCS) (Es gibt viele Gründe, ihn nicht zu verwenden. Er ist unter anderem mit einem erhöhten Risiko für Adipositas, Diabetes, einem beschleunigten Alterungsprozess[844], vermehrter Entzündung[845], einem erhöhtem Triglyceridwert und erhöhtem schädlichem LDL-Cholesterin[846,847] assoziiert.)

2. Salz

3. Zucker

4. Angereicherter Weizen (Das bedeutet, dass alle natürlichen gesunden Inhaltsstoffe entfernt wurden, sodass er angereichert sein muss, um überhaupt noch einen Nutzen zu haben.)

5. „Mehrkorn" (Oftmals entfernen Hersteller die vorteilhaften Inhaltsstoffe aus mehreren Getreidearten und lassen nur die angereicherten Körner zurück. Sie verwenden das Wort „Mehrkorn" als Werbung, aber es verbleiben trotzdem nur wenig natürliche Vitamine und Mineralstoffe im Produkt. Die Bezeichnung „Vollkorn" steht üblicherweise für deutlich mehr Nährwert.)

6. Konventionelle (Nicht-Diät) Erfrischungsgetränke, da sie viel zu viel Zucker enthalten

7. Alkohol (Jeder auf der Welt hat von den Vorzügen des Rotweins gehört, aber der größte Vorzug ist höchstwahrscheinlich Resveratrol. Dieses findet sich in der Haut von Weintrauben und kann durch den Genuss von Trauben oder von Traubensaft genauso gut aufgenommen werden.)

8. Künstliche Süßstoffe (Vermeiden Sie den übermäßigen Verzehr. Wenn Sie einen Süßstoff benötigen, bevorzugen Sie Splenda®, auch „Sucralose" genannt, da es am sichersten ist. Die Gefahrlosigkeit von Aspartam sollte übergeprüft werden, vor allem bei Produkten für Kleinkinder. Stevia® haben die U.S.-FDA und die Wissenschaftskommission der Europäischen Gemeinschaft für nicht sicher bei Lebensmitteln erklärt. Es wird aus Honigkraut (*Stevia rebaudiana*) hergestellt und enthält zwei chemische Hauptbestandteile: Steviosid und Rebaudiosid A. Von Steviosid scheint kein erhöhtes Krebsrisiko auszugehen. Rebaudiosid A ist anscheinend nie auf ein Krebsrisiko getestet worden, und einige Hersteller von Erfrischungsgetränken wollen es dafür einsetzen. Verwenden Sie es also sparsam, bis entsprechende Untersuchungen vorliegen[848].

9. Chemikalien im Allgemeinen (Es ist generell besser, keine Produkte mit zu vielen Chemikalien zu konsumieren, da einige davon entzündungsfördernd wirken.)

    a) Butylhydroxyanisol (BHA, E 320) (Das *Department of Health and Human Services* hält BHA für „mit gutem Grund als Krebs erregend (karzinogen) beim Menschen einzustufen.")

b) Cyclamat (E 952) (kann die Wirksamkeit anderer Karzinogene erhöhen.)

c) Natriumbenzoat (E 211) (Wird es zusammen mit Ascorbinsäure – die an sich sicher ist – verwendet, kann es kleine Mengen des schädlichen Benzols bilden. Ohne Ascorbinsäure könnte es allerdings unschädlich sein.)

d) Natriumnitrit (E 250), Natriumnitrat (E 251) (Beide konservieren die rote Farbe im Fleisch und können zu schädlichen Nitrosaminen zerfallen.)

Für zusätzliche Informationen zur Produktsicherheit gehen Sie auf die Seite www.cspinet.org/reports/chemcuisine.htm. Diese Liste ist nicht vollständig, aber sie sollte genügend Regeln enthalten, um Sie vor vielen schädlichen Lebensmitteln zu schützen.*

Wenn Sie zum ersten Mal einen Blick auf Lebensmitteletiketten werfen, scheint es, als ob jedes Lebensmittel, das Sie verwenden, mindestens einen der oben aufgeführten Stoffe enthält. Keine Panik. Es erfordert etwas Zeit und Geduld, sie zu finden, aber es gibt viele ganz normale Produkte oder Gerichte, die auf gesunde Art und Weise hergestellt wurden. Die Reformkost- und Bio-Abteilung großer Lebensmittelmärkte ist ein guter Ort, um mit der Suche anzufangen. Doch seien Sie vorsichtig; nur weil ein Produkt bei der Reformkost steht, bedeutet das noch lange nicht, dass es auch gesund ist. Sie müssen immer noch vorsichtig sein, um die oben angeführten Inhaltsstoffe zu umgehen. Es mag anfangs frustrierend erscheinen, aber halten Sie durch. Ihre Gesundheit ist es wert. Sie können jetzt ein wenig Zeit investieren, um qualitativ hochwertige Lebensmittel aufzuspüren, oder Sie können zu einem späteren Zeitpunkt Zeit und Geld in die Behandlung der durch minderwertige Lebensmittel ausgelösten Krankheiten investieren.

Haben Sie keine Scheu, fleischlose Produkte wie vegetarische Burger oder Speck zu probieren. Viele Menschen haben sogar festgestellt, dass sie den Geschmack des pflanzlichen Ersatzes besser finden!

---

* Umfassende deutschsprachige Informationen finden Sie unter www.zusatzstoffe-online.de (Anm. des Übersetzers)

B.2 Sicherheit von Lebensmittel-Plastikverpackungen

Die Verpackungen, in denen Lebensmittel und Getränke zu uns kommen, sind auch sehr wichtig. Auf einigen Plastikverpackungen stehen Warnhinweise, das Behältnis nicht in die Mikrowelle oder die Spülmaschine zu geben. Vielleicht haben Sie diese Warnungen bisher ignoriert, in der Meinung, dass man das billige Plastikteil einfach wegschmeißt, falls es schmilzt. Aber diese kleinen Warnhinweise, die kaum lesbar sind, können unglaublich wichtig sein. Ein Beispiel dafür ist eine Chemikalie namens Bisphenol A, die üblicherweise Kunststoffen hinzugefügt wird.

Bisphenol A (BPA) wurde ursprünglich in den 30ern als synthetisches Östrogen entwickelt. Als festgestellt wurde, dass eine ähnliche Chemikalie krebserregend war, wurde BPA vom medizinischen Gebrauch ausgeschlossen. In den 50er Jahren fand man heraus, dass BPA zur Härtung von Kunststoffen beiträgt. Das einzige Problem besteht darin, dass das BPA bei Erhitzung der Plastikverpackung oder Reinigung in der Spülmaschine austreten und in Ihr Essen eindringen kann. Es hat sich gezeigt, dass es das Risiko für Brust- und Prostatakrebs bei Ratten erhöht[849].

Wir empfehlen darum Folgendes:

1. Vermeiden Sie Plastikverpackungen mit den Recyclingnummern 7, 6, und 3 auf der Unterseite. (Dies sind die Nummern, die in den Vereinigten Staaten verwendet werden. Wenn Sie woanders leben, sollten Sie die bei Ihnen gültigen entsprechenden Richtlinien überprüfen.)
2. Lagern oder bereiten Sie Lebensmittel in Glas-, Porzellan- oder Edelstahlbehältern zu.
3. Verwenden Sie keine Plastikbehälter für Lebensmittel in der Mikrowelle und spülen Sie sie nicht im Geschirrspüler.
4. Verwenden Sie Polyethylenterephthalat (PET) anstelle von Polycarbonatkunststoffen. In den Vereinigten Staaten hat PET die Recyclingnummer 1. Nummer 2 ist genauso gut.

B.3 Richtlinien für den Omega-3-Fischverzehr

Viele Meeresfrüchte sind mit Quecksilber belastet. Dieses schädigt das Nervensystem und das Gehirn. Das betrifft vor allem Kinder in der Entwicklung. Schwangere oder stillende Frauen oder Kinder

1) sollten keinen Fisch mit hohem Quecksilbergehalt, wie Schwertfisch, Torpedobarsch oder Königsmakrele essen.
2) sollten pro Woche nicht mehr als 340 g Meeresfrüchte mit geringem Quecksilbergehalt wie Lachs, Seewolf, Garnelen und hellen Dosenthunfisch essen.
3) sollten pro Woche nicht mehr als 42,5 g pro 24 kg Körpergewicht Thunfischsteak oder hellen Thunfisch (Bonito) aus der Dose essen.

Jeder andere kann mehr Fisch zu sich nehmen, aber die genauen Sicherheitsstandards sind unbekannt.

B.4 Abwandlung des Speiseplans der USDA- „Ernährungspyramide"* – 2.000-Kalorien-Diät durch „Die optimale Gesundheit – ein revolutionärer Ansatz"

Es gibt viele Gesundheits- und Abnehmprogramme, die ihren Lesern eine sehr spezielle Ernährung vorschreiben, aber das ist nicht meine Absicht. Ich bin vielmehr der Meinung, dass die Hauptgründe für die vielen Abbrüche solcher Diätprogramme zu einschränkende und zu komplizierte Speisepläne sind.

Anhang B.4 hat zwei Ziele. Erstens möchte ich Ihnen allgemeine Richtlinien zur Verfügung stellen, damit Sie sich Ihren Speiseplan nach Ihren natürlichen Vorlieben zusammenstellen können. Zweitens möchte ich Ihnen zeigen, wie ich ein bereits sehr gesundes Programm („Meine Ernährungspyramide" vom Landwirtschaftsministerium der Vereinigten Staaten[850]) abwandeln würde, um es an die Lehren dieses Buches anzupassen. Ich werde den unten stehenden Speiseplan der „Ernährungspyramide" – 2.000-Kalorien-Diät in der linken Spalte aufführen. Die dazugehörigen Änderungen stehen in der rechten Spalte. Diese Empfehlungen werden Ihnen veranschaulichen, wie Sie an Ihren Speiseplan herangehen sollten.

Eine Warnung: Sie werden vielleicht für Ihren persönlichen Bedarf, um Ihr Gewicht zu halten oder abzunehmen, keine 2.000 Kalorien brauchen, also legen Sie zuerst Ihre Kalorienaufnahme fest, wie in Kapitel 11 beschrieben, und nehmen Sie erst dann entsprechende Änderungen vor.

Wenn Ihre derzeitigen Essgewohnheiten nicht so gut wie die „Ernährungspyramide"-Diät sind, schlage ich vor, dass Sie Ihre neuen Lebensgewohnheiten damit beginnen, die Prinzipien dieser Diät zu befolgen. Denken Sie daran, dass Sie nicht perfekt sein müssen, um Ihre Gesundheit zu verbessern und wenn Sie die meisten Schritte der „Ernährungspyramide"-Diät befolgen, ist das ein großer Schritt in Richtung optimale Gesundheit. Jegliche Veränderungen kommen einem zuerst unbequem vor. Bleiben Sie trotzdem dabei. Sehr bald werden Sie sie ganz normal finden.

Haben Sie bereits einige dauerhafte Schritte in Richtung einer gesun-

---

* Anm. d. Übers.: Im Original „My pyramid"

den Ernährung getan, dann können Sie sich auf die Abwandlung für „Die optimale Gesundheit – ein revolutionärer Ansatz" konzentrieren. Diese Empfehlungen werden Sie auf eine neue Stufe der gesunden Ernährung führen und die Entzündung, die mit chronischen Erkrankungen assoziiert ist, erheblich reduzieren.

Wenn diese Umstellungen für Sie zu schwierig sind – keine Sorge. Jeder einzelne Schritt, den Sie wagen, ist hilfreich. Seien Sie stolz auf die Veränderungen, die Sie geschafft haben, und fahren Sie fort, sobald es Ihnen möglich ist. Bitte beschäftigen Sie sich nicht zwanghaft mit Lebensmitteln und Speiseplänen. Essen sollte Freude bereiten und nicht in Stress ausarten. Denken Sie daran, dass gute Essgewohnheiten nur eine Säule der optimalen Gesundheit sind. Verwenden Sie nicht all Ihre Bemühungen darauf. Behalten Sie das Gesamtbild der optimalen Gesundheit im Blick.

Die meisten Personen fanden diese Ernährungsrichtlinien überraschend einfach, wohlschmeckend und leicht nachzukochen. Ich denke, Sie werden angenehm überrascht sein.

USDA-„ERNÄHRUNGSPYRAMIDE" – 7-TAGE-2.000-KALORIEN-DIÄT	ABWANDLUNG BEI „DIE OPTIMALE GESUNDHEIT – EIN REVOLUTIONÄRER ANSATZ"
	Tag 1

USDA	OPTIMALE GESUNDHEIT
FRÜHSTÜCK	**FRÜHSTÜCK**
Frühstücksburrito:	Frühstücksburrito:
1 Mehltortilla (18 cm Durchmesser)	*1 Biovollkornmehl-Tortilla*
1 Rührei (in 1 TL weicher Margarine)	*1 Bio-Ei von freilaufenden Hühnern, reich an Omega-3, oder Bio-Eiweiß (in Olivenöl)*
⅓ Tasse schwarze Bohnen (schwach gesalzen)	*⅓ Tasse schwarze Bohnen (schwach gesalzen)*
2 EL Salsa-Sauce	*Gewürfelte grüne und rote Paprika*
1 Tasse Orangensaft	*¼ Tasse gewürfelte Oliven*
1 Tasse fettfreie Milch	*¼ Tasse gewürfelte Tomaten*
	2 EL Bio-Salsa-Sauce
MITTAGESSEN	
Roastbeef-Sandwich:	*1 ganze Orange*
1 Vollkorn-Sandwichbrötchen	*1 Tasse fettfreie Bio-Milch*
85 g mageres Roastbeef	
2 Tomatenscheiben	**VORMITTAGSSNACK**
¼ Tasse kleingehäckselter Römersalat	*1 Tasse Bio-Karotten*
⅛ Tasse gedünstete Pilze (in 1 TL Öl)	*1 mittelgroßer Apfel*
43 g teilentrahmter Mozzarella-Käse	
1 TL gelber Senf	**MITTAGESSEN**
	Roastbeef-Sandwich:
¾ Tasse gebackene Kartoffelspalten	*1 Vollkorn-Sandwichbrötchen*
1 EL Ketchup	*85 g mageres Bio-Roastbeef*
1 zuckerfreies Getränk	*2 Tomatenscheiben*
	¼ Tasse gemischtes junges Gemüse oder Spinat
ABENDESSEN	*⅛ Tasse gedünstete Pilze (in 1 TL Öl)*
Gefüllter gebratener Lachs:	*43 g teilentrahmter Bio-Mozzarella-Käse*
142 g Lachsfilet	*1 TL gelber Senf*
28 g Brotmischung für die Füllung	
1 EL gehackte Zwiebeln	*1½ Tassen gedünstetes Tiefkühlmischgemüse*
1 EL gewürfelter Sellerie	*1 Pflaume*
2 TL Rapsöl	
½ Tasse Safran- (weißer) Reis	*2 Tassen grüner Tee oder Kaffee*
28 g Mandelblätter	
½ Tasse gedünsteter Brokkoli (mit 1 TL weicher Margarine)	
1 Tasse fettfreie Milch	

USDA-„ERNÄHRUNGSPYRAMIDE" – 7-TAGE-2.000-KALORIEN-DIÄT	ABWANDLUNG BEI „DIE OPTIMALE GESUNDHEIT – EIN REVOLUTIONÄRER ANSATZ"

Tag 1 (Fortsetzung)

SNACKS *1 Tasse Cantaloupe-Melone*	*NACHMITTAGSSNACK* *1 Banane*

ABENDESSEN
Gegrillter Pazifiklachs:
142 g pazifisches oder
   norwegisches Lachsfilet, gebraten
   in 2 TL Raps- oder Olivenöl

½ Tasse Wildreis

1 Tasse gedünsteter Brokkoli
1 TL Pflanzenölaufstrich[1] *ohne*
   Trans-Fette (nicht gehärtet)

1 Tasse fettfreie Bio-Milch

SNACKS
1 Tasse Cantaloupe-Melone

Tag 2

FRÜHSTÜCK	**FRÜHSTÜCK**
Haferbrei: *½ Tasse gekochte Haferflocken* *2 EL Rosinen* *1 TL weiche Margarine* *½ Tasse fettfreie Milch* *1 Tasse Orangensaft*	**Haferbrei:** *½ Tasse gekochte Haferflocken* *¼ Tasse getrocknete Feigen* *1 TL Pflanzenölaufstrich* *1 TL Leinsamen* *½ Tasse fettfreie Bio-Milch* *1 ganze Orange* *1 Tasse grüner Tee oder Kaffee*

VORMITTAGSSNACK
1 Tasse Selleriestangen und 1 EL
   Dressing/Dip mit Rapsöl

USDA-„ERNÄHRUNGSPYRAMIDE" – 7-TAGE-2.000-KALORIEN-DIÄT	ABWANDLUNG BEI „DIE OPTIMALE GESUNDHEIT – EIN REVOLUTIONÄRER ANSATZ"

Tag 2 (Fortsetzung)

MITTAGESSEN	**MITTAGESSEN**
Taco-Salat:	Taco-Salat:
57 g Tortillachips	*57 g Bio-Vollkorn-Tortillachips mit Rapsöl*
57 g gedünstete Putenstreifen in 2 TL Sonnenblumenöl	*oder Vollkorn-Pitabrot*
½ Tasse schwarze Bohnen (schwach gesalzen)	*57 g gedünstete Putenstreifen in 2 TL Raps- oder Olivenöl*
½ Tasse Eisbergsalat	*½ Tasse schwarze Bohnen (schwach gesalzen)*
2 Tomatenscheiben	*½ Tasse gemischtes junges Gemüse*
28 g fettarmer Cheddar-Käse	*2 Tomatenscheiben*
2 EL Salsa-Sauce	*28 g fettarmer Soja-Cheddar-Käse*
½ Tasse Avocado	*2 EL Bio-Salsa-Sauce*
1 TL Limettensaft	*½ Tasse Avocado*
	1 TL Limettensaft
1 zuckerfreies Getränk	
	1 zuckerfreies Getränk
	½ Tasse Weintrauben
ABENDESSEN	
Spinat-Lasagne:	**NACHMITTAGSSNACK**
1 Tasse Lasagne-Nudeln, gekocht (abgetropft 57 g)	*1 Tasse Zuckererbsen*
⅔ Tasse Spinat	
½ Tasse Ricotta-Käse	**ABENDESSEN**
½ Tasse Tomatensauce mit Stückchen	Spinat-Lasagne:
28 g teilentrahmter Mozzarella-Käse	*1 Tasse Vollkorn-Lasagne-Nudeln, gekocht (abgetropft 57 g)*
	⅔ Tasse Spinat
1 Vollweizenbrötchen	*½ Tasse fettarmer Bio-Hüttenkäse*
1 Tasse fettfreie Milch	*½ Tasse Bio-Tomatensauce*
	28 g Soja-Mozzarella-Käse
SNACKS	
15 g geröstete Mandeln	*½ Tasse gedünstete grüne Bohnen*
¼ Tasse Ananas	*1 Vollweizenbrötchen*
2 EL Rosinen	*1 Tasse fettfreie Milch*
	SNACKS
	15 g Walnüsse
	¼ Tasse Ananas
	1 Tasse Brombeeren

USDA-„ERNÄHRUNGSPYRAMIDE" – 7-TAGE-2.000-KALORIEN-DIÄT	ABWANDLUNG BEI „DIE OPTIMALE GESUNDHEIT – EIN REVOLUTIONÄRER ANSATZ"
Tag 3	

FRÜHSTÜCK

Müsli:

1 Tasse Kleieflocken

1 Tasse fettfreie Milch

1 kleine Banane

1 Scheibe Vollweizentoast

1 TL weiche Margarine

1 Tasse Pflaumensaft

MITTAGESSEN

Thunfisch-Sandwich:

2 Scheiben Roggenbrot

85 g Thunfisch aus der Dose (in Wasser, abgetropft)

2 TL Mayonnaise

1 EL gewürfelter Sellerie

¼ Tasse kleingeschnittener Römersalat

2 Tomatenscheiben

1 mittelgroße Birne

1 Tasse fettfreie Milch

ABENDESSEN

Gebratene Hähnchenbrust:

85 g Hähnchenbrust ohne Knochen und Haut

1 große gebackene Süßkartoffel

½ Tasse Erbsen und Zwiebeln

1 Vollweizenbrötchen

1 TL weiche Margarine

1 Tasse grüner Blattsalat

3 TL Dressing mit Sonnenblumenöl und Essig

FRÜHSTÜCK

Müsli:

1 Tasse Bio-Vollkorngetreideflocken

1 Tasse fettfreie Bio-Milch

1 kleine Banane oder Pfirsich

1 TL Leinsamen

1 Scheibe Vollweizentoast

1 TL Pflanzenölaufstrich

3 Dörrpflaumen

1 Tasse grüner Tee

VORMITTAGSSNACK

1 Tasse Brokkoli und 1 EL Dressing/ Dip mit Rapsöl

MITTAGESSEN

Thunfisch-Sandwich:

2 Scheiben Roggenbrot

85 g Thunfisch aus der Dose (in Wasser, abgetropft)

2 TL Mayonnaise auf Rapsölbasis

1 EL gewürfelter Sellerie

¼ Tasse zerkleinertes gemischtes junges Blattgemüse

2 Tomatenscheiben

1 mittelgroße Birne

1 Tasse fettfreie Milch

NACHMITTAGSSNACK

1 Tasse frische Kirschen

349

USDA-„ERNÄHRUNGSPYRAMIDE" – 7-TAGE-2.000-KALORIEN-DIÄT	ABWANDLUNG BEI „DIE OPTIMALE GESUNDHEIT – EIN REVOLUTIONÄRER ANSATZ"

Tag 3 (Fortsetzung)

SNACKS	**ABENDESSEN**
¼ *Tasse getrocknete Aprikosen*	**Gebratene Hähnchenbrust:**
1 Becher fettarmer Fruchtjoghurt	*85 g Bio-Hähnchenbrust, ohne Knochen u. Haut*
	1 große gebackene Süßkartoffel
	½ Tasse Erbsen und Zwiebeln
	1 Vollkornbrötchen
	1 TL Pflanzenöl als Aufstrich
	1 Tasse junger gemischter grüner Salat
	3 TL Dressing mit Rapsöl und Essig
	1 Tasse Kaffee
	SNACKS
	¼ *Tasse getrocknete Aprikosen*
	⅔ *mittelgroße Papaya*

Tag 4

FRÜHSTÜCK	**FRÜHSTÜCK**
1 Vollweizenmilchbrötchen	*1 Vollweizenmilchbrötchen*
2 TL weiche Margarine	*2 TL Pflanzenölaufstrich*
1 EL Marmelade oder Konfitüre	*1 EL Marmelade oder Konfitüre*
1 mittelgroße Grapefruit	*1 mittelgroße Grapefruit*
1 hartgekochtes Ei	*1 hartgekochtes Ei von freilaufenden Hühnern aus Bio-Haltung*
1 zuckerfreies Getränk	*1 Tasse Tomatensaft (schwach gesalzen)*
MITTAGESSEN	
Gemüsesuppe mit weißen Bohnen:	**VORMITTAGSSNACK**
1¼ Tasse Gemüseeintopf	*½ Cantaloupe-Melone (12 cm Durchmesser)*
½ Tasse weiße Bohnen	
57 g Knabberstangen	
8 kleine Karotten	
1 Tasse fettfreie Milch	

USDA-ERNÄHRUNGSPYRAMIDE" – 7-TAGE-2.000-KALORIEN-DIÄT	ABWANDLUNG BEI „DIE OPTIMALE GESUNDHEIT – EIN REVOLUTIONÄRER ANSATZ"

Tag 4 (Fortsetzung)

ABENDESSEN
Rigatoni mit Fleischsauce:
1 Tasse Rigatoni-Nudeln (abgetropft
  57 g)
½ Tasse Tomatensauce mit Stückchen
57 g extra mageres gekochtes
  Rinderhack
  (gebraten in 2 TL pflanzlichem Öl)
3 EL geriebener Parmesan

Spinatsalat:
1 Tasse junge Spinatblätter
½ Tasse Mandarinenstücke
14 g gehackte Walnüsse
3 TL Dressing mit Sonnenblumenöl
  und Essig

1 Tasse fettfreie Milch

SNACKS
1 Becher fettarmer Fruchtjoghurt

MITTAGESSEN
Gemüsesuppe mit weißen oder Pinto-Bohnen:
1¼ Tasse grobe Gemüsesuppe
½ Tasse weiße oder Pinto-Bohnen

57 g Vollkornbrot oder
  -Knabberstangen
8 kleine Karotten
1 Tasse fettfreie Bio-Milch

NACHMITTAGSSNACK
1 große Birne

ABENDESSEN
Rigatoni mit fleischloser Gemüsesauce:
1 Tasse Rigatoni-Vollkornnudeln
  (abgetropft 57 g)
½ Tasse Bio-Tomatensauce
57 g vegetarischer Fleischersatz
3 EL frischer Parmesan

Spinatsalat:
1 Tasse junge Spinatblätter
½ Tasse Mandarinenstücke
14 g gehackte Walnüsse
3 TL Dressing mit Rapsöl und Essig

1 Tasse gedünsteter Grünkohl
1 Tasse fettfreie Bio-Milch

SNACKS
½ Tasse gefrorene Soja-Nachspeise
  mit Vanillegeschmack (Eiscreme-
  Ersatz)
½ Tasse Blaubeeren

351

USDA-„ERNÄHRUNGSPYRAMIDE" – 7-TAGE-2.000-KALORIEN-DIÄT	ABWANDLUNG BEI „DIE OPTIMALE GESUNDHEIT – EIN REVOLUTIONÄRER ANSATZ"

Tag 5

FRÜHSTÜCK

Müsli:

1 Tasse Puffweizenflocken

1 EL Rosinen

1 Tasse fettfreie Milch

1 kleine Banane

1 Scheibe Vollweizentoast

1 TL weiche Margarine

1 TL Marmelade

MITTAGESSEN

Geräuchertes Putensandwich:

57 g Vollweizen-Pitabrot

¼ Tasse Römersalat

2 Tomatenscheiben

85 g geräucherte Putenbrustscheiben

1 EL Salatdressing mit Mayonnaise

1 TL gelber Senf

½ Tasse Apfelscheiben

1 Tasse Tomatensaft (schwach gesalzen)

ABENDESSEN

Gegrilltes Top-Loin-Steak:

142 g gegrilltes Top-Loin-Steak

¾ Tasse Kartoffelbrei

2 TL weiche Margarine

½ Tasse gedämpfte Karotten

1 EL Honig

57 g Vollweizenbrötchen

1 TL weiche Margarine

1 Tasse fettfreie Milch

FRÜHSTÜCK

Müsli:

1 Tasse Bio-Vollkornflocken

½ Tasse blaue Trauben

1 Tasse fettfreie Bio-Milch

1 TL Leinsamen

1 kleine Banane

1 Scheibe Vollkorntoast

1 TL Gemüseaufstrich

1 TL Marmelade

VORMITTAGSSNACK

1 Tasse Brokkoli und 1 EL Dressing/ Dip mit Rapsöl

MITTAGESSEN

Putensandwich:

57 g Vollkorn-Pitabrot

¼ Tasse gemischtes junges Gemüse

2 Tomatenscheiben

85 g Bio-Putenbrustscheiben im Ofen geröstet

1 TL Rapsöl-Mayonnaise-Brotaufstrich

1 TL gelber Senf

½ Tasse Apfelscheiben

1 Tasse Tomatensaft (schwach gesalzen)

NACHMITTAGSSNACK

1 Tasse frische Karotten

352

USDA-„ERNÄHRUNGSPYRAMIDE" – 7-TAGE-2.000-KALORIEN-DIÄT	ABWANDLUNG BEI „DIE OPTIMALE GESUNDHEIT – EIN REVOLUTIONÄRER ANSATZ"

Tag 5 (Fortsetzung)

SNACKS	ABENDESSEN
1 Becher fettarmer Fruchtjoghurt	**Waldorfsalat:**

ABENDESSEN

Waldorfsalat:

*2 Tassen gemischtes junges
Blattgemüse
¼ in Scheiben geschnittener Apfel
4 in Stücke geschnittene Erdbeeren
8 in Stücke geschnittene blaue
Trauben
2 EL gehackte Walnüsse
2 EL Dressing mit Raps- oder
Olivenöl
113 g gegrillte Bio-Hähnchenstücke
ohne Haut und Knochen*

*57 g Vollweizenbrötchen
1 TL Gemüseaufstrich*

1 Tasse fettfreie Bio-Milch

SNACKS

10 cm großes Stück Honigmelone

Tag 6

FRÜHSTÜCK	FRÜHSTÜCK
Arme Ritter:	**Arme Ritter:**

Arme Ritter:

*2 Scheiben Vollweizen-Toast
2 TL weiche Margarine
2 EL Ahornsirup*

*½ mittelgroße Grapefruit
1 Tasse fettfreie Milch*

Arme Ritter:

*2 Scheiben Vollkorn-Toast
eingetaucht in 1 Ei (von
freilaufenden Bio-Hühnern)
2 TL Pflanzenöl
1 EL reiner Ahornsirup*

*1 Orange
1 Tasse fettfreie Bio-Milch*

VORMITTAGSSNACK

1 große Birne

USDA-„ERNÄHRUNGSPYRAMIDE" – 7-TAGE-2.000-KALORIEN-DIÄT	ABWANDLUNG BEI „DIE OPTIMALE GESUNDHEIT – EIN REVOLUTIONÄRER ANSATZ"
Tag 6 (Fortsetzung)	

MITTAGESSEN

Vegetarisches Chili auf Ofenkartoffel:	**Vegetarisches Chili auf Ofenkartoffel:**

MITTAGESSEN

Vegetarisches Chili auf Ofenkartoffel:
1 Tasse Kidneybohnen (leicht
  gesalzen)
½ Tasse Tomatensauce mit Stückchen
3 EL gehackte Zwiebeln
28 g fettarmer Cheddar-Käse
1 EL pflanzliches Öl
1 mittelgroße Ofenkartoffel

½ Tasse Cantaloupe-Melone
¾ Tasse Limonade

ABENDESSEN

Pizza Hawaii:
2 Stück Käsepizza
28 g kanadischer Speck
¼ Tasse Ananas
2 EL Pilze
2 EL gehackte Zwiebeln

Grüner Salat:
1 Tasse grüner Salat
3 TL Sonnenblumenöl und Dressing

1 Tasse fettfreie Milch

SNACKS

5 Vollweizencracker (leicht gesalzen)
⅛ Tasse Hummus (Kichererbsenbrei)
½ Tasse Fruchtcocktail (in Wasser
  oder Saft)

MITTAGESSEN

Vegetarisches Chili auf Ofenkartoffel:
1 Tasse Kidneybohnen (leicht
  gesalzen)
½ Tasse Bio-Tomatensauce
3 EL gehackte Zwiebeln
28 g Soja-Cheddar-Käse
1 EL Raps- oder Olivenöl
1 mittelgroße Ofenkartoffel

½ Tasse gedünstete Limabohnen
½ Tasse Cantaloupe-Melone
¾ Tasse frisch gepresste Limonade

NACHMITTAGSSNACK

1⅔ Tassen frische Himbeeren

ABENDESSEN

Vegetarischer Burger:
1 Vollkorn-Hamburgerbrötchen
1 Tasse gemischtes junges
  Blattgemüse
1 vegetarische Gemüsefrikadelle
2 EL Pilze, gekocht in Oliven- oder
  Rapsöl
2 Tomatenscheiben
1 EL Ketchup
2 TL gelber Senf

Grüner Salat:
1 Tasse gemischtes junges Gemüse
3 TL Dressing mit Rapsöl und Essig

1 Tasse fettfreie Bio-Milch

SNACKS

5 Vollweizencracker (leicht gesalzen)
⅛ Tasse Bio-Hummus
1 Pfirsich

USDA-„ERNÄHRUNGSPYRAMIDE" – 7-TAGE-2.000-KALORIEN-DIÄT	ABWANDLUNG BEI „DIE OPTIMALE GESUNDHEIT – EIN REVOLUTIONÄRER ANSATZ"

Tag 7

FRÜHSTÜCK
Pfannkuchen:
3 Buchweizenpfannkuchen
2 TL weiche Margarine
3 EL Ahornsirup

½ Tasse Erdbeeren
¾ Tasse Honigmelone
½ Tasse fettfreie Milch

MITTAGESSEN
Manhattan-Muschelsuppe:
85 g Dosenmuscheln (abgetropft)
¾ Tasse Mischgemüse
1 Tasse Dosentomaten (leicht gesalzen)
10 Vollweizencracker

1 mittelgroße Orange
1 Tasse fettfreie Milch

ABENDESSEN
Gemüsepfanne:
114 g Tofu (fest)
¼ Tasse grüne und rote Paprika
½ Tasse Senfkohl (Pak Choi)
2 EL pflanzliches Öl
1 Tasse Naturreis

1 Tasse Eistee mit Zitronengeschmack

FRÜHSTÜCK
Pfannkuchen:
3 Pfannkuchen (aus Vollkorn-
Pfannkuchenmischung, 1 Bio-Ei aus
Freilandhaltung, 2 TL Rapsöl und
½ Tasse fettfreier Bio-Milch)
2 TL Pflanzenöl
2 EL reiner Ahornsirup

½ Tasse Erdbeeren
¾ Tasse Honigmelone
½ Tasse fettfreie Milch

VORMITTAGSSNACK
1 Tasse Sellerie

MITTAGESSEN
Manhattan-Muschelsuppe:
85 g Dosenmuscheln (abgetropft)
¾ Tasse Mischgemüse
1 Tasse Dosentomaten (leicht gesalzen)

1 Scheibe Vollkornbrot
1 mittelgroße Orange
1 Tasse fettfreie Mich

NACHMITTAGSSNACK
1 Tasse Zuckererbsen

ABENDESSEN
Gemüsepfanne:
114 g Bio-Tofu (fest)
¼ Tasse grüne und rote Paprika
½ Tasse Senfkohl (Pak Choi)
2 EL pflanzliches Öl
1 Tasse Naturreis

1 Tasse grüner Tee

USDA-„ERNÄHRUNGSPYRAMIDE" – 7-TAGE-2.000-KALORIEN-DIÄT	ABWANDLUNG BEI „DIE OPTIMALE GESUNDHEIT – EIN REVOLUTIONÄRER ANSATZ"
Tag 7 (Fortsetzung)	
SNACKS	SNACKS
28 g Sonnenblumenkerne	4 ganze Walnüsse
1 große Banane	1 große Banane
1 Becher fettarmer Fruchtjoghurt	½ Tasse gefrorene Soja-Nachspeise mit 1 Tasse Blaubeeren

Bitte denken Sie daran, dass Sie diesen Speiseplan nicht exakt übernehmen müssen. Machen Sie die Schritte, die Sie im Augenblick schaffen, und schreiten Sie im eigenem Tempo weiter fort.

Über die exakten Details der Nährstoffaufnahme auf verschiedenen Kalorienniveaus könnten weitere hundert Seiten geschrieben werden, aber das würde den Rahmen dieses Buches überschreiten. Es enthält auch so genügend Informationen, um Ihnen eine gute Grundlage zu geben, mit deren Hilfe Sie den revolutionären Ansatz zur Erlangung optimaler Gesundheit erfolgreich für sich übernehmen können.

Anhang C

Glykämischer Index und glykämische Last

Der glykämische Index gibt an, wie stark ein Gramm Kohlenhydrate in der Nahrung den Blutzuckerspiegel während der ersten zwei Stunden nach dem Verzehr erhöht. Die erste Liste mit dem glykämischen Index von Lebensmitteln wurde vor über 20 Jahren veröffentlicht[851].

Nahrungsmittel mit einem hohen glykämischen Index produzieren höhere Blutzuckerwerte als Nahrungsmittel mit einem niedrigen. Zunächst gab es eine Kontroverse darüber, wie bedeutsam dieses Konzept ist, aber mittlerweile ist es weitgehend als eine verlässliche, physiologisch begründete Klassifizierung für Nahrungsmittel anerkannt. Die Lebensmittel- und Landwirtschaftsorganisation der Vereinten Nationen und die Weltgesundheitsorganisation empfehlen zur Förderung einer guten Gesundheit stark kohlenhydrathaltige Nahrung (> 55 Prozent der Gesamtkalorien), wobei die Mehrheit der Kohlenhydrate einen niedrigeren glykämischen Index haben sollte[852]. Im Allgemeinen gilt ein glykämischer Index von weniger als 55 als niedrig und einer von 70 als hoch.

Wie in diesem Buch bereits erwähnt, sind Kohlenhydrate mit einem hohen glykämischen Index mit einem erhöhten Risiko für Herzerkrankungen[853] und Diabetes[854] assoziiert. Lebensmittel mit einem niedrigen glykämischen Index sind mit einem Schutz vor Adipositas[855], Dickdarmkrebs[856], Brustkrebs[857] und Ovarienkrebs[858] sowie Magenkrebs[859] assoziiert.

357

Die glykämische Last unterscheidet sich vom glykämischen Index dadurch, dass es sich hier um eine Maßeinheit der Gesamtwirkung eines Nahrungsmittels auf das Ansteigen des Blutzuckerspiegels handelt. Sie berücksichtigt sowohl die Art als auch die Menge des Zuckers in einem Lebensmittel. Eine Frucht beispielsweise kann wegen der Zuckerart, die sie enthält, einen hohen glykämischen Index aufweisen. Trotzdem kann aber die glykämische Last niedrig sein, weil die Frucht nur eine kleine Menge dieses Zuckers enthält und deshalb den Zuckerspiegel nicht allzu sehr ansteigen lässt. Um die Gesamtwirkung des Zuckers in einer Nahrung auf den Körper zu ermitteln, müssen Sie sowohl die Qualität als auch die Menge kennen. Im Allgemeinen gilt eine glykämische Last von unter 10 als niedrig und eine von mehr als 20 als hoch.

Der glykämische Index einer bestimmten Nahrung kann schwanken. Er ist von der Zubereitung, der Untersuchungsmethode und dem Land oder der Region, aus dem dieses Lebensmittel stammt, abhängig. Brote verschiedener Hersteller haben unterschiedliche Zutaten und deshalb unterschiedliche Auswirkungen auf den Körper. Früchte aus verschiedenen Teilen der Welt haben einen unterschiedlichen Zuckergehalt, der von unterschiedlichen Böden, Klimaverhältnissen, Anbaumethoden und Ernteverfahren herrührt. Wenn Sie den glykämischen Index verwenden, suchen Sie zuerst nach dem Land, in dem Sie leben oder nach den Lebensmitteln, die Sie normalerweise essen. Als zweites suchen Sie nach den Markennamen der Produkte, die Sie normalerweise einkaufen. Wenn Ihre Marke eine hohe glykämische Last aufweist, versuchen Sie, diese Marke durch eine andere mit einer niedrigeren glykämischen Last zu ersetzen oder suchen Sie etwas Anderes zum Essen aus.

Warum ich keinen Speiseplan mit einer komplett niedrigen glykämischen Last empfehle

Die Universität von Sydney und die Mitarbeiter des Glykämischen Forschungsdienstes haben herausragende Forschungen zum glykämischen Index durchgeführt. Mit dem wissenschaftlichen Wissen, das ihnen vor 20 Jahren zur Verfügung stand, gelangen ihnen beträchtliche Fortschritte auf diesem Gebiet. Aber als sie mit ihrer Arbeit begannen, war noch weitgehend unbekannt, welche Rolle die chronische Entzündung bei chronischen Erkrankungen spielt. Später gab es ein paar Leute, die zu dem Schluss kamen, dass Lebensmittel mit hohem glykämischem Index und hoher glykämischer Last Krankheiten verursachen, aber angesichts der jüngsten Forschung bin ich anderer Meinung.

Tatsächlich hat die allerneueste wissenschaftliche Literatur eine tiefere Ursache für chronische Krankheiten enthüllt – Entzündungen – die ich in diesem Buch intensiv diskutiert habe. Eine niedrig-glykämische Ernährung reduziert Krankheiten, weil sie Entzündungen verringert, nicht, weil sie die glykämische Last verringert. Ich behaupte, dass der größte Nutzen einer Ernährung mit einer niedrigen glykämischen Last in ihrer entzündungshemmenden Wirkung besteht. Dagegen ist erwiesen, dass hochglykämische Nahrung mit verstärkter Entzündung assoziiert ist[860].

Leider kann ich niedrig-glykämische Speisepläne trotzdem nicht empfehlen. Sie wurden nur zu einem Zweck entworfen – der Verringerung der glykämischen Last – aber sie reduzieren darum nicht zwangsläufig Entzündungen. So habe ich zum Beispiel gesehen, dass einige Speisepläne, entzündliche Proteinquellen wie dunkle Fleischsorten und Fette empfehlen, weil sie eine niedrige glykämische Last aufweisen. Diese Menüs sind vernünftig, aber sie wurden eben nicht entworfen, um Entzündungen zu verringern. Deshalb sollten Sie die entsprechenden Tabellen bitte nur zum Nachschlagen des niedrigen glykämischen Indexes und der glykämischen Last der Kohlenhydrate verwenden und zu nichts anderem.

Nachdem Sie nun diesen entscheidenden Punkt verstanden haben, können Ihnen die Tabellen mit glykämischem Index sehr gut helfen, Ihr Risiko für chronische Erkrankungen deutlich zu reduzieren. Sie können Sie dabei unterstützen, Kohlenhydrate auszuwählen, die Sie genießen können und die Sie schützen. Bitte gehen Sie sorgsam und überlegt damit um. (Die Tabellen finden sich in Nr. 76 des *American Journal of Clinical Nutrition*, in Foster-Powell's "International table of glycemic index and glycemic load values: 2002."[861] Anm. d. Übers.: Ausführliche Tabellen auf Deutsch finden Sie online unter www.glyx-tabelle.de.)

Literatur

1. World Health Organization. Obesity: Preventing and Managing the Global Epidemic, Report of a WHO Consultation. Geneva: World Health Organization. WHO Technical Report Series 894; 2000.
2. King H, et al. Global burden of diabetes, 1995–2025. Diabetes Care 198; 21: 1414–1431.
3. Jemal A, et al. Trends in the leading causes of death in the United States, 1970–2002. JAMA 2005; 294: 1255–1259.
4. He J, et al. Major causes of death among men and women in China. NEJM Sept 15, 2005; 353(11): 1124–1134.
5. Braunwald E, et al. Cardiovascular medicine at the turn of the millennium: triumphs, concerns and opportunities. NEJM 1997; 337: 1360–1369.
6. Magadle R, et al. C-reactive protein levels and arterial abnormalities in the offspring of patients with premature myocardial infarction. Cardiol 2003; 100(1): 1–6.
7. Kang ES, et al. Relationship of serum high sensitivity C-reactive protein to metabolic syndrome and the microvascular complications in type 2 diabetes. Diabetes Res Clin Pract 2005 Aug; 69(2): 151–159.
8. Rohde LE, et al. Survey of C-reactive protein and cardiovascular risk factors in apparently healthy men. Am J Cardiol 1999 Nov 1; 84(9): 1018–1022.
9. Blake GJ, et al. Blood pressure, C-reactive protein, and the risk of future cardiovascular events. Circulation 2003 Dec 16; 108(24): 2993–2999.
10. Savoia C, et al. Reduction of C-reactive protein and the use of hypertensives. Vasc Health Risk Manag 2007; 3(6): 975–983.
11. Vongpatanasin W, et al. C-reactive protein causes down regulation of vascular angiotensin subtype 2 receptors and systolic hypertension in mice. Circulation 2007; 115: 1020–1028.
12. Esposito K, et al. Effect of weight loss and lifestyle changes on vascular inflammatory markers in obese women: a randomized trial. JAMA 2003 Apr 9; 289(14): 1799–1804.
13. Douglas KM, et al. Relationship between depression and C-reactive protein in a screening population. Psychosom Med 2004 Sept–Oct; 66(5): 679–683.
14. Christ-Crain M, et al. Elevated C-reactive protein and homocysteine values: Cardiovascular risk factors in hypothyroidism? A cross-sectional and a double-blind, placebo controlled trial. Atherosclerosis 2003 Feb; 166(2): 379–386.

15. Park HS, et al. Relationship of obesity and visceral adiposity with serum concentrations of CRP, TNF-alpha and IL-6. Diabetes Res Clin Pract 2005 Jul; 69(1): 29–35.

16. Black PH. The inflammatory response is an integral part of the stress response: Implications for atherosclerosis, insulin resistance, type II diabetes and metabolic syndrome. Brain Behav Immun 2003 Oct; 17(5): 350–364.

17. Mohrschladt MF, et al. C-reactive protein in patients with familial hypercholesterolemia: No effect of symvastatin therapy. Atheroscl 2001 Aug; 157(2): 491–494.

18. Tannock LR, et al. Cholesterol feeding increases C-reactive protein and serum amyloid A levels in lean insulin-sensitive subjects. Circulation 2005; 111: 3058–3062.

19. Plasma homocysteine predicts progression of atherosclerosis. Atherosclerosis 2005 Jul; 181(1): 159–165.

20. King DE, et al. The relationship between attendance at religious services and cardiovascular inflammatory markers. Int J Psychiatry Med 2001; 31(4): 415–425.

21. King DE, et al. C-reactive protein, diabetes, and attendance at religious services. Diabetes care 2002; 25(7): 1172–1176.

22. Gao X, et al. Plasma C-reactive protein and homocysteine concentrations are related to frequent fruit and vegetable intake in Hispanic and non-Hispanic white elders. J Nutr 2004 Apr; 134(4): 913–918.

23. Lopez-Garcia E, et al. Consumption of (n-3) fatty acids is related to plasma biomarker of inflammation and endothelial activation in women. J Nutr 2004; 134(7): 1806–1811.

24. Folsum AR, et al. C-reactive protein and incident coronary heart disease in Atherosclerosis Risk In Communities (ARIC) study. Am Heart J 2002 Aug; 144(2): 233–238.

25. Erlinger TP, et al. C-reactive protein and the risk of incidence colorectal cancer. JAMA 2004; 291(5): 585–590.

26. Rohde LE, et al. Survey of C-reactive protein and cardiovascular risk factors in apparently healthy men. Am J Cardiol 1999 Nov 1; 84(9): 1018–1022.

27. Esposito K, et al. Effect of weight loss and lifestyle changes on vascular inflammatory markers in obese women: a randomized trial. JAMA 2003 Apr 9; 289(14): 1799–1804.

28. Park HS, et al. Relationship of obesity and visceral adiposity with serum concentrations of CRP, TNF-alpha and IL-6. Diabetes Res Clin Pract 2005 Jul; 69(1): 29–35.

29. Black PH. The inflammatory response is an integral part of the stress response: Implications for atherosclerosis, insulin resistance, type II diabetes and metabolic syndrome. Brain Behav Immun 2003 Oct; 17(5): 350–364.

30. King DE, et al. Relation of dietary fat and fiber to elevation of c-reactive protein. Am J Cardiol 2003 Dec 1; 92(11): 1335–1339.

31. Gao X, et al. Plasma C-reactive protein and homocysteine concentrations are related to frequent fruit and vegetable intake in Hispanic and non-Hispanic white elders. J Nutr 2004 Apr; 134(4): 913–918.

32. Volpato S, et al. Relationship of alcohol intake with inflammatory markers and plasminogen activator inhibitor-1 in well-functioning older adults: Health, Aging, and Body composition Study. Circ 2004 Feb 10; 109(5): 607–612.

33. Nettleton JA, et al. Dietary patterns are associated with biochemical markers of inflammation and endothelial activation in the Multi-Ethnic Study of Atherosclerosis (MESA). Am J Clin Nutr 2006 Jun; 83(6): 1369–1379.

34. Larrousse M, et al. Increased levels of atherosclerosis markers in salt-sensitive hypertension. Am J Hypertens. 2006 Jan; 19(1): 87–93.

35. Leung WK, et al. Transgenic cyclooxygenase expression and high salt enhanced susceptibility to chemical-induced gastric cancer development in mice. Carcinogenesis 2008 Aug; 29(8): 1648–1654.

36. Pope CA 3rd, et al. Ambient particulate air pollution, heart rate variability, and blood markers of inflammation in a panel of elderly subjects. Environ Health Perspect 2004 Mar; 112(3): 339–345.

37. Stolzenberg-Solomon RZ, et al. Meat and meat mutagen intake and pancreatic cancer risk in NHI-AARP cohort. Cancer Epidemiol Biomarkers Prev 2007 Dec; 16(12): 2664.

38. Martinez ME, et al. Meat intake, preparation methods, mutagens, and colorectal adenomas recurrences. Carcinogenesis 2007 Sep; 28(9): 2019–2027.
39. Harris RE. Cyclooxygenase-2 (Cox-2) and the inflammogenesis of cancer. Subcell Biochem 2007; 42: 93–126.
40. Urbanski A, et al. Ultraviolent light induces increased circulating interleukin-6 in humans. J Invest Dermatol 1990 Jun; 94(6): 808–811.
41. Shima M, et al. Comparative study of C-reactive protein in chronic hepatitis B and chronic hepatitis C. Tohoku J Exp Med 1996 Mar; 178(3): 287–297.
42. Timms PM, et al. Circulating MMP9, vitamin D and variation in the TIMP-1 response with VDR genotype: Mechanisms for inflammatory damage in chronic disorders? QJM 2002 Dec; 95(12): 787–796.
43. Erlinger TP, et al. C-reactive protein and the risk of incidence colorectal cancer. JAMA 2004; 291(5): 585–590.
44. Kang ES, et al. Relationship of serum high-sensitivity C-reactive protein to metabolic syndrome and microvascular complications in type 2 diabetes. Diab Res Clin Prac 2005 Aug; 69(2): 151–159.
45. Park HS, et al. Relationship of obesity and visceral adiposity with serum concentrations of CRP, TNF-alpha and IL-6. Diabetes Res Clin Pract 2005 Jul; 69(1): 29–35.
46. Gao X, et al. Plasma C-reactive protein and homocysteine concentrations are related to frequent fruit and vegetable intake in Hispanic and non-Hispanic white elders. J Nutr 2004 Apr; 134(4): 913–198.
47. Esposito K, et al. Effect of weight loss and lifestyle changes on vascular inflammatory markers in obese women: A randomized trial. JAMA 2003 Apr 9; 289(14): 1799–1804.
48. Robertson AK, et al. T cells in atherogenesis: For better or for worse? Arterioscler Thromb Vasc Biol 2006; 26: 2421–2432.
49. Frostegard J, et al. Cytokine expression in advanced human atherosclerotic plaques: dominance of pro-inflammatory (Th 1) and macrophage-stimulating cytokines. Atherosclerosis 1999; 145: 33–43.
50. Libby P. Inflammation and cardiovascular disease mechanisms. Am J Clin Nutr 2006; 83(suppl): 456–460.
51. Libby P, et al. Inflammation and atherosclerosis. Circulation 2002; 105: 1135–1143.
52. Pradhan AD, et al. C-reactive protein, interleukin-6, and the risk of developing type 2 diabetes mellitus. JAMA 2001; 286: 327–334.
53. Festa A, et al. Elevated levels of acute-phase proteins and plasminogen activator inhibitor-1 predict the development of type 2 diabetes: The insulin resistance atherosclerosis study. Diabetes 2002; 51: 1131–1137.
54. Festa A, et al. Progression of plasminogen activator inhibitor-1 and fibrinogen levels in relation to incident type 2 diabetes. Circulation 2006; 113: 1753–1759.
55. Shoelson SE, et al. Inflammation and insulin resistance. J Clin Invest 2006; 116: 1793–1801.
56. Pradhan AD, et al. C-reactive protein is independently associated with fasting insulin in non-diabetic women. Atheroscler Thromb Vasc Biol 2003; 23: 650–655.
57. Murray CJ, et al. Alternative projections of mortality and disability by cause 1990–2020: Global Burden of Disease Study. Lancet 1997; 349: 1498–1504.
58. Gunter MJ, et al. A prospective study of serum C-reactive protein and colorectal cancer risk in men. Cancer Res 2006; 66: 2483–2487.
59. Pradhan A. Obesity, metabolic syndrome and type 2 diabetes: Inflammatory basis of glucose metabolic disorder. Nutr Rev. 2007 Dec 11; 65(12): S152–S156.
60. Seddon JM, et al. Association between C-reactive protein and age-related macular degeneration. JAMA 2004 Feb 11; 291(6): 704–710.
61. Yasojima K, et al. Human neurons generate C-reactive protein and amyloid P: Upregulation in Alzheimer's disease. Brain Res 2000 Dec 22; 887(1): 80–89.
62. Vermeire S, et al. C-reactive protein as a marker for inflammatory bowel disease. Inflamm Bowel Dis 2004 Sep; 10(5): 661–665.

63. Hunot S, et al. Neuroinflammatory processes in Parkinson's disease. Ann Neurol 2003; 53 Suppl 3: S49–S58, Disc S58–S60.
64. Olafsdottir IS, et al. C-reactive protein levels are increased in non-allergic but not allergic asthma: A multicentre epidemiologic study. Thorax 2005 Jun; 60(6): 451–454.
65. Otterness IG, et al. An analysis of 14 molecular markers for monitoring osteoarthritis. Relationship of the markers to clinical endpoints. Osteoarthritis Cartilage 2001 Apr; 9(3): 224–231.
66. Van Dijk EJ, et al. C-reactive protein and cerebral small-vessel disease. Circulation 2005; 112: 900–905.
67. Itzkowitz SH, et al. Inflammation and cancer IV. Colorectal cancer in inflammatory bowel disease: The role of inflammation. Am J Physiol Gastrointest Liver Physiol 2004; 287: G7–G17.
68. Catassi C, et al. Association of celiac disease and intestinal lymphomas and other cancers. Gastroenterology 2005; 128 (Suppl): 79–86.
69. Nardone G, et al. Review article: Heliobacter pyloric and molecular events in precancerous gastric lesions. Aliment Pharmacol Ther 2004; 20: 261–270.
70. Payette H, et al. Insulin-like growth factor-1 and interleukin-6 predict sarcopenia in very old community-living men and women. The Framingham Heart Study. J Am Geriatr Soc 2003; 51: 1237–1243.
71. Sebastian C, et al. MacrophAging: A cellular and molecular review. Immunobiology 2005; 210: 121–126.
72. Linnane AW, et al. Mitochondrial DNA mutations as an important contributor to aging and degenerative diseases. Lancet 1989; 1: 642–645.
73. Wallace DC. A mitochondrial paradigm of metabolic and degenerative diseases, aging, and cancer: A dawn of evolutionary medicine. Annu Rev Genet 2005; 39: 359–407.
74. Santoro A, et al. Mitochondrial DNA involvement in human longevity. Biochem Biophys Acta 2006; 1757: 1388–1399.
75. Verma S, et al. A self-fulfilling prophecy: C-reactive protein attenuates nitric oxide production and inhibits angiogenesis. Circulation 2002; 106: 913–919.
76. Pasceri V, et al. Direct proinflammatory effects of C-reactive protein on human endothelial cells. Circulation; 102: 2165–2168.
77. Danenberg HD, et al. Increased thrombosis after arterial injury in human C-reactive protein-transgenic mice. Circulation 2003; 108: 512–515.
78. Verma, et al. C-reactive protein and atherothrombosis-Beyond a biomarker: An actual partaker of lesion formation. Am J Physiol Regul Integr Comp Physiol 2003; 285: R1253–R1256.
79. Scannapieco FA, et al. Association of periodontal infections with atherosclerotic and pulmonary diseases. J Periodontal Res 1999 Oct; 34(7): 340–345.
80. Poynter JN, et al. Statins and the risk of colorectal cancer. NEJM May 26, 2005; 352(21): 2184–2192.
81. Ridker PM, et al. Rosuvastatin to prevent vascular events in men and women with elevated Creactive protein. N Engl J Med 2008 Nov 9;359:2195-2207.
82. Ridker PM, et al. Measurement of C-reactive protein for the targeting of statin therapy in the primary prevention of acute coronary events. N Eng J Med 2001;344:1959-1965.
83. Berger JS, et al. Aspirin for the primary prevention of cardiovascular events in women and men. JAMA 2006; 295: 306–313.
84. Jacobs EJ, et al. A large cohort study of aspirin and other nonsteroidal anti-inflammatory drugs and prostate cancer incidence. J Natl Cancer Inst July 2005; 97(13): 975–980.
85. Sansbury LB, et al. Use of nonsteroidal anti-inflammatory drugs and risk of colon cancer in a population-based, case-controlled study of African Americans and whites. Am J Epidemiol 2005 Sep 15; 162(6): 548–558.
86. *The Omega Diet.* 1999. HarperCollins Publishers Inc., 10 East Third St., New York, NY.
87. Chung CP, et al. High prevalence of the metabolic syndrome in patients with systemic lupus erythematosus: Association with disease characteristics and cardiovascular risk factors. Ann Rheum Dis 2007 Feb; 66(2): 208–214.

88. Pacifici R, et al. Effect of surgical menopause and estrogen replacement on cytokine release from human blood mononuclear cells. Proc Natl Acad Sci USA 1991; 88: 5134–5138.

89. Kimble RB, et al. Simultaneous block of interleukin-1 and tumor necrosis factor is required to completely prevent bone loss in the early post-ovarectomy period. Endocrinology 1995; 136: 3054–3061.

90. Ishimi Y, et al. IL-6 is produced by osteoblasts and induces bone absorption. J Immunol 1990; 145: 3297–3303.

91. Hill PA, et al. The cellular actions of interleukin-11 on bone resorption in vitro. Endocrinology 1998; 139: 1564–1572.

92. Ross R. Atherosclerosis-An inflammatory disease. N Engl J Med 1999; 340: 115–126.

93. Libby P. Inflammatory mechanisms: The molecular basis of inflammation and disease. Nutr Rev Dec 2007; (11) 65(12): S140–S146.

94. Kelley GL, et al. High dietary fructose induces a hepatic stress response resulting in cholesterol and lipid dysregulation. Endocrinology 2004; 145(2): 548–555.

95. Lopez-Garcia E, et al. Consumption of trans fatty acids is related to plasma biomarkers of inflammation and endothelial dysfunction. J Nutr 2005; 135(3): 562–566.

96. Tannock LR, et al. Cholesterol feeding increases C-reactive protein and serum amyloid A levels in lean insulin-sensitive subjects. Circulation 2005; 111: 3058–3062.

97. Ghosh S, et al. Elevation of C-reactive protein in serum of Channa punctatus as an indicator of water pollution. Indian J Exp. Biol. 1992 Aug; 30(8): 736–737.

98. Ford ES. Does exercise reduce inflammation? Physical activity and C-reactive protein among US adults. Epidemiology 2002; 13: 561–568.

99. Taaffe DR, et al. Cross-sectional and prospective relationships of interleukin-6 and C-reactive protein with physical performance in elderly persons: MacArthur studies of successful aging. J Gerontol A Biol Sci Med Sci 2000; 55: M709–M715.

100. Colbert LH, et al. Physical activity, exercise, and inflammatory markers in older adults: findings from the Health, Aging and Body Composition Study. J Am Geriatr Soc. 2004; 52: 1098–1104.

101. Church TS, et al. Reduction of C-reactive protein levels through use of a multivitamin. Am J Med 2003; 115(9): 702–707.

102. Fuller B, et al. Anti-inflammatory effects of Co Q10 and colorless carotinoids. J Cosmet Dermatol 2006 Mar; 5(1): 30–38.

103. Kritchevsky SB, et al. Serum carotinoids and markers of inflammation among nonsmokers. Am J Epidemiol. 2000 Dec 1; 152(11): 1065–1071.

104. Rayssiguier Y, et al. High fructose consumption combined with low dietary magnesium intake may increase the incidence of the metabolic syndrome by inducing inflammation. Magnes Res 2006 Dec; 19(4): 237–243.

105. Largo R, et al. Glucosamine inhibits IL-1 beta-induced NFKappa activation in human osteoarthritic chondrocytes. Osteoarthritis Cartilage 2003 Apr; 11(4): 290–298.

106. Bischoff SC. Quercetin: Potentials in the prevention and therapy of disease. Curr Opin Clin Nutr Metab Care 2008 Nov; 11(6): 733–740.

107. Gao X, et al. Plasma C-reactive protein and homocysteine concentrations are related to frequent fruit and vegetable intake in Hispanic and non-Hispanic white elders. J Nutr 2004 Apr; 134(4): 913–918.

108. Chen Y, et al. Are there age-related changes in flavonoids bioavailability? Phytochemicals, Aging and Health. 2008. CRC Press, Boca Raton, FL Edited by Meskin MS, et al. pgs. 19–38.

109. Rayssiguier Y, et al. High fructose consumption combined with low dietary magnesium intake may increase the incidence of the metabolic syndrome by inducing inflammation. Magnes Res 2006 Dec; 19(4): 237–243.

110. Aljada A, et al. Increase in intranuclear nuclear factor kappaB and decrease in inhibitor kappaB in mononuclear cells after a mixed meal: Evidence for a proinflammatory effect. Am J Clin Nutr 2004; 79: 682–690.

111. Ludwig DS. Glycemic load has come of age. J Nutr 2003; 133: 2695–2696.

112. Liu S, et al. Relation between a diet with a high glycemic load and plasma concentrations of high-sensitivity C-reactive protein in middle-aged women. Am J Clin Nutr 2002 Mar; 75(3): 492–498.

113. McCarty MF. Low-insulin-response diets may decrease plasma C-reactive protein by influencing adipocyte function. Med Hypotheses 2005; 64: 385–387.

114. Giles JT, et al. Serious infections associated with anticytokine therapies in the rheumatic diseases. J Intensive Care Med 2004; 19: 320–334.

115. Sohn HY, et al. Cyclooxygenase inhibition and atherothrombosis. Curr Drug Targets 2006; 7: 1275–1284.

116. Juni P, et al. COX2 inhibitors, traditional NSAIDS and the heart. Brit Med J 2005; 330: 1342.

117. Gauldie J, et al. Smad3 signaling involved in pulmonary fibrosis and emphysema. Proc Am Thorac Soc 2006; 3: 696–702.

118. Langman MJS. Ulcer complications and NSAIDS. Am J Med 1998; 84(2A): 15.

119. Pathak SK, et al. Oxidative stress and cyclooxygenase activity in prostate carcinogenesis, targets for chemoprotective strategies. Eur J Cancer 2005; 41(1): 61.

120. Patel S, et al. Association between serum vitamin D metabolite levels and disease activity in= patients with early inflammatory polyarthritis. Arthritis Rheum 2007 Jul; 56(7): 2143–2149.

121. Targher G, et al. Serum 25-hydroxyvitamin D3 concentrations and carotid artery intima-media thickness among type 2 diabetic patients. Clin Endocrinol (Oxf) 2006 Nov; 65(5): 593–597.

122. Pittas AG, et al. The effects of calcium and vitamin D supplementation on blood glucose and markers of inflammation in nondiabetic adults. Diabetes Care 2007 Jul; 30(7): e81.

123. Motivala SJ, et al. Sleep and immunity: Cytokine pathways linking sleep with health outcomes. Curr Dir Psychol Sci 2007; 16: 21–26.

124. Vgontzas AN, et al. Adverse effects of modest sleep restriction on sleepiness, performance and inflammatory cytokines. J Clin Endocrinol Metab 2004; 89: 2119–2126.

125. Irvin MR, et al. Sleep deprivation and activation of morning levels of cellular and genomic markers of inflammation. Arch Intern Med 2006; 166: 1756–1762.

126. Meier-Ewert HK, et al. Effect of sleep loss on C-reactive protein, an inflammatory marker of cardiovascular risk. J Am Coll Cardiol 2004; 43: 678–683.

127. Lenny WK, et al. Transgenic cyclooxygenase-2 expression and high salt enhanced susceptibility to chemical-induced gastric cancer development in mice. Carcinogenesis 2008 Aug; 29(8): 1648–1654.

128. Sabatine MS, et al. Prognostic significance of the Centers for Disease Control/American Heart Association high sensitive C-reactive protein cut points for cardiovascular and other outcomes in patients with stable coronary artery disease. Circulation 2007; 115: 1528–1536.

129. Blaine JM. Using C-reactive protein to predict cardiovascular risk in older patients. Clin Geriatrics 2007 Aug; 15(8): 20–25.

130. Weinberg RB. Apolipoprotein A-IV polymorphisms and diet-gene interactions. Curr Opin Lipidol 2002; 13(2): 125–134.

131. Jeunemaitre X, et al. Molecular basis of human hypertension. Role of angiotensinogen. Cell 1992; 71: 169–180.

132. John SWM, et al. Genetic decreases in atrial natriuretic peptide and salt sensitive hypertension. Science 1995; 267: 679–681.

133. Robinson DR, et al. Dietary marine lipids suppress the continuous expression of interleukin-1B gene transcription. Lipids 1996; 31 (Suppl): S23–S31.

134. Urakaze M, et al. Dietary marine lipids suppress IL-1B mRNA levels in lipopolysaccharide stimulated monocytes. Clin Res 1991; 23.

135. Corton JC, et al. Peroxisome proliferators-Activated receptor gamma coactivator-1 in caloric restriction and other models of longevity. J Gerontol A Biol Sci Med Sci 2005; 60: 1494–1509.

136. Forman BM, et al. Hypolipidemic drugs, polyunsaturated fatty acids, and eicosanoids are ligands for peroxisome proliferators-activated receptors alpha and delta. Proc Natl Acad Sci USA 1997; 94: 4312–4317.

137. Ulricke B, et al. Fatty acids and gene expression. In: Zempleni J, Daniel H, eds. *Molecular Nutrition*. Cambridge MA:CABl Publishing; 2003: 121–134.

138. Hayes CE, et al. The immunological functions of the vitamin D endocrine system. Cell Mol Biol 2003; 49(2): 277–300.

139. Ames BN, et al. High-dose vitamin therapy stimulates variant enzymes with decreased coen zyme binding affinity (increased K[m]): Relevance to genetic disease and polymorphisms. Am J Clin Nutr 2002; 75(4): 616–658.

140. Hatakeyama D, et al. Zinc suppresses IL-6 synthesis by prostaglandin F2alpha in osteoblasts: Inhibition of phospholipase C and phospholipase D. J Cell Biochem 2002; 85(3): 621–628.

141. Li Y, et al. Vitamin E suppression of microglial activation is neuroprotective. J Neurosci Res 2001; 66(2): 163–170.

142. Booth FW, et al. Exercise and gene expression: Physiological regulation of the human genome through physical activity. J of Physiology 2002; 543: 399–411.

143. Booth FW, et al. Exercise controls gene expression. American Scientist 2005; 93: 28–35.

144. Lampe JW, et al. Brassica, biotransformation and cancer risk: genetic polymorphisms alter the preventive effects of cruciferous vegetables. J Nutr 2002; 132(10): 2991–2994.

145. Komatsu K, et al. Inhibitory action of (-)-epigallocatechin gallate on a radiation induced mouse oncogenic transformation. Cancer Lett 1997; 112(2): 135–139.

146. Shen F, et al. Suppression of IL-8 gene transcription by resveratrol in phorbol ester treated human monocytic cells. J Asian Nat Prod Res 2003; 5(2): 151–157.

147. Chen C, et al. Induction of detoxifying enzymes by garlic organosulfur compounds through transcription factor Nrf2: Effect of chemical structure and stress signals. Free Radic Biol Med 2004; 37(10): 1578–1590.

148. Aneja R, et al. Theaflavin, a black tea extract, is a novel anti-inflammatory compound. Crit Care Med 2004; 32(10): 2097–2103.

149. Kelley GL, et al. High dietary fructose induces a hepatic stress response resulting in cholesterol and lipid dysregulation. Endocrinology 2004; 145(2): 548–555.

150. Lai CQ, et al. Dietary intake of n-6 fatty acids modulates effects of apolipoprotein A5 gene on plasma fasting triglycerides, remnant lipoprotein concentrations, and the lipoprotein particle size. The Framingham Heart Study. Circulation 2006; 113: 2062–2070.

151. Estruch R, et al. Effects of a Mediterranean-style diet on cardiovascular risk factors: A randomized trial. Ann Int Med 2006; 145: 1–11.

152. Gibney M. Lipogene: An integrated project of the EU Sixth Framework Programme for Research and Technology Development (2004–2009). Available at www.ucd.ie/lipogene.

153. *Nutrigenetics and Nutrigenomics*. Simopoulis AP, et al (eds). 2004 Vol. 93. Karger, Basel, Switzerland.

154. Chodorowski Z, et al. Longevity of physicians and medical students born from 1880 to 1904 Przegl Lek 2003; 60(4): 249–250.

155. Sri Kantha S. Centenarian scientists: an unusual cluster newly formed in the 20th century. Med Hypothesis 2001; 57(6): 750–753.

156. Nishi M, et al. Lifespan of Japanese male medical doctors. J Epidemiol 1999; 9(5): 315–319.

157. Tai YT, et al. Adverse effects from traditional Chinese medicine: A critical reappraisal. J Hong Kong Med Assoc. 1993 pt; 45(3): 197–201.

158. Keen RW, et al. Indian herbal remedies for diabetes as cause of lead poisoning. Postgrad Med J 1994; 70: 113–114.

159. Nortier JL, et al. Urothelial carcinoma associated with the use of Chinese herb (Aristolochia Fangchi). NEJM 2000 Jun; 342(23): 1686–1892.

160. Ospina MB, et al. Meditation practices for health: State of the research. Evid Rep Technol Assess (Full Rep). 2007 Jun; (155): 1–263.

161. Wild S, et al. Global prevalence of diabetes. Diabetes May 2004; 27(5): 1047–1053.

162. www.who.int/chp/chronic_disease_report/en.
163. *USA Today* 1/9/07 Page 1.
164. Palinski W, et al. Developmental programming: Maternal hypercholesterolemia and immunity influence susceptibility to atherosclerosis. Nutr Rev Dec 2007(11); 65(12): S182–S187.
165. Romero R, et al. Inflammation in pregnancy: Its roles in reproductive physiology, obstetrical complications and fetal injury. Nutr Rev Dec 2007 (11); 65(12): S194–S202.
166. Insall W Jr,, et al. The fatty acids of human milk from mothers on diets taken ad libitum. Biochem J 1959; 72: 27–33.
167. Innis SM. Polyunsaturated fatty acids in human milk: An essential role in infant development. Adv Exp Med Biol 2004; 554: 27–43.
168. Innis SM. Human milk and formula fatty acids. J Pediatr 1992; 120(42): 56–61.
169. Kennedy ET, et al. Popular diets: Correlation to health, nutrition and obesity. J Am diet Assoc. 2001; 101: 411–420.
170. Andersen RE, et al. Effects of lifestyle activity versus structured aerobic exercise in obese women. JAMA 1999; 281: 335–340.
171. Hu FB, et al. Television watching and other sedentary behavior in relation to risk of obesity and type 2 diabetes mellitus in women. JAMA 2003 Apr 9; 289(14): 1785-91.
172. Howard RA, et al. Physical activity, sedentary behavior, and the risk of colon and rectal cancer in the NIH-AARP Diet and Health Study. Cancer Causes Control 2008 Nov;19(9):939- 53.
173. Podewils LJ, et al. Physical activity, APOE genotype, and dementia risk; findings from the Cardiovascular Health Cognition Study. Am J Epidemiol. 2005 April; 161(7): 639-51.
174. Lee IM, et al. Physical activity and coronary heart disease in women: is "no pain, no gain" passé? JAMA 2001 Mar 21; 285(11): 1447-54.
175. Lee CD, et al. Physical activity and stroke risk: a meta-analysis. Stroke 2003 Oct;34(10): 2475-81.
176. Hooker SP, et al. Cardiorespiratory fitness as a predictor of fatal and nonfatal stroke in asymptomatic women and men. Stroke 2008 Aug [Epub ahead of print].
177. Nelson ME, et al. Effects of high-intensity strength training on multiple risk factors for osteoporotic fractures. A randomized controlled trial. JAMA 1994 Dec 28; 272(24): 1909-14.
178. Manini T, et al. Daily activity energy expenditure and mortality among older adults. JAMA 2006; 296: 171–179.
179. Shephard RJ, et al. Maximal oxygen uptake and independence in old age. Br J Sports Med 2008 April [Epub ahead of print].
180. Ford ES. Does exercise reduce inflammation? Physical activity and C-reactive protein among US adults. Epidemiology 2002; 13: 561–568.
181. Taaffe DR, et al. Cross-sectional and prospective relationships of interleukin-6 and C-reactive protein with physical performance in elderly persons: MacArthur studies of successful aging. J Gerontol A Biol Sci Med Sci 2000; 55: M709–M715.
182. Colbert LH, et al. Physical activity, exercise, and inflammatory markers in older adults: Findings from the Health, Aging and Body Composition Study. J Am Geriatr Soc 2004; 52: 1098–1104.
183. Benbrook C, et al. New evidence confirms the nutritional superiority of plant-based organic foods. 2008 Mar; www.organic-center.org.
184. Seo M, et al. Enhancing effect of chlorinated organic solvents on histamine release and inflammatory mediator production. Toxicology 2008 Jan 14; 243(1–2): 75–83.
185. Gao X, et al. Plasma C-reactive protein and homocysteine concentrations are related to frequent fruit and vegetable intake in Hispanic and non-Hispanic white elders. J Nutr 2004 Apr; 134(4): 913–918.
186. Osganian SK, et al. Vitamin C and the risk of coronary heart disease in women. J Am Coll Ccardiol 2003; 42(2): 246–252.
187. Spiegel K, et al. Brief communication: Sleep curtailment in healthy young men is associated with decreased leptin levels, elevated ghrelin levels, and increased hunger and appetite. Ann Intern Med. 2004 Dec 7; 141(11): 846–850.

188. Hublin C, et al. Sleep and mortality: A population-based 22-year follow-up study. Sleep 2007; 30: 1245–1253.

189. Belenky G, et al. Patterns of performance degradation and restoration during sleep restriction and subsequent recovery: A sleep dose-response study. J Sleep Res 2003; 12: 1–12.

190. Van Dongen HP, et al. The cumulative cost of additional wakefulness: Dose-response effects on neurobehavioral functions and sleep physiology from chronic sleep restriction and total sleep deprivation. Sleep 2003; 26: 117–126.

191. Van Cauter E, et al. Roles of circadian rhythmicity and sleep in human glucose regulation. Endocrinology Reviews 1997; 18: 716–738.

192. Schibler U. Circadian time keeping: The daily ups and downs of genes, cells and organisms. Prog Brain Res 2006; 153: 271–282.

193. Motivala SJ, et al. Sleep and immunity: cytokine pathways linking sleep and health outcomes. Curr Dir Psychol Sci 2007; 16: 21–26.

194. Vgontzas AN, et al. Adverse effects of modest sleep restriction on sleepiness, performance and inflammatory cytokines. J Clin Endocrinol Metab 2004; 89: 2119–2126.

195. Irvin MR, et al. Sleep deprivation and activation of morning levels of cellular and genomic markers of inflammation. Arch Intern Med 2006; 166: 1756–1762.

196. Meier-Ewert HK, et al. Effect of sleep loss on C-reactive protein, an inflammatory marker of cardiovascular risk. J Am Coll Cardiol 2004; 43: 678–683.

197. Shamsuzzaman AS, et al. Elevated C-reactive protein in patients with obstructive sleep apnea. Circulation 2002; 105: 2462–2464.

198. Gangwisch JE, et al. Inadequate sleep as a risk factor for obesity: Analysis of NHANES 1. Sleep 2005; 28: 1289–1296.

199. Tamakoshi A, et al. Self-reported sleep duration as a predictor of all-cause mortality: Results from the JACC study, Japan. Sleep 2004; 27: 51–54.

200. Dominici F, et al. Fine particulate air pollution and hospital admission for cardiovascular and respiratory diseases. JAMA 2006; 295: 1127–1134.

201. Lynch DJ. Pollution poisons China's progress. USA Today, July 4, 2005.

202. www.cbsnews.com/stories/2008/03/10/health/main3920454.shtml.

203. USA Today, April 22, 2008.

204. Perez-de-Albeniz. Int J Psychotherapy March 2000; 5(1): 49–59.

205. Ospina MB, et al. Meditation Practices for Health: State of the Research Evidence Report/ Technological Assessment No. 155. (Prepared by the University of Alberta Evidence-based Practice Center under Contract No. 290-02-0023.) AHRQ Publication No. 07-E010. Rockville, MD: Agency for Healthcare Research and Quality. June 2007.

206. Diaz JR, et al. Micronutrient deficiencies in developing and affluent countries. Eur J Clin Nutr 2003; 57 Suppl 1: S70–S72.

207. Mandelbaum-Schmid J. Vitamin and mineral deficiencies harm one-third of the world's population, says new report. Bull World Health Organ 2004; 82(3): 230–231.

208. Black R. Micronutrient deficiency-An underlying cause of morbidity and mortality. Bull World Health Organ 2003; 81(2): 79.

209. Macfarlane GD, et al. Hypovitaminosis D in a normal, apparently healthy urban European population. J Steroid Biochem Mol Biol 2004; 89–90(1–5): 621–622.

210. Fraser DR. Vitamin D deficiency in Asia. J Steroid Biochem Mol Biol 2004; 89–90(1–5): 491–495.

211. Nesby-O'Dell S, et al. Hypovitaminosis D prevalence and determinants among African- American and white women of reproductive age: Third National Health and Nutrition Examination Survey, 1988 to 1994. Am J Clin Nutr 2002; 76(1): 187–192.

212. Diaz JR, et al. Micronutrient deficiencies in developing and affluent countries. Eur J Clin Nutr 2003; 57 Suppl 1: S70–S72.

213. Stephenson LS, et al. Global malnutrition. Parisitology 2000; 121 Suppl: S5–S22.

214. Ge KY, et al. Dietary intake of some essential micronutrients in China. Biomed Environ Sci 2001; 14(4): 318–324.

215. Ramakrishnan U. Prevalence of micronutrient malnutrition worldwide. Nutr Rev 2002;60(5 Pt 2): S46-52.

216. Lewis SM, et al. Assessment of antioxidant nutrient intake of a population of southern US African-American and Caucasian women of various ages when compared to dietary reference intakes. J Nutr Health Aging 2003; 7(2): 121–128.

217. Ervin RB, et al. Mineral intakes of elderly adult supplement and non-supplement users in the third national health and nutrition examination survey. J Nutr 2002; 132(11): 3422–3427.

218. Matsumura Y. Nutrition trends in Japan. Asia Pac J Clin Nutr 2001; 10 Suppl: S40–S47.

219. Bates CJ, et al. Micronutrients: highlights and research challenges from the 1994–5 National Diet and Nutrition Survey of people aged 65 years and over. Br J Nutr 1999; 82(1): 7–15.

220. Ames BN, et al. Are vitamin and mineral deficiencies a major cancer risk? Nat Rev Cancer 2002; 2(9): 694–704.

221. Hampl JS, et al. Vitamins C deficiency and depletion in the United States: The Third National Health and Nutrition Examination Survey, 1988–1994. Am J Public Health 2004; 94(5): 870–875.

222. Fletcher RH, et al. Vitamins for chronic disease prevention in adults. JAMA 2002; 287: 3127–3129.

223. Radimer K, et al. Dietary supplement use by US adults: Data from the National Health and Nutrition Examination Survey, 1999–2000. Am J Epiemiol 2004; 160(4): 339–349.

224. Ervin RB, et al. Prevalence of leading types of dietary supplements used in the Third National Health and Nutrition Examination Survey, 1988–94. Adv Data 2004; (349): 1–7.

225. Hensrud, D, et al. Underreporting the use of dietary supplements and nonprescription medications among patients undergoing a periodic health examination. Mayo Clin Proc 1999; 74: 443–447.

226. Beitz R, et al. Use of vitamin and mineral supplements in Germany. Bundesgesundheitsblatt Gesundheitsforschung Gesundheitsschutz 2004; 47(11): 1057–1065.

227. Kim SH, et al. Use of vitamins, minerals, and other dietary supplements by 17- and 18-yea-rold students in Korea. J Med Food 2003; 6(1): 27–42.

228. Knudsen VK, et al. Use of dietary supplements in Denmark is associated with health and former smoking. Public Health Nutr. 2002; 5(3): 463–468.

229. Troppmann L, et al. Natural health product use in Canada. Can J Public Health 2002; 93(6): 426–430.

230. Horwath CC, et al. Dietary supplement use in a randomly selected group of elderly Australians. Results from a large nutrition and health survey. J Am Geriatr Soc 1989; 37(8): 689–696.

231. Chan K. Some aspects of toxic contamination in herbal medicines. Chemosphere 2003; 52(9): 1361.

232. Antioxidant supplements for prevention of gastrointestinal cancers: A systematic review and meta-analysis. Lancet 2004; 364: 1219–1228.

233. The HOPE and HOPE-TOO Trial Investigators. Effects of long-term vitamin E supplementation on cardiovascular events and cancer. JAMA 2005; 293: 1338–1347.

234. Bonaa KH, et al. Norvit Trial Investigators. Homocysteine lowering and cardiovascular events after myocardial infarction. NEJM April 13, 2006; 354(15): 1578–1588.

235. Loscalzo J. Homocysteine trials: Clear outcomes for complex reasons. NEJM April 13, 2006; 354(15): 1629–1632.

236. Chambers JC, et al. Plasma homocysteine concentrations and the risk of coronary heart disease in UK Indian Asian and European men. Lancet 200; 355: 523–527.

237. Ferguson LR. Dissecting the nutrigenomics, diabetes, and gastrointestinal disease interface: From risk assessment to health intervention. OMICS 2008 Aug 19 [Epub ahead of print.]

238. Winichagoon P. Limitations and resolutions for dietary assessments of micronutrient intake. Asia Pac J Clin Nutr 2008; 17 Suppl 1: 296–298.

239. Ames, BN. DNA damage from micronutrient deficiencies is likely to be a major cause of cancer. Mutat Res 2001 Apr 18; 475(1–2): 7–20.

240. Giovannucci E. Tomatoes, tomato-based products, lycopene and cancer: Review of the epidemiological literature. J Natl Cancer Inst 1999 Feb 17: 91(4): 317–331.

241. Aalinkeel R, et al. The dietary bioflavenoid quercetin selectively induces apoptosis in prostate cancer cells by down-regulating the expression of heat shock protein 90. Prostate 2008 Aug 25 [Epub ahead of print].

242. Rossebo AB, et al. N Engl J Med 2008 Sept 25; 359(13): 1343–1356.

243. Dietary Supplements Cause 600 'Adverse Events'. USA Today Sept 23 2008.

244. Newman DJ, et al. Natural products as sources of new drugs over the period of 1981–2002. J Nat Prod 2003; 66: 1022.

245. Newman DJ, et al. Natural products as sources of new drugs over the last 25 years. J Nat Prod 2007; 70: 461.

246. Dove A. Drug screening – Beyond the bottleneck. Nat Biotechnol 1999; 17(9): 859.

247. Saper, RB, et al. Heavy metal content of Ayurvedic herbal medicine products. JAMA 2004 Dec 15; 292(23): 2868–2873.

248. Yoong JKC. Heavy-metal meals of mercury. NEJM Jan 19, 2006; 354: e3.

249. Khandpur S, et al. Chronic arsenic toxicity from Ayurvedic medicines. Int J Dermatol 2008 Jun; 47(6): 618–621.

250. Church TS, et al. Reduction of C-reactive protein levels through use of a multivitamin. Am J Med 2003; 115(9): 702–707.

251. French AE, et al. Folic acid fortification is associated with a decline in neuroblastoma. Clin Pharmacol Ther 2003 Sep; 74(3): 288–294.

252. Koren G. Fam Prac News. July 1, 2006:39.

253. Ames BN. DNA damage from micronutrient deficiencies is likely to be a major cause of cancer. Mutat Res 2001 Apr 18; 475(1–2): 7–20.

254. Prisco D, et al. Effect of medium-term supplementation with a moderate dose of n-3 polyunsaturated fatty acids on blood pressure in mild hypertensive patients. Thromb Res 1998; 1(3): 105–112.

255. Storlien LH, et al. Fatty acids, triglycerides and syndromes of insulin resistance. Prostaglandins Leukot Essen Fatty Acids 1997 Oct; 57(4–5): 379–385.

256. Lopez-Garcia E, et al. Consumption of (n-3) fatty acids is related to plasma biomarker of inflammation and endothelial activation in women. J Nutr 2004; 134(7): 1806–1811.

257. Bucher HC, et al. N-3 polyunsaturated fatty acids in coronary heart disease: A meta-analysis of randomized controlled trials. Am J Med 2002; 112: 298–304.

258. Morris MC, et al. Consumption of fish and n-3 fatty acids and risk of incident Alzheimer disease. Arch Neurol 2003 Jul; 60(7): 940–946.

259. Sampath H, et al. Polyunsaturated fatty acid regulation of gene expression. Nutr Rev 2004 Sep; 62(9): 333–339.

260. Corton JC, et al. Peroxisome proliferator-activated receptor gamma coactivator 1 in caloric restriction and other models of longevity. J Gerontol A Biol Sci Med Sci 2005; 60: 1494–1509.

261. Forman BM, et al. Hypolipidemic drugs, polyunsaturated fatty acids, and eicosanoids are ligands for peroxisome proliferators-activated receptors alpha and delta. Proc Natl Acad Sci USA 1997; 94: 4312–4317.

262. Ulrike B, et al. Fatty acids and gene expression. In: Zempleni J, Daniel H, eds. Molecular Nutrition. Cambridge MA: CABl Publishing; 2003: 121–134.

263. Anderson P, et al. Endogenous anti-inflammatory neuropeptides and proresolving lipid mediators: A new therapeutic approach for immune disorders. J Cell Mol Med 2008 June 12 [Epub ahead of print].

264. Hall MN, et al. A 22-year prospective study of fish, N-3 fatty acid intake, and colorectal cancer risk in men. Cancer Epidemiol Biomarkers Prev 2008 May; 17(5): 1136–1143.

265. Edwards IJ, et al. Omega-3 fatty acids and PPAP gamma in cancer. PPAR Res 2008; 2008: 358052.

266. The Omega Diet. 1999. HarperCollins Publishers Inc., 10 East Third St, New York, NY.

267. Teegarden D. Calcium intake and reduction in weight or fat mass. J Nutr 2003 Jan; 133(1): 249S–251S.

268. http://ods.od.nih.gov/factssheets/calcium.asp. Accessed August 7, 2005.
269. Slattery M, et al. Lifestyle and colon cancer: An assessment of factors associated with risk. Am J Epidemiol 1999; 150: 869–877.
270. Kampman E, et al. Calcium, vitamin D, sunshine exposure, dairy products and colon cancer risk. Cancer Causes Control 2000; 11: 459–466.
271. Biasco G, et al. European trials on dietary supplementation for cancer prevention. Ann N Y Acad Sci 1999; 8889: 152–156.
272. Cunnane SC, et al. High alpha-linolenic aacid flaxseed (Linum usitastissimum): Some nutritional properties in humans. Br J Nutr 1993; 69: 443–453.
273. Homocysteine Lowering Trialists' Collaboration. Lowering blood homocysteine with folic acid based supplements: Meta-analysis of randomized trials. BMJ 1998; 316: 894–898.
274. Giovannucci E, et al. Multivitamin use, folate, and colon cancer in women in the Nurse's Health Study. Ann Intern Med 1998; 129(7): 517–524.
275. Shirodaria C, et al. Global improvement of vascular function and redox state with low dose folic acid. Circulation 2007; 115: 2262–2270.
276. de Bree A, et al. Folic acid improves vascular reactivity in humans: A meta-analysis of randomized controlled trials. Am J Clin Nutr 2007 Sept; 83(3): 610–617.
277. Martins D, et al. Prevalence of cardiovascular risk factors and the serum levels of 25-hydroxyvitamin D in the United States – Data from the Third National Health and nutrition Examination Survey. Arch Int Med 2007; 167: 1159–1165.
278. Schauber J, et al. The vitamin D pathway: A new target for the control of the skin's immune response? Exp Dermatol 2008 Jun 18 [Epub ahead of print].
279. Ingraham BA, et al. Curr Med Res Opin 2008 Jan; 24(1): 139–149.
280. Krishnan AV, et al. Calcitrol as a chemoprotective and therapeutic agent in prostate cancer: Role of anti-inflammatory activity. J Miner Res 2007 Dec 22 Suppl 2: v74–80.
281. Dobnig H, et al. Independent association of low serum 25-hydroxyvitamin D and 1,25 dihydroxyvitamin D levels with all-cause and cardiovascular mortality. Arch Intern Med 2008 Jun 23; 168(12): 1340–1349.
282. Melamed ML, et al. 25-hydroxyvitamin D levels and the risk of mortality in the general population. Arch Intern Med 2008 Aug 11; 168(15): 1629–1637.
283. Rabinovitz H, et al. Blood glucose and lipid levels following chromium supplementation in diabetic elderly patients on rehabilitation program. Program Abstracts, 53rd Annual Scientific Meeting. Gerontological Society of America. Gerontologist 2000; 40: 38.
284. Anderson RA, et al. Elevated intakes of supplemental chromium improve glucose and insulin variables in individuals with Type II diabetes. Diabetes 1997; 46: 1786–1791.
285. Ludwig DS, et al. Dietary fiber, weight gain, and cardiovascular disease risk in young adults. JAMA 1999 Oct 27; 282(16): 1539–1546.
286. Jensen MK, et al. Intakes of whole grains, bran, and germ and the risk of coronary heart disease in men. Am J Clin Nutr 2004 Dec; 80(6): 1492–1499.
287. Lopez-Ridaura R, et al. Magnesium intake and risk of type 2 diabetes in men and women. Diabetes Care 2004 Jan; 27(1): 134–140.
288. Rayssigquier Y, et al. High fructose consumption combined with low dietary magnesium intake may increase the incidence of the metabolic syndrome by inducing inflammation. Magnes Res 2006 Dec; 19(4): 237–243.
289. Soja AM, et al. Treatment of congestive heart failure with coenzyme Q10 illuminated by metaanalysis of clinical trials. Mol Aspects Med 1997; 18: S159–S168.
290. Singh RB, et al. Effect of hydrosoluble coenzyme Q10 on blood pressures and insulin resistance in hypertensive patients with coronary artery disease. J Hum Hypertens 1999; 13: 203–208.
291. Burke BE, et al. Randomized, double-blind, placebo-controlled trial of coenzyme Q10 in isolated systolic hypertension. South Med J 2001; 94: 1112–1117.
292. Shults CW, et al. Effects of coenzyme Q10 in early Parkinson's disease: Evidence of slowing the functional decline. Arch Neurol 2002; 59: 1541–1550.

293. Fuller B, et al. Anti-inflammatory effects of CoQ10 and colorless carotenoids. J Cosmet Dermatol 2006 Mar; 5(1): 30–38.
294. Lonn E, et al. Effects of long-term vitamin E supplementation on cardiovascular events and cancer: A randomized controlled trial. JAMA Mar 16, 2005; 293(11): 1338–1347.
295. Schutte AE, et al. Cardiovascular effects of oral supplementation of vitamin C, E and folic acid in young healthy males. Int J Vitam Nutr Res 2004 Jul;74(4):285-95
296. Singh U, et al. Vitamin E, oxidative stress, and inflammation. Annu Rev Nutr 2005; 25: 151–174.
297. Wu D, et al. Age-associated increase in PGE2 synthesis and COX activity in murine macrophages is reversed by vitamin E. Am J Physiol 1998; 275(3pt1): c661–c668.
298. Chan JM, et al. Supplemental vitamin E intake and prostate cancer risk in a large cohort of men in the United States. Cancer Epidemiol Biomarkers Prev 1999; 8: 893–899.
299. Pelucchi C, et al. Dietary intake of selected micronutrients and gastric cancer risk: An Italian case-controlled study. Ann Oncol Jul 31, 2008 [Epub ahead of print].
300. Masaki KH, et al. Association of vitamin E and C supplement use with cognitive function and dementia in elderly men. Neurology 2000; 54: 1265–1272.
301. Ravaglia G, et al. Effect of micronutrient status on natural killer cell immune function in healthy free-living subjects aged >/= 90y. Am J Clin Nutr 2000; 71: 590–598.
302. Lu QY, et al. Inverse associations between plasma lycopene and prostate cancer. Cancer Epidemiol Biomarkers Prev 2001; 10: 749–756.
303. Michaud DS, et al. Intake of specific carotenoids and risk of lung cancer in 2 prospective US cohorts. Am J Clin Nutr 2000; 72: 990–997.
304. Giovannucci E. Tomatoes, tomato-based products, lycopene and cancer: Review of the epidemiological literature. J Natl Cancer Inst Feb 17, 1999; 91(4): 317–331.
305. Kritchevsky SB, et al. Serum carotinoids and markers of inflammation among non-smokers. Am J Epidemiol Dec 1, 2000; 152(11): 1065–1071.
306. Imai K, et al. Cross-sectional study of effects of drinking green tea on cardiovascular and liver diseases. BMJ 1995; 310: 693–696.
307. Inoue M, et al. Regular consumption of green tea and the risk of breast cancer recurrence: Follow-up study from the Hospital-based Epidemiologic Research Program at Aichi Cancer Center (HERPACC), Japan Cancer Lett 2001; 167: 175–182.
308. Bushman JL. Green tea and cancer in humans: A review of the literature. Nutr Cancer 1998; 31(3): 151–159.
309. Nemecz G. Green tea. US Pharmacist, May 2000: 67–70.
310. Ross GW, et al. Association of coffee and caffeine intake with the risk of Parkinson's disease. JAMA 2000; 238: 2674–2679.
311. Pan T, et al. Potential therapeutic properties of green tea polyphenols in Parkinson's disease. Drugs Aging 2003; 20(10): 711–721.
312. Dai Q, et al. Fruit and vegetable juices and Alzheimer's disease. The Kame Project Am J Med Sep 2006; 119(9): 751–759.
313. Commenges D, et al. Intake of flavonoids and risk of dementia. Eur J Epidemiol Apr 2000; 16(4): 357–363.
314. Bastianetto S, et al. Neuroprotective effects of green and black teas and their catechin gallateesters against beta-amyloid-induced toxicity. Eur J Neurosci Jan 2006; 23(1): 55–64.
315. Choi YT, et al. The green tea polyphenols (-)-epigallocatechin gallate attenuates beta-amyloidinduced neurotoxicity in cultured hippocampal neurons. Life Sci Dec 21, 2001; 70(5): 603–614.
316. Ono K, et al. Potent anti-amyloidogenic and fibril-destabilizing effects of polyphenols in vitro. Implications for the prevention and therapeutics of Alzheimer's disease. J Neurochem Oct 2003; 87(1): 172–181.
317. Riviere C, et al. Inhibitory activity of stilbenes on Alzheimer's beta-amyloid fibrils in vitro. Bioorg Med Chem Jan 15, 2007; 15(2): 1160–1167.
318. Hsu S, et al. Chemoprotective effects of green tea polyphenols correlate with reversible induction of p57 expression. Anticancer Res 2001; 21: 3743.

319. Hsu S, et al. Green tea polyphenol targets the mitochondria in tumor cells inducing caspase 3-dependant aptosis. Anticancer Res 2003; 23: 1533.

320. Ahmed S, et al. Green tea polyphenol epigallocatechin-3-gallate (EGCG) differentially inhibits interleukin-1 beta-induced expression of matrix metalloproteinase-1 and -13 in human chondrocytes. J Pharmacol Exp Ther 2004; 308: 767.

321. Tedeschi E, et al. Green tea inhibits human inducible nitric-oxide synthase expression by down-regulating signal transducer and activator of transcription-1 alpha activator. Mol Pharmacol 2004; 61: 111.

322. Ackermann RT, et al. Garlic shows promise for improving some cardiovascular risk factors. Arch Intern Med 2001; 161: 813–824.

323. Ibid.

324. Key TJ, et al. A case-control study of diet and prostate cancer. Br J Cancer 1997; 76: 678–687.

325. Clark LC, et al. Decreased incidence of prostate cancer with selenium supplementation: Results of a double-blind cancer prevention trial. Br J Urol 1998; 81: 730–734.

326. Rayman MP. The importance of selenium to human health. Lancet 2000; 356: 233–241.

327. Correa P, et al. Chemoprevention of gastric dysplasia: Randomized trial of antioxidant supplements and anti-Heliobacter pylori therapy. J Natl Cancer Inst 2000; 92: 1881–1888.

328. Yokoyama T, et al. Serum vitamin C concentration was inversely associated with subsequent 20-year incidence of stroke in a Japanese rural community: The shibata study. Stroke 2000; 31: 2287–2294.

329. Solonen JT, et al. Antioxidant Supplementation in Atherosclerosis Prevention (ASAP) study: A randomized trial of the effect of vitamin E and vitamin C on the 3-year progression of carotid atherosclerosis. J Intern Med 2000; 248: 377–386.

330. Knekt P, et al. Antioxidant vitamins and coronary heart disease risk: A pooled analysis of 9 cohorts. Am J Clin Nutr 2004 Dec; 80(6): 1508–1520.

331. Pavelka K, et al. Glucosamine sulfate use and delay of progression of knee osteoarthritis: A 3-year, randomized, placebo-controlled, double-blind study. Arch Int Med 2002; 162: 2113–2123.

332. Largo R, et al. Glucosamine inhibits IL-1beta-induced NFKappaB activation in human osteoarthritic chondrocytes. Osteoarthritis Cartilage Apr 2003; 11(4): 290–298.

333. Faith SA, et al. Resveratrol suppresses nuclear factor-kappa B in herpes simplex virus infected cells. Antiviral Res 2006; 72: 242–251.

334. Aviram M, et al. Pomegranate phenolic antioxidant activities protect against cardiovascular disease. In: Phytochemicals, Aging and Health. 2008. CRC Press. Meskin MS, Bidlack WR, and Randolph RV. Boca Raton, FL. 135–154.

335. Aviram M, et al. Pomegranate juice consumption for 3 years by patients with carotid artery stenosis reduces common carotid intima-media thickness, blood pressure and LDL oxidation. Clin Nutr 2004: 24, 423.

336. Cole GM, et al. Neuroprotective effects of curcumin. Adv Exp Med Biol. 2007; 595: 197.

337. Al-Omar FA, et al. Immediate and delayed treatments with curcumin prevent fore-brain ischemia-induced neuronal damage and oxidative insult in rat hippocampus. Neurochem Res 2006; 31: 611.

338. Xu Y, et al. Curcumin reverses impaired hippocampal neurogenesis and increases serotonin receptor 1A mRNA and brain-derived neurotrophic expressor in chronically stressed rats. Brain Res 2007; 116: 9.

339. Panchal H, et al. The antiproliferative and antioxidant curcumin influences gene expression of C6 rat glioma in vitro. Exp Gerontol 2007; 42: 1.

340. Mainster MA. Violet and blue light blocking interocular lenses: Photoprotection versus photoreception. Br J Ophthalmol 2006; 90(6): 784–792.

341. Kim SR, et al. Photooxidation of A2-PE a photoreceptor outer segment fluorophore and protection by lutein and zeaxanthin. Exp Eye Res 2006; 82(5): 828–839.

342. Bastianetto S, et al. The ginkgo biloba extract (EGb 761) protects hippocampal neurons against cell death induced by B-amyloid. Eur J Neurosci Jun 2000; 12(6): 1882–1890.

343. Yao Z, et al. The ginkgo biloba extract EGb 761 rescues the Pc12 neuronal cells from betaa-myloid induced cell death by inhibiting the formation of beta-amyloid-derived diffusible neurotoxic ligands. Brain Res Jan 19, 2001; 889(1–2): 181–190.

344. Stackman RW, et al. Prevention of age-related spatial memory deficits in a transgenic mouse model of Alzheimer's disease by chronic ginkgo biloba treatment. Exp Neurol Nov 2003; 184(1): 510–520.

345. Bischoff SC. Quercetin: Potentials in the prevention and therapy of disease. Curr Opin Clin Nutr Metab Care 2008 Nov; 11(6): 733–740.

346. Aalinkeel R, et al. The dietary bioflavonoid quercetin selectively induces apoptosis in prostate cancer cells by down-regulating the expression of the heat shock protein 90. Prostate Aug 25, 2008 [Epub ahead of print].

347. Acta Ophthalmol Scan 1998; 76: 224–229.

348. Leeuwen R, et al. Dietary intake of antioxidants and risk of age-related macular degeneration JAMA 2005; 294: 3101–3107.

349. Kirsh VA, et al. Supplemental and dietary Vitamin E, beta-carotene and Vitamin C intakes and prostate cancer risk. J Natl Cancer Inst Feb 15, 2006; 98(4): 245–254.

350. Wei EK, et al. Plasma Vitamin B6 and the risk of colorectal cancer and adenoma in women. J Natl Cancer Inst May 4, 2005; 97(9): 684–692.

351. Albert CM, et al. Dietary alpha-linolenic acid intake and the risk of sudden cardiac death and coronary heart disease. Circulation 2005; 112: 3232–3238.

352. Cochrane Database Syst. Rev 2004; 1: CD004526: Cochrane Database Syst. Tev 2001; 1: CD000227.

353. Bischoff-Ferrari HA, et al. Fracture prevention with Vitamin D supplementation: A metaana-lysis of randomized controlled trials. JAMA May 11, 2005; 293: 2257–2264.

354. Forman JD. 2006 American Society for Hypertension. Family Practice News, July 1, 2006; 14.

355. Pittas AG, et al. The effects of calcium and vitamin D supplementation on blood glucose and markers of inflammation in nondiabetic adults. Diabetes Care Jul 2007; 30(7): e81.

356. Altman RD, et al. Commentary: Osteoarthritis of the knee and glucosamine. Osteoarthritis cartilage Jul 17, 2006: Epub.

357. Largo R, et al. Glucosamine inhibits IL-1beta-induced NFkappaB activation in human osteo-arthritic chondrocytes. Osteoarthritis Cartilage Apr 2003; 11(4): 290–298.

358. Shults CW, et al. Effects of coenzyme Q10 in early Parkinson's disease: Evidence of slowing the functional decline. Arch Neurol 2002; 59: 1541–1550.

359. Patter GR, et al. Chromium picolinate positively influences the glucose transporter system via affecting cholesterol homeostasis in adipocytes cultured under hyperglycemic diabetic conditions. Mutat Res Jul 24, 2006; Epub.

360. Braunwald E, et al. Cardiovascular medicine at the turn of the millennium: Triumphs, con-cerns and opportunities. NEJM 1997; 337: 1360–1369.

361. Acton RT, et al. Genetics and cardiovascular disease. Ethn Dis 2004 Autumn; 14(4): S2-8-16.

362. Panagiotakos DB, et al. An integrated assessment of family history on the risk of developing acute coronary syndromes (CARDIO 2000 Study) Acta Cardiol Aug 2004; 59(4): 383–390.

363. Michos ED, et al. Relation of family history of premature coronary heart disease and meta-bolic risk factors to risk of coronary arterial calcium in asymptomatic subjects. Am J Cardiol Mar 1, 2005; 95(5): 655–657.

364. Murabito J, et al. Sibling cardiovascular disease as a risk factor for cardiovascular disease in middle-aged adults. JAMA 2005; 294: 3117–3123.

365. Kornman KS, et al. Candidate genes as potential links between periodontal and cardiovascu-lar diseases. Ann Periodontol 2001; 648–657.

366. Resnick HE, et al. Prevalence and clinical implications of American Diabetes Associationde-fined diabetes and other categories of glucose dysregulation in older adults. J Clin Epidemiol 2001; 54: 869–876.

367. Beckman JA, et al. Diabetes and Atherosclerosis-Epidemiology, Pathophysiology, and Ma-nagement. JAMA 2002; 287(19): 2570–2581.

368. US Office on Smoking and Health. The Health Consequences of Smoking: Cardiovascular Diseases: A Report of the Surgeon General. Washington DC: US Government Printing Office; 1989: 179–203.

369. Wald NJ, et al. Prospective study of effect of switching from cigarettes to pipes or cigars on mortality from three smoking-related diseases. BMJ 1997; 314: 1860–1863.

370. Jacobs EJ, et al. American Cancer Society, Atlanta. Cigar smoking and death from coronary heart disease in a prospective study of US men. Arch Intern Med November 8, 1999; 159: 2413–2418.

371. Howard G, et al. Cigarette smoking and progression of atherosclerosis-The Atherosclerosis Risk in Communities (ARIC) Study. JAMA 1998; 279(2): 119–124.

372. Mittleman MA, et al. Triggering myocardial infarction by marijuana. Circulation 2001; 103: 2805–2809.

373. Otsuka R, et al. Acute effects of passive smoking on the coronary circulation in healthy young adults. JAMA 2001; 286(4): 436–441.

374. Ezzati M, et al. Role of smoking in global and regional cardiovascular mortality. Circ 2005; 112: 489–497.

375. www.who.int/tobacco/health_priority/en/index.html.

376. Wells AJ. Passive smoking as a cause of heart disease. J Am Coll Cardiol 1994; 24: 546–554.

377. DiFranza JR, et al. Effect of maternal cigarette smoking on pregnancy complications and sudden infant death syndrome. J Fam Pract 1995; 40: 385–394.

378. Bero LA, et al. Sponsored symposia on environmental tobacco smoke. JAMA 1994; 271: 612–617.

379. Barnes DE, et al. Why review articles on the health effects of passive smoking reach different conclusions. JAMA 1998; 279: 1566–1570.

380. US Environmental Protection Agency. Respiratory Health Effects of Passive Smoking: Lung Cancer and Other Disorders. Washington DC: US Environmental Protection Agency; 1992.

381. US Department of Health and Human Services. The Health Consequences of Involuntary Smoking: A Report of the Surgeon General. Rockville, Maryland: US Public Health Service; 1986.

382. National Academy of Sciences. Environmental Tobacco Smoke: Measuring Exposures and Assessing Health Effects. Washington DC: National Academy Press; 1986.

383. Barnoya J, et al. Cardiovascular effects of secondhand smoking. Circ 2005; 111: 2684–2698.

384. USA Today June 6, 2006.

385. Fichenberg CM, et al. Association of the California Tobacco Control Program with declines in cigarette consumption and mortality from heart disease. N Engl J Med 2000; 343(24): 1772–1777.

386. Chobanian AV, et al. The seventh report of the joint national committee on prevention, detection, evaluation, and treatment of high blood pressure. The JNC 7 report. JAMA 2003; 289(19): 2560–2572.

387. Eastern Stroke and Coronary Heart Disease Collaborative Research Group. Blood pressure, cholesterol, and stroke in eastern Asia. Lancet 1998; 352: 1801–1807.

388. Vongpatanasin W, et al. C-reactive protein causes down-regulation of vascular angiotensin subtype 2 receptors and systolic hypertension in mice. Circulation 2007; 115: 1020–1028.

389. Savoia C, et al. Reduction of C-reactive protein and the use of anti-hypertensives. Vasc Health Risk manag 2007; 3(6): 975–983.

390. Chobanian AV, et al. The seventh report of the joint national committee on prevention, detection, evaluation, and treatment of high blood pressure. The JNC 7 report. JAMA 2003; 289(19): 2560–2572.

391. Berlin JA, et al. A meta-analysis of physical activity in the prevention of coronary heart disease. Am J Epidemiol 1990; 132: 612–628.

392. Sesso HD, et al. Physical activity and coronary heart disease in man-The Harvard Alumni Health Study. Circulation 2000; 102: 975–980.

393. Lee I-M, et al. Physical activity and coronary heart disease in women. JAMA 2001; 285(11): 1447–1454.

394. Tanasescu M, et al. Exercise type and intensity in relation to coronary heart disease in men. JAMA 2002; 288: 1994–2000.
395. Manson JE, et al. Walking compared with vigorous exercise for the prevention of cardiovascular events in women. N Engl J Med 2002; 347: 716–725.
396. Andersen RE, et al. Effects of lifestyle activity versus structured aerobic exercise in obese women. JAMA 1999; 281: 335–340.
397. Dunn AL, et al. Comparison of lifestyle and structured interventions to increase physical activity and cardiorespiratory fitness. JAMA 1999; 281: 327–334.
398. Volk B, et al. Consultant May 2006. www.consultantlive.com.
399. Irwin ML, et al. Effects of exercise on total and intra-abdominal body fat in postmenopausal women. JAMA 2003; 289: 323–330.
400. Hu FB, et al. Walking compared with vigorous physical activity and risk of Type II diabetes in women. JAMA 1999; 282: 1433–1439.
401. Boule NG, et al. Effects of exercise on glycemic control and body mass in Type II diabetes mellitus. JAMA 2001; 286: 1218–1227.
402. Eur Heart J 2003; 24: 1473–1480.
403. Manson JE, et al. Body weight and mortality among women. N Engl J Med 1995; 333: 677–685
404. Rimm EB, et al. Body size and fat distribution as predictors of coronary heart disease among middle-aged and older US men. Am J Epidemiol 1995; 141: 1117–1127.
405. Al Suwaidi J, et al. Association between obesity and coronary atherosclerosis and vascular remodeling. Am J of Cardiol 2001; 88: 1300–1303.
406. Yan LL, et al. Midlife body mass index and hospitalization and mortality in older age. JAMA 2006; 295: 190–198.
407. Wei M, et al. Relationship between low cardiorespiratory fitness and mortality in normal-weight, overweight and obese men. JAMA 1999; 282(16): 1547–1553.
408. Levine GN, et al. Cholesterol reduction in cardiovascular disease. Clinical benefits and possible mechanisms. N Engl J Med 1995; 332: 512–521.
409. Scandinavian Simvastatin Survival Study Group. Randomized trial of cholesterol lowering the and 4444 patients with coronary heart disease: the Scandinavian Simvastatin Survival Study (4S). Lancet 1994; 344: 1383–1389.
410. Sheperd J, et al. Presentation of coronary heart disease with pravastatin in men with hypercholesterolemia. N Engl J Med 1995; 333: 1301–1307.
411. White CW, et al. Effect of an aggressive lipid-lowering strategy on progression of atherosclerosis in the left main coronary artery from patients in the post coronary artery bypass grafttrial. Circulation 2001; 104: 2660–2665.
412. Expert Panel on Detection, Evaluation, and Treatment of High Blood Cholesterol in Adults. The Executive Summary of the Third Report of the National Cholesterol Education Program (NCEP) Expert Panel on Detection, Evaluation, and Treatment of High Blood Cholesterol in Adults (Adult Treatment Panel III). JAMA 2001; 285: 2486–2497.
413. Pischon T, et al. Non-high-density lipoprotein cholesterol and apolipoprotein B in the prediction of coronary heart disease in men. Circulation 2005; 112: 3375–3383.
414. Genest J, et al. Lipoprotein cholesterol, apolipoprotein A-1 and B and lipoprotein (a) abnormalities in men with premature coronary artery disease. J Am Coll Cardiol 1992; 19: 792–802.
415. Estruch R, et al. Effects of the Mediterranean-style diet on cardiovascular risk factors: A randomized trial. Ann Intern Med 2006; 145: 1–11.
416. Mozaffarian D, et al. Medical progress: Trans fatty acids and cardiovascular disease. NEJM April 2006; 354(15): 1601–1613.
417. Sun Q, et al. A prospective study of trans fatty acids in erythrocytes and risk of coronary artery disease. Circulation 2007;115: 1858–1865.
418. Lai CQ, et al. Dietary intake of n-6 fatty acids modulates effect of apolipoprotein A5 gene on plasma fasting triglycerides, remnant lipoprotein concentrations, and lipoprotein particle size. The Framingham Heart Study. Circulation 2006; 113: 2062–2070.

419. Sachs FM, et al. Effects on blood pressure of reduced dietary sodium and the dietary approaches to stop hypertension (DASH) diet. NEJM 2001; 344: 3–10.

420. Appel L, et al. Effects of protein, monounsaturated fat, and carbohydrate intake on blood pressure and serum lipids. JAMA 2005; 294: 2455–2464.

421. Howard BV, et al. Low-fat dietary pattern and risk of cardiovascular disease. JAMA 2006; 295: 655–666.

422. Rissanen TH, et al. Low intake of fruits, berries and vegetables is associated with excess mortality in man: The Kuopio Ischemic Heart Disease Risk Factor (KIHD) study. J Nutr 2003; 133(1): 199–204.

423. Pereira MA, et al. Dietary fiber and risk of coronary heart disease: A pooled analysis of cohort studies. Arch Int Med 2004; 164(4): 370–376.

424. Tucker KL, et al. The combination of high fruit and vegetable and low saturated fat intakes is more protective against mortality in aging men than is either alone: The Baltimore Longitudinal Study of Aging J Nutr 2005; 135(3): 556–561.

425. Lock K, et al. The global burden of disease attributable to low consumption of fruits and vegetables: The implications for the global strategy on diet. Bull World Health Organ 2005; 83(2): 100–108.

426. Knekt P, et al. Antioxidant vitamins and coronary heart disease risk: A pooled analysis of 9 cohorts. Am J Clin Nutr 2004 Dec; 80(6): 1508–1520.

427. Rowan PJ, et al. Depressive symptoms have an independent, gradient risk for coronary heart disease incidence in a random, population-based sample. Ann Epidemiol 2005; 15(4): 316–320.

428. Marzari C, et al. Depressive symptoms and development of coronary heart disease events: The Italian longitudinal study. J Gerontol A Biol Sci Med Sci 2005; 60(1): 85–92.

429. Whooley M. Depression and cardiovascular disease. JAMA 2006; 295: 2874–2881.

430. Barth J, et al. Depression as a risk factor for mortality in patients with coronary heart disease: A meta-analysis. Psychosom Med 2004; 66(6): 802–813.

431. Nabkasorn C, et al. Effects of physical exercise on depression, neuroendocrine stress hormones and physiological fitness in adolescent females with depressive symptoms. Eur J Public Health Aug 26, 2005 [Epub ahead of print].

432. Hornstein C. Stress, anxiety and cardiovascular disease: An interdisciplinary approach. Vertex 2004; 15 Suppl 1: 21–31.

433. Critchley HD, et al. Mental stress and sudden cardiac death: Asymmetric midbrain activity as a linking mechanism. Brain 2005; 128(Pt 1): 75–85.

434. *Family Practice News.* May 15, 2006: 20.

435. Pignalberi C, et al. Psychological stress and sudden death. Ital Heart J Suppl. 2002; 3(10): 1011–1021.

436. Brunner EJ, et al. Adrenocortical, autonomic, and inflammatory causes of the metabolic syndrome. Circulation 2002; 106: 2659–2665.

437. Chambers JC, et al. Plasma homocysteine concentrations and risk of coronary heart disease in UK Indian Asians and European men. Lancet 2000; 355: 523–527.

438. Cappuccio FP, et al. Homocysteine levels in men and women of different ethnic and cultural background living in England. Atherosclerosis 2002; 164: 95–102.

439. Senaratne MP, et al. Possible ethnic differences in plasma homocysteine levels associated with coronary artery disease between South Asian and East Asian immigrants. Clin Cardiol 2001; 24: 730–734.

440. HOPE 2 Investigators. Homocysteine lowering with folic acid and B vitamins in vascular disease. NEJM April 13, 2006; 354(15): 1567–1577.

441. Bonaa, KH, et al. NORVIT trial investigators. Homocysteine lowering and cardiovascular events after acute myocardial infarction. NEJM April 13, 2006; 354(15): 1578–1588.

442. Nasir K, et al. Elevated homocysteine is associated with reduced regional left ventricular function. The Multi-Ethnic Study of Atherosclerosis. Circulation 2007; 115: 180–187.

443. Shirodana C, et al. Global improvement of vascular function and redox state with low dose folic acid. Circulation 2007; 115: 2262–2270.

444. Vermeulen EGJ, et al. Effect of homocysteine lowering treatment with folic acid plus vitamin B6 on progress in of subclinical atherosclerosis: A randomized, placebo-controlled trial. Lancet 2000; 355: 517–522.

445. Jublanc C, et al. Hypothyroidism and cardiovascular disease: Role of new risk factors and coagulation parameters. Semin Vasc Med 2004; 4(2): 145–151.

446. Tuzcu A, et al. Subclinical hypothyroidism may be associated with elevated C-reactive protein (low-grade inflammation) and fasting hyperinsulinemia. Endocr J 2005; 52(1): 89–94.

447. Imaizumi M, et al. Risk for ischemic heart disease and all-cause mortality in subclinical hypothyroidism. J Clin Endocrinol Metab 2004; 89(7): 3365–3370.

448. Hu FB, et al. Fish and Omega-3 PUFA intake and risk of coronary heart disease in women. JAMA 2002; 287: 1815–1821.

449. Japan Public Health Center-Based (JPHC) Study Cohort I. Intake of fish and n3 fatty acids and risk of coronary heart disease among Japanese. Circulation 2006; 113: 195–202.

450. Waite N, et al. The impact of fish-oil supplements on insulin sensitivity. J Hum Nutr Diet 2008 Jul 15; 21(4): 402–403.

451. Albert CM, et al. Blood levels of long-chain n-3 PUFA and the risk of sudden death. N Eng J Med 2002; 346: 1113–1118.

452. Leaf A, et al. Prevention of fatal arrhythmias in high-risk subjects by fish oil in n-3 fatty acid intake. Circulation 2005; 112: 2762–2768.

453. Mozaffarian D, et al. Effect of fish oil on heart rate in humans. Circulation 2005; 112: 1945–1952.

454. Harris WS, et al. Effects of fish oil on the VLDL triglyceride kinetics in humans. J Lipid Res 1990; 31: 1549.

455. Morris MC, et al. Does fish oil lower blood pressure? A meta-analysis of controlled trials. Circulation 1993; 88: 523.

456. Lawson DL, et al. Omega-3 polyunsaturated fatty acids augment endothelium-dependent vasorelaxation by enhanced release of EDRF and vasodilator prostaglandins. Eicosanoid 1991; 4: 217.

457. The Omega Diet. 1999. HarperCollins Publishers Inc., 10 East Third St, New York, NY.

458. Harris WS, et al. The Omega-3 Index: A new risk factor for deaths from coronary heart disease? Preventive Med 2004; 39: 212–220.

459. Estruch R, et al. Effects of a Mediterranean-style diet on cardiovascular risk factors: A randomized trial. Ann Intern Med 2006; 145: 1–11.

460. Smith SC, et al. CDC/AHA workshop on markers of inflammation and cardiovascular disease. Circulation 2004; 110: e550–e553.

461. Libby P, et al. Inflammation and Atherosclerosis. Circulation 2002; 105: 1135–1143.

462. Rifai N, et al. Inflammatory markers and coronary heart disease. Curr Opin Lipidol 2002; 13: 383–389.

463. Tzoulaki I, et al. C-reactive protein, interleukin-6, and soluble adhesion molecules as predictors of progressive peripheral atherosclerosis in the general population. Circulation 2005; 112: 976–983.

464. Cushman M, et al. C-reactive protein and the 10-year incidence of coronary heart disease in older men and women. Circulation 2005; 112: 25–31.

465. Ridker PM, et al. Rosuvastatin to prevent vascular events in men and women with elevated Creactive protein. N Engl J Med 2008 Nov 9;359:2195-2207.

466. Anderson TJ, et al. Effect of chelation therapy on endothelial function in patients with coronary artery disease: PATCH substudy. J Am Coll Cardiol Feb 5, 2003; 41(3): 420–425.

467. Villarruz MV, et al. Chelation therapy for atherosclerotic cardiovascular disease. Cochrane Database Syst Rev 2002; (4): CD002785.

468. Atwood KC, et al. Why the NIH trial to assess chelation therapy (TACT) should be abandoned. Medscape J Med May 13, 2008; 10(5): 115.

469. Ford D, et al. Genetic heterogeneity and penetrance analysis of the BRCA1 and BRCA2 genes in breast-cancer families. Am J Hum Genet 1998; 62(3): 676–689.

470. www.cdc.gov/tobacco/sgr/sgr_2004/Factsheets/2.htm. Accessed March 27, 2005.

471. Godtfredsen NS, et al. Effect of smoking reduction on lung cancer risk. JAMA 2005; 294: 1505–1510.
472. http://progressreport.cancer.gov/doc. Accessed March 27, 2005.
473. Bernstein L, et al. Lifetime recreational exercise activity and breast cancer risk among black women and white women. J Natl Cancer Inst. November 2005; 97(22): 1671–1679.
474. McTiernan A. Breast cancer: Can anything help prevent it? April 1, 2006. www.consultantlive. com.
475. Callee EE, et al. Overweight, obesity and mortality from cancer in a prospectively studied cohort of US adults. N Eng J Med Apr 24, 2003; 348(17): 1625–1638.
476. Huang Z, et al. Nurses health study. JAMA; 278: 1407–1411.
477. Eliassen AH, et al. Adult weight change and risk of postmenopausal breast cancer. JAMA 2006; 296: 193–201.
478. McCann J. Obesity, cancer links prompt new recommendations. J of the Natl Cancer Inst 2001; 93(12): 901–902.
479. Family Practice News, Aug 1, 2000; 8.
480. Kruk J, et al. Psychological stress and the risk of breast cancer: A case-control study. Cancer Detect Prev 2004; 28(6): 399–408.
481. Giovannuci E, et al. The role of fats, fatty acids, and total energy intake in the etiology of human colon cancer. Am J Clin Nutr 1997; 66: 1564S–1571S.
482. Campos FG, et al. Diet and colorectal cancer: Current evidence for etiology and prevention. Nutr Hosp 2005; 20(1): 18–25.
483. Gonzalez CA, et al. Meat intake and risk of stomach and esophageal adenocarcinoma within the European Prospective Investigation into Cancer and Nutrition (EPIC). J Natl Cancer Inst. March 1, 2006; 98(5): 345–354.
484. Cho E, et al. Red meat intake and risk of breast cancer among premenopausal women. Arch Int Med 2006 Nov; 166: 2253–2259.
485. Nothlings U, et al. Meat and fat intake as risk factors for pancreatic cancer: The Multiethnic Cohort Study. J Natl Cancer Inst. Oct 5, 2005; 97(19): 1458–1465.
486. Norat T, et al. Meat, fish, and colorectal cancer risk: The European Perspective into Cancer and Nutrition (EPIC). J Natl Cancer Inst. June 15, 2005; 97(12): 906–916.
487. http://progressreport.cancer.gov/doc. Accessed March 27, 2005.
488. www.hsph.harvard.edu/nutritionsource/fats.html. Accessed March 27, 2005.
489. Prentice RL, et al. Low-fat dietary pattern and risk of invasive breast cancer. (WHI) JAMA 2006; 295: 629–642.
490. Beresford SA, et al. Low-fat dietary pattern and risk of colorectal cancer. JAMA 2006; 295: 643–654.
491. Kim MK, et al. Dietary patterns and subsequent colorectal cancer risk by subsite: A prospective cohort study. Int J Cancer Jul 10,2005; 115(5): 790–798.
492. Dansinger ML, et al. Comparison of the Atkins, Ornish, Weight Watchers, and Zone diets for weight loss and heart disease risk reduction. JAMA 2005; 293: 43–53.
493. Lock K, et al. The global burden of disease attributable to low consumption of fruit and vegetables: Implications for the global strategy on diet. Bull World health Organ 2005; 83(2): 100–108.
494. http://progressreport.cancer.gov/doc. Accessed March 27, 2005.
495. Ludwig D. Dietary glycemic index and obesity. J Nutr 2000; 130: 280S–283S.
496. Franceschi S, et al. Dietary glycemic load and colorectal cancer risk. Ann Oncol 2001; 12: 173–178.
497. Augustin LS. Dietary glycemic index and glycemic load in breast cancer risk: A case control study. Ann Oncol Nov 2001; 12(11): 1533–1538.
498. Augustin LS, et al. Dietary glycemic index, glycemic load and ovarian cancer risk: A case-control study in Italy. Ann Oncol Jan 2003; 14(1): 78–84.
499. Augustin LS, et al. Glycemic index, glycemic load and risk of gastric cancer. Ann Oncol Apr 2004; 15(4): 581–584.

500. Schabath MB, et al. Dietary phytoestrogens and lung cancer risk. JAMA 2005; 294: 1493–1504.

501. Tucker KL, et al. The combination of high fruit and vegetable and low as saturated fat intakes is more protective against mortality in aging men than is either alone: The Baltimore Longitudinal Study of Aging. J Nutr 2005; 135(3): 556–561.

502. Rissanen TH, et al. Low intake of fruits, berries and vegetables is associated with excess mortality in men: The Kuopio Ischemic Heart Disease Risk Factor (KIHD) study. J Nutr 2003; 133(1): 199–204.

503. Pelicchi C, et al. Dietary intake of selected micronutrients and gastric cancer risk: An Italian case-control study. Ann Oncol Jul 31, 2008 [Epub ahead of print].

504. http://progressreport.cancer.gov/doc.

505. Van Den Brandt PA, et al. Salt intake, cured meat consumption, refrigerator use and stomach cancer incidence: A prospective cohort study (Netherlands). Cancer Causes Control 2003; 14(5): 427–438.

506. Kim MK, et al. Dietary patterns and subsequent colorectal cancer risk by subsite: A prospective cohort study. Int J Cancer Jul 10, 2005; 115(5): 790–798.

507. Tufts University Health and Nutrition Letter. Sept 2005; 23(7): 2.

508. Boffetta P. Epidemiology of environmental and occupational cancer. Oncogene 2004; 23(38): 6392–6403.

509. Darby S, et al. Radon in homes and risk of lung cancer: Collaborative analysis of individual data from 13 European case-control studies. BMJ 2005; 330(7485): 223.

510. Navarro A, et al. Meat cooking habits and risk of colorectal cancer in Córdoba, Argentina. Nutrition 2004; 20(10): 873–877.

511. Stolzenberg-Solomon RZ, et al. Meat and meat mutagen intake and pancreatic cancer risk in the NIH-AARP cohort. Cancer Epidemiol Biomarkers Prev Dec 2007; 16(12): 2264.

512. Martinez ME, et al. Meat intake, preparation methods, mutagens, and colorectal adenomas recurrence. Carcinogenesis Sep 2007; 28(9): 2019–2027.

513. Harris RE. Cyclooxygenase-2 (COX-2) and inflammogenesis of cancer. Subcell Biochem 2007; 42: 93–126.

514. http://progressreport.cancer.gov/doc. Accessed March 27, 2005.

515. Gallagher RP, et al. Tanning beds, sunlamps, and the risk of cutaneous melanoma. Cancer Epidemiol Biomarkers Prev. Mar 2005; 14(3): 562–566.

516. Saladi RN, et al. The causes of skin cancer: a comprehensive review. Drugs Today 2005; 41(1): 37–53.

517. Yu T, et al. The role of viral integration in the development of cervical cancer. Cancer Genet Cytogenet 2005; 158(1): 27–34.

518. Davila JA, et al. Hepatitis C infection and the increasing incidence of hepatocellular carcinoma: A population base study. Gastroenterology 2004; 127(5): 1372–1380.

519. Garland CF, et al. Serum 25-hydroxyvitamin D and colon cancer: Eight-year prospective study. Lancet 1989; 18: 1176–1178.

520. Hanchette CL, et al. Geographic patterns of prostate cancer mortality: Evidence for a protective effect of ultraviolet radiation. Cancer 1992; 70: 2861–2869.

521. Krishnan AV, et al. Calcitrol as a chemopreventive and therapeutic agent in prostate cancer: Role of anti-inflammatory activity. J Bone Miner Res Dec 2007; 22 Suppl 2: v74–80.

522. Grant WB. An ecologic study of the role of solar UVB radiation in reducing the risk of cancer using cancer mortality data, dietary supply data and latitude for European countries. In: MF Holick, ed. Biologic Effects of Light. 2001. Boston: Kluwer Academic Publishing, 2002: 267–276.

523. Garland CF, et al. Evidence of need for increased Vitamin D fortification of food based on pooled analysis of studies of serum 25-hydroxyvitamin D and breast cancer. Proc Amer Assoc Cancer Res 2006; 47.

524. Ingraham BA, et al. Molecular basis of the potential of vitamin D to prevent cancer. Curr Med Res Opin Jan 2008; 24(1): 139–149.

525. Grant WB. An estimate of premature cancer mortality in the US due to inadequate doses of solar ultraviolet-B radiation. Cancer. 2002; 94: 1867–1875.

526. Giovannucci E, et al. Prospective study of predictors of Vitamin D status and cancer incidence and mortality in men. J Natl Cancer Inst. April 5, 2006; 98(7): 451–459.

527. Erlinger TP, et al. C-reactive protein and the risk of incident colorectal cancer. JAMA 2004; 291(5): 585–590.

528. Khuder SA, et al. Nonsteroidal anti-inflammatory drug use and lung cancer: A meta-analysis. Chest 2005; 127(3): 748–754.

529. Nelson WG, et al. The role of inflammation in the pathogenesis of prostate cancer. J Urol 2004; 172(5 Pt 2): S6-11; discussion S11-2.

530. Pitt HA. Hepato-pancreato-biliary fat: The good, the bad and the ugly. HPB (Oxford) 2007; 9(2): 92–97.

531. Itxkowitz SH, et al. Inflammation and cancer IV. Colorectal cancer in inflammatory bowel disease: The role of inflammation. Am J Physiol Gastrointest Liver Physiol 2004; 287: G7–17.

532. Catassi C, et al. Association of celiac disease and intestinal lymphomas and other cancers. Gastroenterology 2005; 128 (Suppl): 79–86.

533. Nardone G, et al. Review article: Heliobacter pylori and molecular events in precancerous gastric lesions. Aliment Pharmacol Ther 2004; 20: 261–270.

534. Ernst PB, et al. The translation of Heliobacter pylori basic research to patient care. Gastroenterology 2006; 130: 188–206: quiz 212–183.

535. Sinicrope FA. Targeting cyclooxygenase-2 for prevention and therapy of colorectal cancer. Mol Carcinog 2006; 45: 447–454.

536. Hall MN, et al. A 22-year prospective study of fish, n-3 fatty acid intake, and colorectal cancer risk in men. Cancer Epidemiol Biomarkers Prev May 2008; 17(5): 1136–1143.

537. Edwards IJ, et al. Omega-3 fatty acids and PPAR gamma in cancer. PPAR Res 2008; 2008: 358052.

538. Li Q, et al. Inflammation-associated cancer NFkappaB is the lynchpin. Trends Immunol 2005; 26(6): 318.

539. Bugianesi E. Review article: Steatosis, the metabolic syndrome and cancer. Ailment Pharmacol Ther Nov 2005; 22 Suppl 2: 40–43.

540. Wei EK, et al. Low plasma adiponectin levels and risk of colorectal cancer in men: A prospective study. J Natl Cancer Inst Nov 16, 2005; 97(22): 1688–1694.

541. Elwing JE, et al. Type 2 diabetes mellitus: The impact on colorectal cancer adenoma risk in women. Am J Gastroenterol Jun 22, 2006.

542. Bugianesi E. Review article: Steatosis, the metabolic syndrome and cancer. Aliment Pharmacol Ther Nov 2005; 22 Suppl 2: 40–3.

543. World Health Organization. The Asian Pacific Perspective: Redefining Obesity and Its Treatment. Health Communications Australia Pty Ltd. February 2000.

544. WHO Expert Committee on Physical Status: The Uses and Interpretation of Anthropometry. Physical Status: The use and interpretation of anthropometry: Report of a WHO Expert Committee. Geneva, Switzerland: World Health Organization; 1995. World Health Organization Technical Health Status 854.

545. Bray GA, et al. Definitions and proposed current classification of obesity. In Bray GA, Blanchard C, James WPT, eds. Handbook of Obesity. New York, NY: Marcel Dekker Inc; 1997: 31–40.

546. National Heart, Lung, and Blood Institute. Clinical Guidelines on the Identification, Evaluation, and Treatment of Overweight and Obesity in Adults: The Evidence Report. Bethesda, MD: National Institute of Health; 1998. NIH Publication 98-408. Available at www.nhlbi.nih.gov/guidelines/obesity/ob-gdlns.pdf. Accessed November 2001.

547. Calle EE, et al. Body-mass index and mortality and a prospective cohort of US adults. N Engl J of Med 1999; 341: 1097–1105.

548. Deitz WH, et al. Introduction: The use of body mass index to assess obesity in children. Am J Clin Nutr 1999; 70: 123S–125S.

549. Barlow SE, et al. Obesity evaluation and treatment: Expert Committee Recommendations. Pediatrics 1998; 102: e29.

550. Ruderman N, et al. The metabolically obese, normal weight individual revisited. Am J Clin Nutr 1998; 34: 1617–1621.

551. Caro JF. Insulin resistance in obese and nonobese man. J Clin Endocrinol Metab 1991; 73: 690–695.

552. Lapidis L, et al. Distribution of adipose tissue and risk of cardiovascular disease and death: A 12-year follow-up of participants in the population study of women of Gothenberg, Sweden. BMJ 1984; 289: 1257–1261.

553. Selvin E, et al. The effect of weight loss on C-reactive protein: A systemic review. Arch Intern Med 2007; 167: 31–39.

554. Pradham A. Obesity, metabolic syndrome, and type 2 diabetes: Inflammatory basis of glucose metabolic disorders. Nutr Rev Dec 2007 (11); 65(12): S152–S156.

555. Winer JC, et al. Adiponectin in childhood and adolescent obesity and its association with inflammatory markers and components of the metabolic syndrome. J Clin Endocrinol Metab Nov 2006; 91(11): 4415–4423.

556. Hung J, et al. Circulating adiponectin levels associate with inflammatory markers, insulin resistance and metabolic syndrome independent of obesity. Int J Obes (Lond) 2008 May; 32(5): 772–779.

557. Saltevo J, et al. Levels of adiponectin, C-reactive protein and interleukin-1 receptor antagonist are associated with insulin sensitivity: A population-based study. Diab Metab Rev Jul–Aug 2008; 24(5): 378–383.

558. Bahceci M, et al. The correlation between adiposity and adiponectin, tumor necrosis factor alpha, interleukin-6 and high sensitive C-reactive protein levels. Is adipocyte size associated with inflammation in adults? J Endocrinol Invest Mar 2007; 30(3): 210–214.

559. NHLBI Obesity Education Initiative Expert Panel on the Identification, Evaluation and Treatment of Overweight and Obesity in Adults. Clinical guidelines on the identification, evaluation and treatment of overweight and obesity in adults-the evidence report. Obes Res 1998; 6 (Suppl 2): 51S–209S.

560. World Health Organization. Obesity: Preventing and Managing the Global Epidemic, Report of a WHO Consultation. Geneva: World Health Organization. WHO Technical Report Series 894; 2000.

561. USA Today, Oct 30, 2000.

562. National Center for Health Statistics. Prevalence of overweight and obesity among adults: United States, 1999 (initial results from the 1999 National Health and Nutrition Survey). Hyattsville, MD: Center for Disease Control; 2000. Available at www.cdc.gov/nchs/products/pubs/pubd/hestats/obese/obse99.htm.

563. www.cpc.unc.edu/projects/china

564. Science, February 7, 2003.

565. Freedman DS, et al. Trends and correlates of class 3 obesity in the United States from 1990 through 2000. JAMA 2002; 288: 1758–1761.

566. Mokdad AH, et al. The continuing epidemic of obesity and diabetes in the United States. JAMA 2001; 286: 1195–1200.

567. McTigue KM, et al. The natural history of the development of obesity in a cohort of young U.S. adults between 1981 and 1998. Ann Intern Med 2002; 136(12): 857–864.

568. Ogden CL, et al. Prevalence of overweight and obesity in the United States, 1999–2004. JAMA 2006; 295: 1549–1555.

569. WHO Expert Committee. Physical Status: The use and interpretation of anthropometry. World health organization Tech Rep Series. 1995; 854.

570. World Health Organization. Obesity epidemic puts millions at risk from related diseases. [Press release WHO/46, June 12, 1997]. Available at www.who.int/archives/inf-pr- 1997/en/pr97-46.html.

571. US Department of Health and Human Services, Centers for Disease Control and Prevention, Office of Communications. Obesity epidemic increases dramatically in the United States:

CDC director calls for national prevention effort. October 26, 1999. Available at: www.cdc. gov/ad/ac/media/pressrel/r991026.htm.

572. www.worldwatch.org/press/news/2000/03/04.

573. Rowland ML. Self-reported weight and height. Am J Clin Nutr 1990; 52: 1125–1133.

574. Palta M, et al. Comparison of self-reported and measured height and weight. Am J Epidemiol 1982; 115: 223–230.

575. Aday LA. Designing and Conducting Health Surveys: A Comprehensive Guide. San Francisco, CA. Jossey-Bass Publishers; 1989: 79–80.

576. Tufts University Health and Nutrition Letter. Sept 8; 26(1): 3.

577. Guo SS, et al. BMI during childhood, adolescence and young adulthood in relation to adult overweight and adiposity: The Fels Longitudinal Study. Int J Obes Relat Mmetab Disord 2000; 24: 162835.

578. Must A, et al. Long-term morbidity and mortality of overweight adolescents. A follow-up of the Harvard Growth Study of 1922 to 1935. N Engl J Med 1992; 327: 1350–1355.

579. Guo SS, et al. Predicting overweight and obesity in adulthood from body mass index values in childhood and adolescence. Am J Clin Nutr 2002; 76: 653–658.

580. Magarey AM, et al. Predicting obesity in early adulthood from childhood and parental obesity. Int J Obesity 2003; 27: 505–513.

581. National Center for Health Statistics. Prevalence of overweight among children and adolescents: United States, 1999. www.cdc.gov/nchs/products/pubs/pubd/hestats/overweight99. htm.

582. Wang Y, et al. Trends of obesity and underweight in older children and adolescents in the United States, Brazil, China and Russia. Am J Clin Nutr 2002; 75: 971–977.

583. Chinn S, et al. Prevalence and trends in overweight and obesity in three cross-sectional studies of British children, 1974 to 1994. BMJ 2001; 322: 24–26.

584. Ibid.

585. Wang Y, et al. Trends of obesity and underweight in older children and adolescents in the United States, Brazil, China and Russia. Am J Clin Nutr 2002; 75: 971–977.

586. Marata M. Secular trends in growth and changes in eating patterns of Japanese children. Am J Clin Nutr 2000; 72 (Suppl): 1379S–1383S.

587. DeOnis M, et al. Prevalence and trends of overweight among preschool children in developing countries. A J Clin Nutr 2000; 72: 1032–1039.

588. Magarey AM, et al. Prevalence of overweight and obesity in Australian children and adolescents: Reassessment of 1985 and 1995 data against new standard international definitions. Med J Aust 2001; 174: 561–564.

589. DeOnis M, et al. Prevalence and trends of overweight among preschool children in developing countries. A J Clin Nutr 2000; 72: 1032–1039.

590. Wang Y, et al. Trends of obesity and underweight in older children and adolescents in the United States, Brazil, China and Russia. Am J Clin Nutr 2002; 75: 971–977.

591. DeOnis M, et al. Prevalence and trends of overweight among preschool children in developing countries. A J Clin Nutr 2000; 72: 1032–1039.

592. Bundred P, et al. Prevalence of overweight and obese children between 1989 and 1998: Population based series of cross-sectional studies. BMJ 2001; 322: 1–4.

593. Strauss RS, et al. Epidemic increase in childhood overweight, 1986–1998. JAMA 2001; 286: 2845–2848.

594. James WPT, et al. Socioeconomic determinants of health: The contribution of nutrition to inequalities of health. BMJ 1997; 314: 1545–1549.

595. Ogden CL, et al. High body mass index for age among US children and adolescents, 2003–2006. JAMA 2008; 299(20): 2401–2405.

596. Daniels SR, et al. Lipid screening and cardiovascular health in childhood. Pediatrics July 2008; 122(1): 198–208.

597. Gordon-Larsen P, et al. Determines of adolescent physical activity and inactivity patterns. Pediatrics 2000; 105: e83.

598. Doak C, et al. The underweight/overweight household: An exploration of household socio-demographic and dietary factors in China. Public Health Nutr 2002; 5: 215–221.
599. Popkin BM. An overview on the nutrition transition and its health implications: The Bellagio meeting. Public Health Nutr 2002; 5 (Suppl): 93–103.
600. Eckel RH, et al. American Heart Association call to action: Obesity as a major risk factor for coronary heart disease. Circulation 1998; 97: 99–100.
601. Donahue M, et al. Obesity and cardiovascular disease. Am Heart Journal 2001; 142(6): 1088–1090.
602. www.ConsumerFreedom.com
603. Allison D, et al. Annual deaths attributable to obesity in United States. JAMA 1999; 282: 1530–1538.
604. Surgeon General's Call to Action to Prevent and Decrease Overweight and Obesity, 2001.
605. World Health Organization. Obesity epidemic puts millions at risk from related diseases. Press release. WHO/46; June 12, 1997.
606. Institute of Medicine. Weighing the options: Criteria for evaluating the weight management programs. Washington DC: National Academy Press, 1995.
607. American Heart Association. Press Release: 10 AM ET, June 1, 1998. Available at www.americanheartorg/Whats_News/AHA_News_Releases/obesity.html.
608. Van Italle T. Obesity and Therapy, 2nd ed. Stunkard AJ and Wadden TA, eds. New York, NY: Raven Press, 1993.
609. Calle EE, et al. Body mass index and mortality in a prospective cohort of US adults. N Engl J Med 1999; 341: 1097–1105.
610. Folsom AK, et al. Associations of general and abdominal obesity with multiple health outcomes in older women: The Iowa Women's Health Study Arch Int Med 2000; 160: 2117–2128.
611. Calle EE, et al. Body mass index and mortality in a prospective cohort of US adults. N Engl J Med 1999; 341: 1097–1105.
612. Gu D, et al. Body weight and mortality among men and women in China. JAMA 2006; 295: 776–783.
613. Manson JE, et al. Body weight and mortality among women. N Engl J Med 1995; 333: 677–685.
614. Rimm EB, et al. Body size and fat distribution as predictors of coronary heart disease among middle-aged and older US men. Am J Epidemiol 1995; 141: 1117–1127.
615. Al Suwaidi J, et al. Association between obesity and coronary atherosclerosis and vascular remodeling. Am J of Cardiol 2001; 88: 1300–1303.
616. Wei M, et al. Relationship between low cardiorespiratory fitness and mortality in normal-weight, overweight and obese men. JAMA 1999; 282(16): 1547–1553.
617. Al Suwaida J, et al. Obesity is an independent predictor of coronary endothelial function in patients with normal or mildly diseased coronary arteries. J Am Coll Cardiol 2001; 37: 1523–1528.
618. Kenchaiah S, et al. Obesity and the risk of heart failure. N Engl J Med 2002; 347: 305–313.
619. Lauer MS, et al. The impact of obesity on left ventricular mass and geometry: The Framingham heart study. JAMA 1991; 266: 231–236.
620. Iacobellis G, et al. Influence of excess fat on cardiac morphology and function: Study in uncomplicated obesity. Obes Res 2002; 10: 767–773.
621. Wang TJ, et al. Obesity and the risk of new-onset atrial fibrillation. JAMA 2004; 292(20): 2471–2477.
622. Stamler R, et al. Weight and blood pressure. Findings in hypertension screening of one million Americans. JAMA 1978; 240: 1607–1610.
623. Thompson D, et al. Lifetime health and economic consequences of obesity. Arch Int Med 1999; 159: 2177–2183.
624. Resnick H, et al. Relation of weight gain and weight loss on subsequent diabetes risk in overweight adults. J Epidemiol Community health 2000; 54: 596–602.
625. Ford ES, et al. Weight change and diabetes incidence: Findings from a national cohort. Am J Epidemiol. 1997; 146: 214–222.
626. Jung RT. Obesity is a disease. Br Med Bull 1997; 53: 307–321.

627. National Institute of Health. Clinical guidelines on the identification, evaluation and treatment of overweight and obesity and adults: The evidence report. Bethesda, MD: National Heart, Lung and Blood Institute and National Institute of Diabetes and Digestive and Kidney Diseases; 1998.

628. Henegar JR, et al. functional and structural changes in the kidney in the early stages of obesity. J Am Soc Nephrol 2001; 12: 1211–1217.

629. Kambham N, et al. Obesity-related glomerulopathy: An emerging epidemic. Kidney Int. 2001; 59: 1498–1509.

630. Davi G, et al. Platelet activation in obese women. JAMA 2002; 288: 2008–2014.

631. Ibid.

632. Yudkin JS, et al. C-reactive protein in healthy subjects: Associations with obesity, insulin resistance and endothelial dysfunction. Arterioscler Thromb Vasc Biol 1999; 19: 972–978.

633. Visser M, et al. Elevated C-reactive protein levels in overweight and obese adults. JAMA 1999; 282: 2131–2135.

634. Strong JP, et al. Prevalence and extent of atherosclerosis in adolescents and young adults: Implications for prevention from the Pathobiological Determinants of Atherosclerosis in Youth Study. Circ 2000; 102: 374–379.

635. Sorof M, et al. Isolated systolic hypertension, obesity and hyperkinetic hemodynamic states in children. J Pediatr 2002; 140: 660–666.

636. Chu NF, et al. Clustering of cardiovascular disease risk factors among obese schoolchildren: The Taipei Children's Heart Study. Am J Clin Nutr 1998; 67: 1141–1146.

637. Uwaifo GI, et al. Impaired glucose tolerance in obese children and adolescents. N Eng J Med 2002; 347: 290–292.

638. USA Today, June 18, 2001.

639. Schwimmer JB, et al. Health-related quality of life of severely obese children and adolescents. JAMA 2003; 289(14): 1813–1819.

640. Kaplowitz PB, et al. Earlier onset of puberty in girls: Relation to increased body mass index and race. Pediatrics 2001; 108: 347–353.

641. De la Eva RC, et al. Metabolic correlates with obstructive sleep apnea in obese subjects. J Pediatr 2002; 140: 654–659.

642. Russel DL, et al. The relation between skeletal maturation and adiposity in African American and Caucasian children. J Pediatr 2001; 139: 844–848.

643. Callee EE, et al. Overweight, obesity and mortality from cancer in a prospectively studied cohort of US adults. N Engl J Med Apr 24, 2003; 348(17): 1625–1638.

644. Huang Z, et al. Nurse's Health Study JAMA 1997; 278: 1407–1411.

645. Pan SY, et all. Association of obesity and cancer risk in Canada. Am J Epidemiol. 2004; 159(3): 259–268.

646. McCann J. Obesity, cancer links new recommendations. J of the Natl Cancer Inst 2001; 93(12): 901.

647. Family Practice News, Aug. 1, 2000: 8.

648. Must A, et al. The disease burden associated with overweight and obesity. JAMA 1999; 282: 1523–1529.

649. Ibid.

650. Family Practice News, Aug. 15, 2001: 13.

651. Bacon CG, et al. Sexual function in men older than 50 years of age: Results from the health professionals follow-up study. Ann Intern Med 2003; 139(3): 161–168.

652. Oster G, et al. The clinical and economic burden of obesity in a managed-care setting. Am J Manag Care 2000; 6: 681–689.

653. Thompson D, et al. Lifetime health and economic consequences of obesity. Arch Int Med 1999; 159: 2177–2183.

654. Thompson D, et al. Lifetime health and economic consequences of obesity. Arch Intern Med 1999; 159: 2177–2183.

655. Zhao W, et al. Economic burden of obesity-related chronic diseases in Mainland China. Obes Rev Mar 2008; 9 Suppl 1: 62–67.

656. Kennedy ET, et al. Popular diets: Correlation to health, nutrition and obesity. J Am Diet Assoc 2001; 101: 411–420.
657. www.mypyramid.gov/professionals/index.html.
658. Kennedy ET, et al. Popular diets: Correlation to health, nutrition and obesity. J Am Diet Assoc 2001; 101: 411–420.
659. Dansinger ML, et al. Comparison of the Adkins, Ornish, Weight Watchers, and Zone diets for weight loss and heart disease risk reduction. 2005; 293: 43–53.
660. Kaplan JP, et al. Caloric imbalance and public health policy. JAMA 1999; 282: 1579–1581.
661. United States Department of Health and Human services. Physical activity and health: A report of the Surgeon General. Document No. S/N 017-023-00196-5. Atlanta, Georgia: US Department of Health and Human Services. Center for Disease Control and Prevention, National Center for Chronic Disease Prevention and health promotion, 1996.
662. Klem M, et al. A descriptive study of individuals successful at long-term maintenance of substantial weight-loss. Am J Clin Nutr 1997; 66: 239–246.
663. Kennedy, ET, et al. Popular diets: Correlation to health, nutrition and obesity. J Am Diet Assoc. 2001; 101: 411–420.
664. Nielsen Report on Television. New York, NY: Nielsen Media Research; 1998.
665. Hu, FB, et al. Television watching and other sedentary behaviors in relation to the risk of obesity and type 2 diabetes mellitus in women. JAMA 2003; 289(14): 1785–1791.
666. Tucker LA, et al. Television viewing and obesity in adult males. Am J Public Health 1989; 79: 516–518.
667. Tucker LA, et al. Television viewing and obesity in adult females. Am J Public Health 1991; 81: 908–911.
668. Ching PLYH, et al. Activity level and risk of overweight in male health professionals. Am J Public Health 1996; 86: 25–30.
669. Gortmaker S, et al. Television viewing as a cause of increasing obesity among children in the United States, 1986–1990. Arch Pediatr Adolesc Med 1996; 150: 356–362.
670. Anderson RE, et al. Relationship of physical activity and television watching with body weight and level of fitness among children. JAMA 1998; 279: 938–942.
671. Hernandez B, et al. Association of obesity with physical activity, television programs and other forms of video viewing among children in Mexico City. Int J Obesity 1999; 23: 845–854.
672. Ainsworth BE, et al. Compendium of physical activities. Med Sci Sports Exerc 1993; 25: 71–80.
673. Hu, FB, et al. Television watching and other sedentary behaviors in relation to the risk of obesity and type 2 diabetes mellitus in women. JAMA 2003; 289(14): 1785–1791.
674. Ching PLYH, et al. Activity level and risk of overweight in male health professionals. Am J Public Health 1996; 86: 25–30.
675. Hu, FB, et al. Television watching and other sedentary behaviors in relation to the risk of obesity and type 2 diabetes mellitus in women. JAMA 2003; 289(14): 1785–1791.
676. Falciglia GA, et al. Television commercials and eating behavior of obese and normal-weight women. J Nutr Educ 1980; 12: 196–199.
677. Wiecha JL, et al. The hidden and potent effects of television advertising. Arch Pediatr Adolesc Med 2006; 160: 436–442.
678. Kotz K et al. Food advertisements during children's Saturday morning television programming: Are they consistent with dietary recommendations? J Am Diet Assoc 1994; 94: 1296–1300.
679. Lewis MK, et al. Food advertising on British children's television: A content analysis and experimental study with nine-year-olds. Int J Obesity 1998; 22: 206–214.
680. Coon KA, et al. Relationships between use of television during meals and children's food consumption patterns. Pediatrics 2001; 107: e7.
681. Eremis S, et al. Is obesity a risk factor for psychpathology among adolescents? Pediatr Int. 2004; 46(3): 296–301.

682. Hu FB, et al. Dietary fat intake and the risk of coronary heart disease in women. N Eng J Med 1997; 337: 1491–1499.

683. Salmeron J, et al. Dietary fat intake and risk of type 2 diabetes in women. Am J Clin Nutr 2001; 73: 1019–1026.

684. Ludwig DS. The glycemic index: Physiological mechanisms relating to obesity, diabetes, and cardiovascular disease. JAMA 202; 287: 2414–2423.

685. Ludwig DS, et al. High glycemic index foods, overeating and obesity. Pediatrics 1999; 103: e26.

686. Liu S, et al. A prospective study of dietary glycemic load, carbohydrate intake and risk of coronary heart disease in women. Am J Clin Nutr 2000; 71: 1455–1461.

687. Salmeron J, et al. Dietary fiber, glycemic load, and risk of the non-insulin dependent diabetes mellitus in women. JAMA 1997; 277: 472–477.

688. Barclay AW, et al. Glycemic index, glycemic load and chronic disease risk – A meta-analysis of observational studies. Am J Clin Nutr 2008 Mar; 87(3): 627–637.

689. Dickinson S, et al. High glycemic index carbohydrates increase nuclear factor-kappa B activation in mononuclear cells of lean, healthy subjects. Am J Clin Nutr May 2008; 87(5): 1188–1193.

690. Bray GA, Bray CA. *An Atlas of Obesity and Weight Control.* Boca Raton, FL: Parthenon Publishing, 2003.

691. *UC Berkeley Wellness Letter,* Aug 2008; 24(1): 1.

692. Rayssinguier Y, et al. High fructose consumption combined with low dietary magnesium intake may increase the incidence of the metabolic syndrome by inducing inflammation. Magnes Res Dec 2006; 19(4): 237–243.

693. New findings bitter, sweet for fructose fans. *Tufts University Health and Nutrition Letter* Sept 2007; 25(7): 1.

694. Putnam JJ, Allshouse JE. Food consumption, prices, and expenditures, 1970–1997. Washington, D.C.: Food and Consumers Economics Division, Economic Research Service, US Department of Agriculture, 1999.

695. Borrud L, et al. What we eat: USDA surveys food consumption changes. Commun Nutr Inst 1997; 27: 4–5.

696. Harnack L, et al. Soft drink consumption among US children and adolescents: Nutritional consequences. J Am Diet Assoc 1999; 99: 436–441.

697. Guthrie JF, et al. Food sources of added sweeteners in the diets of Americans. J Am Diet Assoc 2000; 100: 43–51.

698. Bowman SA. Diets of individuals based on energy intakes from added sugars. Fam Econ Nutr Rev 1999; 12: 31–38.

699. Lutsey PL, et al. Dietary intake and the development of the metabolic syndrome: The Atherosclerosis Risk in Communities Study. Circulation Feb 12, 2008; 117(6): 754–761.

700. Dhingra R, et al. Soft drink consumption and risk of developing cardiometabolic risk factors and the metabolic syndrome in middle-aged adults in the community. Circulation 2007; 116: 480–488.

701. Lawton CL, et al. A medium-term intervention study on the impact of high- and low-fat snacks varying in sweeteners and fat content: Large shifts in daily fat intake, but good compensation for daily energy intake. Br J Nutr 1998; 80: 149–161.

702. Birch LL, et al. Children's food intake following drinks sweetened with sucrose or aspartame: Time course of effect. Physiol Behav 1989; 45: 387–395.

703. Anderson GH, et al. Aspartame: Effect on lunch-time food intake, appetite and hedonistic response in children. Appetite 1989; 13: 93–103.

704. Raben A, et al. Sucrose compared with artificial sweeteners: Different effects on ad libitum food intake and body weight after 10 weeks of supplementation in overweight subjects. Am J Clin Nutr 2002; 76: 721–729.

705. Blundell JE, et al. Paradoxical effects of an intense sweetener (aspartame) on appetite. Lancet 1986; 1: 1092–1093.

706. Rogers PJ, et al. Separating the actions of sweeteners and calories: Effects of saccharin and carbo-hydrates on hunger and food intake on human subjects. Physiol Behav 1989; 45: 1093–1099.

707. Tordoff MG, et al. Oral stimulation with aspartame increases hunger. Physiol Behav 1990; 47: 555–559.

708. Beridot-Therond ME, et al. Short-term effects of the flavor of drinks on ingestive behaviors in man. Appetite 1998; 31: 67–81.

709. Lavin JH, et al. The effects of sucrose- and aspartame-sweetened drinks on energy intake, hunger, and food choice of female, slightly restrained eaters. Int J Obes Relat Metab Disord 1997; 21: 37–42.

710. Teschemacher H. Opioid receptor ligands derived from food proteins. Curr Pharm Des 2003; 9(16): 1331–1344.

711. Kitts DD, et al. Bioactive proteins and peptides from food sources. Applications of bioproces-ses used in isolation and recovery. Curr Pharm Des 2003; 9(16): 1309–1323.

712. Lin L, et al. Beta-casomorphins stimulate and enterostatin inhibits the intake of dietary fats in rats. Peptides 1998; 19(2): 325–331.

713. Schusdziarra V, et al. Effect of beta-casomorphins and analogs on insulin release in dogs. Endocrinology 1983; 112: 885–889.

714. Block G. Foods contributing to energy intake in the US: Data from NHANES III and NHANES 1999–2000. J of Food Comp and Anal 2004; 17: 439–447.

715. National Center for Health Statistics, 1994. Plan and Operation of the Third National Health and Nutrition Examination Survey, 1998–94. Vital Health Stat I (32). Hyattsville, MD: U.S. Department of Health and Human Services. DHHS Publication No. (PHS) 94–1308.

716. National Center for Health Statistics, 2002. NHANES 1999–2000 Public Data Release File Documentation. Available at: www.cdc.gov/nchs/data/nhanes/gendoc.pdf.

717. J Pediatr 2001; 138(4): 493–498.

718. USA Today, July 24, 2000. Reporting a study released that day by the Archives of Diseases in Childhood.

719. Marmonier C, et al. Snacks consumed in a non-hungry state have poor satiating efficiency: Influence of snack composition on substrate utilization and hunger. Am J Clin Nutr 2002; 76: 518–528.

720. Goris AHC, et al. Under-eating and under-recording of habitual food intake in obese men: Selective underreporting of fat intake. Am J Clin Nutr 2000; 71: 130–134.

721. Family Practice News, Feb 11, 2006.

722. McNutt SW, et al. A longitudinal study of the dietary practices of black and white girls nine and 10 years old at enrollment: The NHLBI Growth and Health Study. J Adolesc Health 1997; 20: 27–37.

723. Zoumas-Morse C, et al. Children's pattern of macronutrient intake and associations with restaurant and home eating. J Am Diet Assoc 2001; 101: 923–925.

724. Franklin BA. The downside of our technological revolution? An obesity conducive environ-ment. Am J of Card 2001; 87: 1093–1095.

725. Mozaffarian D, et al. Trans fatty acids and cardiovascular disease. NEJM April 13, 2006; 354(15): 1601–1613.

726. Master-Harte LD, et al. Sucrose analgesia for minor procedures in newborn infants. Ann Phar-macother 2001; 35: 947–52.

727. Max M, et al. Tas1r3, encoding a new candidate taste receptor, is allelic to the sweet respon-siveness locus, Sac. Nat Genet 2001; 28: 58–63.

728. Gangwisch JE, et al. Inadequate sleep as a risk factor for obesity: Analysis of NHANES 1. Sleep 2005; 28: 1289–1296.

729. Williamson DF, et al. Am J Epidemiol 1995; 141: 1128–1141.

730. Allison DB, et al. Weight loss increases and fat loss decreases all-cause mortality rate: Results from two independent cohort studies. Int J Obes Relat Metab Disord 1999; 23: 603–611.

731. Williamson DF, et al. Intentional weight loss and mortality among overweight individuals with diabetes. Diabetes Care 2000; 23: 1499–1504.

732. Oster G, et al. Lifetime health and economic benefits of weight-loss among obese persons. Am J Public Health 1999; 89: 1536–1542.
733. Diabetes prevention Program Research Group. Reduction in the incidence of type 2 diabetes with lifestyle intervention or metformin. N Engl J Med 2002; 346: 393–403.
734. Esposito K, et al. Effects of weight-loss and lifestyle changes on vascular inflammatory markers in obese women. JAMA 2003; 289: 1799–1804.
735. Davi G, et al. Platelet activation in obese women. JAMA 2002; 288: 208–2014.
736. Lean MEJ, et al. Obesity, weight loss and prognosis in type II diabetes. Diabetes Med 1990; 7(3): 228–233.
737. American Gastroenterology Association medical position statement on obesity. Gastroenterology 2002; 123: 879–881.
738. Mikhail N, et al. Obesity and hypertension, Progress in Cardiovascular Diseases. 1999; 42(1): 39–58.
739. www.who.int/topics/diabetes_mellitus/en. Accessed Jan 22, 2008.
740. www.who.int/mediacentre/factsheets/fs312/en/index.html. Accessed Jan 19, 2008.
741. www.who.int/diabetes/actionnow/en/mapdiabprev.pdf. Accessed Jan 19, 2008.
742. www.who.int/diabetes/facts/world_figures/en/index5.html.
743. Saydah SH, et al. Poor control of risk factors for vascular disease among adults with previously undiagnosed diabetes. JAMA 2004; 291: 335–342.
744. Rosenbloom AL, et al. Emerging epidemic of type 2 diabetes in youth. Diabetes Care Feb 1999; 22(2): 345–354.
745. Diabetes and Obesity: Time to Act, International Diabetes Federation-International Association for the Study of Obesity 2004.
746. ADA Economic costs of diabetes in the US in 2002. Diabetes Care 2003; 26: 917–932.
747. Tuomilehto J, et al. Prevention of type 2 diabetes mellitus by changes in lifestyle among subjects with impaired glucose tolerance. NEJM 2001; 344(18): 1343–1350.
748. Reaven G. Banting Lecture 1988. Role of insulin resistance in human disease. Diabetes 1988; 37: 1595–1607.
749. Avogaro P, et al. Acta Diabetol Lat 1967; 4: 36–41; Haller H. Epidemiology and associated risk factors of hyperlipoproteinemia. Z Gesamte Inn Med 1977; 32: 124–128.
750. DOC News. New ADA initiative moves beyond metabolic syndrome. www.diabetes.org/docnews. Accessed July 2006.
751. Ibid.
752. Meigs JB, et al. Risk variable clustering in the insulin resistance syndrome. The Framingham Offspring Study Diabetes 1997; 46: 1594–1600.
753. Hanley AJ, et al. Factor analysis of metabolic syndrome using directly measured insulin sensitivity: The Insulin Resistance Atherosclerosis Study Diabetes 2002; 51: 2642–2647.
754. Laukkanen JA, et al. Metabolic syndrome and the risk of prostate cancer in Finnish men: A population-based study. Cancer Epidemiol Biomarkers Prev Oct 2004; 13(10): 1646–1650.
755. Gooktas S, et al. Prostate cancer and adiponectin. Urology Jun 2005; 65(6): 1168–1172.
756. Buganesi E. Review article: Steatosis, the metabolic syndrome and cancer. Aliment Pharmacol Ther Nov 2005; 22 Suppl 2: 40–43.
757. Soliman PT, et al. Association between adiponectin, insulin resistance and endometrial cancer. Cancer Jun 1, 2006; 106(11): 2376–2381.
758. Morita T, et al. The metabolic syndrome is associated with increased risk of colorectal adenoma development: The Self-Defense Forces health study. Asian Pac J Cancer Prev Oct–Dec 2005; 6(4): 485–459.
759. Lipscombe LL, et al. Diabetes mellitus and breast cancer: A retrospective population-based cohort study. Breast Cancer Res Treat Aug 2006; 98(3): 349–356.
760. Stolzenberg-Solomon RZ, et al. Insulin, glucose insulin resistance and pancreatic cancer in male smokers. JAMA 2005; 294: 2872–2878.
761. Expert Panel on Detection, Evaluation, and Treatment of High Blood Cholesterol in Adults JAMA 2001; 285: 2486–2497.

762. Definition, Diagnosis and Classification of Diabetes Mellitus and Its Complications, Report of a WHO Consultation. Geneva, Switzerland: Department of Noncommunicable Disease Surveillance, World Health Organization; 1999.

763. Grundy SM, et al. Diagnosis and management of the metabolic syndrome: An American Heart Association/National Heart, Lung and Blood Institute Scientific statement. Circulation. 2005; 112: 2735–2752.

764. Alberti KG, et al. The metabolic syndrome – A new worldwide definition. Lancet 2005; 366: 1059–1062.

765. Festa A, et al. Chronic subclinical inflammation as part of the insulin resistance syndrome: The Insulin Resistance Atherosclerosis Study. (IRAS) Circulation 2000; 102: 42–47.

766. Howard G, et al. Ability of alternative indices of insulin sensitivity to predict cardiovascular risk: Comparison with the "minimal model" Insulin Resistance Atherosclerosis Study (IRAS) Investigators Ann Epidemiol 1998; 8: 358–369.

767. Hanley AJ, et al. Homeostasis model assessment of insulin resistance in relation to the incidence of cardiovascular disease: The San Antonio Heart Studies. Diabetes Care 2002; 25: 1177–1184.

768. Hanley AJ, et al. Factor analysis of metabolic syndrome using directly measured insulin sensitivity: The Insulin Resistance Atherosclerosis Study. Diabetes 2002; 51: 2642–2647.

769. Chu JW, et al. Glycoprotein abnormalities associated with insulin resistance in healthy volunteers identified by the Vertical Auto Profile-II Methodology. Clin Chem 2003; 49(6): 1014–1017.

770. Ford ES, et al. Prevalence of the metabolic syndrome among US adults: Findings from the third National Health and Nutrition Examination Survey. JAMA 2002; 287: 356–359.

771. Dresner A, et al. Effects of free fatty acids on glucose transport and IRS-1-associated phosphatidylinositol 3-kinase activity. J Clin Invest 1999; 103: 253–259.

772. Song Y, et al. a prospective study of red meat consumption and type 2 diabetes in middle-aged and elderly women: The women's health study. Diabetes Care 2004 Sep; 27(9): 2108–2115.

773. Van Dam RM, et al. Dietary fat and meat intake in relation to risk of type 2 diabetes in men. Diabetes Care Mar 2002; 25(3): 417–424.

774. Tuomilehto J, et al. Prevention of type II diabetes mellitus by changes in lifestyle among subjects with impaired glucose tolerance. NEJM 2001; 344(18): 1343–1350.

775. Hamman RF Genetic and environmental determinants of non-insulin dependant diabetes mellitus. (NIDDM) Diabetes Metab Rev 1992; 8: 287–338.

776. Ishizaka N, et al. Association between cigarette smoking, metabolic syndrome, and carotid atherosclerosis in Japanese individuals. Atherosclerosis Aug 2005; 181(2): 381–388.

777. Yoo S, et al. Comparison of dietary intakes associated with metabolic syndrome risk factors in young adults: The Bogalusa Heart Study. Am J Clin Nutr Oct 2004; 80(4): 841–848.

778. Kang ES, et al. Relationship of serum high sensitivity C-reactive protein to metabolic syndrome and microvascular complications in type 2 diabetes. Diab Res Clin Pract Aug 2005; 69(2): 151–159.

779. Choi HK, et al. Gout and the risk of type 2 diabetes among men with high cardiovascular profile. Rheumatology (Oxford) Aug 18, 2008 [Epub ahead of print].

780. Shoelson SE, et al. Inflammation and insulin resistance. J Clin Invest 2006; 116: 1793–1801.

781. Pradham AD, et al. C-reactive protein is independently associated with fasting insulin in nondiabetic women. Arterioscler Thromb Vasc Biol 2003; 23: 650–655.

782. Festa A, et al. Chronic subclinical inflammation as part of the insulin resistance syndrome: The Insulin Resistance Atherosclerosis Study. (IRAS) Circulation 2000; 102: 42–47.

783. Festa A, et al. Elevated levels of acute-phase proteins and plasminogen activator inhibitor-1 predict the development of type 2 diabetes: The insulin resistance atherosclerosis study. Diabetes 2002; 51: 1131–1137.

784. Lutsey PL, et al. Dietary intake and the development of the metabolic syndrome: The Atherosclerosis Risk in Community Study. Circulation Feb 12, 2008; 117(6): 754–761.

785. Diamant M, et al. The association between abdominal visceral fat and carotid stiffness in mediated by circulating inflammatory markers in uncomplicated type 2 diabetes. J Clin Edocrinol Metab 2005; 90: 1495–1501.

786. Van Dam RM, et al. Dietary fat and meat intake in relation to risk of type 2 diabetes in men. Diabetes Care 2002; 25(3): 417–424.

787. Schulze MB, et al. Processed meat intake and incidence of Type 2 diabetes in younger and middle-aged women. Diabetologia 2003; 46(11): 1465–1473.

788. Song Y, et al. A prospective study of red meat consumption and type 2 diabetes in middle-aged and elderly women: The women's health study. Diabetes Care Sep 2004; 27(9): 2108–2115.

789. Van Dam RM, et al. Dietary fat and meat intake in relation to risk of type 2 diabetes in men. Diabetes Care Mar 2002; 25(3): 417–424.

790. Elliott SS, et al. Fructose, weight gain, and the insulin resistance syndrome. Am J Clin Nutr 2002; 76(5): 911–922.

791. Miller A, et al. Dietary fructose and the metabolic syndrome. Curr Opin Gastroenterol Mar 2008; 24(2): 204–209.

792. Rayssiguier Y, et al. High fructose consumption combined with low dietary magnesium intake may increase the incidence of metabolic syndrome by inducing inflammation. Magnes Res Dec 2006; 19(4): 237–343.

793. Wolever TM, et al. Long-term effect of varying the source or amount of dietary carbohydrate on postprandial plasma glucose, insulin, triacylglycerol, and free fatty acid concentrations in subjects with impaired glucose tolerance. Am J Clin Nutr 2003; 77(3): 612–621.

794. Kondo N, et al. Association of inflammatory marker and highly sensitive C-reactive protein with aerobic exercise capacity, maximum oxygen uptake and insulin resistance in healthy middle-aged volunteers. Circ J. Apr 2005; 69(4): 452–457.

795. LaMonte MJ, et al. Cardiorespiratory fitness is inversely associated with the incidence of metabolic syndrome. Circulation 2005; 112: 505–512.

796. Reaven GM. The insulin resistance syndrome: Definition and dietary approaches to treatment. Annu Rev Nutr 2005; 25: 391–406.

797. Diabetes 2005; 54: 603–608.

798. Tsiara S, et al. Influence of smoking on predictors of vascular disease. Angiology 2003; 54(5): 507–530.

799. Storlien LH, et al. Fatty acids, triglycerides and syndromes of insulin resistance. Prostaglandins Leukot Essen Fatty Acids Oct 1997; 57(4–5): 379–385.

800. Waite N, et al. The impact of fish-oil supplements on insulin sensitivity. J Hum Nutr Diet Jul 2008; 21(4): 402–403.

801. Anderson RA. Chromium in the prevention and control of diabetes. Diabetes Metab Feb 2000; 26(1): 22–27.

802. Liese AD, et al. Whole-grain intake and insulin sensitivity: The Insulin Resistance Atherosclerosis Study. Am J Clin Nutr Nov 2003; 78(5): 965–971.

803. Kang ES, et al. Relationship of serum high sensitivity C-reactive protein to metabolic syndrome and microvascular complications in type 2 diabetes. Diab Res Clin Pract Aug 2005; 69(2): 151–159.

804. Ludwig DS, et al. Dietary fiber, weight gain, and cardiovascular disease risk in young adults. JAMA Oct 27, 1999; 282(16): 1539–1546.

805. Diabetes Care 2006; 29: 775–780.

806. Ludwig DS. Diet and development of the insulin resistance syndrome. Asia Pac J Clin Nutr 2003; 12 Suppl: S4.

807. Kuo CS, et al. Insulin sensitivity in Chinese ovo-lacto vegetarians compared with omnivores. Eur J Clin Nutr Feb 2004; 58(2): 312–316.

808. Teegarden D. Calcium intake and reduction in weight or fat mass. J Nutr Jan 2003; 133(1): 249S–251S.

809. Pereira MA, et al. Dairy consumption, obesity, and the insulin resistance syndrome in young adults: The CARDIA Study. JAMA Apr 2002; 287(16): 2081–2089.

810. Liu S, et al. A prospective study of dairy intake and the risk of type 2 diabetes in women. Diabetes Care Jul 2006; 29(7): 1579–1584.

811. Colli JL, et al. International comparisons of prostate cancer mortality rates with dietary practices and sunlight levels. Urol Oncol. May–Jun 2006; 24(3): 184–194.

812. Colli JL, et al. Comparisons of prostate cancer mortality rates with dietary practices in the United States. Urol Oncol. Nov–Dec 2005; 23(6): 390–398.

813. Gallus S, et al. Milk, dairy products and cancer risk (Italy). Cancer Causes Control. May 2006; 17(4): 429–437.

814. Cho E, et al. Dairy foods, calcium, and colorectal cancer: A pooled analysis of 10 cohort studies. J Natl Cancer Inst Jul 7, 2004; 96(13): 1015–1022.

815. Shin MH, et al. Intake of dairy products, calcium, and vitamin D and risk of breast cancer. J Natl Cancer Inst Sep 4, 2002; 94(17): 1301–1311.

816. Tsuda H, et al. Milk components as cancer chemoprotective agents. Asian Pac J Cancer Prev 2000; 1(4): 277–282.

817. Lopez-Ridaura R, et al. Magnesium intake and risk of type 2 diabetes in men and women. Diabetes Care Jan 2004 ; 27(1): 134–140.

818. He K, et al. Magnesium intake and incidence of metabolic syndrome among young adults. Circulation 2006; 113: 1675–1682.

819. Van Dam RM, et al. Coffee consumption and risk of type II diabetes: A systematic review. JAMA Jul 6, 2005; 294(1): 97–104.

820. Wu T, et al. Caffeinated coffee, decaffeinated coffee, and caffeine in relation to plasma C-peptide levels, a marker of insulin secretion, in US women. Diabetes Care. Jun 2005; 28(6): 1390–1396.

821. Farnsworth E, et al. Effect of a high-protein, energy-restricted diet on body composition, glycemic control, and lipid concentrations in overweight and obese hyperinsulinemic men and women. Am J Clin Nutr Jul 2003; 78(1): 31–39.

822. Khan A, et al. Cinnamon improves glucose and lipids of people with type 2 diabetes. Diabetes Care Dec 2003; 26(12): 3215–3218.

823. Mattila C, et al. Serum 25-hydroxyvitamin D concentration and subsequent risk of type 2 diabetes. Diabetes Care 2007; 30: 2569–2570.

824. Pittas A, et al. Vitamin D and calcium intake in relation to type 2 diabetes risk in women. Diabetes Care 2006; 29: 650–656.

825. Pittas AG, et al. The effects of calcium and vitamin D supplementation on blood glucose and markers of inflammation in non-diabetic adults. Diabetes Care Jul 2007; 30(7): e81.

826. Van Cauter E, et al. Roles of circadian rhythmicity and sleep in human glucose regulation. Endocrinology Review 1997; 18: 716–738.

827. Lutsey PL, et al. Dietary intake and the development of the metabolic syndrome: The Atherosclerosis Risk in Community Study. Circulation Feb 12, 2008; 117(6): 754–761.

828. Dhingra R, et al. Soft drink consumption and risk of developing cardiometabolic risk factors and the metabolic syndrome in middle-aged adults in the community. Circulation 2007; 116: 480–488.

829. Tsimikas S, et al. Oxidized phospholipids, Lp(a) lipoprotein, and coronary artery disease. NEJM July 7, 2005; 353(1): 46–57.

830. Von Eckardstein A, et al. Lipoprotein (a) further increases the risk of coronary events in men with high global cardiovascular risk. J Am Coll Card 2001; 37(2): 434–439.

831. Griffen BA, et al. Role of plasma triglycerides in the regulation of plasma low density lipoprotein (LDL) subfractions: Relative contribution of small, dense LDL to coronary heart disease risk. Atherosclerosis 1994; 106(2): 241–253.

832. Hodis HN. Triglyceride rich lipoprotein remnant particles and risk of atherosclerosis. Circulation 1999; 99: 2852–2854.

833. Camppos H, et al. Predominance of large LDL and reduced HDL-2 cholesterol in normolipemic men with cholesterol artery disease. Arterioscler Thromb Vasc Biol 1995; 15(8): 1043–1048.

834. American Diabetes Association. Economic consequences of diabetes mellitus in the US in 1997. Diabetes Care 1998; 21: 296–309.

835. *American Medical News*, March 16, 1998.

836. *USA Today*, May 1, 2002: 5D.

837. *USA Today*, October 24 2002: 2D.

838. *USA Today*, May 14 2003.

839. www.mdnetguide.com. Accessed March 2002.

840. Anderson JW, et al. Health advantages and disadvantages of weight reducing diets: A computer analysis and critical review. J Am Coll Nutr 2000; 19: 578–590.

841. Klem ML, et al. A descriptive study of individuals successful at long-term maintenance of substantial weight loss. Am J Clin Nutr 1997; 66: 239–246.(Taken from the American College of Sports Medicine Position Stand. Appropriate strategies for weight loss and prevention of weight regain for adults. Med Sci Sprts Exerc 2001; 33: 2145–2156.)

842. Dansinger ML. Comparison of the Adkins, Ornish, Weight Watchers and Zone diets for weight loss and heart disease risk reduction. JAMA 2005; 293: 43–53.

843. Dietary references intakes for energy, carbohydrate, fiber, fat, fatty acids, cholesterol, protein, and amino acids. Institute of Medicine of the National Academies. The National Academy Press. Washington, D.C.

844. Gaby AR. Adverse effects of dietary fructose. Alt Med Rev 2005 Dec; 10(4): 294–306.

845. Rayssiguier Y, et al. High fructose consumption combined with low dietary magnesium intake may increase the incidence of metabolic syndrome by inducing inflammation. Magnes Res 2006 Dec; 19(4): 237–43.

846. *UC Berkeley Wellness Letter* 2008 Aug; 24(11): 1.

847. New findings bitter sweet for fructose fans. Tufts Univ Health and Nutrition Letter 2007 Sept; 25(7): 1.

848. Nunes AP, et al. Analysis of genotypic potentiality of stevoside by comet assay. Food Chem Toxicol 2007 Apr; 45(4): 662–6.

849. *USA Today*, April 22, 2008.

850. www.MyPyramid.gov.

851. Jenkins D, et al. Glycemic index of foods: A physiologic basis for carbohydrate exchange. Am J Clin Nutr 1981; 34: 362–366.

852. FAO/WHO Expert consultation. Carbohydrates in human nutrition: Report of a joint FAO/WHO expert consultation, Rome, April 14–18, 1997. Rome: Food and Agriculture Organization, 1998. (FAO Food and Nutrition paper 66).

853. Liu S, et al. A prospective study of dietary glycemic load, carbohydrate intake and the risk of coronary heart disease in women. Am J Clin Nutr 2000; 71: 1455–1461.

854. Salmeron J, et al. Dietary fiber, glycemic load, and the risk of NIDDM in men. Diabetes Care 1997; 20: 545–550.

855. Ludwig D. Dietary glycemic index and obesity. J Nutr 2000; 130: 280S–283S.

856. Franceschi S, et al. Dietary glycemic load and colorectal cancer risk. Ann Oncol 2001; 12: 173–178.

857. Augustin LS. Dietary glycemic index and glycemic load in breast cancer risk: A case control study. Ann Oncol Nov 2001; 12(11): 1533–1538.

858. Augustin LS, et al. Dietary glycemic index, glycemic load and ovarian cancer risk: A case-control study in Italy. Ann Oncol Jan 2003; 14(1): 78–84.

859. Augustin LS, et al. Glycemic index, glycemic load and risk of gastric cancer. Ann Oncol Apr 2004; 15(4): 581–584.

860. Dickson S, et al. High glycemic index carbohydrates increase nuclear factor-kappaB activation in mononuclear cells of young, lean healthy subjects. Am J Clin Nutr May 2008; 87(5): 1188–1193.

861. Foster-Powell K, et al. International table of glycemic index and glycemic load values: 2002. Am J Clin Nutr 2002; 76: 5–56.